Gonglu Hangye Zhiye Weihai yu Zhiye Jiankang Yanjiu

公路行业职业危害与职业健康研究

湖北省交通运输厅公路管理局
华中科技大学同济医学院
编著

人民交通出版社股份有限公司
China Communications Press Co.,Ltd.

内 容 提 要

公路是国家建设的重要组成部分并正在迅速的发展，公路行业职业人群的健康问题已引起社会的广泛关注。本书以职业与健康为主题，全面系统地介绍了公路行业职业危害与防护、公路行业职业健康保健与促进等科学知识和研究成果，为公路行业职业人群的身心健康起到保驾护航的作用。打造健康从职业开始，追求健康从改变观念开始，做21世纪的职业健康人。

图书在版编目(CIP)数据

公路行业职业危害与职业健康研究 / 湖北省交通运输厅公路管理局，华中科技大学同济医学院编著. —北京：人民交通出版社股份有限公司，2017.4

ISBN 978-7-114-13580-4

Ⅰ. ①公… Ⅱ. ①湖… ②华… Ⅲ. ①公路运输—从业人员—职业病—防治 Ⅳ. ①R135

中国版本图书馆CIP数据核字(2017)第005015号

书　　名：公路行业职业危害与职业健康研究
著 作 者：湖北省交通运输厅公路管理局　华中科技大学同济医学院
责任编辑：韩亚楠　赵瑞琴　卢晓红
出版发行：人民交通出版社股份有限公司
地　　址：(100011)北京市朝阳区安定门外外馆斜街3号
网　　址：http://www.ccpress.com.cn
销售电话：(010)59757973
总 经 销：人民交通出版社股份有限公司
经　　销：各地新华书店
印　　刷：北京盈盛恒通印刷有限公司
开　　本：787×1092　1/16
印　　张：20.75
字　　数：483千
版　　次：2017年4月　第1版
印　　次：2017年4月　第1次印刷
书　　号：ISBN 978-7-114-13580-4
定　　价：48.00元

《公路行业职业危害与职业健康研究》编委会

主　编： 刘克俭　熊友山

副主编： 段　洁　谢俊杰　张　华　张　鄂

编　委（以姓氏笔画为序）：

马俊香　马　超　王开富　王文朋　王建民

乐　曲　邬堂春　刘卫东　刘　芸　刘晓利

刘　娟　刘富强　刘　藏　江小红　李长城

李冬梅　李明峰　何晓宏　汪利民　汪　波

沈大学　宋玉娥　张水兵　张印德　张　军

张敏轩　张裕曾　张　毅　陈国元　陈秋生

陈　娟　罗　鑫　郑红燕　袁华红　徐　建

崔秀青　崔彩岩　寇阿俊　鲁　兰　鲁翠荣

谭　皓　熊世洲　熊　伟　穆雅笙

序 言

公路行业是我国社会主义建设的重要组成部分，并正在迅速地发展，从事公路行业的职业人群也不断地增加，他们当中有许多人要长期在露天环境下作业，劳动条件和作业环境有许多特点，例如养路、筑路作业不但长期在露天环境下作业，劳动强度大，同时还受到高温、低温、辐射等不良气象条件的影响，以及粉尘、噪声和接触许多有害化学物质的影响，如缺乏必要的防护知识和措施，不注意卫生保健工作，则可能给作业人员的身体健康带来不良的影响。

因此，为了保证公路行业的从业人员健康、保证公路行业的迅速发展，对该行业人员卫生保健工作，应该给予高度的重视。目前，国内对这方面的研究甚少，专门书籍更是缺乏，基于以上情况的需要，湖北省交通运输厅公路管理局和华中科技大学同济医学院经过较长时间深入公路交通现场进行调查研究，较全面地了解到公路行业中所需要解决的卫生保健问题，为展现研究成果编写了本书，内容通俗易懂，符合目前公路行业卫生保健工作的需要，可供从事公路行业人员学习，对有关卫生人员也是一本较好的参考资料。在本书即将出版之际，我们衷心地祝愿它能为提高公路行业职工保健工作，起到良好的作用，并祝愿公路战线上的职工能以健康的体魄，饱满的精神，为我国的公路事业做出更大的贡献。

编委会

2017 年 2 月

前　言

在公路迅速发展的今天，公路行业职业人群的健康问题已引起社会的广泛关注。自从改革开放以来，我国经济建设发展迅猛，带来交通运输的繁忙景象，机动车数量呈直线上升趋势，交通负荷增大，公路交通数量增加，公路交通系统处于超负荷工作状态。目前我国公路作业环境中存在着诸如汽车尾气、车辆噪声、粉尘及复杂的气候因素等，环境污染与职业性危害必然会导致对从业人员健康的不良影响。为了有效地预防、控制或消除公路作业环境中存在的有害因素，改善不良劳动条件，有效地保护和促进公路行业系统员工的身体健康，多年来，湖北省交通运输厅公路管理局与华中科技大学同济医学院合作，开展了湖北省所辖公路作业环境检测与评价，对公路系统职业人群坚持开展职业健康体检的调查与分析，从"劳动保护"到"以人为本"，从"有病防病"到"无病查病"，为公路行业系统员工的身心健康发挥了保驾护航的作用。虽然我们在此领域做了较多的工作和研究，但尚缺乏对这些工作和研究的系统总结，鉴于此，我们结合工作的感受，将多年来我们的研究工作及成果收集编辑成册，旨在交流、总结和展现研究工作成果，并期望国内劳动、交通、工会、卫生等部门协同努力，对公路系统职业危害、劳动保护、职业生命质量等问题给予高度重视并开展广泛的调查研究。公路行业系统职工承担着交通运输的重任，是国家经济和社会发展的中坚力量。因此，国家或社会应充分发挥公路行业优势，努力改善公路行业作业环境，有效地预防、控制和消除公路作业环境存在的有害因素，保护公路职业人群的身体健康。

本书主要从公路行业职业安全健康等 17 个章节，全面系统地介绍了公路行业职业危害评价与防护、公路行业职业健康保健与促进。文字力求通俗易懂、深入浅出，注重实用性和科学性。该书既是公路行业必备的职业卫生与职业健康的保健手册，又是有关职业卫生人员及其管理人员开展职业健康监护的参考资料。期望此书是最真诚地关爱职业生命的经典之作。打造健康从职业开始，追求健康，从改变观念开始。让我们做 21 世纪的职业健康人，拥有有力的心脏，聪慧的头脑，强健的体魄，充沛的精力，美好的心境，有序的生活。

本书在编写过程中得到了中国交通运输部、湖北省交通运输厅以及华中科技大学同济医学院等单位的大力支持。由于我们的水平有限，在编写过程中难免有些缺欠或错误，希望得到大家的批评与指正。

编著者

2017 年 2 月

目　　录

第一章　公路行业职业安全健康

第一节　公路行业职业安全

公路行业职业安全涉及公路建设及养护中安全组织管理、安全生产责任制、安全检查制度、安全应急制度、安全监管职能、安全监管作用、安全文明施工技术等方面。职业安全生产事关公路交通的持续发展、人民的生命财产、社会的和谐稳定。安全与危险是相对的,是人们对生产、生活中是否遭受健康和人身损害的综合认识。“无危则安、无缺则全”是对职业安全的基本阐释。

一、我国公路行业安全生产管理概况

目前我国正处于一个新的历史发展时期。在新形势下安全生产工作面临许多新情况、新问题与新特点,对安全生产监督管理工作也提出了新的要求。近年来安全生产事故频发,不但影响了经济发展和社会稳定,而且损害了党、政府和改革开放的形象。

(一)安全组织管理

安全生产的组织管理是设计并建立一种责任和权利机制以形成安全的工作环境的过程。其要素包括:生产建设单位在安全生产方面的控制、合作、信息交流、能力保证等内容。

1. 企业内部的安全控制

为了在企业内部获得有效安全管理,需要统一所有员工对安全的认识。管理者必须对有可能导致伤害事故、职业病和损失的所有因素负全部责任,管理者应该发布明确的指示并对有可能发生事故的工作环境负责。成功的安全管理需要:建立和完善企业的安全管理政策和组织机构,包括制定主要的安全方针、目标以及评价管理成效;计划、测量、总结和评审安全工作,以满足法律要求并最大限度地降低各种风险;保证计划有效实施并报告安全业绩。

2. 安全管理需要全员参与合作

管理人员认可并参与安全管理工作非常重要,不仅是为了承担法律上的义务,还为了形成事先有效的风险控制。企业全员参与安全管理,共享安全知识和经验,达成安全管理共识,使安全成为每个人的事情是风险控制的关键所在。公路施工企业应设立专门机构,负责有关部门共同合作的计划、协调和决策等工作,以促进安全生产工作的全面展开。

3. 信息交流

有效的信息交流与沟通,包括信息流入企业,经过企业处理后流出企业,是非常重要的。企业的信息输入对于制定政策和计划、制定标准、评价和总结工作业绩尤为重要。信息的内部流动,要使安全政策得到理解并有效实施,需要有效的内部交流和沟通。信息输出包括事故报

告、阶段总结和安全动态分析。公路施工生产中的信息较多,包括文件信息、安全施工状况信息、事故信息等。安全施工的信息保证体系由信息纲目的编制、安全施工状况、事故的报告和统计、信息的分析和整理等工作组成。

4. 能力保证

高层管理者应具有了解相关法律以及管理工作的能力,并能做出适当的安排,使员工具备胜任工作,保证安全的能力,同时考核、检查分包单位的安全能力也十分必要。

(二)安全生产责任制

1. 建立安全生产责任制的必要性

安全生产责任制是企业岗位责任制的重要组成部分,是安全生产管理制度中的核心制度,是市场和社会的需求。社会需要企业对员工、市场需要企业对产品和生产过程的安全做出承诺,安全生产责任制非常重要。

2. 建立安全责任制的方法

企业主要负责人要亲自组织、审核安全生产责任制。安全生产责任制是根据“管生产必须管安全”的原则,紧密围绕生产经营活动,而建立和实行的为了保证安全生产的一项制度,它必须明确规定生产经营单位主要负责人和各级领导以及各类从业人员的安全职责、履行职责的程序以及约束机制。就目前而言,安全生产责任制能否建立和执行,仍然取决于单位主要负责人对安全生产认识的程度。负责人只要代表广大职工的利益,全面正确理解安全生产的意义和作用,从法律的角度来认识安全生产的重要性和严肃性,从认识上就一定能教育和带领各类从业人员认真制定和执行安全生产责任制。当然仅有安全思想还不够,要在制定安全责任制前认真学习、领会国家安全生产方面的有关法律法规。同时要设立专门机构负责,统一指挥协调,自下而上、自上而下地制定各部门和各岗位的安全职责。特别是大规模的高速公路施工中,施工单位安全保证体系的不健全、施工人员的安全意识薄弱、安全教育跟不上、安全交底不详细都成为安全事故的隐患。因此,有必要加强施工安全生产的管理。

(三)安全检查制度

安全检查是揭示和消除安全管理缺陷、事故隐患,交流经验,促进安全生产的有效措施。因此,公路施工单位必须建立、健全安全检查制度。安全检查制度主要包括:检查的目的、要求、依据、标准、内容、分工职责、频率、整改以及对检查效果的评价等。

1. 安全检查的依据

安全检查应分为安全管理和专项安全技术两部分,对安全管理的检查依据是有关安全生产的法律、法规、规章制度;对专项安全技术的检查依据是有关施工安全技术规范、标准和安全操作规程、安全作业指导书等。

2. 安全检查的形式

检查的形式多种多样,但都要保证专群结合形式的体现。专群结合就是安全检查不仅要依靠专职安全管理人员和各类技术人员,按照有关安全生产法律、法规、规范和标准等进行检查,更要依靠施工生产一线的作业人员,从实际出发,以人为本,发现影响安全生产的各种因素并加以消除。安全检查有经常性的定期检查以及制度性的、突击性的和季节性的各种形式，安全检查的组织形式应根据检查的目的和内容而定。专业性安全检查应由单位有关人员对某项专业安全问题或在施工生产中存在的普遍性的安全问题进行单项检查，这类检查专业技术性强，需要制定明确和具体的检查标准。经常性安全检查是在施工生产过程中进行的预防检查，能及时发现隐患，消除隐患，保证施工生产正常进行。通常由作业班组进行班前、班后岗位安全检查，各级安全员及安全值日人员巡回安全检查等。季节性安全检查是针对气候特点，如冬季、夏季、雨季、风季等可能对安全生产带来危害的情况而组织的安全检查，节假日前后安全检查是防止从业人员因放假而心浮气躁、纪律松懈、思想麻痹，预防各类事故隐患等进行的检查。

3. 安全检查的方法

检查方法非常重要，要讲科学、讲效果。以往安全检查主要靠感性和经验进行目测、口头讲解，安全评价也往往是安全或者不安全的定性估计等。随着安全管理科学化、标准化和规范化，安全检查基本上都是采用安全检查和实测实量的检查手段，进行定性定量的安全评价。安全检查时需要注意以下几点：①组织领导。各种安全检查都应根据检查要求配备力量，特别是大范围、全面性的安全检查，要明确检查负责人，抽调专业人员参加检查并进行分工，明确检查内容、标准和要求。②要有明确的目的。各种安全检查都应有明确的目的和检查项目、内容及标准，重点（如安全管理、安全生产责任制的落实，安全技术措施经费的提取使用等）、关键部位要重点检查。检查时尽量采用检测工具，用数据说话。③安全评价。安全检测后要认真、全面地进行系统分析，进行定性定量的安全评价。认真分析：哪些检查项目已达标；哪些检查项目已基本达标，但是具体还有哪些方面需要进行完善；哪些没有达标，存在哪些问题需要整改。④整改。整改是安全检查的目的，是安全检查的重要组成部分。整改工作包括隐患登记、整改、复查、销案。检查汇总后发现隐患，应立即登记，这不仅是作为整改的被查依据，而且是提供安全动态分析的重要信息渠道。还需要签发隐患整改通知单，要求限期、定人、定方法地进行整改。对有即发性事故危险的隐患，检查人员应责令停工，被查单位应立即整改。对违章指挥、违章作业行为，应当场指出，进行纠正。

（四）安全应急制度

“预防为主”是安全生产的原则，然而无论预防工作如何周密，事故和灾难总是难以根本杜绝。按照《中华人民共和国安全生产法》等有关法律、法规的要求，为了避免或减少事故或灾难的损失，应对紧急情况，应建立和执行生产安全事故应急救援制度。由于公路施工危险因素较多且多为野外露天作业，各种恶劣的自然环境，如台风、地震、雷雨、洪水、潮汐、泥石流等均有可能对施工人员、施工设备乃至工程本身的安全造成危险，因此建立并严格执行生产安全事故应急救援制度是十分必要、不可或缺的。施工单位应该根据公路工程施工特点、范围，对施工现场易发生重大事故部位、环节进行监控，制定施工现场生产安全应急救援制度，制定相应的应急预案，并在事故发生时组织实施，防止事故扩大，以减少与之有关的伤害和不利环境影响。应急救援预案应包括资源准备、工作制度和应急程序等。对预案演练过程中发现的问题，危险设施和危险物质发生变化的情况，组织机构或人员发生变化，救援技术改进后应及时对预案进行修订，并及时通知相关人员。

(五)安全监管职能

公路施工安全监督管理,是指为实现公路施工的安全生产要求,以"安全第一,预防为主,综合治理"为指导方针,根据国家相关法律、法规、规范、标准规定,各级政府、公路行政主管部门及其授权的公路安全生产监督机构对建设生产和服务中的安全措施和安全保证体系所具备条件进行监督检查、科学指导。

二、公路安全管理和安全控制

(一)公路工程施工安全管理

公路工程安全生产管理是以保证公路工程项目建成以后以及施工过程中的安全为目的的标准化、科学化的管理。而公路施工过程的安全管理尤其重要,其基本任务是发现、分析和控制工程施工过程中的危险、有害因素,建立安全管理系统,制定相应的安全管理制度,对企业内部实施安全监督、检查,对各类人员进行安全知识的培训和教育,防止发生事故和职业病,避免或减少有关损失。安全生产管理对于所有公路工程建设项目和施工单位都是企业管理的重要组成部分,是保证安全生产的必不可少的措施。

1. 公路工程施工安全管理的特点

公路工程施工安全管理的特点是由公路工程、技术和施工特点决定的。工程特点包括:公路交通产品的固定性、体形庞大、多样性、易损性和社会性。技术特点包括:线长点多、工种复杂、形式多样、特种作业多、作业技术含量低。施工特点包括:施工流动性大,作业场所不可能永久固定,一线岗位多是短期劳动雇佣关系;施工周期长,少则几月,多则几年;施工涉及的材料、机械设备、人员、工种多;施工参与人员和单位之间协调性高;施工受自然环境和外界干扰的影响大。公路工程的以上特点决定了公路工程施工安全管理必须强调:建立健全安全生产管理体系,安全生产规章制度要具体细致,安全管理要注重协调性。

2. 公路工程施工安全管理的基本原则

公路工程施工安全管理应遵循如下基本原则:①安全第一,预防为主的原则;②"管生产必须管安全"的责任制原则;③安全生产计划性原则,即安全管理要进行安全目标管理;④安全生产动态管理原则;⑤安全管理系统性原则;⑥安全管理效果原则;⑦安全管理奖惩原则。

(二)公路施工安全控制措施

施工单位不仅要高标准和严格按照合同履行建设单位提出的"质量、工期、投资"的"三控制"要求,同时必须落实好对整个工程施工安全生产的全方位控制。按照"安全第一,预防为主,强化主体,标本兼治,综合治理"的方针,努力促进安全生产"五要素"的落实:一是加强安全文化建设,强化全民的安全意识,提高全民的安全素质;二是健全安全法制体系,依法规范全社会的安全行为;三是强化安全责任,建立严格的安全生产责任制和问责制;四是推进安全科技进步,实施"科技兴安"战略,解决影响安全生产的重大科技问题;五是加大安全投入,建立国家、地方和企业共同投入的机制。

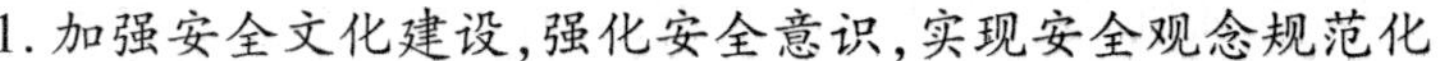

1. 加强安全文化建设，强化安全意识，实现安全观念规范化

提高全员安全素质，建立并完善安全管理的思想意识体系。欲求同心，先求同识。现代化安全管理理念认为，生产事故的发生虽然有其突发性和偶然性，但事故是可以预测、预防和控制的。“预防为主”是现代化安全管理的基本原则。提高认识，完善安全管理措施，采取科学的施工技术，我们相信：除人力不可抗拒的自然灾害外，通过我们的努力，所有事故都应当可以预防，任何隐患都应当可以控制。

2. 安全系统工程学的观念

按照安全系统工程学的观点，导致事故的直接原因是人的不安全行为和物的不安全状态。而且安全系统工程理论特别强调“管理”，认为安全管理缺陷是根本性的事故隐患。只要各级安全管理到位了，人的不安全行为就可以克服，物的不安全状态就可以消除，环境的不安全因素也可以改变。所以推行安全系统工程能使我们的安全管理层次提高，使我们能从生产系统的全局出发，全面地考虑规划施工各个阶段可能出现的安全问题。

3. 建立健全公路施工安全管理组织体系

明确安全生产的责任人，安全是与生产过程中的许多环节和条件发生联系并受其制约的，不考虑这些联系和制约关系，只是孤立地从个别环节或在某一局部范围内分析和研究安全保障，是难以奏效的。建立并完善公路施工企业的安全管理组织机构和人员配置，保证各类安全生产管理制度得以认真贯彻执行，各项安全生产责任制能落实到人。明确各级部门负责人为安全生产第一责任人，坚持“管生产必须管安全”的责任制原则。

4. 建立完善的安全管理制度

生产经营单位必须遵守有关安全生产的法律、法规，加强安全生产管理，建立、健全安全生产责任制度，完善安全生产条件，确保安全生产。

5. 施工人员的安全生产培训与教育考核

在建立了各类安全生产管理制度和安全操作规程，落实机构和人员安全生产责任制后，安全管理措施所要涉及的内容是各类人员的安全教育和安全培训。公路施工单位的主要负责人、项目负责人、安全生产管理人员和施工现场的一线操作人员，都必须接受相应的安全教育和培训。

6. 安全投入与安全设施

建立健全公路工程施工企业安全生产投入的长效保障机制，从资金和设施装备等物质方面保障安全生产工作正常进行，也是安全管理措施的一项内容。即使具有本质安全性能、高度自动化的生产装置，也不可能全面地、一劳永逸地控制、预防所有的危险、有害因素和防止作业人员的失误。加强对设备运行时的监视、检查、定期维修保养等管理工作。经常进行安全分析，对发生过的事故或未遂事件、故障、异常工艺条件和操作失误等，应做详细记录和原因分析，并找出改进措施。还应经常收集、分析国内外的有关案例，类比本企业建设项目的具体情况，加强教育，积极采取安全技术、管理等方面的有效措施，防止类似事故的发生。经常对主要设备故障处理方案进行修订，使之不断完善。冬寒、暑热、风、霜、雨、雪、雷电等环境气候条件，会影响操作人员做出正确地判断和操作，会间接或直接影响到作业人员的安全和健康。因此，对作业场所的温度、湿度、采光照明、通风、噪声以及空气中有毒、有害物质含量要定期进行检测，重视作业环境及条件的改善。对火灾报警装置、监测器、防爆膜、安全阀、视镜等应定期检验，防止失效；做好各类监测目标、泄漏点、检测点的记录和分析，对不安全因素进行及时处理和整改。制定并严格执行动火审批制度，动火前应检测可燃物的浓度，动火时须有专人监护并准备适用的消防器材。

7. 提高施工安全技术，推进安全科技进步

解决影响安全生产的重大科技问题；员工必须掌握必要的安全知识和安全技术，自觉遵守工作纪律和安全操作规程，保证忙而不乱，达到“我懂安全、我要安全、从我做起、保证安全”的根本目的。同时认真落实安全技术交底制度，有针对性提出各个施工阶段的安全要求，包括临时施工用电、深基坑围护、高支模、高空吊装等专项设计和安全技术方案，制定和下达雨季施工、防雷、防暑、防台风等季节性专项安全措施，保证安全教育普及到施工现场的每位员工。增加技术投入，提高安全防范能力。从源头抓起，从基础管理抓起，创立全过程信息沟通。建立企业的技术标准、操作工法，建立施工过程结构安全的监控手段与方法。加强教育培训，建立健全相关制度。对职工尤其是一线操作工人进行安全知识培训，增强安全及自我防范意识。严格执行特殊工种人员持证上岗制度。对专职安全人员进行上岗培训，实行注册上岗。

8. 事故应急救援预案

事故应急救援在安全管理措施中占有非常重要的地位，提到事故预防，不难想起“多米诺骨牌”理论。该理论认为，一种可防止的伤亡事故的发生，是一系列事件顺序发生的结果，就好像是一连串平行放置的骨牌，前一个倒下，引起后面的一个个倒下，当最后一个倒下时，就意味着伤害事故发生。而从骨牌顺序中移走某一个中间骨牌，就可避免以后骨牌的倒下，同样在公路工程施工过程中，只要尽可能消除掉人的不安全行为和物的不安全状态，则事故就不会发生。这就要求广大施工和管理工作者必须具有渊博的学识，能及时发现和辨识生产过程中潜在的危险和隐患，然后再采取措施加以消除和防范。倘若人人都做到了“三不伤害”，就杜绝了差错与违章，就能消除事故。

第二节　公路行业危险源辨识

公路建设施工现场的安全管理是生产安全的重要环节，正确辨识施工工序的危险源，明确施工安全防护措施，突出安全风险防范要点，是保障施工职业安全卫生的关键。

一、路基工程危险源辨识与管理

（一）清理现场作业

1. 主要危险源

建筑物倒塌，树木伐倒，火灾。

2. 管理要点

(1)在伐树范围内应设置警戒标识，非工作人员不得在范围内逗留和接近范围。严禁放

火焚烧树木、丛草和杂物。

(2)用推土机伐除大树或清除残墙断壁时,应提高着力点,防止其上部反向倒下。

(3)大风、大雾和雨天不得进行伐树作业。

(4)拆除作业前,应将与拆除物相连通的电线、水、气管道切断,并在四周危险区域内设置安全护栏,配以必要的警告标志,设置夜间警示灯,非工作人员不得进入。

(5)拆除工序应由上而下,先外后里,严禁数层同时作业。

(6)拆除梁、柱之前,应先拆除其承托的全部结构物,严禁采用掏空、挖切和大面积推倒的拆除方法。

(7)在高处进行拆除工程时,对拆下材料应用吊绳或者起重机及时吊下或运走,禁止向下抛掷。

(二)土方工程作业

1. 主要危险源

边坡坍塌,机械伤害,管线爆裂,交通事故。

2. 管理要点

(1)开挖土方的操作人员,必须保持足够的安全距离;横向间距不小于2m,纵向间距不小于3m。

(2)取土坑四周应设围挡设施、危险警示标志;坑壁应放坡,坡率不陡于1:0.75,坑深超过3m,应分级放坡。

(3)基坑开挖应做好临边防护、放坡或支挡工作,设置警示标志。土方开挖必须自上而下顺序放坡进行,严禁采用挖空底脚的操作方法。

(4)机械在危险地段作业时,必须设置明显的警告标志,并有专人进行指挥。

(5)高陡边坡处施工作业人员必须绑系安全带,且必须挂牢。高边坡必须分级开挖、分级防护,设置警示标志,严禁多级坡同时立体交叉作业。配备专职人员对边坡进行监视,防止上部塌方和物体坠落。

(6)发现山体滑动、崩塌迹象时,必须暂停施工,撤出人员和机具,并报上级处理。

(7)滑坡地段及其挡墙基槽开挖作业,应从滑坡体两侧向中部自上而下进行,严禁全面拉槽开挖。

(8)沟槽(坑)回填时,必须在构筑物两侧对称回填夯实。

(9)运输车辆限速40km/h,由专人指挥倒土。

(10)生石灰消解池应有围挡,设立警示标志。

(三)石方工程作业

1. 主要危险源

机械伤害,爆炸。

2. 管理要点

(1)爆破施工应制定爆破施工专项安全方案,建立火工用品管理制度、炸药库管理制度。

炸药库的建设需经公安部门验收。爆破器材实行实报实销制;爆破器材应由专人领取。炸药与雷管严禁由一人同时搬运,并配备防爆箱运送。

(2)制作起炸药包(柱),应在专设的加工房或爆破现场的专用棚内进行。棚内不准有电气、金属设备,无关人员不得入内。

(3)选择炮位时,炮眼口应避免正对电线、路口或构造物。凿打炮眼时,坡面上的浮土和危石应予以清除,严禁残眼打孔;严禁雷电期间使用电起爆。超过5m的深孔不得使用导火索起爆。

(4)已装药的炮孔必须当班爆破,装填炮孔数量应以一次爆破的作业量为限。

(5)爆破工作由专人指挥,设警戒区及明显警告标志,派设警戒人员。预告、起爆、解除警戒等信号应有明确的规定。导火索点燃后,人员应迅速远离。严禁采用先点燃导火索再将药柱抛入孔底的危险操作方法。

(6)爆破后撬动岩石必须由上而下逐层撬(打)落,严禁上下双重作业,不得将下面撬空使其上部自然塌落。

(7)爆破后,检查人员必须对"盲炮"、"哑炮"及可疑现象进行检查和排除后,方可解除警戒。

(8)滚石危及范围内的道路须设警告标志。

(9)爆破时,个别飞散物对人员的安全距离不得小于相关的规定。

(四)防护施工作业

1. 主要危险源

高处坠落,物体打击。

2. 管理要点

(1)边坡防护作业,注意脚手架必须落地,严禁采用支挑悬空脚手架。

(2)砌石作业必须自下而上进行,抹面、勾缝作业必须先上后下。挡墙砌筑时,墙下严禁站人。架上作业时,架下不准有人操作或停留。

(3)砌石工程石料改小,不得在脚手架上进行。

二、路面工程危险源辨识与管理

(一)混合料拌和作业

1. 主要危险源

高温烫伤,机械伤害,车辆伤害。

2. 管理要点

(1)远红外加热沥青时,使用前应确认机电设备和短路过载保护装置是否良好;用柴油清洗沥青泵及管道前必须关闭有关阀门,严防柴油流入油锅。

(2)导热油加热沥青时,加热锅炉使用前必须进行耐压试验,水压力应不低于额定工作压力的两倍。

(3)沥青混合料拌和站的各种机电设备在运转前均须由机工、电工、电脑操作人员进行仔细检查。

(4)运转中严禁非作业人员靠近各种运转机构。

(5)搅拌机运行中,不得使用工具伸入滚筒内掏挖或清理;需要清理时,必须停机。如需人员进入搅拌鼓内工作时,鼓外要有人监护。

(6)料斗升起时,严禁有人在斗下工作或通过;检查料斗时,应将保险链挂好。

(二)沥青混合料摊铺作业

1. 主要危险源

高温烫伤,机械伤害,车辆伤害。

2. 管理要点

(1)施工现场应安排专人指挥。

(2)施工作业区两端,设置明显路栏,夜间路栏上设置施工标志灯或反光标志。

(3)压实机械应安装倒车雷达设备。

(4)施工区域应实行交通管制,严禁非施工车辆及人员进入。

(5)半幅通车路段,车辆出入前方设置指示方向和减速慢行标志。半幅施工区与行车道之间设置红白相间的隔离栅。

(6)路面摊铺设备暂时停放,周围必须封闭,并设置警示标志(夜间须有发光或反光装置)和防护设施。

(7)沥青混凝土路面摊铺现场应配备急救箱,防止烫伤、中暑和中毒。

(三)水泥混凝土摊铺作业

1. 滑模摊铺主要危险源

机械伤害,车辆伤害。

2. 管理要点

(1)水泥混凝土轨道式摊铺机作业安全要点:布料机与振平机组间应保持5~8m的距离;不得将刮板置于与运动方向垂直的位置,不得借助整机的惯性冲击料堆。

(2)水泥混凝土滑模式摊铺机作业安全要点:调整机器的高度时,工作踏板、扶梯等处禁止站人;下坡时,禁止快速行驶或空挡滑行,牵引制动装置必须置于制动状态;禁止用摊铺机牵引其他机械;夜间施工,滑模摊铺机上应有足够的照明和警示标志;滑模摊铺机停放在通车道路上时,周围应设置明显的安全标志,夜间应用红灯示警。

三、桥涵工程危险源辨识与管理

(一)一般安全要求

(1)桥涵工程施工中,应尽量避免双层或多层同时作业。当无法避免时,应设防护棚、防护网、防撞设施和醒目的警示标志信号等。

(2)遇有6级以上大风等恶劣天气时,不得进行高处露天作业、缆索吊装作业及大型构件起重吊装作业等。

(3)钻孔桩口、钢管桩口、预留口、坑槽口、操作平台空口等处均应设置安全防护设施。

(二)钻孔灌注桩作业

1. 主要危险源

钻机倾覆,孔口坠落。

2. 管理要点

(1)钻机皮带转动部分不得外露,所使用的电气线路必须是橡胶防水电缆。

(2)采用冲击钻孔时,卷扬机钢丝绳断丝量超过5%时,必须立即更换。卷扬机在收放钢丝绳操作时,严禁作业人员在其上面跨越;卷扬机卷筒上的钢丝绳,不得全部放完,最少保留3圈;严禁手拉钢丝绳卷绕。

(3)钻孔中,发生故障需排除时,严禁作业人员下到孔内处理故障。

(4)对于已埋设护筒未开钻或已成桩护筒尚未拔除的,应加设护筒顶盖或铺设安全网遮罩。

(5)应在泥浆池边设有明显的警示标志和防护围栏。桩基施工完成后,应回填泥浆池。

(6)钻机塔顶和吊钢筋笼的吊机桅杆顶上方2m内不准有任何架空障碍物。

(7)雷雨时,作业人员不得在钻机下停留,防止碰撞、电击等意外事故发生。

(8)水上作业平台结构要牢固,要设置合格的围挡,并设置安全警示标志。

(9)钢筋笼吊装,应有专人指挥,应符合起重吊装的有关规定。

(三)沉入桩基础作业

1. 主要危险源

物体打击,桩机倾覆。

2. 管理要点

(1)打桩机的移动轨道,铺设要平顺、轨距要准确、钢轨要钉牢,轨道端部应设止轮器。

(2)各种沉桩及桩架等拼装完成后,应对机具设备及安全防护设施,如作业平台、护栏、扶梯、跳板等进行全面检查验收。

(3)吊桩时,应有统一的指挥信号。桩的下部应拴以溜绳,在指挥人员发出信号后,方可作业。

(4)打桩机移位或检查维修桩锤时,禁止将桩锤悬起。钻机应移到桩位上稳固后方准起锤,严禁随移随起锤。

(5)打桩机拆装时,桩架长度半径范围内不准拆装作业以外的人员进入。在起落机架时,要专人指挥,并禁止任何人在机架底下穿行或停留。

(6)在高压线下两侧安装打桩机械,应根据电压,保证打桩机与高压线最近距离大于安全距离。打桩机顶部上方2m内不准有任何架空障碍物。

(7)在起吊沉桩或桩锤时,严禁作业人员直接在吊钩下或在桩架龙门口停留或作业。

(8)遇有大风及恶劣天气,应停止打桩作业。雷雨时,作业人员不得在桩架附近停留。采用浮式打桩船或浮式平台沉桩时，当有船只通过，应暂停沉桩作业。

(9)振动打桩机开动后，作业人员必须站离基桩，信号员与驾驶员所在位置应能通视，并能看到基桩下沉情况。所有开停振必须听从指挥。振动下沉过程中，严禁进行机械维修和保养。振动打桩机在停止作业后，应立即切断电源。

(10)钢筋混凝土沉桩完成后，露出地面的桩头及钢筋，应按基坑临边防护形式做好安全防护。

(四)挖孔灌注桩作业

1. 主要危险源

孔壁坍塌，吊物伤人，窒息，爆炸。

2. 管理要点

(1)孔口四周设置安全防护栏和警示标志。孔内作业人员必须戴安全帽、穿绝缘鞋、戴绝缘手套。

(2)防止井上坠物。井口护壁高度至少比地面高出30cm，井口2m范围内不得堆放杂物和弃渣；出渣宜使用电动卷扬机，并要有断电防滑保护装置；卷扬机吊钩要有保险卡口装置；井下设挡板，施工人员需在挡板下作业。

(3)作业人员上下井，要系安全带。每个作业点配应急软梯。孔下作业人员连续作业不得超过2h。

(4)做好井下通风。挖孔桩施工必须配备有害气体检测仪。每日下井前及爆破作业后必须进行机械通风，爆破作业过程中应做好爆破警示。

(5)人工挖孔桩采用混凝土护壁时，每挖深1m(土质不好还应适当减少)，应立即浇筑护壁，护壁厚度不小于0.1m。挖孔较深或有渗水时，必须采取孔壁支护及排水、降水等措施，严防塌孔。

(6)孔内挖土人员的头顶部应设置护盖。取土吊头升降时，挖土人员应在护盖下工作。相邻两孔中，一孔进行爆破或浇筑混凝土作业时，另一孔的挖孔人员应停止作业，撤出井孔。

(7)人工挖孔深度超过10m时，应采用机械通风，应有良好的照明，人工挖孔最深不宜大于15m。

(8)成孔和停工的井口必须进行遮盖。

(五)管柱施工作业

1. 主要危险源

高处坠落，物体打击。

2. 管理要点

(1)管柱振动下沉作业，应对邻近的建筑物、临时设施及相邻管柱的安全和稳定进行检查，必要时采取安全防护措施。

(2)管柱施工作业平台，除设护栏外，双层或高处作业处，以及两船拼装之间、跳板下面，均应悬挂安全网；管柱内钻凿岩层时，钻孔平台的脚手板必须铺满，四周设置护栏和上下梯道，并备有救生和消防设施。

(3)管柱内水位,应保持高出管柱外水面,在管柱内清孔时,必须高出管柱外水面1.5~2m。

(六)就地浇筑墩台、柱、盖梁作业

1. 主要危险源

模板倾覆,物体打击,高处坠落,机械伤害。

2. 管理要点

(1)就地浇筑墩台混凝土,施工前必须搭设好脚手架和作业平台,墩身高度在2~10m时,平台外侧应设栏杆及上下扶梯;墩身高度在10m以上时,还应加设安全网。墩台顶必须搭设安全护栏,施工人员应系好安全带。

(2)用吊斗浇筑混凝土,吊斗提降应有专人指挥。升降斗时,下部的作业人员必须躲开,上部人员不得身倚栏杆推动吊斗,严禁吊斗碰撞模板及脚手架。

(3)墩台钢筋骨架绑扎安装后,未浇筑混凝土部分超过8m或立柱模板超过8m的,浇筑完成之前必须设置缆风绳。

(七)滑模施工作业

1. 主要危险源

模板垮塌,高处坠落,机械伤害。

2. 管理要点

(1)爬升架体系、操作平台、脚手架等,要保证具有足够的刚度和安全性。架体提升时,要另设保险装置。

(2)模板内设置升降设施及安全梯。

(3)操作平台上的施工荷载,应均匀对称,不得超负荷。平台周围应安设防护栏杆,并备有消防及通信设备。

(4)若塔墩等高层建筑采用爬模施工方法,模板爬升时,作业人员不得站在爬升的模板或爬架上。

(5)液压系统组装完毕后,必须进行全面检查。施工过程中,液压设备应由专人操作,并经常维护。

(6)用手动或电动千斤顶做提升工具,千斤顶丝扣的旋转方向,应左右方向对称安装,使其力矩相互抵消,防止平台被扭动而失稳。

(7)运送人员、材料的罐笼或外用电梯,应有安全卡、限位开关等安全装置。

(8)施工及拆除滑模设备时,应专人指挥,并划定警戒区,警戒线到建筑物边缘的安全距离不得小于10m。

(八)预制构件安装作业

1. 主要危险源

机械失稳,高处坠落,物体打击。

2. 管理要点

(1)导梁组装时,各节点应连接牢固,在桥跨中推进时,悬臂部分不得超过已拼好导架全长的1/3。

(2)安装预制构件不宜在夜间施工,禁止作业人员疲劳上岗。简支梁安装起吊中,墩顶工作人员应暂时离开,禁止工作人员站在墩台帽顶指挥或平行作业。

(3)装配式构件吊装施工所需的脚手架、作业平台、防护栏杆、上下梯道、安全网必须齐备。深水施工,应备救护用船。

(4)重大的吊装作业,应先进行试吊。遇有大风及雷雨等恶劣天气时,不得进行构件吊装作业。

(5)墩顶龙门架使用托架托运时,托架两端应保持平衡稳定;龙门架落位后应立即与墩顶预埋件连接,并系好缆风绳。

(6)龙门架顶横移轨道的两端应设置制动枕木。

(7)预制场和墩顶装载构件的滑移设备要有足够的强度和稳定性,牵引(或顶推)构件滑移时,施力要均匀。

(8)安装现场设立警戒区,建立统一的指挥系统,专人监护;标志标牌齐全,防护到位。施工难度、危险性较大的作业项目应组织培训。

(9)起重机应有防倾覆措施。

(九)悬臂浇筑作业

1. 主要危险源

挂篮倾覆,高处坠落,触电。

2. 管理要点

(1)挂篮组拼后,要进行全面检查,做静载试验。挂篮两侧前移要对称平衡进行,大风、雷雨天气不得移动挂篮。

(2)挂篮使用时,应有专人检查后锚固筋、千斤顶、手拉葫芦、张拉平台及保险绳等是否完好可靠。

(3)桁架挂篮在底模荡移前,必须详细检查挂篮位置、后端压重及后吊杆安装情况是否符合要求。应先将上横梁两个吊带与底模下横梁连接好,确认安全后,方可荡移。

(4)滑移斜拉式挂篮底模和侧模沿滑梁行走前,必须在倒链葫芦的位置加保险绳。

(5)挂篮拼装机悬臂组装中,危险性较大、在高处及深水处作业时,应设置安全网,满铺脚手板,设置临时护栏。

(6)进行零号块施工,并以斜托架做施工平台时,平台边缘应设安全防护设施。墩身两侧托架平台之间搭设的人行道板必须连接牢固。施工作业平台、已浇筑混凝土的梁段边缘处及人员上下通道,应设钢管安全护栏,护栏内侧挂密目式安全网,外侧挂安全平网,设置安全警示标志。

(7)遇有5级以上大风及恶劣天气时,应停止作业。

(十)悬臂拼装作业

1. 主要危险源

机械失稳,高处坠落,触电。

2. 管理要点

龙门架或起重吊机进行悬臂拼装时，应遵照下列安全规定进行作业。

(1)吊机的定位、锚固应按设计进行，并进行静载试验。龙门架起重吊机及轨道的下面，必须具有坚实的基础，不得下沉、偏斜。

(2)预制构件运至现场后，如需暂时存放，应放置在平整坚实的场地上，并按设计设置支点及支撑。

(3)构件起吊前，应对起吊机具设备及构件进行全面检查、验收，并进行起吊试验。

(4)运送构件的车辆(或船只)，在构件起升后应迅速撤出。

遇有下列情况时，必须停止吊装作业：

(1)指挥信号系统失灵。

(2)天气突然变化，影响作业安全。

(3)卷扬机或电机过热、起重吊机或托梁部件变形或其他机械设备、构件等发现有异常情况。

(十一)缆索吊装作业

1. 主要危险源

设备失稳，高处坠落，触电，机械伤害。

2. 管理要点

(1)吊装时，应有统一的指挥信号。

(2)登高操作人员应携带工具袋；安全带不得挂在主索、扣索、缆风绳等上面。

(3)缆索吊装大型构件时，应事先检查塔架、地锚、扣架、滑车、钢丝绳等机具设备。正式吊装前必须进行吊载试运行。

(4)缆索跨越公路、铁路时，应搭设架空防护支架。在靠近街道和村镇的地方应设立警示标志。在通航航道上空吊装作业宜采取临时封航措施。

(5)暴雨、大雾、6级以上大风等恶劣气候和夜间不得进行缆索吊装作业。

(十二)顶推及滑移模架作业

1. 主要危险源

设备失稳，机械伤害，触电。

2. 管理要点

(1)顶推施工中，应随时进行必要的监测，以控制施工安全。

(2)顶推工作坑的边坡，应根据土质情况进行放坡或者支护。靠铁路、公路一侧的边坡，其上端应与铁路和公路保持一定安全距离。

(3)上下桥墩和梁上作业时，应设置扶梯、围栏、悬挂安全网等安全防护设施。使用的工具、材料等，均应吊运传递，不得向下抛掷。

(4)落梁完毕，拆除千斤顶及其他设备时，应先用绳拴好，并用吊机吊出。

(5)施工前应采取必要的加固措施，以保证顶推作业中通车线路的安全。

(6)用滑移模架法浇筑箱梁混凝土时,应遵守下列规定:钢箱梁及桁架梁下弦底面装设不锈钢带,在滑橇上顶推滑行之前,应检查有无障碍物及不安全因素。所用机具设备及滑行板等,均须进行检查和试验。对重要部位,应设专人负责值班观察,并注意人员及设备的安全。在滑道上要及时刷油。上岗作业必须穿防滑鞋、戴安全帽,拆卸底模人员,必须挂好安全带。牵引后横梁和装卸滑橇时,要有起重工协同配合作业。牵引时,应注意牵引力作用点,使后横梁在运行时,与桥轴线保持垂直。

(十三)转体法及拖拉法施工作业

1. 主要危险源

设备失稳,高处坠落,触电,物体打击。

2. 管理要点

(1)桥梁上部为预制钢筋混凝土或预应力混凝土结构,采用转体架桥法或纵横向拖拉法施工时,搭设支架(或拱架)、支立模板、绑扎钢筋、焊接及浇筑混凝土等,均应遵守相应的安全规定。

(2)采用平转法,桥体旋转角应小于180°。转体时,悬臂端应设缆风绳。

(3)平衡重转体施工前,应先利用配重作试验,进行试转动,检查转体是否平衡稳定。无平衡重平转法施工的扣索张拉时,应检查支撑、锚梁、锚碇、拱体等,确认安全后方可施工。

(4)使用万能杆件或枕木垛作滑道支撑墩时,其基础必须稳固。枕木垛应垫密实,必要时应作压重试验。

(5)拖拉或横移施工中,应经常检查钢丝绳、滑车、卷扬机等机具设备是否完好,发现问题应立即处理。

(十四)拱桥作业

1. 主要危险源

拱(支)架倒塌,高处坠落,物体打击,机械伤害。

2. 管理要点

(1)拱架应具有足够的强度、刚度和稳定性。拱架须经验算,必要时应经试验或预压,并应满足防洪、流冰、排水、通航等安全要求。

(2)就地浇筑的钢筋混凝土拱圈及卸落拱架过程中,应设专人用仪器配合进度随时观测拱圈、拱架、劲性骨架和横向位移以及墩台的变化情况并详细记录。

(3)浇筑拱圈混凝土时,应做专门的加载程序,使拱架变形保持均匀。

(4)多层施工的拱桥和桥下通车、行人时,应布设安全网。

(5)施工现场应加强交通管制工作,防止机械伤人。

(十五)斜拉桥、悬索桥作业

1. 主要危险源

模板倾覆,高处坠落,触电,机械伤害,物体打击等。

2. 管理要点

(1)索塔升高(达20m以上),防雷电设施必须相应跟上;避雷系统未完善前,不得开工。

(2)悬索桥的主索及斜拉桥的斜缆索,应进行破断试验,其破断力应满足设计要求。

(3)索塔分节立模浇筑前,应搭好脚手架、扶梯、人行道及护栏。每层脚手架的缝隙处,应设置安全网。两层间距不得超过8m。

(4)塔底与桥墩为铰接时,施工中,必须将塔底临时固定。塔身建筑到一定高度后,必须设置风缆。斜缆索全部安装并张拉完成后,方可撤除风缆并恢复铰接。

(5)斜拉桥的塔底与墩固结时,脚手架必须在墩上搭设。当索塔与悬臂段同时交错施工,并分层浇筑索塔时,脚手架不得妨碍索塔的摆动。

(6)缆索套管内采用压注水泥浆防护时,水泥浆应从下往上压入。索塔超过50m时,应分段向上压注,以防灌注压力过大,套管破裂伤人。

(7)悬索桥施工中,施工中使用的吊篮、平台等应具有足够的强度,设置的防护围栏高度不小于1.2m。索塔应设置上下扶梯和塔顶作业平台。索鞍的安装应保证位置准确。

(8)悬索桥安装加劲桁构(梁)时,索塔下端为固结时索鞍将逐步向河心偏移,施工中应对索鞍偏移量进行观测和控制,防止超过设计允许偏移量而影响塔架的安全;索塔下端为铰接时,也应按设计观测,并控制索塔的偏移量。

(9)斜拉桥、悬索桥在施工中应配备水上救护船只。

四、隧道工程的危险源辨识与管理

(一)一般安全要求(施工场地、进洞前规定)

(1)洞口处或醒目位置应设置“四牌”,即工程概况牌、主要管理人员名单牌、单元预警牌、进洞人员名单牌。

(2)施工场地应做出详细的部署和安置,出渣、进料及材料堆放场地应妥善布置,弃渣场地应设置在不堵塞河流、不污染环境、不毁坏农田的地段。

(3)进洞前应先做好洞口工程,稳定好洞口的边坡和仰坡,做好天沟、边沟等排水设施,确保地表水不致危及隧道的施工安全。

(4)开挖人员不得上下重叠作业。

(5)边、仰坡以上上坡松动危石应在开工前清除干净。施工中应经常检查,特别是在雨雪之后,发现松动危石必须清除。

(6)洞口要配置值班室,进洞人员施行进洞翻牌制度,做好进洞人员登记、交接班记录、隧道状态牌等。

(7)进洞人员必须按规定佩戴安全防护用品。

(8)在洞身开挖过程中,为保证洞内人员施工安全,软弱围岩地段应配备可手动拆卸的逃生钢管,要求壁厚不宜小于10mm,管径不宜小于600mm,每节管长宜为1.5~2m。

(9)在隧道所有作业台架上安装防护彩灯或反光标志,确保车辆通行安全,在台架底部配置消防器材。

(10)隧道开挖应做好监控量测和超前预报工作。

(二)开挖、凿孔与爆破作业

1. 主要危险源

坍塌,粉尘,机械伤害,触电,瓦斯爆炸。

2. 管理要点

(1)人工开挖土质隧道时,操作人员保持必要的安全操作距离;机械凿岩时,宜采用湿式凿岩机或带有捕尘器的凿岩机。

(2)风钻钻眼时,气管接头应牢固无漏风现象;湿式凿岩机供水应正常;干式凿岩机的捕尘设施良好。

(3)钻孔台车进洞时要有专人指挥,认真检查公路状况和安全界限,其行走速度不得超过25m/min。

(4)带支架的风钻钻眼时,必须将支架安置稳妥。风钻卡钻时应用扳钳松动拔出,不可敲打,未关风前不得拆除钻杆。

(5)严禁在残眼中继续钻眼。

(6)装药与钻孔不宜平行作业。

(三)支护作业

1. 主要危险源

物体打击,机械伤害,涌水。

2. 管理要点

(1)如遇石质破碎、风化严重和土质隧道时,应尽量缩短支护至工作面的距离。

(2)不得将支撑立柱置于废渣或活动的石头上。

(3)喷射手应佩戴必要的防护用品。注浆管喷嘴严禁对人放置。

(4)脚手架及工作平台上的脚手板应满铺。

(5)安装、拆除模板、拱架时,工作地段应有专人监护。

(6)当发现量测数据有不正常变化或突变、洞内或地表位移值大于允许位移值、洞内或地面出现裂缝以及喷层出现异常裂缝时,均应视为危险信号,必须立即报告,并组织作业人员撤离现场,待处理后才能继续施工。

(四)衬砌作业

1. 主要危险源

高处坠落,台车失稳,机械伤害。

2. 管理要点

(1)衬砌台车安装是否牢稳,安全防护措施是否到位,如防护栏杆、警示标牌、工作平台铺板是否合格,衬砌台车用电线路有无破损等。

(2)台车下的净空应能保证运输车辆的顺利通行。混凝土灌筑时,必须两侧对称进行。台车上不得堆放料具,工作台应满铺底板,并设安全栏杆。

(3)拆除混凝土输送软管时,必须停止混凝土泵的运转。

(4)洞内支护,宜随挖随支护,支护至开挖面的距离应不超过4m;依据不同围岩类别,开挖面与衬砌的距离宜控制在90~200m,且未衬砌段应做好喷锚和监控量测,当变形稳定后应立即衬砌。

(五)通风与防尘作业

1. 主要危险源

有毒气体,粉尘。

2. 管理要点

(1)现场应配置气体检测仪,具有检测含氧量有毒有害气体、易燃易爆气体指标的功能,一般情况下每天检测应不少于2次。

(2)粉尘浓度不应超过职业卫生标准限值。

(3)隧道内的气温不宜超过28℃;氧气含量不得低于20%,有害气体含量和隧道内的噪声应符合规范要求。

(4)隧道进尺达到200m时,必须安装送排风设备,确保隧道内作业环境和作业人员安全。

(5)施工时宜采用湿式凿岩机钻孔,用水炮泥进行水封爆破以及湿喷混凝土喷射等有利减少粉尘的施工工艺。

五、改建工程的危险源辨识与管理

(一)边通车边施工路段

1. 主要危险源

车辆伤害,物体打击,坍塌。

2. 管理要点

(1)边通车、边施工路段两端及中途出入口处,应设专职人员指挥交通。

(2)挖除旧路路基、路面路段,应在一定安全距离外竖立正在施工的警告标志。改建施工作业范围的边缘,在夜间应悬挂红灯示警标志。

(3)改建工程与通车相邻的一侧或两侧,要用红白相间的栏杆等隔离设施进行隔离。

(4)道路清洁人员必须穿戴有反光条纹的、具有警示标志作用的工作背心等,方可上路作业。

(5)半幅通车路段,在车辆驶入(出)前方应设置指示方向和减速慢行的标志。同时在施工作业区的两端及其延伸一定的安全距离外,设置明显的路栏、隔离墩等,夜间要在路栏上加设施工标志灯。半幅施工的路段不宜过长,一般以不超过300~500m为宜。

(6)在原地拆除旧桥(涵),重建新桥(涵)时,应先建好通车便桥(涵)或渡口。在旧桥的两端应设置路栏,夜间应在路栏上悬挂警示灯,并在路肩上竖立通向便桥或渡口的指示标志。

(二)跨线桥及通道桥涵作业

1. 主要危险源

物体打击,高空坠落,车辆伤害。

2. 管理要点

(1)在公路交通、铁路路基附近挖基、钻孔时,不得损坏公路交通、铁路的各种信号设施,不得影响行车的瞭望视线。作业处应设围栏、支撑及其他安全防护措施。

(2)确需设置安全通道满足车辆通行的,应设限高装置。

(3)通道口夜间要有指示灯具,施工地段附近要按距离逐级做好提前警示和提醒。

(4)边通车边施工时,必须配备专职交通疏导指挥人员。上岗时必须穿戴反光背心,配备对讲设备。

第二章　公路行业职业危害评价

第一节　职业危害因素

公路行业在从事各类职业活动过程中，良好的劳动条件对健康有利，不良的劳动条件则可损害健康，甚至可致职业性病损。劳动条件包括公路交通建设生产工艺过程、劳动过程、生产环境三个方面。生产工艺过程往往随着生产设备、使用原材料和生产工艺的变化而改变。劳动过程是生产工艺过程中的劳动组织、操作体位和方式以及体力和脑力劳动的比例关系等。生产环境即生产作业环境，可以是大自然的环境，也可以是按生产工艺过程的需要而建立起来的车间内的人为环境。随着生产工艺过程的改变，例如从原始的手工制作发展为机械化、自动化的现代化生产工艺过程，劳动过程和生产环境也相应地发生了很大变化。不良劳动条件存在着各种职业危害因素。

一、公路行业生产工艺过程中的有害因素

1. 化学因素

(1)有毒物质。如铅、苯、汞、氯、一氧化碳、有机磷农药等，能引起接触的职业人群发生急、慢性中毒。

(2)生产性粉尘。如矽尘、石棉尘、煤尘、有机粉尘等，能引起接触的职业人群发生相应的尘肺病。

2. 物理因素

(1)异常气象条件。如高温、高湿、低温等能引起职业人群发生中暑、冻伤等职业性损伤。

(2)异常气压。如高气压、低气压，能引起职业人群发生减压病、高原病等。

(3)噪声、振动。可引起职业人群发生噪声聋、振动病。

(4)非电离辐射。如可见光、紫外线、红外线、射频辐射、激光等，可引起接触的职业人群发生职业性眼病、职业性皮肤病等。

(5)电离辐射。如X射线、Y射线等，可引起接触的职业人群发生急、慢性放射病。

3. 生物因素

如炭疽杆菌、布氏杆菌等，可引起接触的职业人群发生炭疽和布氏杆菌病。

二、公路行业劳动过程中的有害因素

(1)在劳动过程中，劳动组织和劳动作息制度不合理等。

(2)劳动强度过大，与劳动者生理状况不相适应，个别器官或系统过度紧张，以及长时间

处于某种不良体位或使用不合理工具等。

（3）其他引起职业人群精神（心理）紧张、视力紧张、腰背痛等因素。

三、公路环境中的有害因素

（1）自然环境中的因素如炎热季节的太阳辐射，可引起露天作业工人发生中暑、职业性皮肤病等。

（2）由不合理建养生产过程所致环境污染，造成职业人群和居民的身体损伤。

在实际公路交通建养过程中的职业危害因素常不是单一存在的，往往同时存在多种有害因素对劳动者的健康产生联合作用。

第二节　职业危害因素评价

为有效地预防、控制或消除职业危害因素，改善不良劳动条件，首先要通过职业卫生调查、作业环境评价、生物监测与健康监护、职业流行病学调查、实验研究，以及必要的健康危险度评定，充分识别、评价和预测职业危害因素的危害性质、程度及其作用条件，并对其远期影响的危险度进行估测，提出危险度管理的措施。此外，还应对职业性病损与职业性外伤患者进行致残鉴定和康复训练。

一、现场调查

职业卫生现场调查是识别和评价职业危害因素的必要手段，也是实施职业卫生服务和管理的重要步骤。识别和评价职业危害因素，首先需要通过对生产工艺过程、劳动过程和作业环境的调查，确切了解有害因素的性质、品种、来源及职业人群的接触情况。但是，作业场所存在的有害因素是否已构成对接触者健康的损害以及损害的程度，则取决于作用条件，包括接触机会、接触方式、接触时间和接触强度。因此，还要通过环境监测、生物监测和健康监护，对现存有害因素的强度及其可能造成健康损害的危险程度，进行综合评价和估测。调查的定性和定量资料，可为及时采取相应的防治措施以及制定和修订卫生标准提供依据，并为今后的预防工作具有指导作用。

二、专题调查

专题调查是对某一单位或某一有害因素的职业卫生基本情况的调查。在所辖单位内存在有下列情况之一者，即应考虑进行专题调查：①在所辖单位内所占比重较大。②某一有害因素的危害性较突出，接触人数较多。③采用新技术、新工艺，而出现新的有害因素者。④已有的有害因素出现新的职业性病损者。

专题调查的目的在于探究职业危害因素对职工健康的影响，或就其他具体问题（如病因探讨、患病率分析、早期监测指标筛选、预防措施效果评价和卫生标准研制或验证等）进行专项调查研究。因此，常需对作业环境、生产过程和接触者健康状况，进行更为系统的监测和调查。

专题调查的项目，可视实际需要加以选择：①有害因素和健康关系调查，主要揭示接触水平—反应关系。②职业有关疾病调查，主要探讨某些职业危害因素与导致非特异性疾患高发或加剧的因果关系。③环境监测方法研究，主要确定测定方法的灵敏度、特异度及质量控制要求。④生物监测研究，主要阐明指标的敏感性、特异性、预示值、符合率，以及在早期检测职业性病损中的意义。⑤预防措施效果的卫生学评价，主要比较采用措施前后的作业环境、职工健康状况，以及进行投入效益分析等。

三、事故调查

常属计划外应急性调查。发生急性事故性损害时，职业卫生医师应会同临床医师参加抢救；医疗卫生机构（包括单位医院或诊所）应按《职业病报告办法》立即向所在地人民政府卫生行政部门和法律、法规规定的其他部门报告；医疗卫生机构应会同有关部门深入现场进行调查，根据生产流程及其可能发生事故的有害因素，结合中毒者的临床表现等查明事故发生原因，提出治疗、预防对策，防止再次发生类似事故。

在现场，必须详尽了解事故发生的全过程和有关的规章制度，包括事故发生时的气象条件、设备运转情况、作业状态、操作规程及防护措施等；通过病人或班组人员，了解事故发生过程及其前后细节，以及同类生产的其他作业场所是否发生过类似事故。当现场未经清理时，应迅速检测作业环境中各可疑有害因素的浓度或强度；如现场已遭破坏，必要时采用模拟现场试验估测接触浓度或强度。

最后，根据调查资料，做出综合判断，提出处理意见及防止事故再度发生的对策和措施，用书面形式上报上级机关并分发有关单位，以吸取教训。

第三节　职业危害因素控制

对于公路行业企（事）业单位来说，预防和控制职业危害对劳动者的损伤，除了接受安全生产监督及卫生行政部门的执法监督外，自身应采取各种有效措施，达到改善劳动条件，保证劳动者健康的目的。

一、组织措施

即在公路行业企（事）业单位内设专（兼）职人员负责职业卫生及职业危害防治工作。有条件的单位可成立相应的科室负责。制定相应的规章制度，建立和完善贯彻国家法律法规和规章以及执行单位内规章制度的具体措施。

二、技术措施

1.预防职业危害的措施

加强工艺改革和技术革新，用无毒物质代替有毒物质，以低毒物质代替高毒物质；加强设备维修，杜绝跑、冒、滴、漏现象；采用远距离操作方式，自动投料、包装，以减少工人直接接触毒物的机会;采取密闭、通风净化等措施来降低生产性有害因素的危害。

2. 预防粉尘危害的技术措施

根据我国多年防尘的经验,要有效地预防尘肺,必须采取综合措施,并总结出“八字”综合防尘措施经验,即:①革,工艺改革和技术革新,这是消除粉尘危害的根本途径。②水,即湿式作业,可防止粉尘飞扬,降低环境粉尘浓度。③风,加强通风及抽风措施,常在密闭、半密闭发尘源的基础上,采用局部抽出式机械通风,将工作面的含尘空气抽出,并可同时采用局部送入式机械通风,将新鲜空气送入工作面。④密,将发尘源密闭,对产生粉尘的设备,尽可能用密闭罩密闭,并与排风结合,经除尘处理后再排入大气。⑤护,即个人防护。⑥管,维修管理。⑦查,定期检查环境空气中粉尘浓度,接触者要定期进行体格检查。⑧教,加强宣传教育。

三、卫生保健措施

合理地使用个人防护用品;做好就业前和定期的职业健康检查;定期对作业环境的职业危害因素进行监测,发现问题及时解决;加强卫生宣传教育,普及职业卫生和职业病防治的基本知识,养成良好的卫生习惯等。

第四节　作业环境的评价

作业环境的评价是通过作业环境监测、生物监测等方法,分析作业环境中职业危害因素的性质、强度(浓度)及其在时间、空间的分布情况;估计作业者的接触水平,为分析接触水平—反应(效应)关系提供依据;了解作业环境的卫生质量,评价劳动条件是否符合职业卫生标准要求;检查预防措施效果,为进一步控制职业危害因素及制定、修订卫生标准提供依据。作业环境评价的核心是接触评定。

一、接触评定

接触是指作业者接触某种或某几种职业危害因素的过程。接触评定是通过询问调查、环境监测、生物监测等方法,对接触职业危害因素进行定性和定量评价。其主要目的是估测社会总体人群或不同亚群(如接触某化学物的职业人群)接触该有害因素的程度,为危险度评定提供可靠的接触数据和接触情况。

(一)接触评定内容

(1)接触人群特征分析,如接触人群的数量、性别、年龄分布。

(2)接触途径及方式评定,如鉴定有害因素进入机体的主要途径及接触的时间分布。

(3)接触水平的估测,除了通过作业环境监测和生物监测的资料来估算接触水平外,还应注意其他方式、途径的接触,如食物、饮水及生活环境等。接触评定的主要作用是为评价接触—反应(效应)关系及危险度分析提供依据。

(4)测定作业环境空气中毒物的浓度,可初步反映接触水平,但这种测定未考虑皮肤污染及毒物吸收率等因素的影响。因此,测定毒物实际被机体组织吸收的量(内剂量),更能准确地反映接触水平。事实上真正对机体发生作用的应当是靶组织、靶器官、靶细胞或靶作用部位毒物和(或)其代谢产物的浓度(生物效应剂量)。因此,接触评定时,除环境监测外还需进行生物监测(测定内剂量或生物效应剂量)。在生物效应剂量的作用下,机体出现早期生物学效应,进一步发展可出现功能或结构的改变,甚至引起职业性病损。

(二)接触评定方法

1. 询问调查

询问调查不仅可为分析接触人群的特征提供依据,而且通过询问调查获得的有关健康效应的信息是接触评定的重要依据,有时甚至是唯一有效的方法。如在进行某些刺激性气体急性中毒的接触评定时,询问调查是必不可少且简便易行的方法。询问调查的内容包括职业史、接触人群特征、接触方式、接触途径、接触时间等。

2. 环境监测

(1)职业危害因素存在的特点。作业环境中职业危害因素的种类繁多,在同一作业环境中可同时存在多种有害因素。作业环境中有害因素的强度及其在时间、空间的分布,随着生产过程、劳动过程及外界环境条件的变化而变动。此外,由于劳动组织和劳动制度,如轮班工作、工间休息等,作业者的接触状况呈断续性、多变性。可见,生产环境中职业危害因素具有多样性、变动性、接触的间断性等特点。因此,必须深入现场详细了解有害因素的种类、来源、存在的形式、形态和浓度(或强度)等,仔细观察并记录作业者的操作过程、活动范围、接触途径及接触时间等,以便分清主次,确定评定对象。

(2)确定监测对象和拟订监测方案。确定监测对象应在初步了解作业环境中存在哪些职业危害因素的基础上,结合查阅有关文献资料和参考其他单位的经验,确定监测的主要对象。确定监测对象时,应考虑以下 4 个方面的信息:①企(事)业单位领导、生产工艺(工程)技术人员和工人的反映。②医务人员的临床观察,应特别注意临床表现与接触有害因素的时间顺序。③毒理学资料。通过查阅毒理学资料,了解毒性大小、毒作用特点等,以确定重点监测对象,如危害性较大的农药和某些重金属、有机化合物等,应重点监测。④流行病学调查资料。如调查表明存在接触水平—反应(效应)关系,则应着手建立监测体系,拟订监测方案,包括确定监测地点、监测时间、监测周期及监测记录表。

(3)接触水平的估计。作业环境中职业危害因素接触水平的估计,是接触评定的重要环节,也是职业卫生监督的重要依据。国家职业卫生标准中,工作场所的化学因素职业接触限值有时间加权平均浓度、最高容许浓度和短时间接触容许浓度三类。

(4)作业环境监测资料的整理与保管。作业环境监测所得资料应根据卫生标准和法规,并参考有关文献资料,及时整理分析,对所观察的有害因素进行评价,分析作业环境中有害因素的浓度或强度在不同场所、工种和不同时间的分布,作为采取控制措施的依据,并供动态观察和前后对比之用。

作业环境监测是一项经常性工作,应建立定期监测和登记制度,并根据监测结果提出改善措施。职业卫生和职业病防治机构都要建立和健全卫生档案制度;基层卫生单位和工矿企业医务室也应对所属工业企业各车间、工段生产过程和主要的职业危害因素、接触人数、安全防护措施,以及历次监测及其评价结果等,认真登记建档,并按有关规定定期上报。

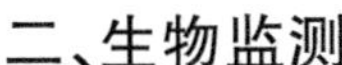

二、生物监测

生物监测综合了接触和效应指标的功能，环境监测和生物监测都是接触评定的重要方面。生物监测是指定期的检查人体生物材料中毒物和（或）其代谢产物的含量或由其所致的生物效应水平，并与参比值（标准）进行比较，以评价人体接触毒物的程度及可能的健康影响。生物监测是职业性有害因素评价的重要组成部分，与环境监测相辅相成、互为补充、全面进行对职业性有害因素的评价。在这里应强调的是生物监测必须定期、系统而连续地进行。其监测内容不仅是生物材料中毒物和（或）其代谢产物的含量，且应包括由其所致的生物效应水平。监测的目的是了解毒物进入机体的相对量及其生物效应剂量，并做出评价，为控制和降低人体接触水平，为预防职业危害提供依据。

（一）生物监测的特点及优点

1. 生物监测的特点

（1）反应机体总的接触量和负荷。

（2）可直接检测内剂量和内负荷及生物效应剂量。

（3）综合了个体差异因素和毒物动力学过程的变异性。

（4）可用于筛检易感者。

2. 生物监测的优点

（1）反映不同途径（消化道、呼吸道、皮肤）和来源（食物、空气、水，职业与非职业的）的总的接触量，而环境监测只能反映环境中通过呼吸道进入机体的量。

（2）可以直接检测引起健康损害作用的内接触剂量或内负荷，与保护职业人群健康关系更为密切。

（3）综合了个体接触毒物的差异因素和毒物的典型动力学过程及其变异性。

（4）通过易感性指标的监测，可以早发现确定易感人群。

（5）一般花费较少，可较早地检出对健康可能的损害，为及时采取预防措施提供依据。

（二）生物监测指标的类型

主要包括：生物材料中化学物及其代谢产物或呼出气中毒物含量的测定（接触性生物监测）；生物学效应指标的测定（效应性生物监测）；活性化学物与靶分子相互作用产物的测定。

接触性生物监测：①特异性指标。直接测定化学物原型或其代谢产物。如果测定的为化学物原型，则该物质不需要经生物转化或缺乏毒物代谢动力学资料。如铅，血铅水平反映了铅的接触、吸收、分布和排泄的全过程，并能间接反应软组织及靶器官中铅含量。②非特异性指标。甲苯，马尿酸含量测定，甲苯经肝脏代谢为苯甲醇、苯甲酸，与甘氨酸结合为马尿酸从尿中排出体外。正常人体尿液中有一定量的马尿酸存在，在正常膳食中，如果摄入水果、蔬菜代谢后也可以产生马尿酸。但是人体在接触甲苯后2h，尿中马尿酸的水平会急剧上升，且与环境中甲苯量有明显的剂量—反应关系。③效应生物指标。在一定的环境暴露物的作用下，机体产生的可以测定的生化、生理变化或其他病理方面的改变。如有机磷农药，血乙酰胆碱酯酶活性。

(三)生物监测的程序

(1)监测指标的选择。原则是根据毒物代谢特征及监测目的而定。如指标的选择特异性、好的剂量—反应关系、受检人群个体间变异小、便于取材、检测方法等。

(2)样品的采集。如血、尿、发、乳汁等。

(3)采样的时间和频率以及适宜的检测方法。

第三章　职业卫生监督与管理

职业卫生监督是指安全监督及卫生行政部门依据国家有关法律、法规，运用行政管理手段和卫生技术方法，对企（事）业单位的职业卫生和职业病防治工作进行的监督检查。职业卫生监督是国家行政监督的一部分，是保证职业卫生与职业病法规贯彻实施的重要手段。我国职业卫生监督尤其在计划经济年代曾经起了很大作用，在经济体制转轨和法制不断加强的形势下，这项工作应进一步完善。在现代社会管理中，监督一方面带有强制性，但另一方面需在监督的同时，给予技术指导。

第一节　概　　述

伴随着我国经济体制改革的不断深入，职业卫生监督与管理工作正面临着前所未有的机遇和挑战，在新的形势条件下，职业卫生监督与管理工作如何适应社会主义市场经济体制发展的需要，发挥其应有作用是我们值得研究的一个问题。

一、职业卫生监督管理的含义

职业卫生监督管理包括国家职业卫生监督管理和用人单位职业卫生监督管理。国家职业卫生监督管理是职业卫生监督行政主体，对不特定用人单位（企业、事业单位和个体经济组织）制定、发布规范性文件和依据有关职业卫生的法律法规对用人单位进行监督检查，发现职业卫生违法行为依法处理，以及根据用人单位申请依法做出行政许可决定的活动。职业卫生监督按工作内容可分为预防性职业卫生监督、职业病诊断与鉴定的监督管理、经常性职业卫生监督和职业病危害事故职业卫生监督。

用人单位职业卫生监督管理是用人单位为了全面履行职业卫生法定义务、依法制定职业病防治责任制、职业卫生管理制度和职业卫生操作规程，以及依据职业卫生管理制度和职业卫生操作规程对本单位进行监督检查，发现违反职业卫生管理制度、操作规程和不履行职责行为及时处理的活动。

二、职业卫生监督管理的特征

（一）国家职业卫生监督管理的特征

（1）国家职业卫生监督管理是贯彻执行有关职业卫生法律法规的活动。国家职业卫生监督管理必须依据职业卫生有关的法律法规、标准，具有从属性，没有法律的规定或授权，任何组织和个人不得实施职业卫生监督。

(2)国家职业卫生监督行政主体实施职业卫生监督时,具有单方意志性,不必与用人单位协商或征得其同意,即可进行监督管理。

(3)国家职业卫生监督管理以国家强制力作为保障。国家职业卫生监督管理带有国家的强制性,用人单位必须服从和配合,否则职业卫生监督管理行政主体将予以制裁或强制执行。

(二)用人单位的职业卫生监督管理特征

(1)用人单位的职业卫生监督管理是贯彻执行本单位的职业病防治责任制、职业卫生管理制度和职业卫生操作规程的活动。

(2)用人单位的职业卫生监督管理主体实施职业卫生监督管理时,单方意志性不强。

(3)用人单位职业卫生监督管理,以单位的强制力作为保障。

三、职业卫生监督内容及影响因素

(一)职业卫生监督工作内容

依据国家、地方等有关职业卫生方面的法律、法规、标准、规范对可产生职业危害因素影响劳动者身体健康的用人单位实施职业卫生监督,使之能够符合国家卫生要求,切实保障劳动者的身体健康。

目前职业卫生监督工作主要包括预防性职业卫生监督、经常性职业卫生监督和突发职业中毒事故处理等方面工作。其中预防性职业卫生监督工作是职业卫生工作的一个重要组成部分,突出体现为“重预防、抓根源”的职业卫生工作方针,防止不合卫生标准工程的产生,从根源上遏制职业病事故的发生。经常性职业卫生监督是保障职工身体健康,避免职业危害事故发生的一个重要条件,《职业病防治法》中在劳动者的个人防护用品使用、生产场所防护设施使用,工人职业性健康体检和生产场所现场有害因素检测评价制度等方面都做出了重要规定,这些工作就需要依靠经常性职业卫生监督来完成;突发职业危害事故处理是当用人单位发生职业危害事故时,由卫生行政部门根据法律法规要求,及时处理现场,控制危害传播范围,消除危害因素的一项工作,在危害事故当中,卫生行政部门现场处理情况得当与否,将直接影响到危害事故的预后。

(二)职业卫生监督影响因素

自新中国成立以来我国的职业卫生监督工作,在防止职业危害,保护劳动者身体健康方面做出了巨大的贡献,对我国的经济发展也起到了积极的推动作用。但当前我国的经济体制改革以及其他的一些社会客观因素正影响着现阶段的职业卫生监督工作,而且有些问题在将来很长一段期间内将长期存在。

1. 企业影响因素

受各种客观因素的影响,当前普遍的大中型企业都面临着严峻的考验,经济短缺是这些企业共存的一个主要问题,在这种条件影响下,势必造成企业在职业病防治工作中处于不积极的状态,很难依靠企业的力量在职业病防治工作方面投入资金或给予一些特别政策,使工人在这一时期得不到良好的职业安全卫生保障。企业改制使得在企业中分管职业卫生工作的科室和人员“一并二裁三分流”,管理人员的减少给企业的职业卫生工作造成了极其不利的局面。同时接触有害因素的工人在下岗后享受不到健康体检的权利，疑似职业病人得不到应有的康复和治疗，形成了当前职业卫生工作中的一个焦点问题。受经济条件制约，很多大中型企业把一些效益不高，但又存在职业危害的工作转移到农村的一些小型企业进行外协生产，造成职业危害工种转嫁，生产加工场所转移的情况出现。

2. 政府内部的影响因素

在经济体制改革的过程中，各地区政府部门为了适应当地的经济发展，采取了一些不规范行为干预了职业卫生监督工作的正常开展，主要表现在：①发展地区企业时制定一系列不规范的土政策，很多存在危害因素的企业项目不经卫生行政部门审查，擅自施工，生产投入使用，遗留下大量的安全隐患，“三同时”工作的失控造成企业不同程度地排斥职业卫生监督管理部门的参与，使监督人员无法按照法定程序开展工作。②个别地区地方保护主义现象严重，政府部门对职业卫生管理工作首先采取回避态度，引发当地的企业对职业卫生工作不闻不问，同时由于政府部门的干预，造成有时在一些问题的处理上存在执法难、处罚难的情况发生。

3. 私营经济快速发展造成的影响

随着改革开放的不断深入和发展，个体私营经济企业如雨后春笋般地遍地生根，在带动全社会经济发展的同时，也存在着很多安全隐患，值得引起全社会的关注，主要表现在：①个体企业的主要特点发展快，分布广，类型多。个体企业由于规模小、人员少、投资省的特点使其发展速度相当快，在发展快的同时，也存在短期内有消亡的可能，这种情况造成职业卫生管理部门无法建立规范的档案系统，造成摸清企业底数困难。②生产条件简陋，职业病防护设施差。受各种条件影响，目前部分企业都无法达到国家法规中所规定的各种要求，生产条件差，工人得不到防护，享受不到健康体检的权利，造成个体经济企业是职业危害事故多发的主要集中领域。③生产原料和工艺过程得不到安全保障。很多企业为了增加效益，节省资金使用国家明令禁止或限制使用的原材料和生产加工设备，不能有效地保障劳动者的身体健康。④生产工人流动性大，企业生产缺乏连续性。企业用工特点是随叫随到，而且企业很难保证全年连续性生产，随时开工随时招工，而所用工人在自身素质和身体条件上都存在着很大差异，工人职业性健康体检工作也很难开展，给职业卫生监督工作带来了很大困难。

4. 监督人员自身素质的影响

随着现代化步伐的不断加快，监督人员在日常监督过程中如何准确地辨认现场存在的有害因素，采取何种防护措施是今后监督工作中的一个重要问题。职业卫生工作不仅需要职业病防治方面的知识，还涉及化学、物理、工程学等多方面学科的知识，所涵盖内容极为复杂，这就对监督人员提出了极高的要求。

第二节　预防性职业卫生监督

预防性职业卫生监督是指对新建、改建、扩建和续建企事业建设项目中的职业卫生防护设施，是否与主体工程同时设计、同时施工、同时投产使用（简称“三同时”）所进行的卫生监督。“预防为主”是卫生工作一个先进的理念，做好了可以起到事半功倍作用，并节省资源。在监督中，要依据国家或地方政府及行业颁布的有关法律、法规、办法、条例以及卫生标准等，运用预防医学、临床医学以及其他科学知识,通过对设计图纸、计算资料、文字说明的审核,并结合必要的现场调查,对建设项目提出卫生监督结论。它贯穿在建设项目的可行性研究、设计、施工乃至竣工的全过程。

(1)可行性研究阶段。审查建设项目的可行性研究报告,掌握建设项目的概况、卫生特点、拟采取的卫生防护措施等。遵循全面规划、合理布局的方针,审查工作场所的选择是否合理,有害因素的存在和有害程度。

(2)设计阶段。初步设计是决定整个建设工程的生产工艺、使用性质、建设规模、工业卫生防护设施等设计内容的重要步骤。设计阶段需要审查建设项目的设计说明书及图纸,特别是其中的工业卫生部分。生产工艺过程是否符合清洁生产要求,可能产生的职业性有害因素,影响的范围及程度,拟采取的防护措施及其预期效果,生产场所和设备的布局是否符合卫生要求,生活与卫生设施是否齐全有效等。

(3)施工阶段。以设计阶段的图纸资料和卫生要求为依据,着重检查卫生防护设施的落实情况。施工中涉及卫生布局、卫生防护等需要变动时,必须先由设计部门提出,经卫生监督部门复审同意后方可施工。

(4)竣工阶段。建设项目的土建工程和设备安装已经完工,经运转测试具备正式投产使用的条件时,由监督机构派人深入建设单位,对建设项目进行职业卫生学调查,包括测定作业场所有害因素的浓度(或强度),卫生防护设施的卫生学评价与鉴定,以此作为工程项目能否竣工的依据,按照竣工验收标准经鉴定合格者签发建设项目竣工卫生验收认可书。此后,对此工程的卫生监督工作任务即转入经常性职业卫生监督。

第三节　经常性职业卫生监督

经常性职业卫生监督是指对现有企事业贯彻执行卫生法规和卫生标准情况的定期或随时进行的卫生监督。根据监督检查结果,对相应的职业卫生问题做出处理,目的在于及时发现并消除职业性有害因素的影响,保证劳动者的健康。

(1)职业卫生法规与制度。检查企(事)业单位对职业卫生法规的执行情况。企(事)业单位是否有相应的组织或个人来负责职业卫生的工作,是否参加了工伤保险,是否制定了本单位的劳动卫生制度,如劳动环境监测制度、健康检查制度、卫生教育制度、职业病报告制度、职业卫生档案管理制度、生产和使用新工业化学品的毒性鉴定和卫生审核制度等,并检查其执行情况。

(2)劳动环境。检查劳动环境有无职业性有害因素存在,其种类和程度;对主要的职业性有害因素是否进行定期监测,结果是否符合卫生标准。

(3)防护措施。检查存在职业性有害因素工作场所是否均采取相应的防护措施及其效果,是否按规定为接触有害因素的作业人员提供卫生防护用具,对各种防护设施或用具是否定期检查、维修以及存在的问题。

(4)健康检查。检查对接触有害因素的作业人员是否按规定进行了就业前健康检查、定期健康检查和离岗健康检查,以及职业性病损和职业禁忌证的发生情况,对检查出的职业禁忌证和职业病患者是否按规定进行了调离和治疗等。

第四章　职业卫生法规与管理

职业卫生法规、管理与国家的历史、体制有关，因此它在各国的情况大不一样。随着全球经济一体化，职业卫生法规与管理也成为世界范围的问题。约在20世纪70年代，发达国家的工业开始向发展中国家转移。工业化给这些国家的经济和社会带来好处，也使环境恶化、健康受损。为了在世界范围保障工人的健康，有些国际组织和学术团体制定职业安全与卫生法规。世界卫生组织（WHO）于1996年提出“人人享有职业卫生”的全球策略，大力地宣传职业卫生。WHO职业卫生办公室支持各国制定计划保护和促进工人的健康。国际标准化组织（ISO）提出的产品质量（ISO9000）和环境管理体系（ISO14000）。我国改革开放以来，法规制度不断健全，相续制定和发布了《职业病报告办法》、《职业病诊断管理办法》、《关于加强防尘防毒工作的决定》、《中华人民共和国尘肺病防治条例》，对防尘、监督与监测、职业性健康管理以及违法处罚等都做出了明确的规定。

第一节　职业病防治法

《中华人民共和国职业病防治法》（以下简称“职业病防治法”）自2002年5月1日颁布以来（后经过2012年和2016年两次修订），对全国职业病防治工作起到了很大的推动作用，职业卫生监督覆盖率、工作场所职业病危害因素检测率、职业健康检查率有了较大幅度的提高，职业病危害初步得到了控制，劳动者的健康权益得到了保护。然而，在实施过程中，也的确发现有许多地方还须进一步的完善。职业病防治工作是一项社会工程，并非某一部门的监管和努力就能做好，而必须是政府高度重视，政府各有关部门的共同配合、齐抓共管才能做好。

一、职业病防治法的特征

1. 强化了县级以上政府及乡镇政府对职业病预防工作的职责

县级以上地方人民政府统一负责、领导、组织、协调本行政区域的职业病防治工作，建立健全职业病防治工作体制，统一领导、指挥职业卫生突发事件应对工作，加强职业病防治能力建设和服务体系建设，完善、落实职业病防治工作责任制。

2. 进一步明确了工会对职业病防治法监管的职能

工会组织依法对职业病防治工作进行监督，维护劳动者的合法权益。用人单位制定或者修改有关职业病防治规章制度，应当听取工会组织的意见。工会组织有权依法代表劳动者与用人单位签订劳动安全卫生专项集体合同。

3. 强化了用人单位履行职业病防治法的职责

用人单位的主要负责人对本单位的职业病防治工作全面负责。建立用人单位负责、行政机关监管、行业自律、职业参与和社会监督的机制。

4. 执法主体的转变

由原来执法主体卫生行政部门转为:安全生产监督管理部门(简称安监部门)、卫生行政部门、劳动保障部门,统称职业卫生监管部门。各自依照职责分工,加强对用人单位落实职业病防护管理措施的监管,依法行使职权。

5. 为劳动者更方便、更快捷申请职业病诊断提供了法律依据

(1)卫生行政部门应当向社会公布本行政区域内承担职业病诊断的医疗卫生机构名单。

(2)劳动者可在用人单位所在地、本人户籍所在地或者经常居住地依法承担的职业病诊断机构进行职业病诊断。

(3)明确由安监部门监督检查和督促用人单位为申请职业病诊断鉴定的劳动者提供职业史、职业病危害接触史、工作场所检测结果等相关资料。

(4)在职业病诊断、鉴定过程中,用人单位不提供工作场所职业病危害因素检测结果等相关资料的,诊断鉴定机构也可结合劳动者的临床表现、辅助检查结果和劳动者的职业史、职业病危害接触史并参考劳动者的自述及安监部门提供的日常监督检查等信息做出职业病诊断鉴定结论。

(5)劳动者对用人单位提供的工作场所职业病危害因素检测结果等资料有异议或因用人单位解散、破产无法提供相关资料的,诊断鉴定机构可提请安监部门进行调查,安监部门自接到申请之日起三十日内应对存在异议资料或作业场所危害因素情况做出判定,有关部门应予配合。

(6)职业病诊断鉴定过程中,在确认劳动者职业史、工种、工作岗位或在岗时间有争议的可以向当地劳动人事争议仲裁机构申请仲裁,劳动人事争议仲裁委员会应当于受理之日起三十日内做出裁决,劳动者对仲裁不服的,还可依法向人民法院提起诉讼。

(7)隐瞒、伪造、篡改、毁损职业健康监护档案、工作场所职业病危害因素检测评价结果等相关资料或者拒不提供职业病诊断、鉴定所需资料的、未按规定承担职业病诊断鉴定费用的,将由安监部门给予责令改正,逾期不改的将处以5万元以上20万元以下的罚款。

6. 被诊断为职业病患者,其医疗及生活更有保障

(1)劳动者被诊断患有职业病,但用人单位没有参加工伤保险的,其医疗和生活保障由该用人单位承担。

(2)用人单位已经不存在或无法确认劳动关系的职业病人,可以向地方人民政府民政部门申请医疗救治和生活等方面的救助。

7. 建设项目职业病危害预评价及防护设施设计审查严格

建设项目职业病危害预评价及职业病危害严重项目职业病防护设施设计审查将得到相关部门的严格把关。职业病防治法明确了该项目除安监部门负责监管、审批外,同时还规定了对未开展职业病危害预评价的建设项目给予批准以及对未经职业病防护设施设计审查发放施工许可的有关部门直接负责的主管人员和其他直接负责人员,将由监察机关或上级机关依法给予记过直至开除的处分。这样就促使相关企业能认真负责地对存在职业病危害的新建、改建、扩建的建设项目能按要求开展职业病危害预评价,属职业病危害严重的建设项目,能进行职业

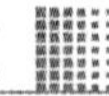

病防护设施设计审查。

8. 加大了对用人单位某些违法行为的处罚力度

(1)对未成立职业病防治机构、未建立相关职业卫生制度、未公布有关职业卫生规章制度、操作规程及职业病危害事故应急救援措施的、检测结果未予公布、未组织劳动者进行职业卫生培训以及未按规定报送首次使用化学材料的毒性鉴定资料的,从原来处2万元以下罚款提高到10万元以下的罚款。

(2)对未申报职业病危害项目、无专人负责职业病危害因素日常检测以致不能正常开展检测工作、签订或变更劳动合同未告知职业病危害真实情况、未按规定组织劳动者进行职业健康检查、未建立健康档案或未将体检结果告知劳动者的,从原来处2万元以上5万元以下罚款提高到5万元以上10万元以下的罚款。

(3)对用人单位违反本法规定已经对劳动者生命健康造成严重损害的,从原来处10万元以上30万元以下的罚款改为10万元以上50万元以下的罚款。

二、职业病防治法规定各部门具体职责分工

1. 安监部门

(1)职业病危害项目申报。

(2)负责建设项目职业病危害分类管理办法制定,以及对建设项目职业病危害预评价审查、职业病防护措施设计审核、组织建设项目职业病防护设施竣工验收。

(3)对职业卫生技术服务机构以及建设项目职业病危害预评价、职业病危害控制效果评价的资质认可。

(4)对职业卫生技术服务机构进行日常监管。

(5)组织并会同相关部门对职业病危害事故进行调查处理。

(6)监督用人单位为劳动者申请职业病诊断,鉴定所需的职业史、职业病危害接触史、工作场所职业病危害因素检测结果等相关资料。

(7)负责对劳动者在申请职业病诊断,鉴定中对职业史、职业病的危害接触史及劳资关系等有异议时进行判定。

(8)负责对用人单位工作场所监管及违反法律、法规的单位及个人做出处罚。

2. 卫生行政部门

(1)组织制定职业病的分类目录、职业卫生及职业病诊断标准、开展重点职业病检测专项调查和健康风险评估。

(2)对本行政区域职业病情况进行统计、调查分析以及职业病统计报告调查工作。

(3)负责职业健康检查机构及职业病诊断机构的认定。

(4)负责职业病危害事故的医疗救治。

(5)负责组织职业病诊断鉴定。

(6)对用人单位及医疗机构未按规定报告职业病、疑似职业病,以及承担职业健康检查、职业病诊断鉴定机构的违法行为进行处罚。

(7)对医疗机构放射性职业病危害控制进行监督管理。

3.劳动保障部门

(1)负责对用人单位与劳动者劳资关系、工种、工作岗位的仲裁。

(2)会同卫生行政部门制定职业病伤残等级鉴定办法。

三、职业病防治法主要内容

法律规定人的行为,我国职业病防治法提出,保护劳动者健康权利这个义务的主体是用人单位。劳动者是享受这个权利的主体,政府是执法主体,而技术机构则要提供卫生服务。当事人的关系、权利和义务已经明确。

劳动保护法根据其目的不同可分为两大类:预防和赔偿职业病的法。预防应先于赔偿,这一原则很重要。我国职业病防治法在它的许多条款体现了“预防第一”的原则,例如:第二章前期预防对用人单位提供符合职业卫生要求的劳动场所的要求,设置职业卫生管理机构和制度的要求以及“三同时”的要求。在赔偿方面,用人单位应当安排职业病病人进行治疗、康复和定期检查,并有权向用人单位提出赔偿要求。“职业病危害因素”指的其实是职业性有害因素或者主要的有害因素,我国职业病防治法提出了这个词,只是便于公众理解。

《职业病防治法》共7章89条,分总则、前期预防、劳动过程中的预防与管理、职业病诊断与职业病病人保障、监督检查、法律责任、附则。

总则明确了目的、范围、职业病防治工作的方针、劳动者依法享有的职业卫生保护的权利、用人单位对本单位产生的职业病危害承担的责任、国家实行职业卫生监督制度等。

第二章以前期预防为题,阐述了用人单位应当提供符合职业卫生要求的工作场所,应当及时、如实向卫生行政部门申报可产生职业病危害的项目。新建、扩建、改建项目和技术改造、技术引进项目(统称建设项目),可能产生职业病危害时,建设单位在可行性论证阶段应当向卫生行政部门提交职业病危害预评价报告。建设项目的职业病防护设施与主体工程同时设计、同时施工、同时投入生产和使用,所需费用应当纳入建设项目工程预算。建设项目竣工验收时,其职业病防护设施经卫生行政部门验收合格后,方可投入正式生产和使用。职业病危害预评价、职业病危害控制效果评价由取得资质认证的卫生技术机构进行。国家对从事放射、高毒等作业实行特殊管理。

第三章明确了用人单位应当采取的职业病防治管理措施;必须采用有效的防护设施,并为劳动者提供个人防护用品;应当采用新技术、新工艺、新材料,逐步替代那些危害严重的。应当设置公告栏,公布职业病防治的规章制度、操作规程、职业病危害事故应急救援措施和职业病危害因素检测结果等。对职业病危害因素日常监测,劳动者的职业卫生培训,劳动者享有的职业卫生保护权利等也做出了明确的规定。

第四章对职业病诊断与职业病病人保障问题做出了明确的规定。职业病诊断应当由卫生行政部门批准的医疗卫生机构承担。劳动者可以在单位所在地或者本人居住地的承担职业病诊断的医疗卫生机构进行职业病诊断。发现职业病或疑似职业病病人时,要及时向有关部门报告。对职业病诊断有异议的,当事人可向有关部门申请鉴定。职业病诊断鉴定委员会由专家组成,各省(自治区、直辖市)人民政府卫生行政部门设立相关的专家库。职业病病人依法享受国家规定的职业病待遇,如及时的治疗、康复和定期检查;不适宜继续从事原工作的职业病病人，应当调离原岗位，并妥善安置；从事接触职业病危害的作业的劳动者，应享受适当岗位津贴等。职业病病人的诊疗、康复费用，伤残以及丧失劳动能力的职业病病人的社会保障，除应按照国家有关工伤社会保险的规定执行外，当事人还可依照有关民事法律，有权向用人单位提出赔偿要求。

第五章指出"县级以上政府卫生行政部门对职业病防治工作进行监督检查"，有权采取下列措施：①进入被检查单位和职业病危害现场，了解情况，调查取证。②查阅或者复制与违反职业病防治法律、法规的行为有关的资料和采集样品。③责令违反职业病防治法律、法规的单位和个人停止违法行为。发生职业病危害事故或者有证据证明危害状态可能导致职业病危害事故发生时，卫生行政部门可以采取临时控制措施，在职业病危害事故或者危害状态得到有效控制后，应当及时解除控制措施。采取的临时控制措施包括：①责令暂停导致职业病危害事故的作业。②封存造成职业病危害事故或者可能导致职业病危害事故发生的材料和设备。③组织控制职业病危害事故现场。

第六章规定了违反职业病防治法的行为应追究的法律责任。法律责任包括：①卫生行政部门给予建设单位或用人单位的警告、责令限期改正，或逾期不改正的不同数量的罚款。②情节严重的，责令停止产生职业病危害的作业，或者提请有关人民政府按照国务院规定的权限责令停建、关闭。③对从事职业卫生技术服务的医疗卫生机构、卫生行政部门及其监督执法人员、职业病诊断鉴定人员等给予的处罚。

第二节　职业危害防治配套法规

为了使我国职业病防治法得到正确顺利的贯彻执行，在颁布职业病防治法后，国务院及有关部门相继颁布了一系列的职业危害防治的配套法规，其中包括《使用有毒物品作业场所劳动保护条例》、《国家职业卫生标准管理办法》、《职业病危害项目申报管理办法》、《建设项目职业病危害分类管理办法》、《职业健康监护管理办法》、《职业病诊断与鉴定管理办法》、《职业病危害事故调查处理办法》、《职业卫生技术服务机构管理办法》及 157 项国家职业卫生标准。另外，还有国务院 1987 年颁布的《中华人民共和国尘肺病防治条例》、《女职工劳动保护规定》等，在没有新的法规出台之前，仍然有效。

一、职业病危害项目申报管理办法

该办法对职业危害项目申报的主要内容，用人单位在何种情况下应申报职业病危害项目，受理申报的卫生行政部门如何对用人单位的申报回应和监督管理等做出了规定。职业危害项目申报的主要内容有：①用人单位的基本情况。②工作场所职业病危害因素种类、浓度或强度。③产生职业病危害因素的生产技术、工艺和材料。④职业病危害防护设施，应急救援设施。用人单位应向所在地县级卫生行政部门申报职业病危害项目，申报时应提交《职业病危害项目申报表》及有关材料。新建、改建、扩建、技术改造、技术引进项目，应当在竣工验收之日起 30 日内申报职业危害项目。在终止生产经营时，应向原申报机关办理申报注销手续。受理申报的卫生行政部门应当建立职业危害项目管理档案，应当对用人单位申报的情况进行抽查，并对职业危害项目实施监督管理。县级以上卫生行政部门应当按有关规定逐级汇总上报。

二、建设项目职业病危害分类管理办法

根据危害的程度，对可能产生职业病危害的建设项目分为一般职业病危害建设项目和严重职业病危害建设项目。有下列情况之一的为严重职业病危害的建设项目：①可能产生放射性职业病危害因素的。②可能产生在《职业性接触毒物危害程度分级》中危害程度为"高度和极度危害"的化学物质的。③可能产生含游离二氧化硅10%以上粉尘的。④可能产生石棉纤维的。⑤卫生部规定的其他应列入严重职业病危害范围的。以上情况以外的为一般职业病危害的建设项目。国家对职业病危害建设项目实行分类管理，可能产生一般职业病危害的建设项目，应当进行可行性论证阶段职业病危害预评价的卫生审核、竣工验收时的职业病危害控制效果评价及职业病危害防护设施的卫生验收；可能产生严重职业病危害的建设项目，除应当进行前述的卫生审核和卫生验收外，还应当进行设计阶段的防护设施设计的卫生审查。一般项目的职业病危害预评价、职业危害控制效果评价应当由依法取得资质的职业病卫生技术服务机构承担。卫生部审核、审查和验收的建设项目，其职业病危害预评价和职业病危害控制效果评价由取得甲级资质的职业卫生技术服务机构承担。职业卫生技术服务机构应当按照《建设项目职业病危害评价规范》进行职业病危害预评价和职业病危害控制效果评价，并出具评价报告。

三、职业健康监护管理办法

职业健康检查是为了及时发现劳动者的职业禁忌和职业性健康损害，根据劳动者的职业接触史，对劳动者进行有针对性的定期或不定期的健康体检称为职业健康检查。职业健康检查是落实用人单位义务、实现劳动者权利的重要保障，是落实职业性病损诊断鉴定制度的前提，也是社会保障制度的基础，它有利于保障劳动者的健康权益，减少健康损害和经济损失，减少社会负担。

1. 职业健康检查

职业健康检查包括上岗前、在岗期间、离岗时和发生职业危害事故时的应急健康检查。该管理办法规定用人单位应当组织从事接触职业危害作业的劳动者进行职业健康检查。职业健康检查应由省级卫生行政部门批准的从事职业健康检查的医疗卫生机构承担。劳动者接受职业健康检查时应当视同正常出勤。用人单位不得安排未经上岗前职业健康检查的劳动者从事接触职业病危害因素的作业；不得安排有职业禁忌的劳动者从事其所禁忌的作业；不得安排未成年工从事接触职业危害的作业；不得安排孕期、哺乳期的女职工从事对本人和胎儿、婴儿有危害的作业。定期职业健康检查时，发现职业禁忌或者有与所从事职业相关的健康损害的劳动者，应及时调离原工作岗位，并妥善安置。对需要复查和医学观察的劳动者，应当按照体检机构要求的时间安排其复查和医学观察。对未进行离岗时职业健康检查的劳动者，不得解除或终止与其订立的劳动合同。用人单位发生分立、合并、解散、破产等情形的，应当对接触职业危害因素的劳动者进行健康检查。

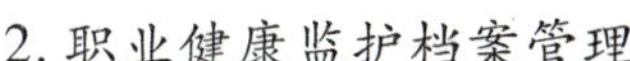

2. 职业健康监护档案管理

劳动者职业健康监护档案是劳动者健康变化与职业危害因素关系的客观记录，是职业性病损诊断鉴定的重要依据之一，也是法院审理健康权益案件的物证。因此职业健康监护档案的内容应当满足连续、动态观察劳动者健康状况、诊断职业性病损以及职业卫生执法的需要，内容应当完整简要。该办法把职业史、既往史、职业危害接触史、相应作业场所职业危害因素监测结果、职业健康检查结果及处理情况、职业病损诊疗等有关资料规定为职业健康监护档案内容。用人单位应建立职业健康监护档案，并按规定妥善保存好这些职业健康监护档案。劳动者有权查阅、复印其本人职业健康监护档案，在离开用人单位时，有权索取本人健康监护档案复印件，用人单位应当如实、无偿提供。

四、职业病诊断与鉴定管理办法

1. 职业病诊断机构

该办法规定职业病诊断应当由省级卫生行政部门批准的医疗卫生机构承担，从事职业病诊断的医疗卫生机构，应当具备以下条件：①持有《医疗机构执业许可证》。②具有与开展职业病诊断相适应的医疗卫生技术人员。③具有与开展职业病诊断相适应的仪器、设备。④具有健全的职业病诊断质量管理制度。医疗卫生机构要从事职业病诊断，应当向省级卫生行政部门提出申请，获得批准后才能从事职业病诊断工作，并履行职业病诊断机构的职责。职业病诊断机构中从事职业病诊断的医师必须具备一定的条件，并取得省级卫生行政部门颁发的资格证书，才有资格进行职业病诊断，应具备的条件有：①具有执业医师资格。②具有中级以上卫生专业技术职务任职资格。③熟悉职业病防治法律规范和职业病诊断标准。④从事职业病诊疗相关工作5年以上。⑤熟悉工作场所职业病危害防治及其管理。⑥经培训、考核合格。

2. 职业病诊断

职业病诊断机构可依法独立行使诊断权，并对其做出的诊断结论承担责任。劳动者可以选择用人单位所在地或本人居住地的职业病诊断机构进行诊断。职业病诊断应根据申请者提供的资料，依据职业病诊断标准，结合职业病危害接触史、工作场所职业病危害因素检测与评价、临床表现和医学检查结果等资料，进行综合分析诊断。不能确诊的疑似职业病病人，可以经必要的医学检查或者住院观察后，再做出诊断。没有证据否定职业病危害因素与病人临床表现之间的必然联系的，在排除其他致病因素后，应当诊断为职业病。职业病诊断机构在进行职业病诊断时，应当组织3名以上取得职业病诊断资格的执业医师进行集体诊断。对职业病诊断有意见分歧的，应当按多数人的意见诊断；对不同意见应当如实记录。职业病诊断机构做出职业病诊断后，应当向当事人出具职业病诊断证明书。职业病诊断证明书应当明确是否患有职业病，对患有职业病的，还应当写明所患职业病的名称、程度（期别）、处理意见和复查时间。该证明书应当由参加诊断的医师共同签署，并经职业病诊断机构审核盖章。证明书应当一式三份，劳动者、用人单位各执一份，诊断机构存档一份。

3. 职业病鉴定

当事人对职业病诊断有异议的，在接到职业病诊断证明书之日起30日内，可以向做出诊断的医疗卫生机构所在地设区的市级卫生行政部门申请鉴定。该市级卫生行政部门组织的职业病诊断鉴定委员会负责职业病诊断争议的首次鉴定。当事人对该市级职业病诊断鉴定委员会的鉴定结论不服的,在接到职业病诊断鉴定书之日起15日内,可以向原鉴定机构所在地省级卫生行政部门申请再鉴定。省级职业病诊断鉴定委员会的鉴定为最终鉴定。省级卫生行政部门应当设立职业病诊断鉴定专家库。专家库由具备下列条件专业技术人员组成:①具有良好的业务素质和职业道德。②具有相关专业的高级卫生技术职务任职资格。③具有5年以上相关工作经验。④熟悉职业病防治法律规范和职业病诊断标准。⑤身体健康,能够胜任职业病诊断鉴定工作。专家库专家任期4年,可以连聘连任。相应的卫生行政部门可以组织职业病诊断鉴定委员会或委托办事机构承担职业病诊断鉴定的组织和日常性工作。参加职业病诊断鉴定的专家,由申请鉴定的当事人在职业病诊断鉴定办事机构的主持下,从专家库中以随机抽取的方式确定。当事人也可以委托职业病诊断鉴定办事机构抽取专家。职业病诊断鉴定委员会组成人数为5人以上单数,鉴定委员会设主任委员1名,由鉴定委员会推举产生。在特殊情况下,职业病诊断鉴定专业机构根据鉴定工作的需要,可以组织在本地区以外的专家库中随机抽取相关专业的专家参加鉴定或者函件咨询。

当事人申请职业病诊断鉴定时,应当提供必要的材料。职业病诊断鉴定委员会专家在有下列情况之一时,必须回避:①是职业病诊断鉴定当事人或者当事人近亲属的。②与职业病诊断鉴定有利害关系的。③与职业病诊断鉴定当事人有其他关系,可能影响公正鉴定的。

职业病诊断鉴定办事机构应当在受理鉴定之日起60日内组织鉴定。职业病诊断鉴定委员会应当认真审阅有关资料,依照有关规定和职业病诊断标准,运用科学原理和专业知识,独立进行鉴定。在事实清楚的基础上,进行综合分析,做出鉴定结论,并制作鉴定书。鉴定结论以鉴定委员会成员的过半数通过为准。鉴定过程应当如实记载。职业病诊断鉴定书应当于鉴定结束之日起20日内由职业病诊断鉴定办事机构发送当事人。职业病诊断、鉴定的费用由用人单位承担。

五、职业危害事故调查处理办法

1. 事故的分类

按一次职业危害事故所造成的危害严重程度,职业病危害事故分为三类:①一般事故。发生急性职业病10人以下的。②重大事故。发生急性职业病10人以上50人以下或死亡5人以下的,或发生职业性炭疽5人以下的。③特大事故。发生急性职业病50人以上或死亡5人以上,或发生职业性炭疽5人以上的。放射事故的分类及调查处理按照卫生部制定的《放射事故管理规定》执行。

2. 事故调查处理的内容

县级以上卫生行政部门负责本辖区内职业病危害事故的调查处理。重大和特大职业病危害事故由省级以上卫生行政部门会同有关部门和工会组织,按照规定的程序和职责进行调查处理。职业病危害事故调查处理的主要内容有:①依法采取临时控制和应急救援措施,及时组织抢救急性职业病病人。②按照规定进行事故报告。③组织事故调查。④依法对事故责任人进行查处。⑤结案存档。

3. 事故报告

发生职业病危害事故时，用人单位应当立即向所在地县级卫生行政部门和有关部门报告。县级卫生行政部门接到职业病危害事故报告后，应当实施紧急报告：①特大和重大事故，应当立即向同级人民政府、省级卫生行政部门和卫生部报告。②一般事故，应当于6小时内向同级政府和上级卫生行政部门报告。接收遭受急性职业病危害劳动者的首诊医疗卫生机构，也应当及时向所在地县级卫生行政部门报告。职业病危害事故报告的内容应当包括事故发生的地点、时间、发病情况、死亡人数、可能发生原因、已采取措施和发展趋势等。

4. 事故处理

发生职业病危害事故时，用人单位应当根据情况立即采取以下紧急措施：①停止导致职业病危害事故的作业，控制事故现场，防止事态扩大，把事故危害降到最低限度。②疏通应急撤离通道，撤离作业人员，组织泄险。③保护事故现场，保留导致职业病危害事故的材料、设备和工具等。④对遭受或者可能遭受急性职业病危害的劳动者，及时组织救治、进行健康检查和医学观察。⑤按照规定进行事故报告。⑥配合卫生行政部门进行调查，按照卫生行政部门的要求如实提供事故发生情况、有关材料和样品。⑦落实卫生行政部门要求采取的其他措施。

卫生行政部门接到职业病危害事故报告后，根据情况可以采取以下措施：①责令暂停导致职业病危害事故的作业。②组织控制职业病危害事故现场。③封存造成职业病危害事故的材料、设备和工具等。④组织医疗卫生机构救治遭受或者可能遭受急性职业病危害的劳动者。事故发生后，卫生行政部门应当及时组织用人单位主管部门、公安、安全生产部门、工会等有关部门组成职业病危害事故调查组，进行事故调查，并根据事故调查组提出的事故处理意见，决定和实施对发生事故的用人单位的行政处罚，并责令用人单位及其主管部门负责落实有关改进措施建议。

六、职业卫生技术服务管理办法

1. 职业卫生技术服务

职业卫生技术服务包括建设项目职业危害评价、职业危害因素的检测与评价、化学品毒性鉴定、放射卫生防护检测与评价、职业危害防护设施与个人职业病防护用品效果评价、放射防护器材和含放射性产品检测等项目。从事职业卫生技术服务的机构，必须取得《职业卫生技术服务资质证书》。

2. 资质认定及管理

国家安监总局和省级安监部门委托指定的办事机构承担职业卫生技术服务机构资质审定的具体组织工作。甲级资质由国家安全生产监督管理总局认可及颁发证书。乙级资质由省（自治区、直辖市）人民政府安全生产监督管理部门认可及颁发证书，并报国家安全生产监督管理总局备案。丙级资质由设区的市级人民政府安全生产监督管理部门认可及颁发证书，并报省级安全生产监督管理部门备案，由省级安全生产监督管理部门报国家安全生产监督管理总局进行登记。国家安全生产监督管理总局根据社会经济发展水平、区域经济结构和职业卫生技术服务工作的需要，对职业卫生技术服务机构的设置实行统筹规划、合理布局和总量控制。

第五章　公路行业职业危害评价报告

第一节　公路施工职业危害及防护调查

一、职业危害的种类

公路施工存在职业危害的主要工种：碎石工、混凝土搅拌机操作员、砂浆机操作员、水泥上料工、搬运工、料库工、材料试验工、木工机械、水电焊工、混凝土振捣工人、打桩机及推土机操作员、振动压路机操作员、挖掘机操作员等。这些工种对公路行业的施工操作人员会造成粉尘、铅、苯、一氧化碳、噪声、振动而引发的粉尘危害、毒物危害、放射线危害、噪声危害、振动危害、弧光辐射的危害和高空作业不良反应。

二、防尘技术措施

1. 流动搅拌机除尘

除尘设备必须考虑适合流动的特点。既要达到除尘目的，又做到装、拆方便。流动搅拌机上有2个尘源点：一是向料斗上加料时飞起的粉尘；二是料斗向拌筒中倒料时，从进料口、出料口飞起的粉尘。采用通风除尘系统，即在拌筒出料口安装活动胶皮护罩，挡住粉尘外扬；在拌筒上方安装吸尘罩，将拌筒进料口飞起的粉尘吸走；在地面料斗侧向安装吸尘罩，将加料时扬起的粉尘吸走，通过风机将空气粉尘送入旋风滤尘器，再通过器内水浴使粉尘降落，被水冲入蓄水池。

2. 水泥制品厂搅拌站

多用混凝土搅拌机自动化。由计算机控制混凝土搅拌、输送全系统，不仅提高了生产效率，减轻了工人劳动强度，同时在进料仓上方安装水泥、砂料粉尘器，就可使料斗作业点粉尘降为零，从而达到彻底改善职工劳动条件的目的。

3. 高压静电除尘

高压静电除尘是静电分离技术之一，已应用于水泥除尘回收。

三、防毒技术措施

1. 管理和生产部门应采用的措施

加强管理，做好防毒工作；严格执行劳动保护法规和卫生标准；对工程一定要做到主体工程和防毒设施同时设计、同时施工及同时投产使用；依靠科学技术，提高预防中毒的技术水平。

包括:改革工艺,禁止使用危害严重的化工产品,加强设备的密闭化,加强通风。

2. 对生产工人应采取的预防职业中毒的措施

认真执行操作规程,熟练掌握操作方法,严防错误操作;穿戴好个人防护用品。

四、弧光辐射、红外线、紫外线的防护措施

夏季强烈的太阳光线中,含有红外线和紫外线,生产中的红外线和紫外线主要来自于火焰和加热的物体、气焊和气割等。为了保护眼睛不受电弧的伤害,焊接时必须使用镶有特制防护眼镜片的面罩。可根据焊接电流强度和个人眼睛情况,选择吸水式滤光片还是反射式防护镜片。为防止弧光灼伤皮肤,焊工必须穿好工作服,戴好手套和鞋盖等。

五、防止噪声危害的技术措施

各单位应重视噪声的治理,主要应从以下方面着手:消除和减弱生产中噪声源;控制噪声的传播;加强个人防护。

(1)控制和减弱噪声源。以改革工艺入手,以无声的工具替代有声的工具。

(2)控制噪声的传播。合理布局,控制噪声传播途径入手,消声、吸声、隔声、隔振、阻墙。

(3)做好个人防护。如及时戴耳塞、耳罩、头盔等防噪声用品。

(4)定期进行预防性体检。

六、防止振动危害的技术措施

(1)隔振,就是在振源与需要防振的设备之间,安装具有弹性性能的隔振装置,使振源产生的大部分振动被隔振设置所吸收。

(2)改革生产工艺,是防止振动危害的治本措施。

(3)手持振动工具的手柄,包扎泡沫塑料隔振垫,工人操作时戴好专用的防振手套,也可减少振动的危害。

七、防暑降温措施

对高温作业工人应进行体格检查,凡有心血管器质性疾病者不宜从事高温作业。炎热季节医务人员要到现场巡回医疗,发现中暑人员要立即抢救。

第二节　公路作业环境评价报告

自从改革开放以来,我国经济建设发展迅猛,带来交通运输的繁忙,机动车数量呈直线上升趋势,交通负荷增大,公路交通数量增加,养路工人往往处于超负荷工作状态。目前我国公路作业环境中存在着诸如汽车尾气、车辆噪声、粉尘及复杂的气候因素等,由于公路工程养护作业时间长、突击性任务多等特殊要求,养路工长期暴露在公路交通作业环境中,所受环境污染必然会导致对健康的不良影响,为了有效地预防、控制或消除公路交通生产环境中存在的有

害因素，改善不良劳动条件，有效地保护和促进养(护)路工的身体健康，湖北省公路管理局与华中科技大学同济医学院于春季、夏季及冬季对湖北所属的10个不同区域、不同等级道路和包括沥青、水泥、砂石等不同的路面状况的公路作业环境进行职业卫生评价，在充分识别、调查、检测和分析有害因素的危害性质、程度及其作用条件的基础上，提出危险度管理及防护对策措施，现将调查研究结果综述如下。

一、内容与方法

1. 公路作业环境气象条件的测定及评价

公路作业环境气象条件测定使用通风温湿度计、空盒气压计、照度计、EY-3-2A 电子风速仪、单向热辐射计、紫外线测定仪等分别测定气温、气湿、风速、气压、热辐射及紫外线等。

2. 公路作业环境粉尘浓度、分散度和游离二氧化硅的测定及评价

采用滤膜粉尘测定仪及 P-5L 数字粉尘计量器分别测定公路交通作业环境空气中总粉尘及飘尘浓度。并进行分散度(滤膜溶解涂片法)和游离二氧化硅含量(焦磷酸法)的测定。

3. 公路作业环境物理因素及噪声强度测定及频谱分析

使用 HS5944 振动检测仪测定振动振幅，HS6280D 噪声频谱分析仪和 HS4782A 型精密脉冲声级计测定噪声强度，RCQ-1A 微波漏能测试仪测定微波强度，RJ-2 高频电磁场测定仪测定电场强度和磁场强度。

4. 公路作业环境有毒、有害物质的测定及分析

公路作业环境空气中有毒物质测定，用盐酸副玫瑰品红法测定 SO_2，用盐酸萘乙胺比色法测定 NO_x，用红外线仪器分析法测定 CO 和 CO_2。用离子选择电极法测定氟化物，使用原子吸收光谱法测定铅，液相色谱测定3,4-苯并芘。

二、调查与测定结果

1. 概况

参考湖北省17个市州公路管理局(总段、处、段)、83个县市区公路管理段(局)公路通车里程，根据路面情况、公路交通级别、机动车流量及在省内不同地理条件下的分布，选择10个公路交通养(护)路作业环境检测点，分别位于6条国道(G106、G107、G207、G209、G316、G318)，3条省道(S229、S308、S321)。交通流量在406～14 432 辆/h 之间，高交通流量的检测点有监利李沟、襄阳大桥、钟祥丽阳、大冶东方、蕲春横车和孝感八一大桥。

2. 公路作业环境气象条件

湖北省介于淮河—大别山与南岭之间，属于亚热带季风性气候，冬暖夏热，四季分明，有明显的南北过渡性。春季阴晴不定、夏季湿热、秋高气爽、冬季干寒，春夏之交有梅雨，常阴雨连绵。全省年平均气温13～18℃，1月平均气温1～6℃，7月为24～30℃，年气温最高可达41℃，最低为-14.9℃。三峡峡谷和武陵山北侧气温偏高，山区气温比较低。亚热带湿润季风气候，夏热冬寒，无霜期7～10个月。全省平均降水量750～1 500mm，武陵山区降水量高达

1 600 ~ 1 700mm，鄂西北地区最低为 700 ~ 800mm。

从 10 个公路作业环境检测点气象条件测定可以看出，春季气温变化较大，从 8.5℃到 18.5℃不等。湿度变化亦较大，在 44% ~73%范围内。日照时间和强度一般，范围在 4 300 ~ 112 000lx。辐射热与日照有关，雨天为 0.01 ~0.15J/(cm² · min)，阴天为 0.12J/(cm² · min)，晴天为 0.11 ~ 1.15J/(cm² · min)。夏季公路交通作业环境气温一般在 34 ~ 35℃，有时高达 37 ~39℃，且相对湿度也偏高，在 80%以上。风速时大时小，平均为 1m/s 左右，热辐射在 1.0J/(cm² · min)以上，因而具有"闷热"气候特点。特别在沥青类路面施工现场，工人作业地点气温可达到 48.5℃，热辐射强度高达 3.2J/(cm² · min)。而冬季冷空气影响次数较少且强度较弱，降温后，气温回升较快，所以大部检测点平均气温接近常年或偏高 2 ~6℃，范围在 2.1 ~8.5℃之间。此外，受冷空气影响，部分地区出现较大幅度的降温及出现初霜冻和雨雪天气。10 个公路作业环境检测点的气压在 93.2 ~ 120.6kPa 之间，鄂西海拔较高地区气压低于平原地区，竹山麻家渡、建始枫香坪、兴山高桥气压较低，分别为 98.0kPa、93.3kPa、93.2kPa。紫外线强度测定结果表明，冬季紫外线强度范围在 9.7 ~33.1μW/cm²，夏季紫外线强度明显增高，阴天和雨天为 70 ~ 110μW/cm²，而晴天高达 140 ~350μW/cm²。

3. 公路作业环境粉尘浓度及游离二氧化硅含量

检测结果可以看出，公路交通作业环境各检测点瞬间总粉尘浓度均超过国家大气环境和作业环境容许浓度标准。春季平均浓度为 1.55 ±0.19mg/m³，最高的检测点为大冶东方、钟祥丽阳和建始枫香坪。夏季公路交通作业环境各检测点瞬间总粉尘浓度较高，其中竹山枫香坪和大冶东方最高，而冬季也以这两点和仙桃杜台为高。对供应石料、水泥混凝土工地粉尘采样分析来看，施工人员的作业环境粉尘高达 22.3mg/m³。对公路交通作业环境各检测点粉尘中游离二氧化硅含量进行分析，各点粉尘中游离二氧化硅含量较高，范围 14.11% ~47.12%。分散度多为 <10μm 的粉尘，其中占 85% ~96%，这部分以飘尘的形式存在于公路交通作业环境中，其浓度为 0.08 ~2.14mg/m³。

4. 公路作业环境物理因素强度

噪声值取 6 次测定结果的平均值。所有点的噪声强度均超过了 4 类标准(昼间 70dB)。特别是在养路工人作业过程时，汽车高噪声鸣笛和机动车高速运行中的噪声强度高达 90dB 以上。振动测定其振幅范围在 0.2mm ~1.9mm 之间，以水泥类路面为高，砂石类路面次之，沥青类路面较低。微波测定值范围在 0.01 ~ 1.12μW/cm² 之间，与测定点周围通信线路和设置有关。高频电磁场未检出。

5. 公路作业环境有害物质种类及浓度

公路交通作业环境有毒物测定表明，所检测有毒物中 3 个季节以夏季为高，春季与冬季相差不大。主要检测物有一氧化碳(CO)、二氧化碳(CO_2)、二氧化硫(SO_2)、氮氧化物(NO_x)、氟化物(F^-)、铅(Pb)和 3,4-苯并芘等。CO 浓度蕲春横车较低为 0.8 ~2.5mg/m³，大冶东方最高为 1.2 ~6.6mg/m³，处于高浓度的还有监利李沟(夏季)、钟祥丽阳(夏季和冬季)。

三、结果分析

根据 10 个检测点交通流量来看，白天每小时平均车流量在 1 200 辆左右，在主要公路干道上达2 000～6 000辆/h，高峰期可达7 000～14 000辆/h，而且在逐渐增加。在这种状况下，对公路养护维修就显得尤为重要。公路养护维修按不同目的和作业内容，可分为：①日常养护，如路面洒水、清扫、路边坡的整理、绿地整理、清扫边沟、排水道、清理护栏、标志牌及附属设备；②路面养护，如表面处治、路面局部修补、裂缝充填、路面翻修和重建；③路基养护，如路肩边坡的维修加固，疏通改善排水系统，维修各种防护构造物，塌方、积雪的清理，④工程设施的养护维修，如画线、标志牌路灯的维修，防护栏、隔离墙、隔音栅维修，交通管制、疏导等保障设施，清理事故车辆等，冬季除冰扫雪、撒播防冻剂、防滑剂等。在作业人员从事这些工作时，不仅受到不同季节恶劣气象条件的影响，还要常年与诸多有毒有害物质密切接触，常见的职业性有害因素有粉尘、噪声、毒物等。

湖北省地域辽阔，各地区气候有明显差别，公路交通养护工作特点之一是长期在露天作业，受到不同气候条件的明显影响，如夏季的酷热和冬季的严寒。在一些检测点夏季公路交通养路作业地点平均气温可达33～35℃，有时高达37～39℃或更高，而相对湿度偏高，在80%以上，风速不大（平均0.5～1.2m/s），具有高温高湿的“闷热”气候特点，加之太阳辐射以及生产、生活、燃料消耗所产生热量，可使气温进一步升高，据测定路面温度可达45～50℃左右，形成二次辐射。可见公路交通养路工所受到的炎热气候影响并不亚于高温作业工人。而在鄂西北及山区，冬季气温较低，可在零度以下，且相对湿度仍偏高，在70%左右。风速较大（2～2.5m/s），具有“湿冷”低温作业的气候特点。由于公路养路工的工作性质，养护路期间很难利用工间休息室及其他降温与防寒保暖设施，因此如何加强对公路养路工的防暑降温与防寒保暖，是保护其健康的重要措施。

据研究报道，露天作业人员脑血管病的发病与气象因素密切相关。夏季露天作业，工人除受太阳的辐射作用外，还受被加热的地面和周围物体反射出的热辐射作用，形成二次辐射。露天作业中的热辐射强度虽较高温车间为低，但其作用时间较长，加之中午前后气温升高，又形成高温、热辐射的作业环境。当环境温度过高、湿度大、风速小、劳动强度过大、劳动时间过长时易发生等急性热致疾病，如中暑等。冬季露天作业，如在寒冷（-5℃以下）环境下工作时间过长，超过适应能力，体温调节发生障碍，则体温降低，甚至出现体温过低，影响机体功能。可出现神经兴奋与传导能力减弱，工人可出现手脚不灵、运动失调、反应减慢及发音困难，这些影响导致低温作业时工人易受机械和事故的伤害。

公路作业环境紫外线辐射强度应引起足够的重视。紫外线UV是电磁波谱中波长从0.01～0.38μm的辐射的总称。紫外线按其波长可分为三个部分：A紫外线波长位于0.32～0.40μm之间，A紫外线对人体的影响表现在对合成维生素D有促进作用，但过量的A紫外线照射会抑制免疫系统功能；B紫外线波长UV-B位于0.28～0.32μm之间，B紫外线对人体的影响表现在使皮肤变红，长期接受可能导致皮肤癌、白内障及抑制免疫系统功能；C紫外线波长位于0.01～0.28μm之间；C紫外线几乎都被臭氧层所吸收，对人体影响不大。紫外线对人的影响主要表现为A紫外线和B紫外线的综合作用。试验表明，大气中的臭氧每减少1%，到达地表的紫外线辐射量将增加2%，皮肤癌发生率则增加4%。英国科学家认为，由于臭氧减少，英国的皮肤癌患者至少增加15%；美国医生预测，到2060年，美国的皮肤癌患者将达到4 000万人。过量的辐射照射皮肤，刺激皮肤产生“红斑”效应，最终诱发皮肤癌，动物试验和临床病例研究表明，过量UV-B易引发人体皮肤癌。夏天暴晒后皮肤会变成褐色，这是因为紫外线辐射产生黑色素，沉着于皮肤色素细胞而形成的。接受紫外线辐射一定时间后破坏皮肤组织的连接，灼伤皮肤。紫外线辐射增加皮肤癌的概率。过量紫外线辐射被认为是白内障增加的主要原因。经大量动物试验表明，UV-B辐射能损害眼角膜和晶状体，引起视网膜细胞开始缓慢恶化。强紫外线辐射同样可以引发角膜炎（如雪盲）。从紫外线（UV-B）强度和对人体影响的调查研究中可看出当紫外线强度达6～7时，在上午10点至下午16点这段时间最好不要暴露在日光照射下；当紫外线指数大于等于8时，应尽量避免外出，因为此时的紫外线辐射极具有伤害性。紫外线指数的大小与太阳角度、臭氧总量、云、悬浮微粒和高度有密切关系。

长期接触高浓度的粉尘对养路工的肺功能有着不可忽视的影响。不同粒径的可吸入颗粒物滞留在呼吸道的部位不同。大于5μm的多滞留在上呼吸道，小于5μm的多滞留在细支气管和肺泡。颗粒物越小，进入的部位越深。本次监测结果显示，粉尘分散度<5μm的占50%以上。对养路工的肺部损害有着直接的影响，值得重视。大量的可吸入性颗粒（IP）进入肺部对局部组织有堵塞作用，使局部支气管的通气功能下降，或使细支气管和肺泡的换气功能丧失。尤其使黏稠性较大的IP，例如石油及其制品的燃烧颗粒（内燃机动车尾气所含），粒径小，黏稠度大，容易聚集在局部组织，不易扩散。加上SO_2、NO_x等因素的作用，加重了局部组织的损伤程度，导致慢性阻塞性肺部疾患（COPD）。有人曾对接触粉尘作业工人进行健康体检，并对生产环境空气中粉尘浓度进行测定分析。结果表明，接尘组出现上呼吸道症状与对照组比较，差异非常显著，并表明喉痒、咽痛症状及肺结核的发生随接尘工龄延长而增长。接尘工人长期吸入较高浓度的生产性粉尘，会导致上呼吸道及肺部疾患的发生。公路交通灰尘的再次悬浮、垃圾的焚烧及用于工业燃油的燃烧为PM_{10}释放的最大来源。粉尘的危害和路面状况与车流量密切相关，路面扬尘越多，车流量越大，养路工受粉尘的危害程度就越大。

公路养护中粉尘的主要来源是指公路在养护施工当中产生的扬尘和在公路通车以后车辆排放的污染。在养护施工期间大量开挖土基，造成粉尘污染。在公路运营期产生的污染主要来自机动车的交通运输。

公路交通噪声的污染源主要来自机动车，包括行驶噪声、排气噪声、加速噪声与紧急制动噪声等，它又与车型、燃料、运转、速度和行驶情况等有关，也与公路规划布局、路面宽窄和光滑度、坡度以及绿化等条件有关。

噪声是一种公害，影响着人们的生活和工作质量，使人体受到影响和损害。公路交通产生的噪声来自于两个方面：养护施工期间各种施工机械产生的噪声和运营期车辆在公路交通上运行所产生的噪声。公路交通噪声除发动机和车体所产生的噪声以外，特别严重的是高速行车时车轮与路面强烈摩擦时产生的声音，加上路堤提高，噪声能波及很远的地区。噪声的大小与车速成正比，随车速的增加而增加，当车辆加速时，噪声增长约为2～9dB，重型汽车的噪声比轻型汽车大，因此，在公路交通中，噪声随大型车在总交通中的比重增大而增大。另外，交通噪声还与公路纵坡和交通量的大小有直接关系。从仙桃杜台检测点对车流量与噪声强度的关系进行了比较，表明两者密切相关。当交通量小于1 000辆/h，噪声与交通量近似的呈正比的关系。

因在公路上机动车行驶产生的噪声污染是非稳定的、长期的，其危害也是较大的。公路交通营运后，车辆的发动机、冷却系统、传动系统等部件均会产生噪声，另外，行驶中引起的气流湍动、排气系统、轮胎与路面的摩擦等也会产生噪声。由于公路路面平整度等原因而使行驶的汽车产生整车噪声。营运期交通噪声的影响是长久的，且随着营运时间的推进，营运车辆也将逐步增长，从而其噪声影响也将越来越大，当车流量达到5 000 辆/d(折合成标准小客车)以上时，其影响范围较大。

对于不同等级的公路而言，由于路况不同，车速不同，因此在相同车流量时，其影响范围也有所不同，高速公路由于路况好、车速快且车流量大，因此其影响范围较大，低等级公路由于路况相对较差但车速较慢、交叉路口多、混合交通严重，因此其噪声影响范围也相应要大一些，对于一、二级公路由于路况较好、车速又适中，因此其噪声影响范围相对要小一些。

公路作业环境污染的重要来源是机动车排放的尾气，主要是由发动机燃料未完全燃烧而排出的固体、液体、气体成分，包括一氧化碳、碳氢化物、氮氧化物、二氧化物和微粒等。当燃料在发动机汽缸里进行燃烧时，由碳、氢、氧组成的液体石油燃料完全燃烧后生成的是二氧化碳(CO_2)、水蒸气(H_2O)、氮气(N_2)和过量的氧气(O_2)。这几种气体在正常情况下被认为是无害的。但是，内燃机所用的燃料往往都含有其他杂质与添加剂，且内燃机的燃烧总是不完全的，再加上发动机工作过程中的其他原因，使发动机的排气成分中还含有一氧化碳(CO)、碳氢化合物(HC)、氮氧化物(NO_x)、二氧化硫(SO_2)、微粒物质(如铅化物、碳烟、油雾等)与臭气(如甲醛、丙烯醛等)等有害排放物。它们部分是有毒的，有些还带强烈刺激性，有臭味，甚至有些有致癌作用。这些由汽车排出的CO、HC、NO_x和碳烟、微粒等正是造成公路交通环境污染的主要物质。这几种有害成分随不同的发动机型与运转条件均有所变化。

汽车排放污染物主要来源于3个部位：排气管排气、曲轴箱窜气和燃料蒸发。排放污染物的比例为：排气管排气(CO99%，HC55%，NO_x99%，Pb、碳粒100%)；曲轴箱串气(HC25%、CO1%、NO_x1%)；燃油蒸发(HC20%)，据有关资料统计，每千辆汽车每天排出的CO量约为3 000kg，HC化合物约200～400kg，NOx约为50～150kg，平均每燃烧1t燃油生成的有害物质达40～70kg。由于污染物排放区域恰为人们呼吸带区，因此对人体健康威胁很大。

一氧化碳(CO)是汽油机有害排放物中浓度最高的一种成分，公路交通作业环境空气中的CO大部分都来自汽车排气，它是燃油燃烧不充分的产物，车速越慢，交通堵塞越严重，排放量越多。它是无色、无刺激的有毒气体。CO经人呼吸进入肺部，被血液吸收后，能与体内血红蛋白结合成碳氧血红蛋白。CO与血红蛋白的亲和力比氧与血红蛋白的亲和力要大250倍。碳氧血红蛋白一经形成，离解很慢，容易造成低氧血症，因而导致组织缺氧。当空气的CO浓度达到70～80ppm以上时，人在接触几小时以后，碳氧血红蛋白含量为20%左右时，就会引起中毒，当含量达60%时，即可因窒息而死。

各种碳氢化合物总称为烃类，汽车发动机排气中所含的烃类成分有百余种之多，但其浓度总量比CO要少。碳氢化合物中大部分对人体健康的直接影响并不明显，但从汽车排气成分的检测中得知，在排出的碳氢化合物中含有少部分醛类(甲醛、丙烯醛)和多环芳烃(苯并芘等)。其中甲醛与丙烯醛对鼻、眼和呼吸道黏膜有刺激作用，可引起结膜炎、鼻炎、支气管炎等症状，它们还有难闻的臭味。苯并芘被认为是一种强致癌物质。加上烃类还是光化学烟雾形成的重要物质，因此碳氢化合物排放的危害性是不可忽视的。

汽车发动机排出的氮氧化物主要是一氧化氮(NO)和二氧化氮(NO_2)，总称NO_x。大气中的氮氧化物和碳氢化合物在未发生光化学反应以前，单独存在时也能产生一些直接危害。NO_x中的NO与血液中血红蛋白的亲和力比CO还强，通过呼吸道及肺进入血液，使其失去输氧能力，产生与 CO 相似的严重后果。NO 很易氧化成剧毒的 NO_2，进入肺脏深处的肺毛细血管，引起肺水肿，同时还能刺激眼黏膜，麻痹嗅觉。NO_2 单独存在时是一种棕色气体，有特殊的刺激性臭味，被吸入肺部后，能与肺部的水分结合生成可溶性硝酸，严重时会引起肺气肿。如大气中的 NO_2 达 5ppm，就会对哮喘病患者有影响，若在 100 ~ 150ppm 的高浓度下连续呼吸 30 ~ 60min，就会使人陷入危险状态。此外，即使是 NO_x 的浓度很低，也会对某些植物产生不良影响。

光化学烟雾是由汽车排出的碳氢化合物和氮氧化物在阳光作用下，在波长 $4\,000 \times 10^{-10}$m 以下的紫外线区进行一系列的光化学反应，生成臭氧（O_3）和过氧化乙酰硝酸盐（PAN）等光化学过氧化产物以及各种游离基、醛、酮等成分，形成一种毒性较大的浅蓝色烟雾。在光化学氧化产物中，臭氧是一种强的氧化剂，在 0.1ppm 浓度时就具有特殊的臭味。并可达到呼吸系统的深层，刺激下气道黏膜，引起化学变化，其作用相当于放射线，使染色体异常，使红细胞老化。PAN、甲醛、丙烯醛等产物对人眼、咽喉、鼻等有刺激作用，其刺激域值约为 0.1ppm。此外，还发现光化学烟雾能促使哮喘病患者哮喘发作，能引起慢性呼吸系统疾病恶化，长期吸入氧化剂能降低人体细胞的新陈代谢，加速人的衰老。并且，光化学氧化产物中的臭氧和过氧化乙酰硝酸盐都能使植物受害，臭氧具有极强的氧化力，能使植物变黑、橡胶开裂；动物在 1ppm 臭氧浓度下 4h 就会出现轻度肺气肿。过氧化乙酰硝酸盐的毒性介于 NO 和 NO_2 之间。3,4-苯并芘是由 5 个苯环构成多环芳烃，由沥青中分离出来的一种致癌烃。常温下为浅黄色晶状固体，熔点 179℃，沸点 312℃，难溶于水，易溶于苯、甲苯、丙酮、乙烷等有机溶剂。碱性情况下稳定，遇酸易起化学变化。公路交通作业环境中 3,4-苯并芘的主要来源是机动车辆排出的废气和沥青加工，汽车排气中的炭黑，每 1g 中就有 75.4μg，这种汽车每行驶 1h，就排出大约 300μg 的 3,4-苯并芘。公路交通作业环境空气中致癌物质有 3,4-苯并芘、二苯并芘等十多种多环芳香烃。由于 3,4-苯并芘较为稳定，在环境中广泛存在，且与其他多环芳烃化合物的含量有一定相关性，所以都把 3,4-苯并芘作为空气致病物质的代表。

汽车废气污染的健康效应国外已进行了大量的研究，国内近年也逐渐引起重视。目前国内外在毒理学研究的基础上，对人群危害的职业和环境流行病学影响方面也做了许多研究。首先，是对呼吸系统的影响。汽车废气的排放由于靠近人体呼吸带，人体呼吸系统成为其对健康危害的主要靶器官。国内外的研究认为，长期接触汽车废气可直接刺激人体呼吸道，使呼吸系统的免疫力下降，导致暴露人群慢性气管炎、支气管炎及呼吸困难的发病率升高，人群肺功能下降等一系列症状。瑞典学者 Blomberg 等人利用 15 名健康志愿者，让他们分别暴露于经过稀释的汽车废气（300mg/m^3 颗粒物，1.6ppm NO_x）每天 1h 或经过滤的洁净空气，每天测定其染毒前后鼻腔灌洗液和支气管肺泡灌洗液及肺组织活检，实验 3 周后发现，除鼻腔灌洗液的抗坏血酸含量升高 10 倍以外，还原型谷胱甘酞（GSH）、尿酸和丙二醛（MDA）的含量均无显著性变化，染毒后 5 个小时抗坏血酸的含量也恢复正常；显示汽车废气中的 NO_x 和颗粒物对呼吸道的急性毒性似乎不明显，可能主要表现为慢性毒性。Vliet 等在荷兰做的一项横断面研究发现，学校在高速公路附近的小学生，其慢性呼吸道疾病的发病率比对照人群明显增加。他们选择距高速公路 1 000m 以内不同距离的 13 所小学，对其中 1 500 名小学生进行了问卷调查。Logistic 回归分析的结果显示，距离公路 100m 以内的学校学生，其慢性咳嗽、呼吸困难、支气管炎和鼻炎等呼吸道症状显著增加（$P < 0.05$），而且与交通车辆密度和学校附近可吸入尘浓度

呈正相关关系。同时还发现,女学生发病要大于男学生。日本 Nitta 等学者的三项横断面研究(样本 5 000 人)在均衡了年龄、吸烟史和居住年限等混杂因素后也发现,长期居住在公路边的妇女发生咳嗽、呼吸急促、气短和多痰的频率增加($OR > 1$),且与交通车辆密度有相关。国外研究一般认为,汽车废气中的 CO、NO_x 及可吸入颗粒物等可能是造成人群呼吸道慢性炎症状增加的主要原因。英国 Edwards J 等研究发现,居住在高交通密度附近地区(24 000 辆/d)5 岁以下儿童因哮喘发病住院的危险度显著高于住在一般居住小区的儿童($P < 0.05$),尤其是住在距交通干线 500m 内的儿童危险度更高($P < 0.05$)。还有研究报道,汽车废气中的可吸入颗粒物(PM_{10})和 NO_x 可诱发过敏性哮喘及其相应症状,并可影响人体的整体免疫功能,使机体的免疫力下降。Pekkanen 等曾报道,对 7 ~ 12 岁儿童肺功能连续 57d 追踪调查显示汽车废气中的可吸入颗粒物(PM_{10})可使儿童的肺最大呼气流速(PEF)显著降低;降低幅度与 PM_{10} 和"黑烟"(BS)的浓度成正比。Wjst 等在慕尼黑对 6 500 名 9 ~ 11 岁的德国学生进行汽车废气污染的问卷调查并对其中 4 320 人做了肺功能测定。多元回归分析结果显示,学校附近的交通密度与学生肺功能有很好的线性相关,即汽车交通流量每增加 25 000 辆/d,附近学校学生的肺最大呼气流速(PEF)就降低 0.71%,用力呼吸和 25% MEF 也有所下降。Rao 等研究了在不同汽车污染的路口摆摊的零售商的肺功能,以 NO_x 作为汽车污染的指标。结果显示,在中度和重度污染区的零售商的肺功能指标(FEV1% 和 FEV25% ~75%)显著低于一般人群的水平,显示其小气道阻力增加,吸烟可增强汽车废气污染的作用。近年研究认为,汽车废气中多种有害物质可进入肺脏深部,引起人体肺脏小气道的阻力增加,长期作用使肺功能受损。第二,是致突变和致癌效应。汽车废气污染的致突变和致癌效应研究,近年来一直是国内外相关研究的热点之一。自 20 世纪 60 年代初以丙酮提取汽油有机颗粒物诱发出小鼠皮肤乳头状瘤和皮肤癌以来,国内外陆续开展了汽车废气的人群遗传毒理学和肿瘤流行病学的研究。Borgia P 在 1994 年对罗马的出租车驾驶员进行了一项回顾性队列研究。结果显示,肺癌的 SMR 比一般人群增加(SMR = 1.23,95% CI = 0.97 ~ 1.54),而且肺癌的死亡在近年参加工作的驾驶员中尤甚(SMR = 1.40,95% CI = 1.02 ~ 1.87),特别是低年龄组(< 65 岁,SMR = 1.86),说明接触汽车废气与人类肺癌有一定的相关性。Hansen 在丹麦对 14 225 名载货汽车驾驶员进行了 10 年的随访研究,以非暴露的职业人群作为对照组。结果显示,载货汽车驾驶员的肺癌死亡率增加显著(SMR = 1.60,95% CI = 1.26 ~ 2.00),Steenland 等在美国工业医学杂志报告了对美国货运业汽车废气与肺癌相关关系的危险度评价,依据资料,分析认为美国载货汽车驾驶员随着暴露于汽车废气的时间延长,其患肺癌的危险度确有升高趋势;暴露于 $5mg/m^3$ 碳黑颗粒物的男性载货汽车驾驶员的终生肺癌危险度比一般水平高 1% ~2%,也比美国职业安全与卫生协会的容许标准高 10 倍,因此认为汽车废气暴露是人类肺癌的病因之一。近年研究发现,汽车废气亦可使人体呼吸系统以外的其他部位肿瘤发病率升高。Van 等人研究分析发现,长期职业暴露于汽车废气亦可使某些部位肿瘤发病危险增加,如甲状腺癌(RR = 1.99,95% CI = 1.01 ~3.92),乳腺癌(RR = 1.53,CI = 1.00 ~2.33),周围神经系统癌(RR = 2.26;CI = 1.90 ~4.67)和唇(舌)癌(RR = 1.82;CI = 1.09 ~3.04)等。Guberan 等对日内瓦的 6 630 名各种驾驶员进行了一次回顾性队列研究。他把研究对象分成三组;职业驾驶员(n = 1 726);高暴露非职业驾驶员,包括汽车修理工、警察和马路清洁工(n = 712)和一般非职业驾驶员(n = 4 192)。分析结果显示,职业驾驶员的肺癌和消化道癌的超额危险度有显著性(SMR = 1.25,

90% CI = 1.12 ~ 1.40）；其标化发病率比（SIR = 1.28，90% CI = 1.15 ~ 1.42）。Steineck 在瑞典斯德哥尔摩的一项人群研究发现，接触高浓度汽车废气的职业人群患泌尿道肿瘤的相对危险度（RR）为 7.1（0.9 ~ 58.8），校正苯的影响后为 5.1（0.6 ~ 43.6）。显示汽车废气有可能诱发泌尿系统的肿瘤。近年来有关汽车废气诱发人类肿瘤的相关研究众多，但由于影响因素复杂，研究设计上难以避免混杂因素的干扰，所获结论各不相同，甚至大相径庭。从目前的职业流行病学研究报告分析，阳性结果的报道占了多数，但对一般人群影响的研究尚极少见，对此仍须深入研究，积累资料。

公路作业环境空气质量的好坏与季节及气象条件的关系十分密切。许多路段的空气污染元凶是燃煤烟雾，其次是汽车尾气和悬浮颗粒物污染，它们的共同作用使空气污染更加严重。在污染源排放量没有大的变化情况下，风、雨、气压、温度等气象条件则直接影响空气质量的好坏。首先，大气逆温现象直接影响空气污染物的扩散。逆温是空气温度随高度增加而增高的大气垂直层结现象。一般来说，冬季逆温层较强较厚，维持时间较长；夏季则相对偏弱。通常在晴朗微风的夜间有逆温现象存在，使低层大气比较稳定，非常不利于污染物扩散。太阳出来后，随着地表温度的升高，使逆温层逐渐消失，大气湍流混合和垂直对流加强，有助于污染物质的扩散。冬天，一场冷空气过后，特别是其后连续几天不刮风或只刮微风，人们会渐渐感到空气污浊；如果近地面层空气湿度较大，又常常会有雾相伴。造成这种现象很大程度上与逆温有关。出现逆温天气会加重大气污染，危害人们健康，因此，有人称逆温是冬天的隐性杀人帮凶。一般条件下，气温是随着高度的增加而降低的，平均每上升 100m，温度约降低 0.6℃，这样，大气低层温度高，空气密度小；高层温度低，空气密度相对较大，造成了“头重脚轻”的现象，大气层结就不稳定，容易上下翻滚而形成对流，这样就会使低层特别是近地面层空气中的污染物和粉尘向高空移散，从而减轻在大气低层污染程度。可是，在某些特定条件下，比如一场冷空气过后，却会出现气温随高度增加而升高的现象，导致空气“脚重头轻”的“逆温”现象。发生逆温的大气层称为“逆温层”。逆温层的厚度可从几十米到几百米，它就像一层厚厚的被子盖在地面上空，空气不能向上扩散，“无路可走”后又向下蔓延，从而加重了空气污染。

对空气质量影响最大的是辐射冷却造成的逆温。秋末和冬季晴朗无风的天气里，一到傍晚日落时，地面强烈地向空中辐射热量，使地面和近地面空气温度迅速下降，而上层空气降温较慢，从而出现气温上高下低的现象，形成逆温层。又因为冬季昼短夜长，晚上辐射降温时间长，往往使低空辐射逆温层更多出现。白天，由于日照增温不足，使逆温层终日难以破坏，所以人们常会见到空气污染物整天覆盖着地面，特别是在某些路段，天空总是灰蒙蒙的。

其次，污染与风力的大小有关。一般来说：污染浓度与风速平方成反比，与污染源排放强度成正比。通常风速越大越有利于空气中污染物质的稀释扩散。而长时间的微风或静风则会抑制污染物质的扩散，使近地面层的污染物质成倍地增加。但也有例外情况，在湖北省冬春干燥季节，大量地表泥土沙粒被带到空中，形成风浮尘、扬沙或严重的沙尘暴天气，使得天空呈现土黄色或漫天昏暗。

第三，大气污染与雨雪有关。自然降雨、降雪对空气污染物能起到清除和冲刷作用。在雨雪作用下，空气中的一些污染气体能够溶解在水中，降低空气中污染气体的浓度，较大的雨雪对空气污染物粉尘颗粒也起着有效的清除作用。但是需要指出的是，当前空气中的雨水已经不很干净。降水与空气中的二氧化硫等气体混合溶解会形成酸雨，则是空气质量差的另一种表现形式。从季节角度来说，由于冬季降水较少，气候干燥，刮风天气较少，光照较弱，日照时间短，逆温层较厚，且温度较低，大气对流不活跃等不利于空气中污染物质扩散的因素较多。夏季由于太阳辐射很强，大气对流活动旺盛，逆温层的生成存在时间缩短，且降雨天气较多，降雨量很大，对污染物质清除作用明显，使空气污染程度相对减轻。汽车排放污染与车速、运行状态以及车辆位置到受到污染的地点的距离等因素有关，当汽车匀速行驶时，一氧化碳（CO）的排放与车速成反比的关系，而氮氧化物（NO_X）则相反，随车速的增加而增加。汽车排放污染与公路服务水平有着密切地关系，在服务水平较高的路段车辆的排放污染要小于服务水平低的路段。另外，排放的污染同车辆位置和受到污染的位置距离有关，例如：一氧化碳（CO）浓度的分布与路基高度及到路边的距离成反比。根据资料显示，当路基高度在 3m 下或路堑时，一氧化碳（CO）浓度的最大值出现在路边外，随着离路边的距离增加而减小；当路基高度在 3m 以上时，一氧化碳（CO）浓度的最大值出现在离路边 20 ~ 25m 左右，然后随离开路边的距离的增加而减小。在平原地区的道路上，离路边 25m 处的一氧化碳（CO）的浓度为公路上的 50% 左右，而离路边 150m 处，浓度则减至公路上的 10% ~ 20%。另外，国内对养路工健康的调查研究表明，养路工的胃肠道疾病、肺结核、风湿病等发病率较高，这与养路工的劳动条件、生活条件和生活方式有关。养护路工作的季节性，突击性较强，长期野外工作，不能按时就餐，饮食、饮水的基本卫生都得不到保障，促使胃肠道疾病高发。由于路工的劳动强度较大，劳动条件差，生活较艰苦，食谱单调，营养状况较差，机体抵抗能力下降，使得结核病患病率较高。同时由于养路工的工作性质为野外作业，饱经风霜雪雨，造成风湿病的患病率较高。

从上述调查测定结果、讨论和分析来看，养路工人作业环境受不良气候和其他不良因素的影响外，公路环境污染状况也较为严重，如有害气体、粉尘、噪声等均明显超过国家标准，必然会对其身体健康造成不良影响，如何改善公路交通和作业环境污染状况，是保护养（护）路工人健康的根本性措施。当然，公路交通环境污染的治理与改善，与大气环境保护整体措施密切相关，但也可采取一些相应的对策来改善公路交通环境的污染，特别是对交通污染主要来源的治理。为此提出如下几点建议。

1. 提倡公路绿化、改善公路交通环境

绿化造林是公路污染防治的一种经济有效的措施。植物有吸收各种有毒有害气体和净化空气的功能。植物是空气的天然过滤器。茂密的丛林能够降低风速，使气流挟带的大颗粒灰尘下降。树叶表面粗糙不平，多绒毛，某些树种的树叶还分泌黏液，能吸附大量飘尘。蒙尘的树叶经雨水淋洗后，又能够恢复吸附、阻拦尘埃的作用，使空气得到净化。

公路绿化是公路建设的一项重要内容，在目前公路设计文件中，环境保护设计中含有公路绿化的内容，但一般不尽完善，还常常出现绿化设计与线路设计不配套的问题，往往当公路竣工通车时，线形流畅，路面整洁，标志、标线齐全，唯独绿化工程跟不上。这主要是人们目前对公路绿化的意义认识不足，认为绿化工程关系不大，早些晚些完成没什么。另外是公路绿化的技术规范和技术标准还不完善，也给公路交通绿化工作带来了一定的困难。

成功的公路绿化，不仅可以美化路容、改善景观，更重要的是可以降低噪声干扰和防止环境污染。绿色植物在进行光合作用过程中，吸收二氧化碳，释放出氧气。有关资料表明，地球上 60% 的氧气来自陆地上的植物，每公顷阔叶林每天能吸收 1 000kg 的二氧化碳，释放出

730kg 的氧气，可以供 1 000 人所需。一般来说，一个人一天需要 0.7kg 的氧气，有 $10m^2$ 的树木或 $25m^2$ 的草坪，就能自动调节空气中 CO_2 与 O_2 的比例平衡，保持空气清新。植物在进行光合作用的同时，还会吸收二氧化硫、氯气、氟化氢、氨、汞、铅蒸气等，例如成片的松林，每天可以从 $1m^3$ 的空气中吸收 20mg 的二氧化硫。公路两旁的树木对汽车排放的一氧化碳(CO)、氮氧化物(NO_x)、碳氢化合物(HC)等有害物质有强烈的吸收和净化作用。因此科学的选择具有较强吸收能力的树种进行公路绿化，对降低车辆的排放污染，净化空气是很有意义的。

公路绿化还可以对公路交通起到保护作用，树木或草坪通过树冠、根系、地被覆盖等可以固着土壤、涵养水源、阻止或减少地表径流、降低雨水冲刷路基地危害，在高填方路段，这种作用更加明显。树木在它的生命活动中，除了利用太阳的光和热以外，还可以吸收周围空气中的能量，一公顷阔叶林，夏季每天可以蒸发 2 600L 水，草坪等植物的叶面积，一般为地面面积的 20 倍左右，茸密的茎和叶通过蒸腾作用，能使周围空气中的水分增加 20% 左右，因此，绿化后的环境将比露天地区气温低 5 ~6℃，而且湿度较大，且变化缓慢，可以造成特殊的“小气候”，这样可以调节路面温度与湿度，对防止路面老化起到一定的作用。另外公路绿化还可以改善交通条件，为高速行车提供保障。如可以通过视线诱导来指示驾驶员行驶的方向。尤其是在竖曲线顶部等路线走向不明了地段，可以使路线走向变得十分明显，有利于驾驶员的安全行车。公路绿化具有防眩作用，树荫可以遮挡阳光，减少阳光对驾驶员产生的眩光，防止由于眩目所产生的交通危险等。

2. 重视公路对自然景观的影响

公路对自然景观的影响主要表现在公路构造物与自然景观相互协调，尤其是公路穿越旅游区或旅游景点时，如何与周围景观协调一致就更为重要。因此，提高公路线形设计质量，改善公路及其周围环境，增进交通安全和为驾驶员、乘客提供舒适的旅行环境，减少对原来自然景观的平衡和谐地破坏，点缀和丰富道路两侧的自然景观是十分重要的。地形情况不同，公路线形组合应该随之变化。对于平原微丘区，地势比较平缓，路基的填、挖不大，平、纵曲线半径都很大，因此，视线不易受到限制，透视可以很远，不过容易形成视觉上的单调，这时应当通过道路两侧的绿化和美化处理来进行协调。目前，公路对自然景观的影响还没有引起足够的重视，例如在平原区的公路建设中，为了便于设置横向通道而将公路设置成高路堤，这就对公路两侧的景观造成了一定程度的破坏。

3. 加大执法力度，综合治理超载超限运输

近年来，公路货运车辆超载超限运输已成为危及公路交通安全和交通环境污染的一个严重问题。超限运输使公路使用寿命缩短，路况下降，养护和改造费用剧增，不少公路陷入边修边坏，屡修屡坏的怪圈，严重威胁公路交通安全，大大增加养(护)路的难度。据交通运输部的试验结果表明，车辆在超载 100% 时通过沥青路面 1 次，相当于标准车辆通过 256 次；通过水泥路面 1 次，相当于标准车辆通过 65 500 次。按照不同等级标准建设的公路，有的还没有全程通车有些路段就已经坑坑洼洼了，因为超载大货车的碾压，不得不修了又修、补了又补。科学检测表明，当车重增大至路面设计承重的 2 倍时，其对路面的损坏将增大到原来的 20 倍左右。有些原本能够使用 10 年的路面，因为超载车辆太多只使用不到 3 年就要大修。许多公路由于大货车超载，被损坏严重。超载已成为公路交通的“致命杀手”。

公路交通超载是社会问题，对公路的影响已引起社会广泛关注，目前采取的处理措施基本是治标的办法，不能解决根本问题。从超载的原因分析有两方面：一是汽车行业的原因，即公路按标准修，但汽车没有按标准造，造成隐性超载，这部分超载问题只能通过汽车行业加强管理、遵守标准来解决。二是交通行业本身的原因，又可分为结构型超载和管理型超载两种。结构型是指交通结构不合理所致，从综合交通运输的角度出发，煤炭、矿石等大宗长途运输由铁路承担较为合理，但有些地区由于没有铁路或铁路运能不足后改由公路交通承担。而汽车运煤炭、矿石只有超载才有效益，以致形成在某些固定路线大量超载现象。管理型超载是一般货运汽车为提高运输效益而有意超载，具有普遍性。对于管理型超载通过过载磅限载、超载罚款的方式还可解决部分问题。但对结构型超载依靠罚款会引起社会问题。对于这类问题只能采取建设货运通道予以解决。因此，建议通过行业协调，要求汽车行业加强管理，严格按国家有关标准制造货车，严禁非标准车出厂，从源头控制超载现象发生。另外，可根据货运结构，在运量大、附加值低的区域，以及煤炭、矿石运量较集中的路线，在不可能建设铁路的情况下，可建设公路交通货运通道，专供超载车辆通行，同时应制定相应的货运通道标准、规范。特别是在开发区域的地市，可采取这种措施，以适应经济的发展。

4. 交通道路的改造和公路作业条件的改善

沥青路面公路产生的粉尘和噪声要小于砂石路和水泥路。在经济条件许可的情况下，可改造砂石路等为沥青路。如采用多孔隙沥青路面，又称为透水（或排水）沥青路面。它是在普通的沥青路面、水泥混凝土路面或其他路面结构层上铺筑一层具有很高孔隙率的沥青混合料，其孔隙率通常在15% ~25%之间，有的甚至高达30%。由于表面层厚度、使用时间、使用条件及养护状况的不同，与普通的沥青混凝土路面相比，此种路面可降低噪声3 ~4dB。所以，采用这种路面是降低公路噪声、保护环境的一项重要措施。其优点是：由于混合料孔隙率高，不但能降低噪声，还能提高排水性能，在雨天能提高行驶的安全性。

在公路工程修筑和维护的过程中，由于经济技术条件的限制，有的要求工人直接接触不良的工作条件。应根据实际情况灵活排班，尽量避免恶劣的气候条件；在酷暑严寒等不利气候条件下，采用轮班工作制度；改传统的沥青大锅加热为密闭式加热。加强防尘措施，如改敞开式刮路为密闭式操作、喷洒适量水减少粉尘飞扬，在刮路机上安装驾驶室以减少粉尘接触。

随着公路环境问题的日益严重，政府部门陆续制定了减少公路对环境破坏的政策措施。例如，实施新的轻型汽车排放标准和新的尾气排放标准、禁止使用含铅汽油等一系列措施，目的是降低车辆对环境的污染程度，另外，治理环境污染还可以采取其他措施，例如，在噪声敏感点和噪声污染超标的地段修建隔音带，将公路交通修建在远离环境敏感点的地区。养护施工期间合理安排作业时间，减少施工机械的噪声的影响，定期对作业环境粉尘及有毒物浓度进行检测，有针对性防尘、降尘、减毒和消除有毒物，减少对作业环境的污染。

公路收费站作业环境的有毒有害因素的危害应引起高度重视。建议开展对公路收费站作业环境职业卫生的评价工作，在调查研究的基础上，提供改善其工作环境及加强防护措施的科学依据。

5. 提供必要的个人防护用品，加强职业卫生知识的宣传教育

由于养路工人长期露天作业，经常受到酷暑严寒等不良气候以及公路作业环境空气污染

的影响，在条件许可的情况下，应逐步改善其服装及防护用品，如冬季穿戴防寒防风效果好的工作服、皮靴、皮帽、皮手套等。夏季戴遮阳帽、防护镜、防护面罩、防护服等，防止过量紫外线照射。紫外线可用于消毒和探测，缺少了它，孩子易得佝偻病。若过量，与红外线同样会使眼睛和皮肤致病。过量的紫外线有可能引发皮肤癌，会引起畏光眼炎导致剧痛。

考虑交通事故给养护工人造成的威胁，服装还应带有醒目标志（如荧光黄绿色标志）。冬季供应热茶水（如道班有热水和取暖设备）、防冻防裂药膏，夏季供应清凉饮料。加强职业卫生知识的宣传教育，使工人充分认识到职业性有害因素带来的危害，提高自我防护意识，加强个人防护。

6. 建议完善养路工人的医疗保险制度和劳保制度

鉴于养路工是特殊的职业群体，收入水平不高且工作艰苦，建议从各地区实际情况出发，制定较为切实的医疗保险制度和劳动保障制度。对养路工进行就业前、定期或不定期的岗中职业性健康体检，发现职业禁忌证根据国家规定调出作业岗位，对职业性损害和影响做到早发现、早诊断、早治疗，保护其身心健康。

第三节　公路收费站作业环境评价报告

交通污染危害也不断侵袭公路环境，特别是公路收费作业环境更为明显。目前，我国公路收费站作业环境中存在着诸如汽车尾气、车辆噪声、意外伤害、粉尘及复杂的气候等因素。由于公路收费人员长时间暴露在所受环境污染作业场所中，必然会导致对健康的不良影响。为了有效地预防、控制或改善公路收费站作业环境中存在的有害因素及其污染，改善不良劳动条件，有效地保护和促进公路收费站职工的身心健康，我们分别于 2007 年和 2008 年对湖北省所属的 10 个不同区域、不同等级公路收费站的作业环境因素进行检测与评价。在充分识别、调查、检测和分析有害因素的污染性质、程度及其作用条件的基础上，提出危险性管理及防护对策措施。

一、内容与方法

1. 公路收费站作业环境气象条件的测定及评价

公路收费站作业环境气象条件测定使用通风温湿度计、空盒气压计、照度计、EY-3-2A 电子风速仪、单向热辐射计、紫外线测定仪、微波漏能测试仪等分别测定亭内外作业环境气温、气湿、风速、气压、热辐射、照度、微波及紫外线等，同时记录 10min 车流量。

2. 公路收费站粉尘浓度、分散度和游离二氧化硅的测定及评价

采用 FC-2 型粉尘采样器、P-5L 数字粉尘计量器、GilAir-5 呼吸性粉尘采样器分别测定公路交通收费站亭内外作业环境空气中总粉尘及呼吸性粉尘浓度。并进行粉尘分散度（滤膜溶解涂片法）和游离二氧化硅含量（焦磷酸法）的测定。

3. 公路收费站作业环境物理因素及噪声强度测定及频谱分析

使用 HS5944 振动检测仪测定频率计权振动加速度有效值，HS6280D 噪声频谱分析仪和

HS4782A 型精密脉冲声级计测定噪声强度和频率，根据收费站噪声污染特点和噪声能量平均的原则，把一个工作班内各段时间所接触的不同水平噪声，用等效连续 A 声级（LAeq）表示。RCQ-1A 微波漏能测试仪测定微波强度，RJ-2 高频电磁场测定仪测定电场强度和磁场强度。

4. 公路收费站作业环境有毒、有害物质的测定及分析

公路收费站亭内外作业环境空气中有毒物质测定，用盐酸副玫瑰品红法测定 SO_2，用盐酸萘乙胺比色法测定 NO_x，用红外线仪器分析法测定 CO 和 CO_2。用离子选择电极法测定氟化物，使用原子吸收光谱法测定铅，高压液相色谱测定 3,4-苯并芘。

二、检测结果

根据湖北省 17 个市州公路管理局（总段、处、段）、94 个县市区公路管理段（局）公路通车里程，公路级别、机动车流量及在省内不同地理条件下的分布，分别选择了武汉市的吴家山站和江夏郑店站、阳新浮屠街站、武穴盘塘站、利川朝东岩站、郧县汉江大桥站、荆门丽阳站、宜昌姜家湾站、襄樊寺湾站和孝感长湖站等 10 个公路收费站，进行作业环境监测和评价。

1. 公路收费站作业环境气象条件

从公路收费站作业环境检测点气象条件测定可以看出，2007 年和 2008 年 4 月份 10 个公路收费站作业地点气温在 15.2～28.7℃ 范围内。湿度在 42%～81% 之间。因检测时间均在春季，收费亭内均未开启空调设备，收费亭内的气温及湿度均高于收费亭外，温度相差 2～3℃，湿度相差 10% 左右。收费站亭内自然照度为 52～330lx，自然照度系数为 1/6～1/10 范围内。辐射热与阴晴天气有关，收费亭内外热辐射强度相差不大，雨天为 0.01～0.15J/cm²·min，阴天为 0.12J/cm²·min，晴天为 0.11～1.05J/cm²·min。10 个公路收费站作业环境检测点的气压在 680～771mmHg 之间，鄂西海拔较高地区气压低于平原地区，所处郧阳汉江大桥、恩施朝东岩等收费站的气压较低，分别为 749mmHg 和 680mmHg。收费站亭外紫外线强度范围在 3.9～230.1μW/cm²。

2. 公路收费站作业环境粉尘浓度

检测结果可见，公路收费站作业环境各检测点瞬间总粉尘浓度均超过国家环境空气质量标准和作业环境容许浓度标准（环境空气标准 $<0.05mg/m^3$，作业环境标准 $<1mg/m^3$）。总尘平均浓度为 $1.55\pm0.19mg/m^3$，最高的检测点浓度高达 $6.6mg/m^3$。对公路收费站作业环境各检测点粉尘中游离二氧化硅含量进行分析，各点粉尘中游离二氧化硅含量较高，范围 14.11%～47.12%。分散度多为 <10μm 的粉尘，其中占 85%～96%，这部分以飘尘的形式存在于公路收费站作业环境中，其浓度为 $0.06\sim2.21mg/m^3$。

3. 公路收费站作业环境物理因素强度

噪声值取 6 次测定结果的平均值。所有点的噪声强度均超过了 4 类标准（昼间 70dB）。特别是在车流量大和汽车高噪声鸣笛和机动车运行中的噪声强度高达 98dB 以上。对公路收费站作业环境噪声频谱分析，根据过路车辆类型及鸣笛方式，其噪声高、中、低频噪声均有。频率计权振动加速度有效值为 $1.0\sim6.2m/s^2$，所有收费亭内振动强度均大于亭外。微波测定值范围在 $0.01\sim1.12\mu W/cm^2$ 之间，与测定点周围通信线路和设置有关。

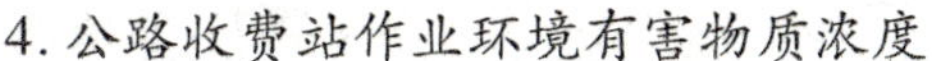

4.公路收费站作业环境有害物质浓度

公路收费站作业环境一氧化碳(CO)浓度范围在2.0～33.1mg/m^{3}之间,二氧化碳(CO_2)浓度范围在1159～2 552ppm。二氧化硫(SO_2)浓度为0.06～0.95mg/m^3,氮氧化物(NO_2)浓度为0.06～2.13mg/m^3。作业环境空气中氟化合物(F)的含量为0.01～0.19mg/m^3,作业环境空气中铅(Pb)浓度为0.02～0.05mg/m^3,作业环境空气中苯并芘含量为0.14～0.18ng/m^3。

三、结果分析

由于经济建设发展迅猛,随之带来公路交通运输的繁忙,机动车数量呈直线上升趋势,公路收费站工作处于超负荷状况。这不仅大大增加了公路收费人员的工作负担和劳动强度,而且车辆多、流量大,加之经常出现堵塞现象,使之公路收费站作业环境受机动车噪声和排放尾气所致污染情况日趋严重。而公路收费在执行任务时,长期暴露在粉尘、噪声、机动车废气、意外伤害以及不良气象条件下,必然会造成对健康的影响和损害,应引起足够的重视。公路收费站作业环境除气候条件外,作业环境中的粉尘,机动车所致噪声及废气是主要污染源,又与机动车流量有密切关系。

湖北省地域辽阔,各地区气候有明显差别,公路收费站作业环境受到不同气候条件的影响明显,如夏季的酷热和冬季的严寒。收费站作业在炎热气象条件的影响类似于高温作业,而冬季气温较低,具有"湿冷"低温作业的气候特点。测定时间为当年春季的4月份,气候较适宜,收费站亭内均无开启空调设备,亭内外温湿度相差不大,但收费亭内风速明显小于亭外。收费亭由于围护结构的作用,形成了与亭外不同的亭内气候,它主要由气温、气湿、风速和热辐射(周围物体表面温度)所组成。收费站亭的气温主要取决于太阳辐射和大气温度,同时也受作业环境中各种热源影响。大气温度可直接影响亭内温度,在亭内自然通风良好情况下,亭内温度可略高于亭外气温。卫生学将12℃作为建筑热环境的下限,人的舒适温度为25℃±1.5℃。非常寒冷的亭温会使人的心血管系统负担过重,暑热使心脏跳动加剧,使人排汗增加,血压升高。极冷和极热的气候会使人的免疫系统负担过重,人体的抵抗力下降。高亭温会使虫媒传染病发病增多。低亭温会使呼吸道疾病增多。气湿一般以相对湿度(水蒸气分压)表示。相对湿度大于80%为高气湿,低于30%为低气湿。相对湿度随气温升高而降低。亭内湿度过高,不仅影响人的舒适感,还有利于亭内环境中细菌和其他微生物的生长繁殖,加剧亭内微生物的污染,这些微生物可导致呼吸系统或消化系统等多种疾病的发生。气湿影响人体蒸发散热。一般在低温环境下气湿对人体热平衡影响较小,随气温升高,蒸发散热占人体总散热量的比例增加。气湿的影响也随之增加。在高气温时,气湿过高将阻碍蒸发散热;而低气温时,气湿增高可增加机体散热和衣服导热性,使机体寒冷感增加。风速即收费亭内空气的流动对人体有着不同的影响。夏季空气流动可以促进人体散热,冬季空气流动会使人体感到寒冷。当亭内空气流动性较低时,亭内环境中的空气得不到有效的通风换气,各种有害化学物质和各种微生物不能及时排到室外,造成亭内空气质量恶化,损害人体健康。一定条件下风速大有利于人体散热、散湿,提高热舒适度。值得一提是在全部所测定的收费亭内风速明显偏小,应引起特别重视。

气温、湿度、热辐射和气流速度对人体的影响是可以互相替代的,某一条件的变化对人体的影响可以由另一条件的相应变化所补偿。例如,气温增高时,若气流速度增大,会使人体散热增加,有人证明,当亭内气流速度在 0.6m/s 以下时,气流速度每增加 0.1m/s,相当于气温下降0.3℃。当气流速度在 0.6m/s ~ 1.0m/s 时,气流速度每增加 0.1m/s,相当于气温降低0.15%。

目前,综合评价作业环境微小气候对人体健康的影响使用新风量的概念,一般而言,新风量越多,对健康越有利。从检测结果表明,收费亭内新风量不足、换气次数不够是普遍现象。因此,增加新风量是改善亭内空气品质的必要措施,建议在收费亭建设和维护时,应确定恰当的送风量,选用性能好的送风口,设计理想的送排风布局。

公路收费站作业环境空气质量的好坏与季节及气象条件的关系十分密切。许多收费站的空气污染元凶是汽车尾气和悬浮颗粒物污染,它们的共同作用使空气污染更加严重。在污染源排放量没有大的变化情况下,风、雨、气压、温度、湿度等气象条件则直接影响空气质量的好坏。

首先,大气逆温现象直接影响空气污染物的扩散。一般来说,冬季逆温层较强较厚,维持时间较长;夏季则相对偏弱。通常在晴朗微风的夜间有逆温现象存在,使低层大气比较稳定,非常不利于污染物扩散。太阳出来后,随着地表温度的升高,使逆温层逐渐消失,大气湍流混合和垂直对流加强,有助于污染物质的扩散。冬天,一场冷空气过后,特别是其后连续几天不刮风或只刮微风,人们会渐渐感到空气污浊;如果近地面层空气湿度较大,又常常会有雾相伴。造成这种现象很大程度上与逆温有关,出现逆温天气会加重大气污染,危害人们健康。

对空气质量影响最大的是辐射冷却造成的逆温。秋末和冬季晴朗无风的天气里,一到傍晚日落时,地面强烈地向空中辐射热量,使地面和近地面空气温度迅速下降,而上层空气降温较慢,从而出现气温上高下低的现象,形成逆温层。又因为冬季昼短夜长,晚上辐射降温时间长,往往使低空辐射逆温层更多出现。白天,由于日照增温不足,使逆温层终日难以破坏,所以人们常会见到空气污染物整天覆盖着地面,特别是在某些路段,天空总是灰蒙蒙的。

其次,污染与风力的大小有关。一般来说,污染浓度与风速平方成反比,与污染源排放强度成正比。通常风速越大越有利于空气中污染物质的稀释扩散,而长时间的微风或静风则会抑制污染物质的扩散,使近地面层的污染物质成倍地增加。但也有例外情况。在湖北省冬春干燥季节,大量地表泥土沙粒带到空中,形成风浮尘、扬沙或严重的沙尘暴天气,使得天空呈现土黄色或漫天昏暗。

收费作业环境为大篷下作业,收费亭内设有空调,气温相对较好,适宜人们生理需要,而站台上的气温就截然不同,属于高气温,这是由于汽车在公路上长时间受太阳的暴晒后,汽车也成了热源,到了收费站后停车买票,致使站台上气温上升。作业人员应注意防暑降温,以防中暑发生。

公路收费站粉尘的主要来源是公路交通产生的扬尘和车辆排放的颗粒污染物。长期接触一定浓度的粉尘对收费人员的呼吸道疾病和肺功能有着不可忽视的影响。不同粒径的可吸入粉尘滞留在呼吸道的部位不同。大于 5μm 的多滞留在上呼吸道,小于 5μm 的多滞留在细支气管和肺泡。颗粒物越小,进入的部位越深。监测结果显示,公路收费站作业环境空气中粉尘分散度小于5μm 的占50%以上,多属于可吸入性粉尘,危险性较大,对收费作业人员的肺部损害有着直接的关系。大量的可吸入性颗粒(IP)进入肺部对局部组织有堵塞作用,使局部支气管的通气功能下降，或使细支气管和肺泡的换气功能丧失。尤其使黏稠性较大的IP，例如石油及其制品的燃烧颗粒（内燃机动车尾气所含），粒径小，黏稠度大，容易聚集在局部组织，不易扩散。加上SO_2、NO_x等因素的作用，加重了局部组织的损伤程度，导致慢性阻塞性肺部疾患（COPD）。我们过去曾对接触粉尘作业人员进行健康体检，并对生产环境空气中粉尘浓度进行测定分析。结果表明，接尘人员出现上呼吸道症状的显著增多，并表明喉痒、咽痛症状及肺结核的发生随接尘工龄延长而增长。接尘人员长期吸入较高浓度的生产性粉尘，会导致上呼吸道及肺部疾患的发生。收费站作业环境中粉尘属石英砂、砂土混合粉尘，其含游离二氧化硅较高，加之收费人员无有效防尘措施，长期吸入粉尘是导致某些疾病发生的主要因素。

公路收费站噪声的污染源主要来自机动车，包括行驶噪声，排气噪声，加速噪声与刹车噪声等，它又与车型、燃料、运转、速度和行驶情况等有关，也与车道规划布局、路道宽窄和光滑度等条件有关。从调查研究结果中可以看出，全部检测点公路收费站作业环境噪声均在75dB（A）以上。车流量大，汽车频繁起动和鸣笛，是造成噪声超过国家标准的主要原因。为此，为保护作业人员的健康，尤其是听力，应给予他们发放耳塞等个人防护用品。

目前，交通振动所引起的振动危害应引起高度重视。据专家释义，交通振动是指因交通车辆引起的结构振动通过地下或地面向四周传播，进一步诱发附近地下结构以及邻近建筑物的二次振动。从测定结果来看，收费站频率计权振动加速度有效值为$1.0 \sim 6.2m/s^2$，所有收费站收费亭内振动强度均大于亭外，提示其振动除了影响收费亭的结构及寿命外，更影响收费人员的身心健康。交通车辆引起的振动对人体健康的影响包括生理和心理两个方面，影响范围几乎涉及人体的各系统和各个方面。当振动频率与人体内脏器官的固有频率接近时，会引起消化系统的胃肠蠕动增加、胃液分泌和消化能力下降、肝脏的解毒功能代谢发生障碍，还会使神经系统出现交感神经兴奋、腱反射减退或消失、手指颤动和失眠等症状。而且由于人的振动感觉器官遍布全身，许多人对振动都很敏感，易发生心情烦躁、心理失衡现象。

公路收费站作业环境污染的重要来源是机动车排放的尾气，主要是由发动机燃料未完全燃烧而排出的固体、液体、气体成分，包括一氧化碳、碳氢化物、氮氧化物、二氧化物和微粒等。当燃料在发动机汽缸里进行燃烧时，由碳、氢、氧组成的液体石油燃料完全燃烧后生成的是二氧化碳（CO_2）、水蒸气（H_2O）、氮气（N_2）和过量的氧气（O_2）。这几种气体在正常情况下被认为是无害的。但是，内燃机所用的燃料往往都含有其他杂质与添加剂，且内燃机的燃烧总是不完全的，再加上发动机工作过程中的其他原因，使发动机的排气成分中还含有一定量的一氧化碳（CO）、碳氢化合物（HC）、氮氧化物（NO_x）、二氧化硫（SO_2）、微粒物质（如铅化物、碳烟、油雾等）与臭气（如甲醛、丙烯醛等）等有害排放物。它们的部分是有毒的，有些还带强烈刺激性，有臭味，甚至有些有致癌作用。这些由汽车排出的CO、HC、NO_x和碳烟、微粒等正是造成公路收费站作业环境污染的主要物质。这几种有害成分随不同的发动机型与运转条件均有所变化。

CO_2为大气中可变组分，正常空气中CO_2浓度约300～500ppm。CO_2为人体正常生理所需，属于呼吸中枢的兴奋剂，人体呼出气体中浓度约为4 000ppm。因此，CO_2一般意义上不是有毒物质。但是在人群聚集、燃料燃烧，加之通风不足的情况下，CO_2浓度会升高，超过一定浓度范围时，CO_2则对人体有毒害作用。CO_2被认为是通风排气量是否充足的示踪气体。我们以测定CO_2作为一种检测和评价指标，用于定性反映收费站亭内通风换气情况，也可作为收费亭一种污染物来考察其浓度影响因素。检测结果表明，收费站亭内 CO_2 浓度明显超过亭外的浓度，最高的可以达到 2 514ppm，大大超过了亭内空气质量 CO_2 日平均浓度 1 000ppm 的标准和规定。

一氧化碳（CO）是汽油机有害排放物中浓度最高的一种成分，公路收费站作业环境空气中的 CO 大部分都来自汽车排气，它是燃油燃烧不充分的产物，车速越慢，交通堵塞越严重，排放量越多。它是无色、无刺激的有毒气体。CO 经人呼吸进入肺部，被血液吸收后，能与体内血红蛋白结合成碳氧血红蛋白。CO 与血红蛋白的亲和力比氧与血红蛋白的亲和力要大 250 倍。碳氧血红蛋白一经形成，离解很慢，容易造成低氧血症，因而导致组织缺氧。当空气的 CO 浓度达到 70 ~ 80ppm 以上时，人在接触几小时以后，碳氧血红蛋白含量为 20% 左右时，就会引起中毒。

各种碳氢化合物总称为烃类，汽车发动机排气中所含的烃类成分有百余种之多，但其浓度总量比 CO 要少。碳氢化合物中大部分对人体健康的直接影响并不明显，但从汽车排气成分的检测中得知，在排出的碳氢化合物中含有少部分醛类（甲醛、丙烯醛）和多环芳烃（苯并芘等），其中甲醛与丙烯醛对鼻、眼和呼吸道黏膜有刺激作用，可引起结膜炎、鼻炎、支气管炎等症状，它们还有难闻的臭味。3，4-苯并芘被认为是一种强致癌物质，加上烃类还是光化学烟雾形成的重要物质，因此碳氢化合物排放的危害性是不可忽视的。

汽车发动机排出的氮氧化物主要是一氧化氮（NO）和二氧化氮（NO_2），总称 NO_x。大气中的氮氧化物和碳氢化合物在未发生光化学反应以前，单独存在时也能产生一些直接危害。NO_x 中的 NO 与血液中血红蛋白的亲和力比 CO 还强，通过呼吸道及肺进入血液，使其失去输氧能力，产生与 CO 相似的严重后果。NO 很易氧化成剧毒的 NO_2，进入肺脏深处的肺毛细血管，引起肺水肿，同时还能刺激眼黏膜，麻痹嗅觉。

机动车辆的飞速增加，也是汽车尾气对大气造成污染的主要原因之一。公路收费站在车辆交费时，汽车起动所喷出的废气造成该作业场所污染，它直接影响着收费站员工的身体健康。由于收费窗口长时间敞开进行收费工作，亭内外不洁空气几乎混为一体。本次调查按大气质量指数计算法分析结果，10 座公路收费站亭内外环境属轻度污染级。建议收费站应设置送风式空调系统，即在距离收费站远处设吸风口，直接将新鲜空气输送到各收费亭内，以避免收费站周围污浊空气重新吸入到亭内。

10 个公路收费站作业环境检测结果表明，各检测点均受到有毒物的不同程度污染，有的路段和检测点污染较为严重。汽车废气污染的健康效应国外已进行了大量的研究，国内近年也逐渐引起重视。目前国内外在毒理学研究的基础上，对人群危害的职业和环境流行病学影响方面也做了许多研究。首先，是对呼吸系统的影响。汽车废气的排放由于靠近人体呼吸带，人体呼吸系统成为其对健康危害的主要靶器官。国内外的研究认为，长期接触汽车废气可直接刺激人体呼吸道，使呼吸系统的免疫力下降，导致暴露人群慢性气管炎、支气管炎及呼吸困难的发病率升高，人群肺功能下降等一系列症状。更应引起重视的是致突变和致癌效应。汽车废气污染的致突变和致癌效应研究，近年来一直是国内外相关研究的热点之一。近年来有关汽车废气诱发人类肿瘤的相关研究众多，但由于影响因素复杂，研究设计上难以避免混杂因素的干扰，所获结论各不相同，甚至大相径庭。从目前的职业流行病学研究报告分析，阳性结果的报道占了多数，但对一般人群影响的研究尚极少见，对此仍须深入研究，积累资料。

另外，多年来我们对湖北省公路系统职工健康体检中发现，收费人员的心血管、呼吸道等系统发病率较高，怀疑与其作业环境、劳动和生活条件有关。本次检测和评价工作中，我们抽样选择了各收费站部分工作人员进行了血压和心率的测定，结果表明，收费站作业人员的血压均值、心率均值和血压及心率异常检出率与对照组比较有明显的升高，血压异常检出率为35.0%，明显高于对照组的13.1%。

综上所述，收费站作业环境受不良气候和其他有害因素的影响外，交通环境污染状况较为严重，如有毒有害气体、粉尘、噪声等明显超过国家标准，必然会对其身体健康造成不良影响和危害。因此，公路收费站作业环境的有毒有害因素的危害应引起高度重视。建议在进行公路收费站作业环境职业卫生的评价工作的基础上，鉴于收费员是比较特殊的职业群体，从实际情况出发，进一步完善医疗保险制度和劳动保障制度。对作业人员进行就业上岗前、定期或不定期的岗中职业性健康体检，发现职业禁忌证根据国家规定调出作业岗位，对职业性损害和影响做到早发现、早诊断、早治疗。

第六章　公路行业职业危害研究报告

第一节　养护作业环境有害因素研究

随着经济建设迅猛发展,交通运输日益繁忙,机动车数量呈上升趋势,交通负荷增大,公路里程增加,公路养护作业环境的职业卫生问题更加突出。为了有效地预防、控制或消除公路养护环境中存在的有害因素,改善不良劳动条件,保护养(护)路工的身体健康,我们对不同公路养护作业环境中的有害因素进行了检测与评价。

一、对象与方法

1. 研究对象

根据地理特征和不同公路交通流量、公路级别(国道、省道)和路面(沥青、水泥、砂石),参考湖北省17市州公路管理局(总段、处、段)、83个县市区公路管理段(局)公路通车里程,选择具有代表性的10个(国道7个,省道3个)公路养(护)作业点为检测和评价对象,分别为4个沥青路面(沥青路)、4个水泥路面(水泥路)和2个砂石路面(砂石路)。

2. 采样方法

按照《工作场所空气中有害物质监测的采样规范》各检测点选择有代表性的工作地点,其中包括空气中有害物质浓度最高、养护人员接触时间最长的工作地点。养护工在多个地点工作时,在每个工作地点设置1个采样点。采样时间为每天的9:00~15:00,连续采样3个工作日。检测季节分别为春季(3月)、夏季(7月)和冬季(12月)。

3. 检测内容及方法

(1)物理因素,包括气温和气湿(通风温湿度计)、风速(EY-3-2A电子风速仪)、气压(空盒气压计)、热辐射(单向热辐射计)、紫外线(UV-B紫外照度计)和噪声(HBS5944振动监测仪)。

(2)化学因素,包括粉尘浓度(质量法)、分散度(滤膜溶解涂片法)和游离二氧化硅含量(焦磷酸法),以及SO_2(盐酸副玫瑰品红法)、NO_x(盐酸萘乙胺比色法)、CO(红外线仪器法)、F(离子选择电极法)、Pb(原子吸收光谱法)、3,4-苯并芘(高压液相色谱法)等毒物。

二、结果

1. 气象条件

湖北省属于亚热带季风性气候,四季分明,有明显的南北过渡性。春季阴晴不定、夏季湿热、秋高气爽、冬季干寒,春夏之交有梅雨,常阴雨连绵。从10个公路养护作业环境检测点气象条件测定可以看出，春季气温变化较大（8.5~18.5℃）。湿度变化亦较大（44%~73%）。日照时间和强度一般，照度范围为4300~112 000lx。辐射热与日照有关，雨天为0.01~0.15J/cm²·min，阴天为0.12J/cm²·min，晴天为0.13~0.15J/cm²·min。夏季公路交通养护作业环境气温一般在34~35℃，有时高达37~39℃，且相对湿度也偏高（>80%）。风速平均为1m/s左右，热辐射在1.0J/cm²·min以上，因而具有"闷热"气候特点。特别是在沥青路施工现场，工人作业点气温达到48.5℃，热辐射强度达到3.2J/cm²·min。而冬季冷空气影响次数较少且强度较弱，降温后，气温回升较快，所以大部分监测点评价气温接近常年或偏高（2~6℃），范围为2.1~8.5℃。此外，受冷空气影响，部分地区出现较大幅度的降温及初霜冻和雨雪天气。10个公路养护作业环境监测点的气压为93.2~120.6kPa，鄂西海拔较高地区的监测点公路养护作业环境气压明显低于平原地区。紫外线强度测定结果表明，冬季紫外线强度范围为9.7~33.1μW/cm²，夏季紫外线强度明显增高，阴天和雨天为70~110μW/cm²，晴天高达140~350μW/cm²。

2. 噪声与振动

所有检测点的噪声强度较高，以水泥路面更为明显，均超过工作场所噪声卫生标准。特别是在夏季和汽车鸣笛及机动车高速运行是的噪声强度达90dB(A)以上。作业环境噪声频谱分析显示，根据过路车辆类型及鸣笛方式，其噪声高、中、低频噪声均有。作业点路面振动测定显示，其接振强度范围为0.3~1.9m/s²，以水泥路面最高，砂石路面次之，沥青路面较低。见表6-1。

公路养护作业环境噪声与振动测定结果（$\bar{\chi} \pm s$） 表6-1

组　别	噪声［dB(A)］			振动(m/s²)		
	春季	夏季	冬季	春季	夏季	冬季
油路	82.5±2.5	78.2±3.7	81.8±3.8	0.11±0.02	0.12±0.03	0.14±0.01
水泥路	85.9±5.8	86.5±4.9	85.1±4.2	0.64±0.04	0.72±0.03	0.69±0.07
砂石路	83.5±4.1	85.6±5.2	84.2±5.1	0.14±0.08	0.25±0.04	0.32±0.04

3. 粉尘检测

从检测结果，公路养护作业环境各监测点粉尘分散度为<10μm的砂尘（游离SiO_2含量为14.25%~34.41%，分散度<10μm粉尘占85%~96%）。夏季各检测点和冬季部分检测点瞬间总粉尘平均浓度均超过国家职业卫生标准，其中以砂石路和水泥路作业环境更为明显。另外对石料场作业环境采样分析，3个季节的粉尘平均浓度均超过国家职业卫生标准数倍，夏季高达（17.59±4.89）mg/m³。见表6-2。

公路养护作业环境粉尘测定结果（$\bar{\chi} \pm s$） 表6-2

组　别	样品数	游离SiO_2含量(%)	粉尘浓度(mg/m³)		
			春季	夏季	冬季
油路	144	15.33±1.08	1.50±0.80	1.75±0.24	3.01±0.49
水泥路	144	21.08±1.83	1.65±1.56	1.89±1.63	3.86±1.35
砂石路	72	28.12±1.28	2.24±0.23	2.66±0.54	5.98±2.01
石料场	36	28.58±5.83	5.62±0.17	6.66±0.21	17.59±4.89

4. 毒物检测

不同公路养护作业环境毒物测定结果表明，CO_2、SO_2、NOx、F、Pb 和 3,4-苯并芘等超标或部分超标。不同路面养护作业环境毒物种类及浓度有所不同，与沥青路相比，砂石路的 Pb 和 F 明显增高；与砂石路和水泥路相比，沥青路的 3,4-苯并芘增高。夏季增测的 2 个公路收费站，2 个沥青铺面的施工作业场所的毒物浓度检测结果发现，收费站亭内各种毒物浓度明显增高，沥青铺路施工现场作业环境空气中 3,4-苯并芘浓度升高。见表 6-3 ~ 表 6-5。

公路养护作业环境毒物浓度春季测定结果($\bar{\chi} \pm s$)　　表 6-3

组别	样品数	CO (mg/m^3)	SO_2 (mg/m^3)	NO_2 (mg/m^3)	F ($\mu g/m^3$)	Pb ($\mu g/m^3$)	3,4-B[a]P (ng/m^3)
油路	72	2.9 ±0.06	0.18 ±0.09	0.21 ±0.03	8.42 ±0.78	4.91 ±3.34	4.51 ±0.06
水泥路	72	1.5 ±0.03	0.15 ±0.17	0.12 ±0.02	7.04 ±0.91	6.50 ±3.16	3.86 ±0.07
砂石路	36	1.5 ±0.01	0.21 ±0.04	0.07 ±0.03	18.58 ±4.97	6.99 ±6.02	2.68 ±0.05

公路养护作业环境毒物浓度夏季测定结果($\bar{\chi} \pm s$)　　表 6-4

组别	样品数	CO (mg/m^3)	SO_2 (mg/m^3)	NO_2 (mg/m^3)	F ($\mu g/m^3$)	Pb ($\mu g/m^3$)	3,4-B[a]P (ng/m^3)
油路	72	3.4 ±0.03	1.06 ±0.08	0.19 ±0.09	24.04 ±0.07	2.30 ±0.64	8.74 ±0.06
水泥路	72	3.6 ±0.05	1.05 ±0.03	0.24 ±0.06	15.57 ±0.05	2.22 ±0.09	1.46 ±0.05
砂石路	36	1.1 ±0.05	1.06 ±0.01	0.22 ±0.06	23.03 ±0.03	4.68 ±0.12	1.15 ±0.01

公路养护作业环境毒物浓度冬季测定结果($\bar{\chi} \pm s$)　　表 6-5

组别	样品数	CO (mg/m^3)	SO_2 (mg/m^3)	NO_2 (mg/m^3)	F ($\mu g/m^3$)	Pb ($\mu g/m^3$)	3,4-B[a]P (ng/m^3)
油路	72	4.2 ±0.06	0.28 ±0.05	0.38 ±0.09	9.45 ±0.88	4.13 ±1.14	8.16 ±0.09
水泥路	72	6.6 ±0.07	0.23 ±0.04	0.20 ±0.03	8.52 ±0.97	4.19 ±0.72	4.39 ±0.07
砂石路	36	5.4 ±0.03	0.23 ±0.05	0.23 ±0.05	26.78 ±1.59	4.30 ±0.12	5.94 ±0.08

三、讨论

公路养护作业按养护的不同目的和作业内容，可分为日常养护、路面养护、路基养护和交通工程设施的养护等，其特点是长期露天作业，受到不同气候条件的影响明显，如夏季的酷热和冬季的严寒。夏季作业点平均气温可达 33 ~ 35℃，有时高达 37 ~ 39℃，而相对湿度均在 80% 以上，平均风速较小(0.5 ~ 1.2m/s)，属于高温高湿的“闷热”作业环境。而在鄂西北及山区，冬季气温较低，可在零度以下，且相对湿度仍偏高，在 70% 左右，具有“湿冷”低温作业的气候特点。由于公路交通的工作性质，养护路期间很难利用工间休息室及其他降温与防寒保暖设施，因此，加强对公路养护工的防暑降温与防寒保暖，是保护其健康的重要措施。

从调查研究结果可以看出，公路养护作业环境的噪声均在75dB(A)以上，超过国家卫生标准中关于城市公路交通干线两侧昼间(6:00~22:00)不得超过70dB(A)的规定。水泥路面养护作业环境噪声强度均超过国家职业卫生标准。其原因主要有两个方面：一是养护施工中各种施工机械以及车辆在公路上运行所产生的噪声，包括机械噪声、行驶噪声、排气噪声、加速噪声与紧急制动噪声等，噪声强度与施工机械、机动车流量、车型、燃料、运转、速度和行驶情况等有关。二是与公路规划布局、路面宽窄和光滑度、坡度以及绿化等条件有关。如当车辆加速时，噪声增高2~9dB(A)，重型汽车的噪声比轻型汽车大，噪声与交通量近似的呈正比的关系等。因此，提高汽车设计水平，降低车辆噪声是解决公路噪声超标的关键。汽车生产厂应从发动机、排气管质量着手，安装消音器，降低排气噪声，对发动机及相应部件采用封闭式处理。另外，降低公路交通噪声的主要措施还应改善行驶状态、控制交通量，加强公路养护，使路面维持在最佳状态，减少轮胎噪声，养护作业区限速行驶并禁止鸣笛等。

所谓公路交通振动，是指公路上行驶车辆的冲击作用在路基上，通过地基传递使沿线地基产生的振动。路面越不平整，车辆重量越大，车速越高，载货车辆越多，产生的振动越大。从检测结果可以看出，在养护作业点沥青路面产生的振动强度较小，而水泥路面的振动强度可达$(0.72 \pm 0.03)m/s^2$，明显与路面平整度和破损程度及车型有关。因此，为了减少公路交通振动，可采用路面平整度改善，路面、路基以及地基改良，加强水泥路面的维修和养护，或逐步以沥青路代替水泥路等措施来防治。

公路养护作业环境的粉尘主要来源于公路养护作业中产生的扬尘和车辆排放的污染。本次检测结果显示，公路养护作业环境空气中粉尘分散度$<5\mu m$占50%以上，多属石英砂、砂土混合性可吸入粉尘。不同路面的粉尘浓度明显不同，砂石路面作业环境粉尘浓度明显高于其他两种路面，三个季节所测瞬间总粉尘平均浓度均超过国家职业卫生标准，其中每种路面所测粉尘浓度以夏季最高，其原因有待进一步探讨。养护路中供应石料、水泥混凝土工地是粉尘浓度较高的作业场所，其粉尘浓度超过国家标准数倍。说明生产性粉尘是公路交通养护作业环境中存在最为严重的职业危害因素之一。建议公路养护作业增加环保内容，有规划地确定沿线取土点，并做好取土点周围绿化工作，尽量减少边坡裸露面积，避免随处开挖而影响边坡稳定，防止水土流失和尘土飞扬。在公路沿线可绿化的空地和土质边坡种植花、草、树木，并根据周围地理、特定环境，边坡地质情况与土壤性质，选用最佳的绿化形式。车辆行驶砂石路面产生的粉尘是环境中的主要污染源。可通过对砂石路面进行修养和处理，并采取逐步安排铺设高级、次高级路面，加快消除砂石路面里程，从根本上消除粉尘污染。

公路养护作业环境污染的重要来源是机动车排放的尾气，主要是由发动机燃料未完全燃烧而排出的固体、液体、气体成分，包括CO、碳氢化合物、NO_x、SO_2和微粒等。CO是汽油中有害排放物中浓度最高的一种成分，公路养护作业环境空气中的CO大部分来自汽车排气，这是因为机动车经过养护作业地点时，车速明显放慢，燃油燃烧不充分的产物排放量增多。汽车发动机排气中所含的烃类浓度总量比CO要少，而在排放的碳氧化合物中含有少部分醛类(甲醛、丙烯醛)和多环芳烃(苯并芘等)。其中甲醛与丙烯醛对鼻、眼和呼吸道黏膜有刺激作用，可引起结膜炎、鼻炎、支气管炎等症状，加上他们还有难闻的臭味。苯并芘被认为是一种强致癌物质。加上烃类还是化学烟雾形成的重要物质，因此碳氢化合物排放的危害是养护作业环境中应该关注的问题。

从各检测点调查测定结果来看,养路工人作业环境受不良气候和其他有害因素的影响外,交通道路环境污染状况也较为严重。其中砂石路面以粉尘污染为主,水泥路面以噪声和振动为主,沥青路以CO和3,4-苯并芘污染为主,F污染与当地使用燃煤燃料有关,而Pb污染与使用含铅汽油等有关。因此,为了保护公路养护作业工人的身体健康,应根据不同路面、不同季节公路交通养护作业环境的职业卫生状况,有效地预防、控制和消除公路养护作业环境中存在的职业病危害因素。

第二节　公路养护与环境保护现状研究

随着我国改革开放的不断深化和国民经济的持续发展,公路交通建设日新月异,不仅显著改善了道路交通条件,也促进了人们的物质、文化交流、信息反馈和生产的发展。与此同时,因公路是一种特殊的带状建筑物,延伸分布的区域大,跨省、跨市、跨县、跨地区,经山地、平原、森林、湖泊、居民点等,它对环境的影响显然不可忽视,尤其是运营后的养护作业对环境产生的破坏很大,可造成植被受损、水土流失、空气污染等问题。因此,兼顾公路养护的环境保护,就具有十分重要的现实意义。近年来,湖北省各级公路交通部门始终围绕公路交通中心工作,坚持以市场为导向,以发展为主题,以改革为动力,以规范管理为重点,以公路交通养护质量为核心,以全面提高公路交通综合服务水平和整体服务功能为目标,路况、路容、路貌有了较大改善,公路交通事业呈现出良好的发展态势,公路交通在湖北经济发展中的地位和作用更加突出。

一、公路交通养护环境影响分析

在公路建设和养护中,各级公路交通部门认真贯彻执行《环境保护法》、《建设项目环境保护管理条例》等法律、法规和有关政策,始终把建设项目环境保护工作放在重要位置,在抓好公路交通建养的同时,十分注意环境保护工作,有效地减少了对生态环境的破坏,较好地保护了相关的各类生态保护区域,取得了较大的社会和经济效益。

公路养护的主要内容按性质、规模及技术难易程度,可划分为小修保养、中修、大修和改善。其主要任务是保持公路交通及其设施的完好,对损坏部分及时修复;防治结合,逐步提高公路交通的抗灾能力;改善和增加原技术标准低的路段和构造物以及沿线设施,逐步提高使用质量和服务水平。

在公路交通养护作业过程中,因工程需要或其他人为因素,公路交通养护对沿线周围环境造成诸多不良影响。主要表现为:

1. 使植被破坏,造成水土流失

为改善不适应交通量和载重需要的部分公路线形或拓宽路基、新铺筑路面,提高通行能力而实施的养护工程,施工中经常要砍伐树木、占用土地、弃置土方、改变天然排水系统和水域面积等,都会造成植被破坏和水土流失。施工中为图方便,往往沿线就地取土,随意取两侧边坡土以培路肩,而导致边坡植被破坏,使雨季边坡溜、坍、失稳,造成水毁。

2. 随处开采石料，造成自然景观破坏

公路养护工程需要大量石料，为节省造价和施工方便，养护人员往往沿线就地开采。由于规模小，设备简陋，众多的石场又紧靠路边作业，开山炸石对原有山体、绿化、天然地物地貌都造成了不同程度的破坏，致使与其周围自然景观极不协调。

3. 加热沥青对环境的污染

沥青路无论大、中修工程，都要耗用大量沥青。在沥青加热过程中，温度一般较高，其产生的气体对人和环境都造成危害和污染，尤其是山区，临路燃烧木柴进行沥青加热，其产生的有害气体，直接散发到空气中，无任何防护措施，不仅对环境造成了污染，也危害了养护工人的身体健康。

4. 粉尘对环境的影响

粉尘对周边环境的影响主要反映在两个方面：一是公路交通养护中的粉尘污染，主要是砂石路面上的面砂在行车的反复碾压作用下，部分颗粒被碾压成粉状，随着汽车行驶的搅动飞散到周边环境及沿线居民区造成污染。二是汽车运输过程中，相当多的车辆是散装材料运输，尤其是没有防护包裹的不易自然分解的化工产品，由于车辆行驶的振动，不时掉落路面而影响周围自然环境，特别是公路两侧开发区的工程施工，大量的土石在运输中散落地面，经行车碾压和快速带动，所形成的大量粉尘飘散到空中，也对环境造成污染。

二、公路养护声环境影响分析

交通噪声污染是对公路交通沿线人群影响最直接的环境污染之一，因此，受到普遍关注。公路选线时不可避免地要穿越或临近村庄、学校、医院等噪声敏感区域，公路养护的噪声会对这些敏感点产生影响。

1. 施工噪声

公路养护期间，作业机械运行时在距声源15m的噪声值在75～105dB(A)之间，在距打桩机15m处声级范围为95～105dB(A)，这些突发性非稳态噪声源将对周围环境产生严重影响，但其噪声影响随着养护作业的结束而消失，因此其影响是暂时的。

2. 车辆噪声

在公路上行驶的机动车辆噪声源，为非稳态源。车辆的发动机、冷却系统、传动系统等部件均会产生噪声。另外，行驶中引起的气流湍动、排气系统、轮胎与路面的摩擦等也会产生噪声。由于公路路面平整度等原因而使高速行驶的汽车产生整车噪声。交通噪声的影响是长久的，且随着车辆的逐步增长，从而其噪声影响也将越来越大，当车流量达到5 000 辆/d以上时，其影响范围较大。

3. 路况和车流量

对于不同等级的公路而言，由于路况不同，车速不同，因此在相同车流量时，其影响范围也有所不同。高速公路由于路况好、车速快且车流量大，因此其影响范围较大，低等级公路由于路况相对较差但车速较慢、交叉路口多、混合交通严重，因此其噪声影响范围也相应要大一些，对于一、二级公路由于路况较好、车速适中，因此其噪声影响范围相对要小一些。

三、公路养护环境保护措施

湖北省各级公路交通部门始终坚持建养并重，牢固树立“建设是发展、养护也是发展”的新观点，将公路养护放在与公路建设同等重要的位置，通过采取创建文明样板路，开展达标创优工程、养护路政优胜杯等竞赛活动，加强公路交通全面养护，加大养护资金投入，提高养护科技含量，不断改善公路交通路况，全面提升全省公路交通整体服务功能，在全省公路交通每年都要遭受严重水毁的情况下，始终保持了路况稳定，并且好路率逐年提高。

1. 公路生态环境保护

公路生态环境保护设计所称的生态环境是指公路中心线两侧各200m范围内的自然保护区、水源保护地等。当公路通过林地时，严格控制林木的砍伐数量，严禁砍伐公路用地范围之外不影响视线的林木。公路用地范围内，按绿化设计要求进行栽植。公路进入法定保护的湿地时，工程方案应避免造成生态环境的重大改变。

调查和搜集公路沿线的地表水资源分布、容量以及水体的主要功能。路面径流不直接排入饮用水体和养殖水体。不占用居民集中地区的饮用水体。当路基边缘距饮用水体小于100m、距养殖水体小于20m时，采取绿化带或者其他隔离防护措施。公路交通在湖泊、水库等地表径流汇水区通过时，采取措施防止公路对地表径流的阻隔。

充分调查沿线的工程地质、地形地貌、气候条件、植被种类及覆盖率、水土流失现状等，综合采用生物防护和工程防护措施。在山区公路地质病害地段，当采取生物防护措施进行水土保持时，考虑当地区域水土保持规划。弃土场做好排水防护设计，避免成为新的水土流失源。取土点选择荒山、荒地。做好公路交通综合排水设计，充分利用地形和天然水系将公路用地范围内地表径流引入自然沟中。应注重公路交通绿化设计，选用适合当地生长的花草、灌木、乔木等植物，对路堤边坡、弃土等进行绿化，防止水土流失。

2. 生物多样性保护

道路养护重视保护生物多样性，采取积极措施，尽可能消除和减少对生物多样性的不利影响，并遵守国家保护生物多样性的有关法规。例如，在自然保护区的核心区和缓冲区内，不建设任何生产设施；在自然保护区的实验区内不建设污染环境、破坏资源或者景观的生产设施；建设其他项目，其污染物排放不超过国家和地方规定的污染物排放标准；如果道路必须通过上述特殊区域时，建立有效的保护设施，如保护网栏、兽类通道及桥涵等。严格管理措施，如限制车辆运行速度，限制噪声，减少尾气污染等。

3. 公路养护中的土地资源利用与保护

结合土地利用规划选择取土场位置及其取土方式。当采用集中取土方式时，宜结合平整土地选取较高地势的土丘取土，或结合河道整治选取滩槽取土；当采用宽挖浅取方式时，应保留表土回填复耕。在山区，施工的弃方尽量减少毁坏植被、侵占农田，并不阻塞原有的排水系统或污染水体。对弃土堆及时整平复垦或绿化，以提高其使用价值。农田地区的路基尽可能降低其高度，并通过技术经济比较，设置支挡结构、护坡或高架桥等结构，减少占地，节省土地资源。施工临时用地结合公路永久用地统筹安排。

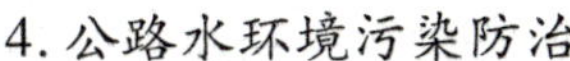

4. 公路水环境污染防治

公路路面径流水环境污染，是指公路营运期，货物运输过程中在路面上的抛撒，汽车尾气中微粒在路面上的降落，汽车燃油在路面上的滴漏及轮胎与路面的磨损物等，当降水形成路面径流就挟带这些有害物质排入水体或农田。对公路路面径流污染去除较为有效的方法可分为植被控制、湿式滞留池、渗滤系统和湿地四类。公路养护期间无论是施工废水，还是施工营地的生活污水，都是暂时性的，随着工程的建成其污染源也将消失。通常道路施工期的污水对水环境不会有大的影响，可采用简单的、经济的处理方法。如施工营地的生活污水采用化粪池处理，施工废水设小型蒸发池收集，施工结束将这些池清理掩埋。

5. 公路空气环境污染防治

公路空气环境污染防治主要有 7 种途径，即采用新的汽车能源、采用新燃料、对现有燃料改进及前处理、改进发动机结构及有关系统、在发动机外安装废气净化装置、控制油料蒸发排放、加强和改进道路交通管理。目前公路养护中，沥青烟也是一个主要的空气污染源。在公路养护中散发沥青烟主要有两道工序：一是沥青路面施工现场由车辆倾倒时散发大量沥青烟，摊铺、碾压过程中也散发沥青烟，施工现场散发沥青烟的治理难度较大；二是沥青混合料的生产场（站）在熬油、搅拌、装车等工序中产生、散发沥青烟。对于沥青混合料生产场的沥青烟散发可用吸附法、洗涤法、静电捕集器和焚烧法四类处理。

6. 公路交通噪声控制措施

交通噪声控制所采取的措施应围绕降低汽车行驶时噪声的辐射、限制噪声的传播、保护接受者三个方面进行。

（1）降低噪声的辐射。通过车辆动力机械设计降低汽车的动力噪声，通过轮胎的形式和减噪路面改善和降低轮胎与路面的接触噪声，加强交通管理，减少或限制载重车进入噪声控制区，禁鸣喇叭等措施。

（2）限制噪声的传播。控制路线距环境敏感点的距离。公路选线除应保证行车安全、舒适、快捷、建设工程量小等原则外，还应根据环境噪声允许标准控制路线距环境敏感点的距离，最大限度地避免道路交通噪声扰民。合理利用障碍物对噪声传播的附加衰减。噪声传播途中遇到声屏障，会对声波反射、吸收和绕射而产生附加衰减。可利用土丘、山冈降低噪声；利用路堑边坡降低噪声；利用构筑物或建筑物降低噪声；利用林带降低噪声；采取声屏障措施，修筑屏障墙；改善公路设施，使快、慢车和行人各行其道，不仅改善了行车条件，而且使公路交通噪声有所降低。对特殊的个人和地点实施噪声保护，如学校、医院、住宅等，对建筑物实施隔声减噪措施。采取安装隔声窗，调整临噪声源一侧建筑物的使用功能等。

第三节　公路养护职业危害防治

湖北省公路管理局、湖北省劳动厅劳保所、湖北地勘局和同济医科大学共同合作，对湖北省公路养护职业危害进行了调研，在全省范围内先后调查了 15 个公路段 60 个岗位，并对

4 902人进行了健康检查。调查结果表明,公路养护职业危害不容忽视。

一、主要职业危害分布

1. 生产性粉尘作业危害

在调查的52个岗位中,仅有一个岗位的生产性粉尘危害为0级,占1.9%;Ⅰ级21个岗位,占40.4%,Ⅱ级11个岗位,占21.2%;Ⅲ级9个岗位,占17.3%;Ⅳ级10个岗位,占19.2%。也就是说,公路交通养护业中存在生产性粉尘危害的岗位危害级别以Ⅰ级居多,Ⅱ~Ⅳ级危害也分别占有相当大的比例。

2. 有毒作业危害

在调查的27个有毒作业点中,未有0级和Ⅰ级危害;Ⅱ级10个点,占37%;Ⅲ级13个点,占48.2%;Ⅳ级4个点,占14.8%。由于作业中接触的毒物毒性级别高,以致接触浓度一旦超过最高容许浓度标准,危害级别即已达Ⅱ级。从Ⅱ级至Ⅳ级危害的构成比例看,Ⅱ级和Ⅲ级占多,Ⅳ级也有一定比例,说明有毒作业危害仍较严重。

3. 高温作业危害

本次研究中,共对14个有生产性热源的作业点进行了高温作业分级。结果是,未有0级和Ⅰ级危害,均在Ⅱ级以上,其中Ⅱ级3个点,占21.4%;Ⅲ级10个点,占71.4%;Ⅳ级1个点,占7.2%。高温作业危害集中于沥青路面养护作业的熬油工序和油路维修工序。

4. 体力劳动强度

对公路养护中有代表性的59个岗位进行了体力劳动强度分级,其比例构成为,Ⅰ级7个岗,占11.9%;Ⅱ级19岗,占32.2%;Ⅲ级11岗,占18.6%;Ⅳ级22岗,占37.3%。即公路交通养护作业在湖北省的状况是以中度以上体力劳动强度为主,繁重和特别繁重体力劳动占据了较大比例。出现这种情况的主要原因是养路机械化水平偏低,劳动量过大所致(水泥路面养护体力劳动强度未作重点调查,抽检中,铲路肩为Ⅲ级,清沟缝为Ⅱ级)。

二、不同类型路面养护作业主要职业危害状况

湖北省公路养护按路面类型可分为砂石路、沥青路和水泥路养护,在养护作业中各种类型有着各自的特点。

1. 砂石路

调查了19个岗位,进行了32个单项分级,研究结果显示,在调查的19个岗位中,14个有生产性粉尘,分级结果均在Ⅱ级以上,Ⅲ、Ⅳ级占92.9%。这说明砂石路养护中生产性粉尘危害不仅严重,且分布面广。之所以如此,主要是现行养护工序中石料准备,拌和工作量大,铺撒作业以手工操作为主,干式作业大量存在。由于机械化程度低下,也就带来了体力劳动强度问题,对18个岗位的体力劳动强度分级显示,Ⅲ、Ⅳ级体力劳动强度比例太高,分布异常。见表6-6。

砂石路养护作业主要职业危害分级表　　表 6-6

级　　别	0	Ⅰ	Ⅱ	Ⅲ	Ⅳ	合计
有毒作业分级	0	0	0	0	0	0
粉尘作业分级	0	0	1	6	7	14
高温作业分级	0	0	0	0	0	0
劳动强度分级	0	2	5	5	6	18

2. 沥青路

沥青路养护作业职业危害因素多涉及各个工序，且以有毒作业为主。66 个单项调查中，涉及有毒作业的就有 19 个岗位。沥青路养护作业有毒成分复杂，此次主要集中检测了芳香烃类代表性毒物，对致癌性物质进行了一般性调查，因无目标对比，未纳入统计范围。沥青路养护粉尘危害主要在路基料的准备及铺路阶段，与砂石路有相同之处，粉尘浓度高与整体养护技术水平相关。在沥青路养护中，高温作业与有毒作业一样有其特殊性，以Ⅱ、Ⅲ级危害为主，应重视夏季沥青路养护的防暑措施。关于体力劳动强度，大量存在Ⅳ级体力劳动，反映机械化水平低。见表 6-7。

沥青路养护作业主要职业危害分级表　　表 6-7

级　　别	0	Ⅰ	Ⅱ	Ⅲ	Ⅳ	合计
有毒作业分级	3	1	9	3	3	19
粉尘作业分级	1	3	4	2	4	14
高温作业分级	0	0	6	7	1	14
劳动强度分级	0	0	3	5	11	19

3. 水泥路

水泥路是 20 世纪 80 年代以后发展起来的高等级路面结构，是公路建设的发展方向，有关养护作业职业危害研究资料缺乏，本次研究因条件限制所收集的材料也不够，不具广泛代表性。从调查的岗位看，水泥路养护仍以手工人力作业为其特点，大中修生产性粉尘危害类似砂石路的铺路前工序，破损路面的修整在无机械的情况下存在繁重体力劳动。在日常养护中，铲路肩体力劳动强度Ⅲ级、清缝为Ⅱ级。

三、山区公路冬季养护中的主要职业危害

山区由于自身地理条件等因素的影响，其公路路面以砂石路为主，养护作业包括备料（采石、砂、黏土）、运输、铺路、清扫、开沟等工序，均为日班露天手工作业，分工不固定。

经过对湖北多个山区公路段的现场检测，发现山区公路冬季养护中存在的主要职业危害因素为繁重体力劳动强度。

在郧西县进行体强分级时，为使检测数据具有可比性，分别在山底、山腰和山峰三个不同海拔高度进行（中间安排有充足的休息时间），所测工序为填槽和清沟，检测结果表明，山底时，所测岗位体强级别为Ⅲ级，山腰和山峰为Ⅳ级。

山区公路海拔相对较高，冬季气候较寒冷，氧分压低，进行公路养护作业时，养路工要消耗

一定的能量抵御寒冷和低氧的危害，导致能量代谢率有一定程度的上升，最终表现为体强级别的升高。目前已有研究表明，单项体力劳动时，海拔每增高1km，劳动强度增加1个等级。

山区公路交通冬季，由于降雪使得公路交通路面潮湿，也使空气得到了净化，粉尘浓度很低，有时测不出，生产性粉尘作业危害此时显得不突出。

四、职业健康检查

由于公路养护劳动强度大，工作条件、生活环境、医疗条件有所欠缺，因而职工的健康状况也不够好，主要表现为呼吸系统和肝脏受损。调研中，先后对4 902人进行了健康检查，检查重点为呼吸系统和消化系统，针对职业性危害组织相应的检查。此次查出的职业病患者不多，仅Ⅲ期矽肺1例，0^+者1例，待定者3例。然而，利川市公路交通段在组织养路工体检时，查出矽肺可疑者达34人；罗田县公路段职工因病死亡12人，其中50岁以下8人，主要病症为肺病、肝病、胃病、风湿病等与职业有关的疾病。各公路交通段反映的情况和组织体检的结果，证明养路作业有可能导致职业病；而职业性多发病则很严重，其中有几个带共性的问题。

(1)公路养护人员呼吸道检查结果表现为：主观症状普遍存在胸痛、心慌、咳嗽、头晕、腰痛等症状，明显高于其他人员。在主诉中最常见的是腰痛，如咸宁公路总段主诉腰痛人数占受调查人数57%。

(2)五官疾患的患病率较高，五官疾患主要为鼻炎、咽炎和鼻窦炎，检出率明显高于其他工种。这些变化单独分析时，应考虑与吸烟、慢性支气管炎及活动性肺结核有关，但作综合分析，这些变化与粉尘作用也有密切关系。

(3)长工龄公路交通养护人员肺功能异常率偏高。养护工龄在20年以上、15～20年的人员查出限制性/阻塞性通气功能障碍人数分别占22.4%和40.3%。

(4)其他疾患占有相当比例，如白细胞减少占14.7%，血红蛋白降低占7.9%，肝大占11.5%。因工作条件的差异，不同路面养护人员的检查结果有些不同，但总的来看，公路交通养护工检出率高于非养路工。

(5)据调查市区表面抗原阳性率为5%～6%；农村阳性率一般都低于此数值，活动肺结核发病率农村抽样调查低于1%，养路工结果表明抗原阳性率为15.3%，活动性肺结核发病率为7.5%，都较高，表明养路工人的饮食卫生、居住卫生等卫生条件较差。结核病发病率较高还反映劳累、营养、经济状况较差等。

(6)调查中还反映出部分养路工有血吸虫病疫水接触史。

五、对策研究

(1)砂石路养护作业主要危害是生产性粉尘和繁重体力劳动强度，防治的最佳措施是改造路面，铺设水泥路。由于经济条件的限制，改造过程只能逐步进行。改造前可因地制宜，实施提高砂石路养护机械程度，洒水压尘作业，选择适宜作业方位和避开车流量高峰等措施，其中以提高机械化作业最为主要。在提高机械化程度作业方面，应以原料准备和铺路工序为重点，另外就是强调湿式作业。

(2)沥青路养护中存在着4个分级中的全部危害，其中有毒作业集中于熬油和油路维修两个工序，只有采取综合治理措施才能从根本上解决沥青路面养护的职业危害问题。有条件的地区或路段可搞好标准化机械大道班，没有条件实施标准化机械大道班的路段则要抓好以下三个方面：①加强粉尘治理（可借鉴砂石路治理方案）；②抓好防毒措施实施，重点抓工序的治理与改造，如对熬油工序，目前太阳能化油、乳化沥青技术的推广对于减轻沥青烟雾危害和改善高温作业条件都有良好的效果；③研制开发小型机械，减轻体力劳动强度。

（3）水泥路面是公路交通发展的未来目标，水泥路面也有职业危害，但程度较轻。

（4）加强综合管理，提高养护职工的自我保护意识，其中包括标准化管理，加强综合职能作用，加强劳动保护宣传教育和职业病与疾病的监测与防治等。

（5）加强公路养护职工辅助防护手段，如根据生产特点，有针对性地合理发放劳保用品，并指导职工正确使用，适当调节各项津贴，改善养护职工的营养水平，增强体质，夏季作业高度重视防暑降温措施等。

第七章　公路行业职业性损伤

第一节　职业性损伤概述

公路职业人群在生产劳动时接触职业危害，并在一定条件下，可发生不同的职业性损伤，可分为外伤、职业病损伤和职业性多发病。①外伤。也称工伤，主要由于生产设备缺乏安全防护措施和个人防护，工艺落后，劳动组织不合理，制度不健全，工人缺乏生产和防护知识，或受酒、药物、心理因素等作用影响。外伤的轻重不等，重者可致死或严重残废。②职业病损伤。当受职业危害作用的强度与时间超过一定限度、身体不能代偿所造成特定的功能和器质性病理改变，出现相应的临床表现，在一定程度上影响到劳动能力。③与工作有关的疾病。也称职业性多发病。主要指由于生产环境中存在一些多因素所致的病损，或虽然原为非职业性疾病，接触职业危害而使之加剧或发病率增高。因而研究这一类疾病的发病原因，提出预防措施，也是劳动卫生工作的一部分。

职业人群接触职业危害因素，不一定就会产生职业性损伤，即发生职业性疾患（包括职业病和工作有关疾病）、伤残或死亡。形成这种结果，必须具备一定的作用条件。职业人群接触职业危害因素所产生职业性损伤的机会和程度，可有极大差别，受许多因素的影响。及早识别和合理评价各种职业危害因素及其作用条件以及个体危险因素，并针对三者之间的联系，采取措施、阻断其联系，才能预防职业性损伤。故对职业人群所接触的职业危害因素，要按其所在工作岗位、地点、工作内容以及工作时间等，并结合个体危险因素分析，做出综合评价。

一、职业危害因素作用条件及因素

（一）职业危害因素作用条件

1. 接触机会

在生产工艺过程中，不断接触或使用某些有害因素。如长期接触并使用含苯、甲苯、二甲苯的油漆，而容易引起相应的职业性中毒。

2. 接触方式

经呼吸道、消化道或皮肤途径可进入人体内或由于意外事故造成病伤。如粉尘经呼吸道进入人体，引起尘肺病；苯的氨基硝基化合物经皮肤进入人体，引起中毒。

3. 接触时间

即每天和一生中累积接触的总时间。

4. 接触的强度（浓度）

即每次或总接触的强度（浓度）。

（二）影响职业性损伤作用的因素

1. 环境因素

即劳动条件，包括生产工艺过程、劳动过程和生产环境，控制此因素的办法为定期检测职业危害因素的强度（浓度），改善劳动条件。

2. 职业卫生服务状况

实行职业人群就业前后的体检以及健全健康档案，以便早期发现职业性损伤。

3. 个体感受性

不同的年龄和性别，对职业危害因素的感受性有差异，包括妇女、未成年工。对职业人群个体，甚至其胎儿、乳儿均可产生影响，以及某些易感者要比非易感者更容易受到有害因素的影响或作用。

4. 生活方式

长期摄取不合理膳食、吸烟、过量饮酒、缺乏锻炼和过度精神紧张，均能增加职业性损伤的程度。

二、职业病的概念及种类

从医学广义来说，凡由职业性有害因素引起的疾病，均可称为职业病损伤。而在立法意义上，职业病却有其特定范围，各国可根据各自的具体情况（如经济条件、医疗卫生水平等），由政府明文规定的法定职业病。我国政府规定，凡确诊的法定职业病必须向主管部门报告，其在治疗和休养期间及确定为伤残或治疗无效死亡时，均应按劳动保险条例有关规定给予劳保待遇。有的国家对职业性病患者给予经济上的补偿，故也称为可赔偿疾病。职业病损伤发病有如下特点：①病因明确，病因即职业危害因素，在控制病因或作用条件后，可消除或减少发病；②所接触的病因大多是可检测和识别的，且其强度或浓度需达到一定的程度，才能使劳动者致病，一般可有接触水平反应的关系，即接触强度（浓度）越大，机体反应越明显；③在接触同一有害因素的人群中常有一定数量的发病，很少只出现个别病人；④如能早期诊断、及时治疗、妥善处理，愈后较好，康复较容易。总之，明确了职业病的发病病因，并加以控制，职业病是可以预防的。目前我国公布的职业病共 10 类 132 种。

（一）职业性尘肺病及其他呼吸系统疾病

1. 尘肺病

矽肺；煤工尘肺；石墨尘肺；碳黑尘肺；石棉肺；滑石尘肺；水泥尘肺；云母尘肺；陶工尘肺；铝尘肺；电焊工尘肺；铸工尘肺；根据《尘肺病诊断标准》和《尘肺病理诊断标准》可以诊断的其他尘肺病。

2. 其他呼吸系统疾病

过敏性肺炎；棉尘病；哮喘；金属及其化合物粉尘肺沉着病（锡、铁、锑、钡及其化合物等）；刺激性化学物所致慢性阻塞性肺疾病；硬金属肺病。

（二）职业性皮肤病

接触性皮炎；光接触性皮炎；电光性皮炎；黑变病；痤疮；溃疡；化学性皮肤灼伤；白斑；根据《职业性皮肤病的诊断总则》可以诊断的其他职业性皮肤病。

（三）职业性眼病

化学性眼部灼伤；电光性眼炎；白内障（含辐射性白内障、三硝基甲苯白内障）。

（四）职业性耳鼻喉口腔疾病

噪声聋；铬鼻病；牙酸蚀病；爆震聋。

（五）职业性化学中毒

铅及其化合物中毒（不包括四乙基铅）；汞及其化合物中毒；锰及其化合物中毒；镉及其化合物中毒；铍病；铊及其化合物中毒；钡及其化合物中毒；钒及其化合物中毒；磷及其化合物中毒；砷及其化合物中毒；铀及其化合物中毒；砷化氢中毒；氯气中毒；二氧化硫中毒；光气中毒；氨中毒；偏二甲基肼中毒；氮氧化合物中毒；一氧化碳中毒；二硫化碳中毒；硫化氢中毒；磷化氢、磷化锌、磷化铝中毒；氟及其无机化合物中毒；氰及腈类化合物中毒；四乙基铅中毒；有机锡中毒；羰基镍中毒；苯中毒；甲苯中毒；二甲苯中毒；正已烷中毒；汽油中毒；一甲胺中毒；有机氟聚合物单体及其热裂解物中毒；二氯乙烷中毒；四氯化碳中毒；氯乙烯中毒；三氯乙烯中毒；氯丙烯中毒；氯丁二烯中毒；苯的氨基及硝基化合物（不包括三硝基甲苯）中毒；三硝基甲苯中毒；甲醇中毒；酚中毒；五氯酚（钠）中毒；甲醛中毒；硫酸二甲酯中毒；丙烯酰胺中毒；二甲基甲酰胺中毒；有机磷中毒；氨基甲酸酯类中毒；杀虫脒中毒；溴甲烷中毒；拟除虫菊酯类中毒；铟及其化合物中毒；溴丙烷中毒；碘甲烷中毒；氯乙酸中毒；环氧乙烷中毒；上述条目未提及的与职业有害因素接触之间存在直接因果联系的其他化学中毒。

（六）物理因素所致职业病

中暑；减压病；高原病；航空病；手臂振动病；激光所致眼（角膜、晶状体、视网膜）损伤；冻伤。

（七）职业性放射性疾病

外照射急性放射病；外照射亚急性放射病；外照射慢性放射病；内照射放射病；放射性皮肤疾病；放射性肿瘤（含矿工高氡暴露所致肺癌）；放射性骨损伤；放射性甲状腺疾病；放射性性腺疾病；放射复合伤；根据《职业性放射性疾病诊断标准（总则）》可以诊断的其他放射性损伤。

（八）职业性传染病

炭疽；森林脑炎；布鲁氏菌病；艾滋病（限于特殊人群）；莱姆病。

（九）职业性肿瘤

石棉所致肺癌、间皮瘤；联苯胺所致膀胱癌；苯所致白血病；氯甲醚、双氯甲醚所致肺癌；砷及其化合物所致肺癌、皮肤癌；氯乙烯所致肝血管肉瘤；焦炉逸散物所致肺癌；六价铬化合物所致肺癌；毛沸石所致肺癌、胸膜间皮瘤；煤焦油、煤焦油沥青、石油沥青所致皮肤癌；β-萘胺所致膀胱癌。

（十）其他职业病

金属烟热；滑囊炎（限于井下工人）；股静脉血栓综合征、股动脉闭塞症或淋巴管闭塞症。

三、职业病的诊断与处理原则

职业病的诊断是一项政策与科学性很强的工作，它涉及生产管理责任、劳保待遇、工人生产积极性、劳动能力鉴定、预防措施改进和国家财政开支、投资经济效益等问题，因此职业病损伤的诊断应严肃对待，并按国家颁布的诊断标准进行，要防止误诊与漏诊。

职业病的诊断应根据职业史、临床症状、体征和检查（包括物理和实验室检查）、职业卫生调查等进行综合分析，集体诊断。职业病的诊断工作需要按照分级诊断原则，由上一级卫生部门批准或指定的职业病诊断小组进行诊断。对疑难病例或有争议的诊断，应由上一级卫生部门指定的职业病诊断小组予以确诊和复诊。凡已确诊的职业病损伤患者，可根据具体情况调离工作岗位（如矽肺患者）或者暂时调离工作岗位（如轻度铅中毒患者暂时调离进行疗养）。

《职业病诊断管理办法》明确规定，享有职业病诊断权的机构是国家、省（自治区、直辖市）和市（地、州、盟）级职业病防治机构或由上述级别卫生行政部门指定的医疗卫生单位，来负责本地区的诊断工作。《职业病报告办法》规定，如诊断为职业病后，应填写《职业病报告卡》，向当地卫生监督机构报告。急性职业病应在24h内报出，慢性职业病在一个月内报出，如遇死亡或同时发生了3名以上严重职业病（如职业中毒、放射病等），还应立即电告当地卫生监督机构。

四、职业病损伤统计分析

1. 发病率

发病率（检出率、受检率）是指一定时期（年、季、月）内特定人群中发生某种职业病新病例的频率。发病率（%）=（某个时期内新发现的病例数 ÷ 该时期内平均工人数）×100%；检出率（%）=（检查时新发现的病例数 ÷ 受检工人数）×100%；受检率（%）=（实际受检的工人数 ÷ 应受检的工人数）×100%；发病率可以反映该作业的发病情况，还可以说明已经采取的预防措施的效果。发病率既可以按厂矿计算，也可以按车间、工种或工龄组分别计算，供分析比较之用。计算发病率时应注意：①发病率是以新发病例来计算，而新发病例的确定有赖于该病的发病时间。对于有些慢性病或发病时间难以确定的疾病如矽肺，若要明确哪些人是新发病例，有时较困难，此时宁可取确定诊断时间。②计算发病率（检出率）时该作业工人数（即受检工人数）不包括该时期以前已确诊为此种疾病的人数。③计算慢性病如尘肺的检出率时，被检工人数是指从事该作业一年以上的工人数。④受检率达到90%以上时，计算发病率或患病率才有意义。

2. 患病率

通过患病率计算可以一般地了解历年来累积的患者数和发病概况及防治措施的实际效果，但不能具体说明某个时期内的发病情况及严重程度。应用患病率进行分析对比时，还要考虑到不同人群中性别、年龄、工龄等因素的差异。患病率（%）=（检查时发现的新旧病例总数

÷从事该作业受检的工人数)×100%

3. 疾病构成比

这个指标可以说明各种不同疾病或轻重程度不同(轻度、中度、重度)职业病的分布情况。例如:Ⅰ期矽肺例数与各期矽肺总例数之比(%)=(Ⅰ期矽肺例数÷矽肺总例数)×100%。

4. 平均发病工龄

这里指工人从开始从事某种作业(如矽尘作业)起到确诊为该作业有关的职业病(矽肺)时所经历的时间。矽肺平均发病工龄=确诊为Ⅰ期矽肺时矽尘作业工龄总和÷Ⅰ期矽肺例数。

5. 平均病程期限

有些职业病(如矽肺)需要计算平均病程期限,这个指标可以反映该病进展的速度和防治措施的效果。平均病程期限=某个时期内某病患者由确诊至死亡的时间(年、月)总和÷该时期内死于该病的例数。

6. 其他指标

病死率(%)=某个时期内死于某病的例数÷该时期内患该病的例数×100%;病伤缺勤率(%)=某个时期内因病伤缺勤日数÷该时期内应出勤工作日数×100%。通过统计分析,可以发现对工人健康和出勤率影响较大的疾病及其所在的部门与工种。据此,深入探索引起的原因,从而采取相应的防护策略。

第二节 职业性器官疾病

一、职业性神经系统疾病

职业性神经系统疾病是指劳动者在职业活动过程中,短期大量接触或在劳动条件较差的情况下长期接触,以中枢神经系统(CNS)和周围神经系统(PNC)为主要靶器官的亲神经性毒物所引起的CNS和(或)PNC的损害,其临床表现可因毒物的毒性、接触浓度、接触时间和个体敏感性的差异而不同。职业性神经系统疾病最常见的是中毒性脑病、中毒性周围神经病和属于中毒性类神经症的中毒性神经衰弱综合征。引起职业性神经系统疾病常见的亲神经性毒物有:①金属、类金属及其有机化合物;②有机溶剂;③农药;④窒息性气体;⑤其他化合物。

二、职业性呼吸系统疾病

人体呼吸系统包括鼻咽部、通气部分(如气管、支气管、细支气管、终末细支气管等)以及换气部分(如呼吸性细支气管、肺泡道、肺泡囊以及肺泡等)。呼吸系统是职业性有害物对人体的第一侵入途径,也是最先和最直接的受害组织脏器。

生产中的毒物以气态或气溶胶等形式通过肺部丰富的血管床进入血流,造成机体全身中毒。同时呼吸系统也可作为某些毒物,特别是刺激性毒物,如氮氧化物、二氧化硫、氯气、臭氧。金属如铍、镉、羰基镍,农药如百草枯,有机物如八氟异丁烯、氟光气等的靶器官直接受害,造成急性化学性炎症及肺水肿。某些职业性接触物如蛋白水解酶、茧丝、邻苯二甲酸酐、甲苯二异氰酸甲酯等可作为抗原或半抗原使呼吸道致敏。生产性粉尘(直径 <5u)微粒尚可沉积于呼吸性细支气管及肺泡,引起组织炎性病变、肉芽肿病变及纤维化,最终导致气体交换功能障碍。职业性呼吸系统疾病按病因分类可包括:无机粉尘所致的各种尘肺和非致纤维化粉尘引起的良性肺沉着症;刺激性气体所引起的中毒性肺炎、肺水肿、金属烟雾热及支气管炎和阻塞性肺病。

三、职业性心血管系统疾病

在生产工作中接触的一些化学物和物理因素可引起心血管系统疾病。有毒化学物可直接作用于心血管系统,也可以通过损害其他器官或系统而间接作用于心血管系统。职业有害因素也可使原有的心血管系统疾病加重。职业接触的化学和物理因素由于作用不同,接触剂量和时间不同,可产生不同类型和程度迥异的临床表现。轻症可无症状,或发生可逆的功能性改变如心律失常、高血压。重症可发生器质性损害,甚至出现心力衰竭。很多急性中毒发生猝死,多与心血管系统受累有关。能引起职业性心血管系统病的原因有:①化学物,如有机溶剂、卤代烃、窒息性毒物、刺激性气体、金属、农药等;②粉尘,如二氧化硅、石棉;③物理因素,如寒冷、高温、噪声、振动、放射线等;④心理因素,如情绪紧张等。

四、职业性血液系统疾病

职业性血液系统疾病是指在生产活动过程中所接触的化学品和放射性物质直接作用于血液系统引起的疾病,包括造血抑制、血细胞损伤、血红蛋白变性、止血凝血机制障碍和恶变造成的血液病。临床表现主要为贫血、白细胞减少、血小板减少、出血、黄疸、发绀和白血病。

五、职业性肝脏疾病

职业性肝脏疾病是指在职业性活动中,由职业有害因素引起的肝脏疾病。肝脏是人体最大的实质性器官,是生物转化作用的主要场所。由于其结构和功能的特点,各种有害因素可引起肝脏损害。其有害因素可分为:①化学物质,如各种毒物;②物理因素,如高温、放射性物质等;③生物因素,如细菌、病毒等。职业中毒性肝病是在职业性接触中,吸入化学毒物所引起的中毒性肝脏疾病,临床上有急性中毒性肝病与慢性中毒性肝病两种类型。引起职业性肝脏疾病的有害因素为肝毒物,即以肝脏为靶器官或主要靶器官之一的各种毒物,种类很多,迄今已研究过的超过600种,其中半数为药物。根据国内资料,常见的肝毒物有:①金属、类金属及其化合物:黄磷、磷化氢、三氧化二砷、砷化氢、铅、铊、十硼烷等;②卤代烃类:四氯化碳、氯仿、二氯乙烷、三氯乙烷、四氯乙烷、氯乙烯、三氯乙烯、四氯乙烯、氯丁二烯、多氯联苯等;③芳香族氨基及硝基化合物:苯胺、甲苯胺、氯苯胺、甲氧基苯胺、乙氧基苯胺、二甲苯胺、硝基苯、二硝基苯、三硝基苯、三硝基甲苯、硝基氯苯、二硝基氯苯、硝基苯胺等;④其他:乙醇、氯乙醇、五氯酚、二甲基甲酰胺、有机磷农药、有机氯农药等。随着工业产品的发展,肝脏毒物品种也将随之增多。中毒性肝病的严重程度,除取决于致病毒物种类和剂量外,还受到其他因素影响,如原患有肝脏疾病者,虽病情较轻或已非活动期,在吸入肝脏毒物后,发生的肝病常较一般人为重。

多种毒物联合作用，或毒物与一些物理因素如低温、高温等同时存在，常可加重肝脏损害。营养不良特别是蛋白质缺乏，维生素 A、B、E 等缺少，都可以加剧肝脏毒物的有害作用。

按发病机制分类，肝毒物可分为真性肝脏毒物（可预测性、本质性）和宿主特异性肝脏毒物（不可预测性）。前一类毒物的特点是接触该毒物的人群中，中毒性肝病发病率高，严重程度呈剂量—反应关系，能在实验动物中复制。后一类毒物无以上特点，发生肝病取决于宿主的特异性体质。职业中毒性肝病的致病毒物多为真性肝脏毒物。职业性肝脏疾病的病理组织学变化多种多样，且缺乏特异性。同一种毒物由于剂量或进入途径不同，可出现不同的病理变化，而不同毒物又可产生相似的病理改变。因此，职业性肝脏疾病的病理变化受毒物、剂量、侵入途径、作用时间、机体状况及其他因素的影响而呈现较大的多样性和复杂性变化。

六、职业性肾脏和泌尿系统疾病

主要是指在工作过程或生产操作中，由于过量生产性化学物质如试剂、工业原料或产品、副产品、半成品、工业废料等侵入机体而引起的肾脏及泌尿道功能障碍及结构损伤。生产性毒物的主要侵入途径为呼吸道及皮肤，生产条件不良及防护措施不利是造成过量接触的主要原因。急性损伤主要是由于生产事故、违章作业等意外情况。由于肾脏代偿功能较强，肾脏损伤又常缺乏特异表现，灵敏简便的检测方法也不多，其症状还易为全身中毒反应掩盖，故病情常较隐匿，不易引起人们重视。目前的统计资料表明，至少有 5% 的肾脏疾患、10% 的尿毒症系由化学物质引起。不少工业毒物对肾脏具有毒性，其中以重金属类、卤代烃等最为突出。实际上，几乎各种有机化合物均具一定肾脏毒性，故临床中应注意与药物、生物毒素所致的损伤鉴别。不少化学物还可通过免疫反应、生成色素蛋白、形成结晶等间接途径产生损伤作用。

七、职业性眼病

视器为人体感觉器官的重要组成部分。眼部直接与外界接触，容易受伤。视神经为颅脑的第二对神经，视网膜为脑组织发育最高等、最精细的部分。眼球具有血管丰富的葡萄膜和视网膜，又有无血管的角膜、晶体及玻璃体等透明组织，一旦受损发生病变，极易影响视力。能引起职业性眼病的原因有：①化学物，如金属、窒息性毒物、肪族卤代烃、芳香烃、芳香族氨基硝基化合物、醇、酯、二硫化碳、杀虫剂等；②物理因素，如电离辐射、非电离辐射等。

八、职业性皮肤病

在生产劳动中由于接触生产性有害因素而引起的皮肤及其附属器的病变通称职业性皮肤病。据报道，职业性皮肤病约占职业性伤害的 50%。常见的作业有石油、焦油化工、炼钢、合成树脂、橡胶、电镀、印染、玻璃纤维、涂料等。引起职业性皮肤病的原因很多，有引起皮肤损害的直接因素，如机械性、化学性、物理性和生物性因素，也有仅在皮肤病发生、发展中起一定影响的间接因素，如年龄与性别、皮肤类型、出汗、原有皮肤状况、季节以及生产环境、个人卫生与防护等。

九、职业性肿瘤

在生产和工作环境中长期接触致癌因素，经过一定的潜伏期而患某种特定肿瘤，称为职业性肿瘤。能引起职业性肿瘤的致病因素，称为职业性致癌因素，它包括物理性、化学性和生物性因素，但最常见的为化学性因素。目前国际癌症研究中心（IARC）确认与工农业生产有关的人类化学致癌物或工业过程有40多种。由于职业性和非职业性肿瘤在发展过程和临床症状上没有差异，加上诊断职业性肿瘤具有职业病劳保待遇，根据本国实际情况是否把某种致癌物所致肿瘤列为职业病，各国有所不同，因此所规定的职业性肿瘤名单也不同。我国规定的职业病名单中的职业性肿瘤有8种：①联苯胺所致膀胱癌；②石棉所致肺癌、间皮瘤；③苯所致白血病；④氯甲醚所致肺癌；⑤砷所致肺癌、皮肤癌；⑥氯乙烯所致肝血管肉瘤；⑦焦炉逸散物所致肺癌；⑧铬酸盐制造业所致肺癌。

1. 职业性呼吸道肿瘤

在职业性肿瘤中，呼吸道肿瘤占极高比例。目前已知对人类呼吸道具致癌作用的物质有砷、石棉、煤焦油类物质、氯甲醚类、铬、镍、芥子气、异丙油、放射性物质等。吸烟已被证明是致肺癌发生的最危险因素，吸烟对职业性呼吸道肿瘤可有明显影响或相乘作用。调查发现，吸烟者肺癌死亡的相对危险度为11，接触石棉的工人为5，而接触石棉同时吸烟者则为50以上。

2. 职业性皮肤癌

职业性皮肤癌是最早发现的职业肿瘤，约占人类皮肤癌的10%。职业性皮肤癌与致癌物的关系，往往是最直接、最明显，经常发生在暴露部位和接触局部。能引起皮肤癌的主要化学物质有煤焦油、沥青、蒽、木馏油、页岩油、杂酚油、石蜡、氯丁二烯、砷化物等，煤焦油类物质所致接触工人的皮肤癌最多见。在煤焦油类物质中，主要含致癌力最强的苯并芘及少量致癌性较弱的其他多环芳烃。扫烟囱工人的阴囊皮肤癌是最早发现的皮肤癌，是由于阴囊皮肤直接接触煤焦油类物质所引起，它可由乳头状瘤发展而成，并以扁平细胞角化癌较为常见。

3. 职业性膀胱癌

职业性膀胱癌在职业肿瘤中占有相当地位，在膀胱癌死亡病例中有20%可找出可疑致癌物的接触史。主要的致膀胱癌物质为芳香胺类。芳香胺所致膀胱癌发病率各国报道不一，致癌平均发病率为26.2%。接触萘胺者膀胱癌发生率比常人高61倍；接触联苯胺者高19倍。

4. 其他职业肿瘤

接触氯乙烯可引起肝血管肉瘤，多见于接触高浓度氯乙烯的清釜工，潜伏期10～35年不等。接触高浓度苯可引起白血病，多数出现在接触苯后数年至20年，短者仅4～6个月，长者可达40年。以急性粒细胞性白血病最常见，也可引起较罕见的红白血病。值得注意的是，苯中毒白血病的发病通常继发于全血细胞减少或再生障碍性贫血之后。我国报道的白血病病例，在发病前多出现血细胞减少或再生障碍性贫血。近年发现，如对全血细胞降低的患者作骨髓检查，也有可能证明是属于一种周围血细胞减少的白血病，故由苯中毒发展为白血病的实际病例可能更多些。

第三节 职业性化学中毒

劳动者在生产过程中接触化学物质所致的疾病称为职业性化学中毒。职业性化学中毒的病例在职业病损伤中占有相当大的比例,是我国重点防治的职业病之一。由于生产性毒物的毒性、接触浓度和时间、个体差异等因素的影响,职业性化学中毒可表现为多种临床类型,一般可分为:急性中毒、亚急性中毒和慢性中毒三型。

由于毒物本身的毒性及其毒作用特点、接触剂量等各异,职业性化学中毒的临床表现多种多样,尤其是多种毒物同时作用于机体时更为复杂,可累及全身各个系统,出现多脏器损害;同一毒物可累及不同的靶器官,出现多种临床表现,如铅中毒、汞中毒;不同毒物也可损害同一靶器官而出现相同的或类似的临床表现,如氯代烃类化合物等许多毒物均可造成肝脏损害。充分掌握职业性化学中毒的这些临床特点,有助于职业性化学中毒的正确诊断和治疗,防止误诊。

一、职业性化学中毒诊断依据

职业性化学中毒的诊断具有很强的政策性和科学性。职业性化学中毒的诊断应有充分的资料,包括职业史、现场职业卫生调查、相应的临床表现和必要的实验室检查,并排除非职业因素所致的类似疾病,综合分析后,方可做出合理的诊断。

(1)职业史。包括现职工种、工龄、接触毒物的种类、生产工艺、操作方法、防护措施;既往工作经历,包括部队服役史、再就业史、打工史及兼职史等,这是职业性化学中毒诊断的重要前提。

(2)职业卫生现场调查。深入作业现场,进一步了解患者所在岗位的生产工艺过程、劳动过程、空气中毒物浓度、预防措施;同一接触条件下的其他人员有无类似发病情况等,从而判断患者在该条件下,有无中毒可能。

(3)症状与体征。在临床上资料收集和分析时,既要注意不同职业性化学中毒的共同点,又要考虑到各种特殊的和非典型的临床表现,不仅要排除其他职业性有害因素所致类似疾病,还要考虑职业病与非职业病的鉴别诊断。一般说来,急性职业性化学中毒因果关系较明确,而慢性职业性化学中毒的因果关系有时还难以确定。诊断分析应注意其临床表现与所接触毒物的毒作用性质是否相符,中毒的程度与其接触强度是否相符,注意各种症状体征发生的时间顺序及接触生产性毒物的关系。

(4)实验室检查、检测指标。主要包括:①接触指标,测定生物材料中毒物或代谢产物,如尿铅、血铅、尿酚、尿甲基马尿酸等。②效应指标,反应毒作用指标和反应毒物所致组织器官病损的指标,包括血、尿常规及肝、肾功能实验等。

二、职业性化学中毒急救和治疗原则

职业性化学中毒的治疗可分为病因治疗、对症治疗和支持疗法三类。病因治疗的目的是尽可能消除或减少致病的物质基础,并针对毒物致病的机制进行处理。及时合理的对症处理

是缓解毒物引起的主要症状，促进机体功能恢复的重要措施。支持疗法可改善患者的全身状态，促进康复。

(1)急性职业性化学中毒。①现场急救：患者应立即脱离中毒现场，进入空气新鲜的场所，保持呼吸道通畅。脱去污染的衣物，先用干布抹去污染物后，再用清水彻底冲洗污染处皮肤（注意水温）。在救治中注意保护心、肺、脑、眼等。严密注意意识状态、瞳孔、呼吸、脉搏、血压。有呼吸、循环障碍时，应及时进行复苏急救，遵循内科急救原则进行现场救治。②阻止毒物继续吸收：对吸入中毒者，可给予吸氧。经口中毒者，可引吐、洗胃、导泻。③解毒和排毒：常用的特效解毒剂如下：金属络合剂，主要有依地酸二钠钙（$CaNa_2EDTA$）、二乙三胺五乙酸三钠钙（DT-PA）、二巯基丙醇（BAL）、二巯基丁二酸钠（Na-DMS）、二巯基丁二酸等，可用于治疗铅、汞、砷、锰等金属和类金属中毒。高铁血红蛋白还原剂，常用的有亚甲蓝（美蓝），可用于治疗急性苯胺、硝基苯类高铁血红蛋白形成剂中毒。氰化物中毒解毒剂，如亚硝酸钠—硫代硫酸钠疗法，主要用于救治氰化物、丙烯腈等含“CN^-”的化学物急性中毒。有机磷农药中毒解毒剂：主要有氯解磷定、解磷定、阿托品等。氟乙酰胺中毒解毒剂，常用的有乙酰胺（解氟灵）等。④对症治疗：由于能作为职业中毒病因治疗的解毒药很有限，因而对症疗法在职业中毒的治疗中非常重要，可遵循内科治疗原则处理。

(2)慢性职业性化学中毒。中毒患者应脱离毒物接触，及早使用有关的特效解毒剂，但特效解毒剂为数不多，应针对慢性中毒的常见症状，进行及时合理的对症治疗，并注意适当的营养和休息，促进患者的康复。

三、职业性金属中毒

(一)铅中毒

铅（Pb）为一种质软、易锻的蓝灰色金属。原子量 207.20，密度 $11.3\times10^3 kg/m^3$，熔点 327℃，沸点 1 749℃。加热至 400～500℃时，即有大量铅蒸气逸出，在空气中氧化成氧化亚铅，并凝聚为铅烟。随着熔铅温度的升高，还可生成氧化铅、三氧化二铅、四氧化三铅。所有铅氧化物都以粉末状态存在，并易溶于酸。接触机会包括铅矿的开采和冶炼以及熔铅作业和使用铅化合物等。

铅及其化合物可通过呼吸道和消化道吸收。所吸收的只有 5% 存留体内。血液中 90% 以上的铅与红细胞结合，一部分在红细胞膜上，一部分与血红蛋白结合。体内铅负荷可分为两个代谢动力学库（骨和软组织），铅在骨内多，转运速度较慢，半衰期长达 20 多年。50% 的血铅来自骨骼，这是一个重要的内源性铅的来源。随着年龄的增长，铅在骨骼中的比例也增加，到了晚年可达 95%。铅中毒机制研究中，对铅所致卟啉代谢紊乱和影响血红素合成的研究最深入，并认为出现卟啉代谢紊乱是铅中毒重要和较早的变化。铅与细胞内蛋白质的巯基结合而干扰多种细胞酶类活性也是其中毒机制之一。

1. 主要毒作用及表现

职业性中毒基本上为慢性中毒，早期表现为乏力、关节肌肉酸痛、胃肠道症状等。随着接触增加，病情进展可表现为以下几个方面：

(1)神经系统。主要表现为类神经症，外周神经炎，严重者出现中毒性脑病。铅对外周神经损害可呈运动型、感觉型或混合型，患者表现为四肢伸肌瘫痪，产生“腕下垂”或肢端感觉障碍。铅中毒性脑病在职业中毒中极为少见。

（2）消化系统。表现为食欲不振、恶心、隐性腹痛、腹泻或便秘。重者可出现腹绞痛，多为突然发作，部位常在脐周。

（3）血液及造血系统。可有轻度贫血，多呈低色素正常细胞型贫血，卟啉代谢障碍，点采红细胞、网织红细胞、碱粒红细胞增多等。

（4）其他。口腔卫生不好者，在齿龈与牙齿交界边缘上可出现由硫化铅颗粒沉淀形成的暗蓝色线，即铅线。部分患者肾脏受损，表现为 Fanconi 综合征，伴有氨基酸尿、糖尿和磷酸盐尿。此外，尚可见引起月经失调、流产等。

2. 铅中毒的诊断原则

（1）铅吸收。有密切接触史，尚无铅中毒临床表现，尿铅≥0.39μmol/L 或 0.48μmol/24h（0.08mg/24h）；血铅≥2.40μmol/L（50μg/dL）；或诊断性驱铅试验后尿铅≥1.44μmol/L 且 <3.84μmol/L。

（2）轻度中毒。常有轻度类神经症，可伴有腹胀、便秘等症状，尿铅或血铅值升高。具有下列一项表现者，可诊断为轻度中毒：①尿：ALA≥23.8μmol/L 或 35.7μmol/24h；②尿粪卟啉半定量≥（++）；③FEP≥2.34μmol/L 或 ZPP≥2.07μmol/L；④经诊断性驱铅试验，尿铅≥3.84μmol/L 或 4.80μmol/24h 者。

（3）中度中毒。在轻度中毒的基础上，具有下列一项表现者，可诊断为中度中毒：①腹绞痛；②贫血；③中毒性周围神经病。

（4）重度中毒。具有下列一项表现者，可诊断为重度中毒：①铅麻痹；②铅脑病。

3. 铅中毒的处理原则

（1）铅吸收。可继续原工作，3～6 个月复查一次。

（2）轻度中毒。驱铅治疗后可恢复原工作，一般不必调离铅作业。

（3）中度中毒。驱铅治疗后原则上调离铅作业。

（4）重度中毒。必需调离铅作业，并给予治疗和休息。

4. 铅中毒的治疗方法

（1）驱铅疗法。主要用依地酸二钠钙（$CaNa_2$-EDTA）及二巯基丁二酸钠等金属络合剂驱铅。一般 3～4d 为一个疗程，一疗程间隔停药 3～4d。前者每日剂量为 1.0g 静脉注射或加于 25% 葡萄糖溶液静脉滴注，后者每日 1.0g，用生理盐水或 5% 葡萄糖液配成 5%～10% 浓度静脉注射。我国批准生产的新药二巯基丙磺酸（DMSA）副作用小，可口服驱铅。

（2）对症疗法。根据病情给予支持疗法，如有类神经症者给予镇静剂，腹绞痛发作可静脉注射葡萄糖酸钙或皮下注射阿托品。

（二）汞中毒

汞（Hg）俗称水银，为银白色液态金属，原子量 200.59，密度 $13.6\times10^3kg/m^3$，熔点 −38.9℃，沸点 356.6℃，常温下即能蒸发。接触机会包括：汞矿的开采与冶炼；电工器材、仪器仪表制造和维修；化工生产烧碱和氯气用汞作阴极电解食盐；塑料、染料工业用汞作催化剂；生产含汞药物及试剂；用汞齐法提取金银贵金属，用金汞齐镀金及镏金；用雷汞制造雷管做起爆剂；口腔科用银汞齐补牙；用汞作钚反应堆冷却剂。

1. 主要毒作用

金属汞主要以蒸气形式经呼吸道进入体内。汞盐及有机汞易被消化道吸收。汞及化合物在体内最初集中在肝，随后转移至肾脏，以近曲小管上皮组织内含量最多。汞易透过血—脑屏障和胎盘，并可经乳汁分泌。汞进入体内后与蛋白质的巯基具有特殊的亲和力，可干扰许多酶的活性。汞在体内可诱发生成金属硫蛋白，这是一种低分子富含巯基的蛋白质，主要蓄积在肾脏。汞主要经尿和粪排出，少量随唾液、汗液、毛发等排出。

2. 临床表现

(1)急性中毒。短时间吸入高浓度的汞蒸气或摄入可溶性汞盐可致急性中毒。多由意外事故或在密闭空间内工作造成。起病急，有咳嗽、呼吸困难、口腔炎和胃肠道症状，继之发生化学性肺炎伴有发绀、气促、肺水肿等。肾损伤早期表现为多尿，继之出现蛋白尿、少尿及肾衰。急性期恢复后可出现类似慢性中毒的神经系统症状。

(2)慢性中毒。主要引起神经系统症状，最早表现为类神经症，如易兴奋、激动、焦虑、记忆力减退和情绪波动。震颤是神经毒性的早期症状，开始为微细震颤，多在休息时发生，进一步发展为意向性粗大震颤，也可伴有头部震颤和运动失调，类似帕金森病。后期可出现幻觉和痴呆。口腔炎不及急性中毒时明显和多见。少数患者可有肾脏损害。

3. 诊断与处理原则

根据接触史、症状及尿汞检查，急性中毒诊断并不困难。慢性中毒主要依据职业史、症状和体征及尿汞和驱汞试验等，血汞和尿汞增高将有助于确定诊断。目前规定尿汞的上限值为250nmol/L(0.05mg/L)(双硫腙法)和100nmol/L(0.01mg/L)(冷原子吸收法)。患者应脱离汞接触作业，进行驱汞及对症治疗。口服汞盐患者不应洗胃，需尽快服蛋清、牛奶或豆浆，以使汞与蛋白质结合，保护被腐蚀的胃壁。也可用活性炭吸附汞。驱汞治疗主要应用巯基络合剂。急性中毒时应立即肌注二巯基丙醇，5mg/kg 体重。也可用青霉胺治疗。慢性中毒可视病情选用二巯基丙磺酸钠和二巯基丁二酸钠，前者 0.25g，肌内注射，每日 1～2 次，3～5d 一疗程，间歇3～4d 后进行下一疗程；后者0.5～1.0g，静脉注射，每日 1～2 次，疗程同上。2,3-二巯基-1-丙磺酸口服，剂量为0.1g 口服，每日 3 次，可连服几周。

(三)镉中毒

镉(Cd)是一种白色金属，熔点 320.9℃，沸点 767℃，密度 $8.65\times10^3kg/m^3$，易溶于稀硝酸。镉蒸气可迅速氧化成氧化镉烟。镉矿与锌、铅及铜矿共生，当冶炼这些金属或镉回收精炼时接触镉。从事电镀、制造工业颜料、塑料稳定剂、镍镉电池、光电池及半导体元件作业可接触到镉。非职业接触包括吸入含镉金属冶炼厂污染空气或摄入含镉废水灌溉生产的粮食。吸烟是慢性接触镉的另一来源。

1. 主要毒作用

镉可经呼吸道和消化道进入人体。经呼吸道进入的镉尘和镉烟，约 10%～40% 经肺吸收。消化道吸收不超过 10%，但当有铁、蛋白质、钙、锌缺乏时，镉吸收增加。吸收入血循环中的镉大部分与红细胞结合，主要和血红蛋白及金属硫蛋白结合，血浆中的镉主要和血浆蛋白结合。镉主要蓄积在肾脏和肝脏，肾镉含量约占体内总量的1/3，而肾皮质镉含量约占全肾的1/3。镉主要经肾脏缓慢排出，镉在体内的半衰期为8～30年。长期慢性接触镉，可引起肾近曲小管再吸收障碍，使镉排出增加，是镉产生肾毒性的一种表现。镉可诱导肝脏合成金属硫蛋白，镉摄入量增加时，金属硫蛋白的合成也增加，并经血液转移至肾脏，被肾小管吸收蓄积于肾。

2. 临床表现

(1)急性中毒。急性吸入高浓度的镉烟数小时后，出现咽痛、头痛、肌肉酸痛、恶心、口内金属味，继而发热、咳嗽、呼吸困难、胸部压迫感，严重者可发展为突发化学性肺炎，伴有肺水肿，肝、肾损害，可因呼吸衰竭而死亡。

(2)慢性中毒。低浓度长期接触可发生慢性中毒，最常见的是肾损害。主要表现为肾小管重吸收功能下降，以尿中低分子蛋白(分子量30 000以下)增加为特征，如β_2-微球蛋白。继续接触，可发展为Fanconi综合征，伴有氨基尿、糖尿、高钙和高磷酸盐尿。肾小管功能障碍可引起肾结石和骨软化病。慢性吸入镉尘和镉烟也可引起呼吸系统损伤和肺气肿。

3. 诊断与处理原则

急性中毒时，根据职业接触史和临床表现诊断不难。慢性中毒诊断比较困难，实验室检查，包括生物材料中镉含量的测定，尿蛋白，特别是低分子蛋白和肾功能检查有助于确定诊断。尿镉一般不超过0.01mg/g，尿中低分子蛋白测定包括对各种低分子蛋白的总量定性或定量，以及某种低分子蛋白定量，常检查β_2-微球蛋白。肾功能检查时，可见尿浓缩功能减弱，近曲小管最大吸收能力减弱。急性吸入氧化镉烟者应根据临床表现入院观察，注意急性肺损伤，对症治疗。严重者可用EDTA等络合剂治疗，但应严密监测肾功能，因络合剂可增加肾毒性。禁用二巯基丙醇。慢性中毒者，包括肾损伤、肺气肿及骨病，应脱离进一步接触。

(四)砷中毒

砷(As)，原子量74.9，熔点818℃，沸点615℃，密度5.13×10^3kg/m^3。在自然界中主要伴生于各种黑色或有色金属矿中，有灰、黄、黑三种同素异构体，其中灰色结晶具有金属性质，质脆而硬。不溶于水，溶于硝酸和王水，在潮湿空气中易氧化。铅、铜、金及其他含砷有色金属冶炼时，砷以蒸气状态逸散在空气中形成氧化砷。处理烟道和矿渣、维修燃烧炉等都可接触三氧化二砷粉尘。从事含砷农药(如砷酸铅、砷酸钙)、含砷防腐剂(如砷化钠)、除锈剂(如亚砷酸钠)等制造和应用的工人可接触砷。砷化物在玻璃工业中常作为颜料，砷合金用作电池栅极、轴承及强化电缆铅外壳。中医用雄黄(AsS)、三氧化二砷作为皮肤外用药。有色金属矿石和矿渣中的砷遇酸或受潮时，可产生砷化氢。非职业接触主要来源于砷污染的井水，敞灶燃烧含砷煤以及砷污染的食品。

1. 主要毒作用

砷及化合物可经消化道、呼吸道和皮肤吸收。职业中毒主要由呼吸道吸入所致。吸收入血的砷化合物主要与血红蛋白结合，随血液分布到全身各组织和器官，并沉积于肝、肾、肌肉、骨、皮肤、指甲和毛发。五价砷和砷化氢在体内转变为三价砷，吸收的三价砷大部分被代谢成二甲基砷酸和单甲基砷酸从尿中排出，少量砷可经粪便、皮肤、毛发、指甲、汗腺、乳汁和肺排出。砷可通过胎盘屏障。砷在体内的半衰期约为10h。砷是一种细胞原生质毒。在体内三价砷极易与巯基结合,从而引起含巯基的酶、辅酶和蛋白质生物活性及功能改变,这是砷中毒的重要机制。此外,砷进入血液循环后,可直接损害毛细血管,引起通透性改变。砷化氢,是强烈溶血性毒物,毒作用主要表现为大量溶血引起的一系列变化。溶血机制还不十分清楚,一般认为是由于砷化氢和血红蛋白结合后形成过氧化物,通过谷胱甘肽过氧化物酶的作用,大量消耗维持红细胞膜完整性的还原性谷胱甘肽所致。

2. 临床表现

(1)急性中毒。可因设备事故或违反操作规程大量吸入砷化物所致,但已很少见。主要表现为呼吸道症状,如咳嗽、喷嚏、胸痛、呼吸困难以及头痛、头晕、全身衰弱,甚至烦躁不安、痉挛和昏迷。恶心、呕吐和腹痛、腹泻等消化道症状出现较晚。严重者多因呼吸和血管中枢麻痹而死亡。口服砷化物中毒可发生在摄入后数分钟至数小时发生,主要为恶心、呕吐、腹痛及血样腹泻,寒战、皮肤湿冷、痉挛,严重者极度衰弱、脱水、少尿、尿闭和循环衰竭,并出现神经系统症状,兴奋、躁动不安、谵妄、意识模糊、昏迷,可因呼吸麻痹而死亡。急性中毒恢复后可有迟发性末梢神经炎,数周后表现出对称性远端感觉障碍,个别可有中毒性肝炎、心肌炎,以及皮肤损害。砷化氢急性中毒,可在吸入砷化氢数小时至十余小时内发生,出现急性溶血引发的症状和体征;腹痛、黄疸和少尿三联征是砷化氢中毒的典型表现。尿中可见大量血红蛋白、血细胞及管型尿,伴有头痛、恶心、腹痛、腰痛、胸部压迫感、皮肤青铜色、肝脾肿大等症状,严重者可导致急性肾功能衰竭。

(2)慢性中毒。职业慢性中毒主要是由呼吸道吸入所致,除一般类神经症外,主要表现为皮肤黏膜病变和多发神经炎。皮肤改变主要表现为脱色素和色素沉着加深、掌跖部出现点状或疣状角化。饮水型砷中毒患者,皮肤改变更为明显,表现为扩大的角化斑块或溃疡,可发展为 Bowen 病、基地细胞癌和鳞状细胞癌。砷诱导的末梢神经改变主要表现为感觉异常和麻木,严重病例可累及运动神经,伴有运动和反射减弱。此外,呼吸道黏膜受砷化物刺激可引起嗅觉减退、喉痛、咳嗽、咳痰、喉炎和支气管炎等。砷是确认的致癌物,职业暴露主要致肺癌和皮肤癌,也有报道与白血病、淋巴瘤及肝血管肉瘤有关。砷可通过胎盘屏障并引起胎儿中毒、胎儿体重下降或先天畸形。

3. 诊断与处理原则

急性中毒有明显接触史、典型临床表现及排泄物中有过量砷存在,诊断并不困难。慢性中毒诊断则需根据长期砷接触史,结合临床症状,特别是皮肤黏膜改变、多发神经炎、肝肾功能损害等,以及实验室检查综合诊断。

(1)急性中毒。急性职业中毒应尽快脱离现场,并使用解毒剂。经口中毒者应迅速洗胃、催吐,并投予活性炭和导泻。一经确诊,使用巯基络合剂二巯基丙醇,在第 1 ~ 2d,按 3 ~ 4mg/kg 体重肌内注射,1 次/4h;随后,按 3mg/kg 体重 1 次/12h,直到尿砷低于 50μg/d。也可用二巯基丙醇肌内注射或二巯基丁二酸钠静脉注射,并辅以对症治疗。

砷化氢中毒需严密监视血细胞变化和肾功能,碱性尿可减少血红蛋白在肾小管沉积和引起肾损伤,血浆游离血红蛋白高于 150mg/L 时或少尿是换血指征。如果发生急性肾衰,应进行血液透析,二巯基丙醇对砷化氢中毒无效。

(2)慢性中毒。职业性慢性砷中毒患者应暂时脱离接触砷工作,并视情况给予络合剂治疗;皮肤改变和多发性神经炎按一般对症处理。

(五)锰中毒

锰(Mn)为浅灰色金属。密度 $7.2\times10^3 kg/m^3$,熔点 1 224℃,沸点 1 962℃,质脆,反应活泼,溶于稀酸。二价盐类和二氧化锰最稳定。高温时,锰蒸气在空气中能迅速氧化成一氧化锰(灰色)和四氧化三锰(棕红色)烟尘。锰易与酸反应释出氢,盐类遇水则缓慢地生成氢氧化锰。锰矿的开采、运输和加工,制造锰合金。锰化合物用于制造干电池、焊料、氧化剂和催化剂等。用锰条电焊时,可发生锰烟尘。在油漆、火柴、鞣皮、化肥、防腐剂、染料、陶瓷或玻璃的色料以及纺织物漂白中,均能接触锰及其化合物。高锰酸钾可用作强氧化剂和消毒剂。

1. 主要毒作用

生产中主要以锰烟及锰尘的形式经呼吸道吸收而引起中毒,一般锰烟毒性高于锰尘。由于锰在胃液中的溶解度很低,经消化道吸收缓慢且不完全。除有机锰可经皮肤吸收以外,其他锰化合物基本不经皮肤吸收。进入血液中的锰与血浆中的 β_1 球蛋白结合为转锰素分布到全身,小部分进入红细胞形成锰卟啉,并迅速从血液中转移到富有线粒体的细胞中,以不溶于磷酸锰的形式蓄积于肝、肾、小肠、内分泌腺、胰、脑、骨、肌肉及毛发中,且细胞内锰约 2/3 贮留于线粒体内。锰可穿透血—脑屏障和胎盘,锰在豆状核和小脑中贮留较多。绝大多数锰经消化道由粪便排出,少量随尿排出,经唾液腺、乳腺和汗腺可排出微量。锰中毒机理不十分清楚。锰对线粒体有特殊亲和力,锰在富有线粒体的神经细胞和神经突触中,抑制线粒体内三磷酸腺苷酶和溶酶体中的酸性磷酸酶活力,从而影响神经突触的传导能力。此外,锰能引起多巴胺和5-羟色胺含量减少。锰又是一种拟胆碱样物质,可影响胆碱酯酶的合成,使乙酰胆碱蓄积,此与慢性锰中毒时出现的震颤麻痹有关。锰中毒死亡病例的苍白球和纹状体可见显著的细胞变性。

2. 临床表现

工业生产中以慢性锰中毒为主要类型。一般发病工龄 5 ~ 10 年。毒作用表现主要在神经精神系统方面,早期以神经衰弱综合征和植物神经功能紊乱为主,继而可出现明显的锥体外系神经受损症状。轻度中毒表现为嗜睡,继而出现失眠、头痛、乏力、记忆力减退等,部分患者表现为易激动、恶心、流涎增多、多汗等,四肢麻木或疼痛、夜间腓肠肌痉挛、两腿无力。中度中毒除上述表现外,可出现轻度的锥体外系神经障碍,肌张力增高,轻度震颤,两腿沉重、走路速度缓慢、易跌倒,举止缓慢、感情淡漠或冲动。重度中毒时,椎体外系神经障碍恒定而突出,常伴精神症状,并可出现椎体束神经损害,主要表现为帕金森病样症状,四肢肌张力增高呈"铅管样"或"齿轮样",书写时呈"小书写症",精神症状多为不自主哭笑,记忆力显著减退、智力下降,少数患者有冲动行为。

慢性锰中毒在脱离接触锰作业后,如未经治疗,病情仍会继续发展。妊娠、产后、更年期和精神刺激等因素均可使症状加重。此外,在工业中有时可见由于吸入大量新生的氧化锰烟尘后,引起"金属烟雾热"。锰合金及锰化合物对眼、黏膜和皮肤具轻度刺激作用,但高锰酸钾为强氧化剂,能导致眼及皮肤的急性损害。

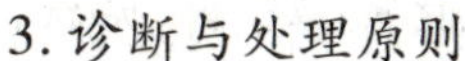
3. 诊断与处理原则

应根据确切的职业接触史和锥体外系损害为主的临床表现，参考作业环境调查、现场空气中锰浓度的测定等资料，进行综合分析，排除其他疾病如震颤麻痹、肝豆状核变性等，方可诊断。凡诊断为锰中毒者包括已愈的病人，不得继续从事锰作业。轻度中毒者治愈后可安排其他工作，重度中毒者应长期休息。早期可用金属络合剂如依地酸二钠钙等治疗，并适当给予对症治疗。出现明显的锥体外系损害或中毒性精神病时，治疗原则与神经—精神病相同。可用1g 依地酸二钠钙或 1g 二巯基丁二酸钠，加 10mL 生理盐水静脉注射，每日 1 次，3 次为一个疗程，间歇 4d，用药期间可见血、尿、粪锰增高。肌张力增强者可用苯海索或左旋多巴治疗。目前以依地酸二钠钙、左旋多巴或 5-羟色氨酸混合治疗效果较好。

四、刺激性气体中毒

刺激性气体是指对眼、呼吸道黏膜和皮肤具有刺激作用的一类有害气体。此类气体多具有腐蚀性，常因不遵守操作规程或容器等设备被腐蚀而发生跑、冒、滴、漏而污染作业环境。

（一）刺激性气体中毒的种类与特征

1. 种类

刺激性气体可分为如下几类：①酸：包括无机酸（如硫酸、盐酸、硝酸等）和有机酸（如甲酸、乙酸等）。②成酸氧化物：如二氧化硫、三氧化硫、二氧化氮、铬酐。③成酸氢化物：如氯化氢、氟化氢、溴化氢。④卤族元素：氯、氟、溴、碘。⑤卤化物：如光气、三氯化磷、四氯化钛等。⑥氨、胺：如氨、甲胺、乙胺、环已胺、乙二胺等。⑦酯类：如硫酸二甲酯、二异氰酸甲苯酯、氯甲酸甲酯、乙酸甲酯等。⑧醛类：如甲醛、乙醛、丙醛等。⑨醚类：如氯甲基甲醚等。⑩强氧化剂：如臭氧。⑪金属化合物：如氧化镉、羰基镍、五氧化二钒等。

2. 主要毒作用

刺激性气体通常以局部损害为主，刺激作用过强时引起全身反应。病变程度主要取决于吸入毒物的浓度、吸收速率和作用时间，病变部位与毒物的溶解度有关。高溶解度的氨、盐酸，接触到湿润的眼球结膜及上呼吸道黏膜时，立即附着在局部发生刺激作用；中等溶解度的氯、二氧化硫，低浓度时只侵犯眼和上呼吸道，而高浓度时则会侵犯全呼吸道；低浓度的二氧化氮、光气，对上呼吸道刺激性小，易进入呼吸道深部并逐渐与水分作用而对肺产生刺激和腐蚀，常引起肺水肿。液态的刺激性毒物直接接触皮肤黏膜可发生灼伤。

3. 临床表现

（1）急性刺激。眼结膜和上呼吸道炎症；喉头痉挛和水肿；化学性气管炎、支气管炎或肺炎；皮肤损害等。

（2）慢性影响。低浓度长期接触可见慢性结膜炎、鼻炎、支气管炎、牙齿酸蚀症，可伴发神经衰弱及消化道症状。

（3）中毒性肺水肿。是指吸入高浓度刺激性气体后所引起的肺间质及肺泡腔液体过多积聚为特征的疾病，最终可导致急性呼吸功能衰竭，是刺激性气体所致最严重的危害和职业病常见的急症之一。中毒性肺水肿的发生主要决定于刺激性毒物的毒性、水溶性、浓度、作用时间及机体的应激能力。易引起肺水肿较常见的刺激性气体有光气、二氧化氯、氨、氯、臭氧、氧化镉、羰基镍、溴甲烷、硫酸二甲酯、甲醛、丙烯醛等。其临床表现、严重程度及预后等随毒物种类、吸入剂量、个体差异、潜伏期和所给予处理的不同而异。

临床刺激性气体引起的肺水肿,严重时表现为急性呼吸窘迫和低氧血症,符合成人呼吸窘迫综合征(ARDS),属急性呼吸衰竭范畴。一般可把肺水肿的全过程分为四期:①刺激期:吸入刺激性气体后表现为上呼吸道炎症或合并有支气管肺炎。主要在短期内出现呛咳、气急、流涕、咽干、胸闷、呼吸困难及全身症状,如头痛、头晕、乏力、恶心、呕吐等症状。有时该期症状不突出。②潜伏期(诱导期):刺激期后,患者自觉症状减轻或消失,但潜在的病理变化仍在发展,实属假象期。潜伏期长短,主要取决于刺激性气体的溶解度、浓度和个体敏感性而异,浓度越高,潜伏期越短,一般为2~6h,水溶性小的可达36h,甚至72h。可出现轻度的气短、胸闷、肺部出现少许干性罗音,胸部X线片可见肺纹理增多,模糊不清。③肺水肿期:潜伏期过后,症状突然加重,出现剧咳、呼吸困难、烦躁不安、咯出大量粉红色泡沫性痰。体检可见口唇、指端明显发绀,两肺满布湿性罗音、血压下降、血氧分析可见低氧血症。胸部X线检查,早期肺纹增粗、紊乱,随着肺水肿加重,可见两肺散在约1~10mm大小不等的斑片状阴影,边缘模糊。也有由肺门向两肺野呈放射状大片云雾样融合阴影,状如蝴蝶。④恢复期:经过积极治疗,肺水肿可在2~3d内得到控制,一般3~4d症状体征减轻并逐步消失,X线变化约在1周内消失,7~11d基本恢复,多无后遗症。一氯甲烷引起的肺损害,可产生广泛的肺纤维化和支气管腺体肿瘤样增生,继而可引发呼吸功能衰竭。

4.诊断与处理原则

根据短期内接触较大量化学物的职业史,较快出现中枢神经系统和(或)肝、肾损害的临床表现,结合实验室检查和现场劳动卫生学调查资料,综合分析,排除其他病因所致类似疾病后,方可诊断。中毒性肺水肿是刺激性气体的主要危害,积极防治肺水肿是抢救中毒的关键。

(1)现场处理。立即脱离接触,脱去污染的衣物,保持安静、保暖。并用大量清水或中和剂彻底清洗被污染的部位。

(2)治疗原则。①保持呼吸道通畅:可给予雾化吸入、支气管解痉剂、去泡剂如二甲基硅酮,必要时施行气管切开术;②改善和维持通气功能:降低肺毛细血管通透性,改善微循环,应尽早、足量、短期应用激素;同时合理限制静脉补液,使用脱水剂和利尿剂,保持出入量负平衡;③合理氧疗:视缺氧程度,采取不同的给氧方式,鼻导管或鼻塞给氧仅适合轻症,肺水肿时多主张用呼气末正压呼吸(PEEP);④对症治疗、积极预防并发症:根据病情可采取镇静、解痉、止咳、定喘等治疗方法。预防发生继发性感染、酸中毒、气胸及内脏损伤。

(3)其他处理。轻、中度中毒治愈后,可恢复原工作,重度中毒治愈后,原则上调离刺激性气体作业。

(二)氯气中毒

氯(Cl_2)为黄绿色、具有异臭和强烈刺激性气体。分子量70.91,密度2.488g/L,沸点-34.6℃。易溶于水和碱性溶液,也易溶于二硫化碳和四氯化碳等有机溶剂。遇水可生成次氯酸和盐酸,次氯酸再分解为氯化氢和新生态氧,一直认为这是氯作为强氧化剂和漂白剂的基本反应。近年来的研究认为生物体内并不具备将次氯酸再分解为氯化氢和新生态氧的条件，其损害作用主要是由氯化氢和次氯酸所致。

1. 主要毒作用

低浓度时仅侵犯眼和上呼吸道，对局部黏膜有烧灼和刺激作用。高浓度或接触时间过长，产生的氯化氢和次氯酸，可引起支气管痉挛，可透过细胞膜，破坏膜的完整性、通透性及肺泡的气—血、气—液屏障，引起眼、呼吸道黏膜炎性水肿、充血、坏死，重者可致呼吸道深部病变甚至形成肺水肿。吸入高浓度氯气还可引起迷走神经反射性心搏骤停或喉痉挛，出现“电击样”死亡。

2. 临床表现

(1)急性中毒。①刺激反应：出现一过性眼和上呼吸道黏膜刺激症状，眼红、流泪、呛咳，体检可见眼结膜、鼻黏膜和咽部充血。肺部无阳性体征或偶有散在的干性罗音，一般24h内消退，胸部X线片表现为肺纹理增多、增粗，边缘不清，多以两下肺明显。②轻度中毒：主要表现为气管和支气管周围炎，出现呛咳、有少量痰、胸闷，两肺有散在干性罗音或哓鸣音，X线表现可正常或出现下肺野纹理增多、增粗、延伸、边缘模糊。③中度中毒：主要表现为支气管肺炎、间质性肺水肿或局限性肺泡性水肿或哮喘样发作。阵发性呛咳、咳痰、气急、胸闷明显，有时咯粉红色泡沫痰或痰中带血，伴有头痛、乏力、胃肠道反应和轻度发绀。两肺可有干、湿性罗音。X线可见散在或广泛的网状阴影，肺野透光度降低，有时可见单个或多个局限性密度增高的阴影，哮喘样发作者胸部X线可无异常发现。④重度中毒：出现弥漫性肺泡性肺水肿或中央性肺水肿；严重窒息、休克及中、深度昏迷；吸入高浓度氯气还可以引起窒息，或表现为成人呼吸窘迫综合征(ARDS)、反射性呼吸抑制或心搏骤停所致猝死；严重者可合并气胸或纵隔气肿等。胸部X线表现有大片状均匀密度增高阴影，边缘模糊、大小与密度不一的片状阴影，广泛分布于两肺野，少数呈蝴蝶翼状。

皮肤接触液氯可发生灼伤或急性皮炎。重度中毒者常伴有心、肝、胃肠及中枢神经系统症状，如惊厥、昏迷、消化道出血及急性心、肺、肾功能衰竭等。心电图常酷似冠心病或急性心肌梗死的波形变化。

(2)慢性作用。长期接触低浓度氯气可引起上呼吸道、眼结膜及皮肤刺激症状，慢性支气管炎、支气管哮喘、肺气肿和肺硬化的发病率较高。患者可有乏力、头晕等神经衰弱症状和胃肠功能紊乱，皮肤可发生痤疮样皮疹和疱疹，还可引起牙齿酸蚀症。

3. 诊断与处理原则

根据短期内吸入大量氯气后迅速发病，结合临床症状、体征、胸部X线表现，参考现场劳动卫生学调查结果，综合分析，排除其他原因引起的呼吸系统疾病，方可诊断。

(1)现场处理。立即脱离接触，保持安静和保暖。出现刺激反应者，严密观察至少12h，并予以对症处理。吸入量较多者应卧床休息，以免活动后病情加重，并应用喷雾剂、吸氧；必要时静脉注射糖皮质激素，有利于控制病情。

(2)合理氧疗。可选择适当的方式给氧，吸入氧浓度不应超过60%，使动脉氧分压维持在8~10kPa。如发生严重肺水肿或急性呼吸窘迫综合征，给予鼻面罩持续正压通气或气管切开呼吸末正压通气(PEEP)疗法，呼吸末压力宜在0.5kPa。

(3)应用糖皮质激素。应早期、足量、短程使用,并预防发生副作用。

(4)维持呼吸道通畅。可给予雾化吸入疗法、支气管解痉剂,去泡剂可用二甲基硅油(消泡静);如有指征应及时施行气管切开术。

(5)预防发生继发性感染。

(6)维持血压稳定,合理掌握输液及应用利尿剂,纠正酸碱和电解质紊乱,良好的护理及营养支持等。

中毒患者治愈后可恢复原工作,中毒后如常有哮喘样发作,应调离刺激性气体作业。

(三)氮氧化物中毒

氮氧化合物(NO_x)是氮和氧化合物的总称,俗称硝烟,为最常见的刺激性气体之一。主要有氧化亚氮(N_2O)、氧化氮(NO)、二氧化氮(NO_2)、三氧化二氮(N_2O_3)等。除二氧化氮外,其他氮氧化合物均不稳定,遇光、湿、热变成二氧化氮。生产中接触的氮氧化物主要是二氧化氮,在21.1℃时为红棕色气体,在21.1℃以下,呈暗褐色液体。分子量为46.01,沸点21.2℃,溶于碱、二硫化碳和氯仿,较难溶于水。性质较为稳定。制造硝酸、用硝酸浸洗金属或硝化有机物,制造硝基化合物如硝基炸药、硝化纤维、苦味酸等,苯胺染料的重氮过程,焊接、气割及电弧发光、卫星发射、火箭推进、汽车、内燃机排放的尾气及矿井、隧道用硝铵炸药爆炸时均含有或产生氮氧化物;存放谷仓中的青饲料或谷物经缺氧发酵也可产生氮氧化物。

1.主要毒作用

因二氧化氮难溶于水,故对上呼吸道黏膜的刺激作用弱,主要进入呼吸道深部,与细支气管及肺泡上的水逐渐起作用,生成硝酸和亚硝酸对肺组织产生刺激和腐蚀作用,使肺泡和毛细血管通透性增加,导致肺水肿;被吸收入血后形成硝酸盐和亚硝酸盐。硝酸盐可引起血管扩张和血压下降;亚硝酸盐能使血红蛋白氧化为高铁血红蛋白,引起组织缺氧。氮氧化合物种若以二氧化氮为主,主要引起肺损害;一氧化氮为主时高铁血红蛋白血症和中枢神经系统损害明显。

2.临床表现

氮氧化物引起肺水肿为迟发性病变,故与氮氧化物有密切接触史者应注意严密观察。

(1)轻度中毒。一般经过6~72h的潜伏期后,出现胸闷、咳嗽、咳痰等,可伴有轻度头晕、头痛、无力、心悸、恶心等症状。胸部有散在的干啰音。X线表现肺纹理增强或肺纹理边缘模糊。血气分析吸入空气时,动脉血氧分压低于预计值1.33~2.67kPa(10~20mmHg)。

(2)中度中毒。除上述症状外,可有呼吸困难、胸部紧迫感,咳嗽加剧,咳痰或咯血丝痰,轻度发绀。两肺可闻干啰音或散在湿啰音。X线表现可见肺野透光度减低、网状阴影或点片状阴影。血气分析在吸入低于50%高浓度氧时,动脉血氧分压大于8kPa(60mmHg)。

(3)重度中毒。可见肺水肿,表现为咳嗽加剧,咳大量白色或粉红色泡沫痰,呼吸窘迫,明显发绀。两肺可闻干湿罗音。X线表现两肺满布密度较低、边缘模糊的斑片状阴影或大小不等的云絮状阴影,可融合成大片状阴影。有的可并发较重程度的气胸、纵隔气肿或出现窒息。血气分析在吸入高于50%高浓度氧时,动脉血氧分压小于8kPa(60mmHg),可出现昏迷或窒息,急性呼吸窘迫综合征。

(4)迟发性阻塞性毛细血支气管炎。有些病人肺水肿基本恢复后2周左右,又突然发生咳嗽、胸闷及进行性呼吸窘迫等症状,有明显发绀,两肺可闻干啰音或湿罗音。X线可见两肺布满粟粒状阴影。应与粟粒状肺结核、矽肺、含铁血黄素沉着症相区别。

3. 诊断与处理原则

根据短期内吸入较大量的氮氧化合物的职业史，呼吸系统损害的临床表现和胸部 X 线征象，结合血气分析及现场劳动卫生学调查资料，综合分析，并排除其他原因所致的类似疾病，方可诊断。

(1)现场处理。迅速、安全脱离中毒现场，静卧、保暖，避免活动，立即吸氧；并给予对症治疗。

(2)对刺激反应者。应观察 24 ~ 72h，观察期内应严格限制活动，卧床休息，保持安静，并给予对症处理。

(3)保持呼吸道通畅。给予雾化吸入支气管解痉剂、去泡剂(如二甲基硅油)，必要时行气管切开术。

(4)早期、足量、短程应用糖皮质激素。

(5)合理氧疗。

急性轻、中度中毒，治愈后可恢复原工作；重度中毒患者视疾病恢复情况应调离刺激性气体作业。

(四)氨气中毒

氨(NH_3)为无色、具有强烈辛辣刺激性臭味的气体。分子量 17.04，沸点 -33.5℃，常温下加压可液化。极易溶于水而形成氨水(氢氧化铵)，呈强碱性，能碱化脂肪。与空气混合后能形成爆炸性气体。在制造碱、炸药、冷冻剂、石油精炼、氮肥化工、合成纤维、鞣皮、人造冰、油漆、塑料、树脂、染料、医药以及制造氢氟酸、氰化物和有机腈时，均使用或接触氨。

1. 主要毒作用

低浓度氨对黏膜有刺激作用。高浓度氨可造成组织溶解性坏死，引起皮肤及上呼吸道黏膜化学性炎症及烧伤、肺充血、肺水肿及出血，造成呼吸功能障碍，出现低氧血症，乃至成人呼吸窘迫综合征(ARDS)、心脑缺氧。氨被吸收后使血氨增高，三羧酸循环受到障碍。脑氨增高，可产生神经毒作用，开始兴奋，随后惊厥，继而嗜睡、昏迷。也可通过神经反射作用引起心跳和呼吸骤停。在肝脏解毒，形成尿素。

2. 临床表现

轻者表现为黏膜刺激症状。严重时产生肺水肿。喉头水肿或支气管黏膜脱落可致窒息。可出现中毒性肝、肾损害。可致角膜及皮肤灼伤。

3. 诊断与处理原则

根据短时间内吸入高浓度氨气职业史，以呼吸系统损害为主的临床表现和胸部 X 射线影像，结合血气分析检查及现场劳动卫生学调查结果，综合分析，排除其他病因所致类似疾病，方可诊断。

五、窒息性气体中毒

窒息性气体，是指经吸入使机体产生缺氧而直接引起窒息作用的气体，主要致病环节是引起机体缺氧。

(一)窒息性气体中毒的种类与特征

1. 窒息性气体的种类

根据其毒作用机制可分为两大类:

(1)单纯窒息性气体。其本身的毒性很低或属惰性气体,由于它们的存在可使空气中氧含量明显降低,使肺内氧分压下降,随后动脉血氧分压也降低,导致机体缺氧窒息,如氮气、甲烷、二氧化碳等。

(2)化学窒息性气体。经吸入能对血液和组织产生特殊的化学作用,使血液运送氧的能力或组织利用氧的能力发生障碍,引起组织缺氧或内窒息的气体。根据中毒机制的不同又可分为血液窒息性气体和细胞窒息性气体。前者可阻碍血红蛋白与氧的结合,影响血液氧的运输,从而导致机体缺氧,如一氧化碳等;后者主要抑制细胞内的呼吸酶,从而阻碍细胞对氧的利用,使机体发生细胞内窒息,如硫化氢、氰化氢等。

2. 毒作用特征

人体的正常生理活动依靠氧气的供给、摄取、运输和利用全过程的正常进行,窒息性气体可破坏这一过程的某一环节,从而引起机体缺氧乃至于窒息。窒息性气体共同的毒作用特点有:

(1)窒息性气体的主要致病环节均是可引起机体缺氧。

(2)脑对缺氧极为敏感,轻度缺氧时就会引起智力减退、注意力不集中、定向能力障碍等表现;较重时可有头痛、耳鸣、呕吐、乏力、嗜睡,甚至昏迷;进一步可发展为脑水肿。因此,治疗时,除进行有效的解毒治疗外,关键是脑缺氧的治疗和脑水肿的预防和处理。

(3)有效的解毒治疗必须针对窒息性气体的中毒机制和中毒条件。如一氧化碳中毒需针对形成碳氧血红蛋白及与氧竞争细胞色素氧化酶造成的缺氧;氰化氢中毒需针对体内解离出的氰离子所引起的缺氧;硫化氢中毒应针对其与氧化型细胞色素氧化酶结合,使之失去传递电子的能力而造成的细胞内窒息。

(4)慢性中毒,尚未确证。一氧化碳长期低浓度接触者,虽有较明显的神经功能和循环系统的影响,但很少见客观体征,且可产生一氧化碳的适应性;长期接触氰化氢的作业者,虽会出现慢性刺激症状、类神经症、自主神经功能紊乱、肌肉酸痛及甲状腺肥大等,但无特异性指标可供判断参考,诊断尚有一定困难;硫化氢的慢性影响亦相类似,有人认为,慢性中毒只是反复急性轻度中毒的结果。

3. 毒作用表现

(1)缺氧表现。①中枢神经系统早期表现为头痛、兴奋、烦躁、肌肉抽搐;晚期出现语言障碍、定向障碍、嗜睡、昏迷。②呼吸、循环系统早期表现为呼吸加快、心跳过速、血压升高;晚期呼吸浅促、发绀、心动过速、心律不齐、血压下降,最终出现心衰、休克和呼吸衰竭。③肝、肾功能障碍,出现 GTP 升高、黄疸、蛋白尿、血尿、血 BUN 升高、尿毒症。④持续严重缺氧,因二氧化碳潴留出现麻醉现象:头痛、嗜睡、扑翼震颤、神志淡漠和昏迷。腱反射消失,椎体束征阳性。呼吸变慢、血压下降、心律不齐、脉洪大、四肢皮肤潮湿、出汗多。

(2)脑水肿。表现为颅内压升高的症状,头痛、呕吐、血压升高、心率减慢,呼吸浅慢、抽搐、昏迷。眼底检查可见视网膜及乳头水肿。值得注意的是缺氧所致的脑水肿以细胞内水肿为主,因此早期颅内压增高不明显,相应的临床症状及眼底改变也不显著。

(3)其他。急性一氧化碳中毒时面颊部出现樱桃红色,色泽鲜艳而无明显的青紫。急性氰化物中毒时可表现为无发绀性缺氧和末梢性呼吸困难。缺氧性心肌损害和肺水肿。

4.治疗及处理原则

(1)输氧。目前常用的给氧方式主要是鼻导管,其次是面罩。均应强调给予较高浓度(40%~60%)的氧气吸入,可提高血氧张力,而且对受到毒物抑制的细胞呼吸酶也具有激活作用。

(2)解毒。如急性氰化物中毒时采用亚硝酸钠和硫代硫酸钠联合解毒疗法。

(3)肾上腺皮质激素,一般认为对血管性脑水肿疗效显著,对细胞性脑水肿疗效差和无疗效,但根据国内职业病临床经验,认为激素对急性中毒性脑水肿有一定的效果,仍应使用。

(4)钙通道阻滞剂。

(5)对症及支持疗法。予谷胱甘肽作为辅助解毒剂以加强细胞氧化能力,加速对毒物的解毒作用。低温与冬眠减少脑耗氧量,能减低神经细胞膜通透性,并有降温作用,有利于保护脑细胞,减轻中毒缺氧所致的脑损害。甘露醇高渗脱水剂治疗脑水肿,二联抗生素抗感染。能量合剂及细胞色素C、二磷酸果糖、脑活素等。抗氧自由基药物有大剂量维生素E、维生素C、β胡萝卜素及小剂量微量元素硒等。

(二)一氧化碳中毒

一氧化碳(CO)为无色、无味、无臭、无刺激性气体。分子量28.01,密度0.967g/L,沸点-190℃。不溶于水,易溶于氨水。易燃易爆,在空气中爆炸极限为12.5%~74%。不易为活性炭吸附。含碳物质的不完全燃烧过程均可产生一氧化碳。生产中接触一氧化碳的作业较为广泛。

1.主要毒作用

一氧化碳经呼吸道吸收入血液循环,80%~90%与血红蛋白发生紧密可逆结合,形成碳氧血红蛋白(HbCO),使之失去携氧功能。约10%~15%与血管外血红素蛋白如肌蛋白、细胞色素氧化酶等结合。一氧化碳与血红蛋白的亲和力比氧与血红蛋白的亲和力大240倍,同时碳氧血红蛋的解离速度比氧合血红蛋白(HbO_2)的解离速度慢3 600倍。碳氧血红蛋白也影响氧合血红蛋白的解离,阻碍氧的释放。由于组织受到双重缺氧的作用,导致低氧血症。一氧化碳与肌红蛋白结合,影响氧从毛细血管弥散到细胞的线粒体,损害线粒体功能。一氧化碳还能与线粒体中细胞色素结合,阻断电子传递链,抑制组织呼吸。一氧化碳还能与氧竞争细胞色素氧化酶造成细胞内窒息。

2.临床表现

(1)轻度中毒。出现剧烈的头痛、头昏、四肢无力、心跳、眼花、恶心、呕吐、步态不稳,出现轻至中度意识障碍,但无昏迷。血液碳氧血红蛋白浓度可高于10%。

(2)中度中毒。除上述症状外,面色潮红、多汗、脉快,出现浅至中度昏迷,经抢救恢复后无明显并发症。血液碳氧血红蛋白浓度可高于30%。

(3)重度中毒。除上述症状外,出现深昏迷或植物状态。常见瞳孔缩小,对光反射正常或迟钝,四肢肌张力增高,可出现大小便失禁。加重可并发脑水肿、休克或严重的心肌损害、肺水肿、呼吸衰竭、上消化道出血、脑局灶损害如锥体系或椎体外系损害。血液碳氧血红蛋白浓度可高于50%。

(4)急性一氧化碳中毒迟发脑病。急性一氧化碳中毒意识障碍恢复后,经2~60d的"假愈期",又出现神经、精神症状。如痴呆、谵妄或去大脑皮层状态;椎体外系障碍,出现帕金森病的表现;椎体系损害,出现偏瘫、病理反射阳性或大小便失禁等;大脑皮层功能障碍如失语、失明等,或出现继发性癫痫。

(5)慢性影响。长期接触低浓度一氧化碳是否可引起慢性中毒尚无定论,但有的学者认为可出现神经系统症状,如头痛、头晕、耳鸣、无力、记忆力减退及睡眠障碍。

3. 诊断与处理原则

根据吸入较高浓度一氧化碳的接触史和急性发生的中枢神经系统损害的症状和体征,结合血中的碳氧血红蛋白及时测定结果,现场卫生学调查及空气中一氧化碳浓度测定资料,并排除其他病因后,可诊断急性一氧化碳中毒。诊断分级依据《职业性急性一氧化碳中毒诊断标准》。

处理原则包括:①迅速将患者移离中毒现场至通风处,注意保暖,密切观察意识状态。②轻度中毒者可给予氧气吸入及对症治疗。③中度及重度中毒应积极给予常压口罩吸氧治疗,有条件时应给予高压氧疗。重度中毒者视病情应给予消除脑水肿,促进脑血液循环,维持呼吸循环功能及镇静等治疗。加强护理、积极防治并发症及预防迟发性脑病。④对迟发脑病者,可给予高压氧、糖皮质激素、血管扩张剂或抗帕金森病药物与其他对症及支持治疗。

轻度中毒经治愈后仍可从事原工作;中度中毒经治疗恢复后,应暂时脱离一氧化碳作业并定期复查,观察两个月仍无迟发脑病出现,仍可从事原工作;重度中毒及出现迟发脑病者,虽经治疗恢复,皆应调离一氧化碳作业。

(三)氰化氢中毒

氰化氢(HCN)为无色气体,有苦杏仁味。分子量27.03,蒸气密度0.94g/L,沸点25.7℃,易蒸发,在空气中均匀弥散。易溶于水、乙醇和乙醚。氰化氢在空气中可燃烧,含量达5.6%~12.8%(V/V)时具有爆炸性。

1. 主要毒作用

氰化氢主要经呼吸道进入人体,高浓度蒸气和氢氰酸液体可直接经皮肤吸收。氰化氢以及其他氰化物的毒性主要是在体内解离出的氰离子(CN^-)所引起。中毒的可能机制包括:

(1)CN^-可抑制42种酶的活性,但它与细胞呼吸酶的亲和力最大,能迅速与细胞色素酶的Fe^{3+}结合,使细胞色素失去传递电子的能力,呼吸链中断,组织不能摄取和利用氧,引起细胞内窒息。此时,血液为氧所饱和,但不能被组织利用。因此氰化物中毒时,皮肤、黏膜呈樱桃红色。

(2)CN^-能与血液中约2%正常存在的高铁蛋白相结合,血液中的高铁血红蛋白增加,对细胞色素可起到保护作用。

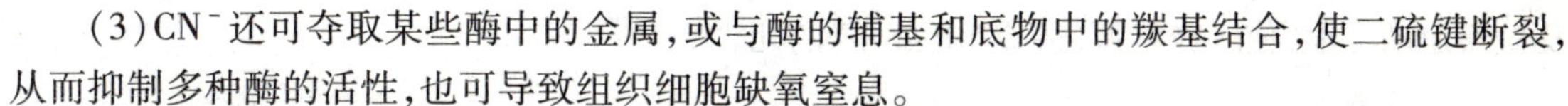

(3)CN^-还可夺取某些酶中的金属,或与酶的辅基和底物中的羰基结合,使二硫键断裂,从而抑制多种酶的活性,也可导致组织细胞缺氧窒息。

2. 临床表现

(1)轻度中毒。表现为眼及上呼吸道黏膜刺激症状,乏力、头痛、头昏,口唇及咽部麻木,皮肤和黏膜红润,并可出现恶心、呕吐、震颤等。经治疗,2~3d可恢复。

(2)严重中毒。患者先出现轻度中毒症状,由于缺氧加重,继而出现意识丧失,呼吸极度困难,瞳孔散大,出现惊厥;皮肤和黏膜呈鲜红色,逐渐转为发绀,最后由于呼吸中枢麻痹和心跳停止而死亡。临床经过可分为四期:前驱期;呼吸困难期;痉挛期;麻痹期。

氰化氢属剧毒类,在短时间内如果高浓度吸入,可无任何先兆症状而突然昏倒,呼吸骤然停止而致"电击样"死亡。

(3)长期吸入较低浓度的氰化氢的作业者可出现慢性刺激症状,如眼结膜炎、上呼吸道炎、嗅觉和味觉异常。还可出现类神经症,表现为乏力、头痛、胸部压迫感、失眠、腹痛、血压偏低。肌肉酸痛,甚至强直发僵、活动受限。也有报道称引起不同程度的甲状腺肿大。

3. 诊断与处理原则

主要根据吸入较高浓度的氰化氢的接触史;典型的临床表现,如中毒早期呼出气或呕吐物中有杏仁气味,皮肤、黏膜及静脉血呈鲜红色为特征,有助诊断;并结合现场卫生学调查及空气中氰化氢浓度测定资料;同时应与其他原因引起的中毒、脑血管疾病、心肌梗死等所致的猝死或昏迷相鉴别。

治疗原则包括:①立即脱离现场,就地及时治疗。脱去污染衣服,清洗被污染的皮肤。同时应用解毒剂。呼吸、心搏骤停者,按心脏复苏方案治疗。②解毒剂的应用,如"亚硝酸钠—硫代硫酸钠"疗法,4-二甲基氨基苯酚(4-DMAP)的应用。4-DMAP为新型高铁血红蛋白生成剂,形成高铁血红蛋白的速度比亚硝酸钠快,对平滑肌无扩张作用,不引起血压下降,且给药方便,可代替亚硝酸钠。使用本药后严禁再用亚硝酸类药物,以防止形成高铁血红蛋白血症。③对症治疗。

(四)硫化氢中毒

硫化氢(H_2S)为无色气体,具有腐败臭蛋味,蒸气密度1.19g/L,易积聚在低洼处。可燃,易溶于水、乙醇、汽油、煤油和原油,呈酸性反应。能与大部分金属反应形成黑色硫酸盐。硫化氢一般为生产过程中产生的废气,很少直接应用。

1. 主要毒作用

H_2S为剧毒气体,主要经呼吸道进入,在血液内可与血红蛋白结合为硫血红蛋白,一部分游离的H_2S主要经肺排出,一部分氧化为无毒的硫酸盐和硫代硫酸盐,随尿液排出。H_2S遇到潮湿的黏膜迅速溶解,并与体液中钠离子结合为碱性Na_2S,对黏膜和组织产生刺激和腐蚀作用。体内的H_2S如未及时被氧化解毒,能与氧化型细胞色素氧化酶中的二硫键或与三价铁结合,使之失去传递电子的能力,造成组织细胞内窒息,尤以神经系统为敏感。H_2S能使脑和肝中的三磷酸腺苷酶活性降低,结果造成细胞缺氧窒息,并明显影响脑细胞功能。高浓度H_2S可作用于颈动脉窦及主动脉的化学感受器,引起反射性呼吸抑制,且可直接作用于延髓的呼吸及血管运动中枢,使呼吸麻痹,造成“电击样”的死亡。

2. 临床表现

(1)轻度中毒,出现眼胀痛、畏光、咽干、咳嗽,轻度头痛、头晕、乏力、恶心、呕吐等症状。检查见眼结膜充血,肺部可有干啰音。X 线胸片显示肺纹理增强。

(2)中度中毒,有明显的头痛、头晕症状,并出现轻度意识障碍。或有明显的黏膜刺激症状,出现咳嗽、胸闷、视物模糊、眼结膜水肿及角膜溃疡等。肺部可闻干性或湿性罗音,X 线胸片显示两肺纹理模糊,肺野透亮度降低或有片状密度增高阴影。

(3)重度中毒,可出现昏迷、肺泡性肺水肿、呼吸循环衰竭或“电击样”死亡。

(4)慢性影响,长期接触低浓度 H_2S 可引起眼及呼吸道慢性炎症,甚至可致角膜糜烂或点状角膜炎。全身可出现类神经症、中枢性自主神经功能紊乱,也可损害周围神经。

3. 诊断与处理原则

根据短期内吸入较大量硫化氢的职业接触史,出现中枢神经系统和呼吸系统损害为主的临床表现,参考劳动卫生学调查,综合分析并排除其他类似表现的疾病,方可诊断。诊断分级标准参考《职业性急性硫化氢中毒诊断标准》。

处理原则包括:①迅速脱离现场,吸氧、保持安静、卧床休息,严密观察,注意病情变化。②抢救、治疗原则以对症及支持疗法为主,积极防治脑水肿、肺水肿,早期、足量、短程使用肾上腺糖皮质激素。对中、重度中毒,有条件者应尽快安排高压氧治疗。③对呼吸、心搏骤停者,立即进行心、肺复苏,待呼吸、心跳恢复后,有条件者尽快高压氧治疗,并积极对症、支持治疗。

急性轻、中度中毒者痊愈后可恢复原工作,重度中毒者经治疗恢复后应调离原工作岗位。

(五)甲烷中毒

甲烷(CH_4)俗称沼气,无色、无臭、无味的易燃气体。分子量 16.06,密度 0.55g/L,沸点 -161℃。微溶于水,溶于乙醇、乙醚。常是煤矿爆炸(瓦斯爆炸)的原因,自燃极限 5% ~15%(V/V),爆炸极限 5.3% ~14%(V/V)。甲烷主要用于制造乙炔、氢气、合成氨及制备炭黑、硝基甲烷、二硫化碳和氢氰酸等,生产过程中发生事故引起中毒。甲烷是天然气、沼气和油田气的主要成分,为煤矿内的废气,通风不良或忽略防护可致中毒。

1. 主要毒作用

甲烷对人体基本无毒。麻醉作用极弱。呼吸道吸入,大部分以原形呼出。甲烷浓度增加会使空气中氧含量降低,引起机体缺氧,在极高浓度时是一种单纯窒息性气体。

2. 临床表现

主要是缺氧的表现。轻者为头痛、头晕、乏力、呼吸加速、心率加快、注意力不集中等症状,脱离接触呼吸新鲜空气后症状可迅速消失。严重者可表现为烦躁、心悸、胸闷、呼吸困难、意识障碍、共济失调、昏迷,若不及时脱离现场,可窒息死亡。皮肤接触含甲烷的液化气,可引起冻伤。

3. 诊断与处理原则

根据短期内吸入较大量甲烷职业接触史,出现缺氧为主的临床表现,参考劳动卫生学调查,综合分析并排除其他类似表现的疾病,方可诊断。迅速脱离现场,呼吸新鲜空气或吸氧,注意保温，间歇给氧，必要时选用高压氧疗。呼吸、心跳停止时，应立即给予心、肺复苏。对症处理，注意防治脑水肿。忌用抑制呼吸中枢的药物，如吗啡等。

六、有机溶剂中毒

有机溶剂主要是指那些可以溶解难溶于水的油脂、树脂、染料、蜡、烃类等有机化合物的液体，其本身也为有机化合物。这类化合物种类甚多，按其化学结构可大致分为如下10类：①芳香烃类，如苯、甲苯、二甲苯、苯乙烯等；②脂肪烃类，如汽油、正己烷、煤油等；③脂环烃类，如环己烷等；④卤代烃类，如氯仿、氯乙烷、氯苯等；⑤醇类，如甲醇、乙醇等；⑥醚类，如乙醚、四氢呋喃等；⑦酯类，如甲酸酯、乙酸酯等；⑧酮类，如丙酮、环己酮等；⑨二醇类，如乙二醇、乙二醇单乙醚等；⑩其他，如二硫化碳、吡啶、乙氰、二甲基甲酰胺等。

有机溶剂大多用于工业生产或化学实验的反应介质，其次作为内燃机燃料（石油制品、芳香烃等）、油漆原料和稀释剂（如芳香烃、脂烃、酯类、氯代烃等）、印刷油墨稀释剂（同上）、清洁去污剂（氯代烃）等；此外，还用作医药化工原料或添加剂原料，也被用作萃取剂、防腐剂、脱蜡剂、杀虫剂、黏结剂、精密钻头润滑剂、内燃机燃料抗冻剂等。

从卫生学角度着眼，有如下特点：①常温常压下为液体，挥发性强，具有各自独特气味；②大多易燃易爆；③脂溶性强，不溶或微溶于水。其还具有下列共同毒性：①刺激作用，其蒸气可致流泪、流涕、呛咳，重者可引起化学性肺炎、肺水肿；液体直接接触皮肤可造成皲裂，个别溶剂尚可引起灼伤或接触性皮炎；②麻醉作用，急性大量吸入可产生先兴奋后抑制的麻醉作用，严重者可迅速昏迷、死亡；长期低浓度吸入可引起神经衰弱综合征。

除上述共同毒性外，不少有机溶剂尚有其特殊毒性，如：①神经毒性，重者如中毒性脑病（常见毒物为二硫化碳、溴乙烷、汽油、苯等）、中毒性周围神经病（常见毒物为磷酸二邻甲苯酯、甲醇、三氯乙烯等）；②肝肾毒性，可引起急性重型肝炎、脂肪肝、急性肾小管坏死、肾小球损伤等，常见毒物为卤代烃、酚类、吡啶、二醇类、汽油等；③造血毒性，主要由较长时间接触苯引起，可致白细胞减少、再生障碍性贫血，甚至白血病。

有机溶剂可经呼吸道、消化道及皮肤吸收，前者最为主要。其代谢途径各异，但均可以原形排出一部分，故可根据呼气、血或尿中原形物的测定协助诊断；其代谢产物的测定也有重要的参考价值。有机溶剂中毒的预防除杜绝设备跑、冒、滴、漏情况，提高机械自动化水平，加强作业区通风状况及工人个人防护设备，做好安全教育、安全监督外，认真的健康监护及就业前体检，及早筛出职业禁忌征及可疑中毒患者，具有重要意义。

（一）苯中毒

苯（C_6H_6）在常温下为带特殊芳香味的无色液体，沸点80.1℃，极易挥发，蒸气密度为2.77g/L。自燃点为562.22℃，爆炸极限为1.4%～8%，易着火。微溶于水，易溶于乙醇、氯仿、乙醚、汽油、丙酮、二硫化碳等有机溶剂。

苯在生产中被广泛使用：①作为有机化学合成中常用的原料，如制造苯乙烯、苯酚、药物、农药、合成橡胶、塑料、洗涤剂、染料、炸药等；②作为溶剂、萃取剂和稀释剂，用于生药的浸渍、提取、重结晶，以及油漆、油墨、树脂、人造革、粘胶和喷漆制造；③苯的制造，如焦炉气、煤焦油的分馏、石油的裂化重整与乙炔合成苯；④用作燃料，如工业汽油中苯的含量可高达10%

以上。

1. 主要毒作用

苯在生产环境中以蒸气形式由呼吸道进入人体,皮肤吸收很少,经消化道吸收完全,但实际意义不大。苯进人体内后,主要分布在含类脂质较多的组织和器官中。一次大量吸入高浓度的苯,大脑、肾上腺与血液中的含量最高;中等量或少量长期吸入时,骨髓、脂肪和脑组织中含量较多。

苯代谢产物(主要是酚类物质)被转运到骨髓或其他器官,可能表现为骨髓毒性和致白血病作用。迄今,苯的毒作用机制仍未完全阐明,目前认为主要涉及:①干扰细胞因子对骨髓造血干细胞的生长和分化的调节作用。骨髓基质是造血的微环境,在调节正常造血功能上起关键作用,苯代谢物以骨质基质为靶部位,降低造血正调控因子白介素 IL-1 和 IL-2 的水平;活化骨髓成熟白细胞,产生高水平的造血负调控因子肿瘤坏死因子 TNF-α。②氢醌与纺锤体纤维蛋白共价结合,抑制细胞增殖。③损伤 DNA,其机制有二:一是苯的活性代谢物与 DNA 共价结合;二是代谢产物引发氧化性应激,对 DNA 造成氧化性损伤。通过上述两种机制诱发突变或染色体的损伤,引起再生障碍性贫血或因骨髓增生不良,最终导致急性髓性白血病。④癌基因的激活。肿瘤的发生往往并非单一癌基因的激活,通常是两种或两种以上癌基因突变的协同作用。苯致急性髓性白血病可能与 ras、c-fos、c-myc 等癌基因的激活有关。

2. 临床表现

(1)急性苯中毒,是由于短时间吸入大量苯蒸气引起,主要表现为中枢神经系统的麻醉作用。轻者出现兴奋、欣快感、步态不稳,以及头晕、头痛、恶心、呕吐、轻度意识模糊等。重者神志模糊加重,由浅昏迷进入深昏迷状态或出现抽搐。严重者导致呼吸、心跳停止。实验室检查可发现尿酚和血苯增高。

(2)慢性苯中毒,长期接触低浓度苯可引起慢性中毒,其主要临床表现如下:①神经系统:多数患者表现为头痛、头昏、失眠、记忆力减退等类神经症,有的伴有植物神经系统功能紊乱,如心动过速或过缓,皮肤划痕反应阳性,个别病例有肢端麻木和痛觉减退表现。②造血系统:慢性苯中毒主要损害造血系统。轻度中毒,表现为血象检查异常。重度中毒者常因感染而发热,齿龈、鼻腔、黏膜和皮下常见出血,眼底检查可见视网膜出血。最早和最常见的血象异常表现为持续性白细胞计数减少,主要是中性粒细胞减少,白细胞分类中淋巴细胞相对值可增加到40%左右。中度中毒患者可见红细胞计数偏低或减少,重度中毒者红细胞计数、血红蛋白、白细胞(主要是中性粒细胞)、血小板、网织红细胞都明显减少,淋巴细胞百分比相对增高。

苯可引起各种类型的白血病,苯与急性髓性白血病密切相关。国际癌症研究中心(IARC)已确认苯为人类致癌物。

此外,经常接触苯,皮肤可脱脂,变得干燥、脱屑以至皲裂,有的出现过敏性湿疹、脱脂性皮炎。苯还可损害生殖系统,女性表现为月经异常,自然流产、胎儿畸形率增高;苯对免疫系统也有影响,接触苯工人血 IgG、IgA 明显降低,而 IgM 增高。接触苯的工人染色体畸变率可明显增高。

3. 诊断与处理原则

(1)急性苯中毒的诊断是根据短期内吸入高浓度苯蒸气,临床表现有意识障碍,并排除其他疾病引起的中枢神经功能改变，方可诊断为急性苯中毒；又按意识障碍程度，分为轻度和重度二级。

(2)慢性苯中毒的诊断是根据较长时间密切接触苯的职业史，临床表现主要有造血抑制，也可有增生异常，参考作业环境调查及现场空气中苯浓度测定资料，进行综合分析，并排除其他原因引起的血象改变，方可诊断慢性苯中毒；慢性苯中毒又按血细胞受累及的系列和程度，以有无恶变分为轻、中、重三级，参考国家《职业性苯中毒的诊断》标准。

(3)处理原则包括：①急性中毒，应迅速将中毒患者移至空气新鲜处，立即脱去被污染的衣服，用肥皂水清洗被污染的皮肤，注意保暖。急性期应卧床休息。急救原则与内科相同，可用葡萄糖醛酸，忌用肾上腺素。病情恢复后，轻度中毒一般休息3～7d即可工作。重度中毒的休息时间，应按病情恢复程度而定。②慢性中毒无特效解毒药，治疗根据造血系统损害所致血液疾病对症处理。可用有助于造血功能恢复的药物，并给予对症治疗。再生障碍性贫血或白血病的治疗原则同内科。工人一经确诊，即应调离接触苯及其他有毒物质的工作。在患病期间应按病情分别安排工作或休息。轻度中毒一般可从事轻工作，或半日工作；中度中毒根据病情，适当安排休息；重度中毒全休。

(二)甲苯与二甲苯中毒

甲苯($C_6H_5CH_3$)、二甲苯[$C_6H_5(CH_3)_2$]均为无色透明，带芳香气味、易挥发的液体。甲苯沸点110.4℃，蒸气密度3.90g/L。二甲苯有邻位、间位和对位三种异构体，其理化特性相近；沸点8.4～144.4℃，蒸气密度3.66g/L，均不溶于水，可溶于乙醇、丙酮和氯仿等有机溶剂。作为溶剂或稀释剂用于油漆、喷漆、橡胶、皮革等工业；也可作为汽车和航空汽油中的掺加成分。

1.主要毒作用

甲苯、二甲苯可经呼吸道、皮肤和消化道吸收。吸收后主要分布在含脂丰富的组织，以脂肪组织、肾上腺最多，其次为骨髓、脑和肝脏。

甲苯80%～90%氧化成苯甲酸，并与甘氨酸结合生成马尿酸，可与葡萄糖醛酸结合，皆随尿排出。甲苯以原形经呼吸道排出一般占吸入量的3.8%～24.8%。二甲苯60%～80%在肝内氧化，主要产物为甲基苯甲酸，甲基苯甲酸与甘氨酸结合为甲基马尿酸，随尿排出。二甲苯经呼吸道排出的比例较甲苯小。高浓度甲苯、二甲苯主要对中枢神经系统产生麻醉作用；对皮肤黏膜的刺激作用较苯为强，直接接触可引起皮肤红斑、干燥、脱脂及皲裂等，纯甲苯、二甲苯对血液系统的影响不明显。

2.临床表现

(1)急性中毒，是短时间内吸入高浓度甲苯和二甲苯出现中枢神经系统功能障碍和皮肤黏膜刺激症状。轻者表现为头痛、头晕、步态蹒跚、兴奋，轻度呼吸道和黏膜的刺激症状。严重者出现恶心、呕吐、意识模糊、躁动、抽搐，以至昏迷，呼吸道和眼结膜出现明显刺激症状。

(2)慢性中毒，是长期接触低浓度甲苯和二甲苯出现不同程度的头晕、头痛、乏力、睡眠障碍和记忆力减退等症状。末梢血象可出现轻度、暂时性改变，脱离接触后可恢复正常。皮肤接触可致慢性皮炎、皮肤皲裂等。

3. 诊断与处理原则

根据短时间内吸入较高浓度的甲苯或二甲苯的职业接触史，结合以神经系统损害为主的临床表现及劳动卫生学调查，综合分析排除其他类似疾病，方可诊断。甲苯中毒诊断依据“职业性急性甲苯中毒诊断标准”。

处理原则：①急性中毒，迅速将中毒者移至空气新鲜处，急救同内科处理原则。可给葡萄糖醛酸或硫代硫酸钠以促进甲苯排泄，如合并心、肾、肝、肺等器官的损害，应相应的对症处理。一般休息 3 ~7d 可恢复工作，较重者可适当延长休息时间，痊愈后可恢复原工作。②慢性中毒，主要对症治疗。轻度中毒患者治愈后可恢复原工作；重度中毒者应调离原工作岗位，并根据病情恢复情况安排休息或工作。

(三)二硫化碳中毒

二硫化碳(CS_2)，为易挥发的液体，分子量 76.14。纯品无色，具有醚样气味，工业品为黄色，有烂萝卜气味。沸点 46.3℃。蒸气密度 2.6g/L，与空气形成易燃混合物，爆炸下限和上限分别为 1.0% 和 50.0%。几乎不溶于水，可与脂肪、乙醇、乙醚及其他有机溶剂混溶。二硫化碳主要用于粘胶纤维生产。另外，在玻璃纸和四氯化碳制造，橡胶硫化、谷物熏蒸、石油精制、清漆、石蜡溶解以及用有机溶剂提取油脂时也可接触到二硫化碳。

1. 主要毒作用

二硫化碳通过呼吸道和皮肤进入体内，但皮肤摄入量较少。吸入的二硫化碳有 40% 被吸收。吸收的二硫化碳有 10% ~30% 从呼气中排出，以原形从尿中排出不足 1%，也有少量从母乳、唾液和汗腺中排出。70% ~90% 在体内代谢转化，主要经 P450 活化与还原型谷胱甘肽结合形成 2-硫代噻唑烷-4-羧酸(TTCA)特异性代谢产物。大约有 6% 的二硫化碳代谢为 TTCA，与接触二硫化碳有很好的相关关系，可作为二硫化碳的生物学监测指标。

二硫化碳的毒作用机制还不十分清楚，有几个假说：①金属离子络合，阻碍细胞对氨基酸的利用，干扰细胞的能量代谢。②维生素 B_6 代谢障碍，二硫化碳抑制以维生素为辅酶的酶系统活性。③蛋白质共价交联，是导致神经病变的基础。④影响儿茶酚胺代谢，二硫化碳抑制多巴胺 β-羟化酶活性，可使去甲肾上腺素合成减少，导致神经递质代谢紊乱。

2. 临床表现

(1)急性中毒，系短时间内吸入高浓度的二硫化碳，出现明显的神经精神症状和体征，如兴奋、难以控制的激怒、情绪迅速改变，出现谵妄性躁狂、幻觉妄想、自杀倾向，以及记忆力障碍、严重失眠、噩梦、食欲减退、胃肠紊乱、全身无力和影响性功能(如出现阳痿)。

(2)慢性中毒，包括神经系统、心血管系统、视觉系统及其他。①神经系统，包括中枢神经和外周神经损伤，毒作用表现多样，可从轻微的易疲劳、嗜睡、乏力、记忆力减退到严重的神经精神障碍；外周神经病变为感觉运动型病变，常由远及近、由外至内进行性发展，表现为感觉缺失、肌张力减退、行走困难、肌肉萎缩等。神经行为测试表明长期接触二硫化碳可致警觉力、智力活动、情绪控制能力、运动速度及运动功能方面的障碍。②心血管系统，回顾性队列研究证实二硫化碳接触者中冠心病的死亡率增高，但对长期低浓度接触二硫化碳是否可致心血管系统损害尚有分歧。③视觉系统，可见眼底形态学改变，灶性出血、渗出性改变、视神经萎缩、球

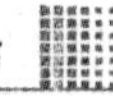

后视神经炎、微血管动脉瘤和血管硬化。④其他系统，二硫化碳为多亲和性毒物，对生殖、消化、内分泌等其他系统也有一定影响。

3. 诊断与处理原则

急性和亚慢性二硫化碳中毒诊断比较容易，主要根据在短期内接触较高浓度二硫化碳，以及典型的神经精神症状和体征。慢性二硫化碳中毒应根据长期密切接触二硫化碳的职业史，具有多发性周围神经病的临床、神经—肌电图改变或中毒性脑病的临床表现，经综合分析，排除其他疾病引起的类似疾病，方可诊断。诊断及分级标准参照国家《职业性慢性二硫化碳中毒诊断》标准。

对急性中毒的急救按气体中毒急救原则。确诊慢性中毒者应调离接触二硫化碳的工作。对于二硫化碳中毒无特效解毒药，主要根据病人情况，可用 B 族维生素、能量合剂，并辅以体疗、理疗及对症治疗。重度中毒同时加强支持疗法。

(四)二氯乙烷中毒

二氯乙烷($C_2H_2Cl_2$)，室温下为无色液体，有氯仿样气味。有两种同分异构体。难溶于水，易溶于乙醇和乙醚。加热分解，可产生光气。二氯乙烷曾用作麻醉剂；又用作谷物、毛毯等的熏蒸剂。目前主要用作化学合成(如制造氯乙烯单体等)的原料、工业溶剂和黏合剂，还用作纺织、石油、电子工业的脱脂剂，金属部件的清洁剂，咖啡因等的萃取剂等。

1. 主要毒作用

二氯乙烷的两种异构体常以不同比例共存，对称体属高毒类，不对称体属低毒类。对称体易经呼吸道、消化道和皮肤吸收，其中以呼吸道和消化道吸收为主。进入机体后迅速分布于全身。体内主要经两条途径代谢，一是细胞色素 P450 介导的微粒体氧化，产物为 2-氯乙醛和 2-氯乙醇，随后与谷胱甘肽结合；二是直接与谷胱甘肽结合，形成 S-(2-氯乙基)谷胱甘肽，随后被转化为谷胱甘肽环硫化离子，该离子与蛋白质、DNA 或 RNA 形成加合物。人体吸收的二氯乙烷，约 22% ~57% 以原形和二氧化碳形式呼出，51% ~73% 经尿排出，0.6% ~1.3% 潴留于体内。尿中的主要代谢产物为硫二乙酸和硫二乙酸亚砜。二氯乙烷毒作用的主要靶器官为神经系统、肝脏和肾脏。此外，还具有一定的遗传毒性和心脏毒性。其毒作用机制可涉及脂质过氧化、心肌细胞钙离子动力学的改变和谷胱甘肽环硫化离子对 DNA 的损伤。

2. 临床表现

(1)急性中毒，是由于短期内吸入高浓度的二氯乙烷蒸气或因皮肤吸收后引起的以神经系统损害为主的全身疾病。中毒表现有两个阶段：先兴奋、激动、头痛、恶心，重者很快出现中枢神经系统抑制，神志不清；后以胃肠道症状为主，频繁呕吐、上腹疼痛、血性腹泻、肝脏肿大并有压痛和叩击痛，甚至出现肝坏死，尿中非蛋白氮排出增加，尿蛋白阳性。严重者出现呼吸困难、阵发性抽搐、昏迷、瞳孔散大、血压下降和酸中毒表现，病理反射出现阳性体征，少数患者肌张力明显下降。近年来发现二氯乙烷还可以引起中毒性脑水肿，其病变部位以脑干为主。

(2)慢性中毒，系长期吸入低浓度二氯乙烷所致。可出现乏力、头晕、失眠等神经衰弱综合征表现，也有恶心、腹泻、呼吸道刺激及肝肾损害表现。少数病人可见到肌肉和眼球震颤。皮肤接触可见干燥、脱屑和皮炎。

3. 诊断与处理原则

根据短期接触较高浓度的二氯乙烷的职业史和以中枢神经系统损害为主的临床表现，结合现场劳动卫生学调查，综合分析，排除其他病因所引起的类似疾病，方可诊断。诊断分级可参考国家标准《职业性急性1,2-二氯乙烷中毒的诊断》标准。处理原则包括：①现场处理，应迅速将中毒者脱离现场，移至空气新鲜处，脱去被污染的衣物，冲洗污染皮肤，保暖，并严密观察。②应密切观察接触者，并给予对症处理。③急性中毒以防治脑水肿为重点，积极治疗脑水肿，降低颅内压。目前尚无特效解毒剂，治疗原则和护理与神经科、内科相同。轻度中毒者痊愈后可恢复原工作。重度中毒者恢复后应调离二氯乙烷作业。

七、苯的氨基与硝基物中毒

苯或其同系物（如甲苯、二甲苯、酚等）苯环上的氢原子被一个或几个氨基或硝基取代后，即形成芳香族氨基或硝基化合物。由于在苯环不同位置上的氢由不同数量的氨基或硝基、卤素或烷基取代而形成种类繁多的衍生物。常见的有苯胺、苯二胺、联苯胺、二硝基苯、三硝基甲苯、硝基氯苯等，其主要代表为苯胺（$C_6H_5NH_2$）和硝基苯（$C_6H_5NO_2$）。

该类化合物在常温下沸点高、挥发性低，呈固体或液体状态，难溶于水，而易溶于脂肪、醇、醚、氯仿及其他有机溶剂。这类化合物广泛应用于制药、染料、油漆、印刷、橡胶、炸药、农药、香料、油墨及塑料等生产过程中。该类化合物在生产条件下，主要以粉尘或蒸气的形态存在于空气中，可经呼吸道和完整的皮肤吸收。对液态化合物，经皮肤吸收途径更为重要。在生产过程中劳动者常因原料喷洒到身上，或在搬运及装卸过程中，外溢的液体经浸湿的衣服、鞋袜沾染皮肤而吸收中毒。

（一）主要毒作用特点

该类化合物吸收进入体内后，经氧化还原代谢后，大部分代谢产物从肾脏随尿液排出。该类化合物主要引起血液及肝、肾等损害。尽管此类化合物由于结构不同，其毒性也不同。

1. 血液损害

①高铁血红蛋白形成，形成高铁血红蛋白的该类物质可分为直接和间接两种，但大多数属间接作用类，该类化合物经体内代谢后产生的苯基羟胺（苯胲）和苯醌亚胺，具有很强的形成高铁血红蛋白的能力。②溶血作用，该类化合物的中间代谢产物，如苯基羟胺可使红细胞内的还原性谷胱甘肽减少，这样红细胞失去保护，发生破裂，产生溶血作用。特别是有先天性葡萄糖-6-磷酸脱氢酶缺陷者，更容易引起溶血。③形成变性珠蛋白小体（赫恩小体），该类化合物经体内代谢产生的中间代谢产物，可直接作用于珠蛋白分子中的巯基（-SH），使球蛋白变性，变性的珠蛋白在红细胞内形成沉着物，即形成珠蛋白小体。溶血作用和高铁血红蛋白形成虽然两者关系密切，但程度上不呈平行关系，溶血的轻重程度与产生赫恩小体的量也不平行。

2. 肝脏损害

某些苯的氨基与硝基化合物可直接损害肝细胞，引起中毒性肝病。以硝基化合物所致肝脏损害较为常见。肝脏的病理改变主要为肝实质改变，早期出现脂肪变性，晚期可发展为肝硬化。严重的可发生急性、亚急性黄色肝萎缩。中毒性肝损害亦可继发于大量红细胞破坏，血红蛋白及其分解产物沉积于肝脏，此损害一般较快恢复。

3. 泌尿系统损害

某些苯的氨基与硝基化合物本身及其代谢产物可直接作用于肾脏，引起肾实质性损害，出现肾小球及肾小管上皮细胞发生变性、坏死。肾脏损害也可继发于大量溶血后。5-氯-邻甲苯胺还可引起出血性膀胱炎。

4. 神经系统损害

该类化合物易溶于脂肪，进入人体后与含大量类脂质的神经细胞发生作用，引起神经系统的损害。重度中毒患者可有神经细胞脂肪变性，视神经区可受损害，发生视神经炎，视神经周围炎等。

5. 皮肤损害

有的化合物对皮肤有强烈的刺激作用和致敏作用，个别过敏体质者，接触对苯二胺和二硝基氯苯后，还可发生支气管哮喘。

6. 晶体损害

三硝基甲苯、二硝基苯酚等可引起眼晶状体混浊，最后发展为白内障。

7. 致癌作用

公认能引起职业性膀胱癌的主要毒物为联苯胺和乙萘胺等。

(二) 中毒的处理与治疗

1. 急性中毒

(1) 立即将患者撤离中毒现场，脱去污染的衣服、鞋袜。用5%醋酸溶液清洗皮肤上的污染物，再用大量肥皂水或清水冲洗；眼部污染，可用大量的生理盐水冲洗。

(2) 维持呼吸、循环功能，吸氧，必要时人工呼吸，给予呼吸中枢兴奋药及强心、升压药物等。

(3) 对症处理，包括高铁血红蛋白血症的处理、溶血性贫血的治疗、中毒性肝损害的处理以及其他对症和支持治疗。

2. 慢性中毒

主要是对症处理。如有类神经症状可给予谷维素、安定等；慢性肝病根据病情可选用保肝和护肝的药物；白内障的治疗目前无特效药物，可用氨肽碘、砒诺辛钠等眼药水滴眼。

(三) 苯胺中毒

苯胺($C_6H_5NH_2$)又称阿尼林、氨基苯等。纯品为无色油状液体，易挥发，具有特殊臭味，久置颜色可变为棕色。熔点 -6.2℃，沸点184.3℃，蒸气密度3.22g/L，中等度溶于水，能溶于苯、乙醇、乙醚、氯仿等。

苯胺的主要接触机会有：①工业所用的苯胺均由人工合成，自然界少量存在于煤焦油中；②苯胺广泛用于印染、染料制造、橡胶（硫化时的硫化剂及促进剂）、照相显影剂、塑料、离子交换树脂、香水、制药等工业。

在生产过程中苯胺挥发，或加热（沸腾）时，其蒸气可经呼吸道吸入；在苯胺分装及运输、搬运中，容器破裂，液体泄漏沾污皮肤，可引起急性中毒。

苯胺可经呼吸道、皮肤和消化道进入，但在生产过程中经皮肤吸收是引起中毒的主要原因。液体及其蒸气都可经皮吸收，气温越高、空气湿度越大，皮肤吸收率越高。经呼吸道吸入的苯胺，可在体内滞留达90%。经氧化后生成毒性更大的中间代谢产物——苯基羟胺，然后再氧化生成对氨基酚与硫酸、葡萄糖醛酸结合后，经尿排出，约为吸收量的13%～56%。苯胺吸收量的增加，其代谢物对氨基酚亦相应地增加，故接触苯胺工人，尿中对氨基酚量常与血中高铁血红蛋白的量呈平行关系。少量苯胺以原形态由呼吸道排出。

苯胺的主要毒作用是苯胺代谢中间物苯基羟胺（苯骸），有很强的形成高铁血红蛋白的能力，使血红蛋白失去携氧功能，造成机体组织缺氧，引起中枢神经系统、心血管系统及其他脏器的一系列损害。

（1）急性中毒早期表现为发绀，最先见于口唇、指端及耳垂等部位，呈蓝灰色，为化学性发绀。当血中高铁血红蛋白占血红蛋白总量的15%时，即可出现明显发绀，此时可无自觉症状。当高铁血红蛋白增高30%以上，出现头昏、头痛、乏力、恶心、手指麻木及视力模糊等症状。高铁血红蛋白高于50%时，出现心悸、胸闷、呼吸困难、精神恍惚、恶心、呕吐、抽搐等，严重者可发生心律失常、休克，以致昏迷、瞳孔散大、反应消失。

（2）严重中毒者，中毒3～4d后可出现程度不同的溶血性贫血，并继发黄疸、中毒性肝病和膀胱刺激症状等。肾脏受损时，出现少尿、蛋白尿、血尿等，严重者可发生急性肾功能衰竭。少数见心肌损害。

（3）慢性中毒可有神经衰弱综合征，如头晕、头痛、倦乏、失眠、记忆力减退、食欲不振等症状，并出现轻度发绀、贫血和肝脾肿大等体征。红细胞中可出现赫恩小体。皮肤经常接触苯蒸气可出现湿疹和皮炎等。

（4）诊断与处理原则。根据职业史，相应的临床表现，结合现场职业卫生调查，排除其他因素引起类似疾病（如亚硝酸盐中毒），方可诊断。急性中毒诊断及分级标准参照国家标准《职业性急性苯的氨基、硝基化合物中毒的诊断》，慢性中毒目前尚无诊断标准。

处理原则包括：①现场处理。迅速将患者移出现场，除去苯胺污染的衣服，用75%酒精或温肥皂水（勿用热水）反复擦洗污染皮肤，防止继续吸收进体内。②给予特殊解毒剂。高铁血红蛋白浓度在30%～40%时，应使用治疗高铁血红蛋白血症的特殊解毒剂——亚甲蓝，亚甲蓝本身也是高铁血红蛋白形成剂，但它及其还原产物可构成一个可逆的氧化—还原系统。小剂量（1～2mg/kg体重）时，可治疗高铁血红蛋白血症，其机制是：在葡萄糖脱氢过程中，还原型辅酶II的氢被传递给亚甲蓝，使其变成白色亚甲蓝，后者使高铁血红蛋白还原成为血红蛋白，达到解毒目的；而白色亚甲蓝又被氧化成亚甲蓝，故在此过程中，亚甲蓝起了氢传递体的作用。与此相反，大剂量亚甲蓝（10mg/kg体重）则促进高铁血红蛋白血症的形成。③对症治疗。有溶血引起重度贫血时，可适量输血200～400mL，有肝、肾损害症状时，同内科治疗原则。

（四）三硝基甲苯中毒

三硝基甲苯[$C_6H_2CH_3(NO_2)_3$]有六种同分异构体，通常所指的是2,4,6-三硝基甲苯，简称TNT。为无色或淡黄色单斜形结晶。熔点80.65℃，密度1.65，沸点240℃（爆炸）。本品极难溶于水，易溶于丙酮、苯、醋酸甲酯、甲苯、氯仿、乙醚。突然受热容易引起爆炸。

三硝基甲苯作为炸药，广泛应用于采矿、开凿隧道等工农业生产中，在粉碎、过筛、配料、包装生产中的劳动者可接触到粉尘及蒸气。

1. 主要毒作用

三硝基甲苯可经皮肤、呼吸道及消化道进入人体。在生产条件下，主要经皮肤和呼吸道吸收。近年来，特别注意皮肤吸收的重要性，TNT 有亲脂性，很容易从皮肤吸收，尤其气温高时，吸收量增加。进入体内的三硝基甲苯在肝微粒体和线粒体的参与下通过氧化、还原、结合等途径进行代谢。其代谢问题至今不明确。但接触 TNT 工人尿内可以检出 4-氨基-2，6-二硝基甲苯(4-A)、2-氨基-4，6-二硝基甲苯(2-A)、原形 TNT，以及 2，4-和 2，6-DA(2，4-二氨基硝基苯和 2，6-二氨基硝基苯)以及其他代谢物。工人尿内 4-A 含量最多，也有一定量的原形 TNT，因此，尿 4-A 和原形 TNT 含量可作为生物监测指标。

毒作用机制：有关 TNT 毒作用机制还未完全阐明，近年的研究表明，三硝基甲苯可在体内多种器官和组织内(如肝、肾、脑、晶体、睾丸、红细胞等)接受来自还原辅酶 II 的一个电子，被还原活化为 TNT 硝基阴离子自由基，并在组织内产生大量活性氧，可使体内重要还原性物质如还原型谷胱甘肽、还原型辅酶 II 含量明显降低，进一步可影响蛋白质巯基的含量。TNT 硝基阴离子自由基、活性氧可诱发脂质过氧化，与生物大分子共价结合并引起细胞内钙稳态紊乱，导致细胞膜结构与功能破坏，细胞内代谢紊乱甚至死亡，从而对机体产生损伤作用。

2. 临床表现

(1)急性中毒。一般只有接触高浓度的三硝基甲苯粉尘或蒸气，才可引起急性中毒。患者可有头晕、恶心、呕吐、食欲不振。上腹部及右肋部疼痛，口唇呈蓝紫色，发绀可扩展至鼻尖、耳郭、指(趾)端等部位。重度者，除上述症状加重外，尚有神志不清，呼吸浅表、频速，偶有惊厥，甚至大小便失禁，瞳孔散大，对光反射消失。严重者可因呼吸麻痹死亡。

(2)慢性中毒。长期接触 TNT 可引起慢性中毒，主要表现出肝脏、眼晶体、血液等损害。①肝脏损害表现：患者出现乏力、食欲减退、恶心、肝区疼痛与传染性肝炎相似。体检时肝脏肿大大多在肋下 1.0～1.5cm 左右，有压痛和叩痛，多数无黄疸。随着病情的发展，肝质地由软变韧，可出现脾肿大，严重者可导致肝硬化。肝功能试验可出现异常。TNT 对肝和晶体的损害不完全一致，据全国普查，TNT 引起的肝损害早于晶体损害。②眼晶体损害表现：TNT 中毒性白内障的特点是一般接触 TNT 6 个月至 3 年可发生白内障，工龄愈长，发病率愈高；白内障形成后，即使不再接触 TNT，仍可进展或加重，脱离接触时未发现白内障的工人数年后仍可发生；一般不影响视力，但晶体中央部出现混浊，可使视力下降；TNT 白内障与 TNT 中毒肝病发病不平行，中毒性白内障患者可伴有肝大，但亦可在无肝损伤情况下单独存在。③血液改变：TNT 可引起血红蛋白、中性粒细胞及血小板减少，出现贫血；也可出现赫恩小体。严重者可出现再生障碍性贫血，但目前生产条件下，发生血液方面的改变较少。④皮肤改变：有的接触 TNT 工人出现“TNT 面容”，表现为面色苍白，口唇耳郭青紫。另外，手、前臂、颈部等裸露部位皮肤产生过敏性皮炎，黄染，严重时呈鳞状脱屑。⑤生殖功能影响：接触 TNT 男工有性功能低下，精液质和量的改变；女工则表现为月经周期异常。⑥其他：长期接触 TNT 工人，神经衰弱综合征发生率较高，可伴有自主神经功能紊乱。部分工人可出现心肌及肾损害，尿蛋白含量及某些酶增高。

3. 诊断与处理原则

急性或亚急性中毒，根据毒物接触史，临床表现，诊断不难；慢性中毒，根据职业接触史、肝脏及眼晶体损害和实验室检查结果；并结合职业卫生学调查及必要的动态观察，排除其他疾病所引起的肝脏、眼及血象改变，方可诊断。诊断分级标准参见《职业性慢性三硝基甲苯中毒的诊断》。一旦诊断，即应调离 TNT 作业，给予及时处理，如适当休息，增加营养，对症处理等。

八、高分子化合物生产中的毒物中毒

高分子化合物又名聚合物或共聚物。其分子量达几千至几百万，但其化学组成比较简单。均由一种或几种单体，经聚合或缩聚而成。

高分子化合物范围极广，包括塑料、合成纤维、合成橡胶以及粘胶剂、离子交换树脂等。由于高分子化合物具有许多优异性能，如高强度、耐腐蚀、绝缘性能好、成品无毒或毒性很小等，因而广泛用于工业、农业、化工、建筑、通讯、国防及生活用品。在医学科学研究领域中亦广为应用，如一次性注射器，输液装置、各种纤维导管、人工心脏瓣膜、人工肾等。

高分子化合物的生产过程，一般可分为四部分：基本的化工原料；合成单体；单体的聚合（或缩聚）；聚合物的塑制和制品的应用。

生产高分子化合物的基本原料有煤焦油、天然气和石油裂解气等，以石油裂解气应用最多。主要有不饱和烯烃和芳香烃类化合物，如乙烯、丙烯、丁二烯、苯、甲苯、二甲苯等。常用的单体多为不饱和烯烃、芳香烃及其卤代化合物、氰类、二醇和二胺类化合物。

单体的生产和聚合过程中还可接触各种助剂（添加剂），如催化剂、调聚剂、凝聚剂、稳定剂、增塑剂和固化剂等。此外，还需着色剂、发泡剂、填充剂等。

生产过程中所用的原料、单体及助剂绝大多数具有一定的毒性、变应原性或致癌性。原料苯、甲苯、二甲苯；单体氯乙烯、丙烯腈等可引起急性、慢性职业中毒。助剂中的氯化汞、无机铅盐、磷酸三甲苯酯偶氮二异丁腈等毒性较高，碳酸酯、邻苯二甲酸酯、硬脂酸盐类等毒性较低。

高分子化合物在加工、受热时产生的裂解气、残液等含有许多有毒化学物，其中危害较大的有一氧化碳、氯化氢、氰化氢、光气、氯气以及氟化氢等，吸入后可引起急性中毒。

氯乙烯、丙烯腈、氯丁二烯等单体的致突变、致畸和致癌作用也值得重视。

高分子化合物本身虽无毒或毒性很小，但吸入其粉尘，如聚氯乙烯粉尘，可致肺轻度纤维化。酚醛树脂、环氧树脂等对皮肤有原发刺激作用或致敏作用。

九、农药中毒

农药是指用于消灭、控制危害农作物的害虫、病菌、鼠类、杂草及其他有害动、植物和调节植物生长的各种药物，包括提高药物效力的辅助剂、增效剂等。

农药的种类繁多，按其主要用途可分为杀虫剂、杀菌剂、除草剂、杀螨剂、杀软体动物剂、杀线虫剂、杀鼠剂、脱叶剂、植物生长调节剂等。其中以杀虫剂品种最多，用量最大。各种农药的毒性相差悬殊，有些制剂如微生物杀虫剂、抗生素等实际无毒或基本无毒，大部分品种为中等毒或低毒，也有些品种为剧毒或高毒。在我国，根据农药对大鼠急性毒性的高低，将农药分为

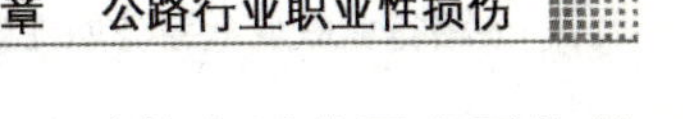

剧毒、高毒、中等毒、低毒和微毒五类。不同的毒性分级农药，在登记时其应用范围有严格的限制。

(一)农药中毒的原因

(1)生产性中毒。①农药生产过程中，主要由于生产工艺落后，设备陈旧或发生故障，跑、冒、滴、漏现象严重，操作不慎，通风排毒措施欠佳，个人防护不好等原因引起。②运输和销售过程中，主要因包装破损、药液流出或散逸，经皮肤或呼吸道吸收中毒。③农药使用过程中，则因配制不当、违规操作或个人防护不够、污染后清洗不及时等引起。职业性农药中毒主要发生在农药厂工人及施用农药的人员中。

(2)生活性中毒。①农药保管不当常成为自杀或他杀的毒物来源；把农药误当作油、盐、碱面使用而中毒的事故亦较多。②滥用农药。主要是用高毒农药灭蚊蝇、治疗疥癣等，方法不当，接触严重，易引起中毒。③误食被农药毒死的家畜、家禽、鱼虾或刚喷过农药的水果等引起中毒。④误食拌药种子或长期食用有较多残留农药的食物引起急性或慢性中毒。

(二)农药对人体的影响

主要包括急性中毒和长期接触后的不良健康效应。急性中毒主要取决于农药的急性毒性大小和人群短时间内可能的接触量，有时农药的活性成分毒性不大，但所用的溶剂或助剂的毒性成为罪魁祸首。农药的慢性危害比较复杂，已经有报道农药可引起致癌、生殖发育和免疫功能损伤等危害。

(三)农药的联合作用问题

农药混用后可能增加中毒的危险性，也增加了诊断和治疗的复杂性。混用时可出现毒性的相加作用、相乘(增毒)作用或拮抗作用。①不同的有机磷农药混用后其毒性有很大不同。如乐果加马拉硫磷、1059 加马拉硫磷、1605 加敌百虫、甲胺磷加敌百虫等为毒性相加作用；敌百虫加马拉硫磷、敌百虫加谷硫磷、稻瘟净加马拉硫磷等为毒性相乘作用；1059 加甲基对硫磷、1605 加马拉硫磷等为拮抗作用。②有机磷与有机氯混用，有机氯一般可促进有机磷分解，因此二者合用可减低有机磷的毒性。由于有机磷的相对毒性较有机氯大，故急性中毒多表现为有机磷的毒性作用。③有机磷与氨基甲酸酯类混用，多呈相加作用，对胆碱酯酶的抑制作用增强。由于氨基甲酸酯类对胆碱酯酶抑制作用较快，恢复也较快，因此，毒性发作一般为氨基甲酸酯类在前，有机磷在后。治疗应以阿托品为主。如数小时后血胆碱酯酶仍较低，可酌情加复能剂。④有机磷与拟除虫菊酯类混用，因有机磷能抑制拟除虫菊酯类在体内的水解作用，两者混用呈增毒作用。其中毒表现仍以有机磷中毒表现为主。治疗应按有机磷中毒处理，辅以对症治疗。

(四)有机磷酸酯类农药中毒

有机磷农药是目前我国生产和使用最多的一类农药，在农药所致的职业危害中占有很大的比例。我国生产的有机磷农药绝大部分为杀虫剂，少数品种用作杀菌剂或脱叶剂。常用品种中，毒性高的有内吸磷(1059)、对硫磷(1605)、甲基对硫磷、甲拌磷(3911)等；毒性中等的有敌敌畏、二溴磷、倍硫磷、稻瘟净、乐果、敌百虫等，毒性低的有马拉硫磷、杀虫威等。

1. 理化特性及接触机会

(1)有机磷农药多为磷酸酯类或硫代基磷酸酯类化合物。

(2)除少数品种如敌百虫外,有机磷农药一般为油状液体,工业品呈淡黄色至棕色,易挥发,常有类似大蒜的臭味。

(3)有机磷农药易溶于有机溶剂和植物油。

(4)对光、热、氧及在酸性溶液中较稳定,遇碱则易分解,故残效期较短。但敌百虫易溶于水,在碱性溶液中可变成毒性较大的敌敌畏。因此,敌百虫中毒时禁用碱性液体处理。

接触机会主要有:①生产过程中的合成、精制、混配、出料、包装、运输及设备检修、事故抢救时,其蒸气或液体可通过吸入或皮肤污染,引起中毒。②农业使用过程中,配制、拌种、喷洒、熏蒸、药械检修时,由于违反操作规程、忽视个人防护,均可因吸入或皮肤污染,引起中毒。③生活性中毒,主要因自杀或食入有机磷污染的食品或水(如有机磷药瓶盛装食品、拌过农药的种粮等);亦有因用有机磷农药灭虱、灭蚤、治疗皮肤病等引起中毒。

2. 主要毒作用

有机磷农药可经消化道、呼吸道及完整的皮肤、黏膜吸收进入人体,经皮吸收常是职业性中毒的主要途径。吸收后的农药迅速随血流分布到全身各组织器官,其中以肝脏含量最高,肾、肺、脾次之,可通过血脑屏障进入脑组织,有的能通过胎盘屏障达胎儿体内。人体内有机磷农药一般都能迅即代谢转化,故体内常无明显的物质蓄积。代谢物主要由肾随尿液、小部分随粪排出。

(1)抑制胆碱酯酶活性。有机磷农药毒作用的主要机制是抑制胆碱酯酶活性,使其失去分解乙酰胆碱的能力,导致乙酰胆碱在神经系统内聚集,而产生相应的神经系统功能紊乱。乙酰胆碱为胆碱能神经的化学递质。乙酰胆碱对胆碱能神经的效应按其作用部位不同有两类表现:一类是在副交感神经节后纤维支配的效应器细胞膜上,乙酰胆碱与 M 型受体结合,引起效应器兴奋,这种作用与毒蕈碱样作用相似,称为毒蕈碱样作用。另一类是在交感及副交感神经节的突触后膜和神经肌肉接头的终板后膜上,乙酰胆碱与 N 型受体结合,对节后神经元和骨骼肌神经终板小剂量引起兴奋、大剂量引起抑制作用,这种作用与烟碱相似,称为烟碱样作用。

(2)迟发性多发性神经毒作用。有些品种如敌百虫、敌敌畏、马拉硫磷、甲胺磷、三甲苯磷等急性中毒症状消失后可出现迟发性多发性神经毒作用。有关迟发性多发性神经毒作用的机制尚不完全清楚。

(3)心肌损害。重症有机磷农药中毒也可引起心肌损害,可能系有机磷直接对心脏毒性所致。

(4)中间型综合征。近年,还发现有机磷农药急性中毒出现胆碱能危象后和迟发性多发性神经毒作用之前,出现中间型综合征,其机制还有待进一步阐明。

3. 临床表现

(1)急性中毒。①毒蕈碱样症状,主要表现为食欲减退、恶心、呕吐、腹痛、腹泻、多汗、流涎、视物模糊、瞳孔缩小、支气管痉挛、呼吸道分泌物增多;严重时可以出现呼吸困难、肺水肿、大小便失禁等。②烟碱样症状,患者出现全身紧束感、动作不灵活、发音含糊、胸部压迫感等,进而可有肌肉震颤、痉挛,多见于胸部、上肢和面颈部,严重时可因呼吸肌麻痹而死亡。③中枢

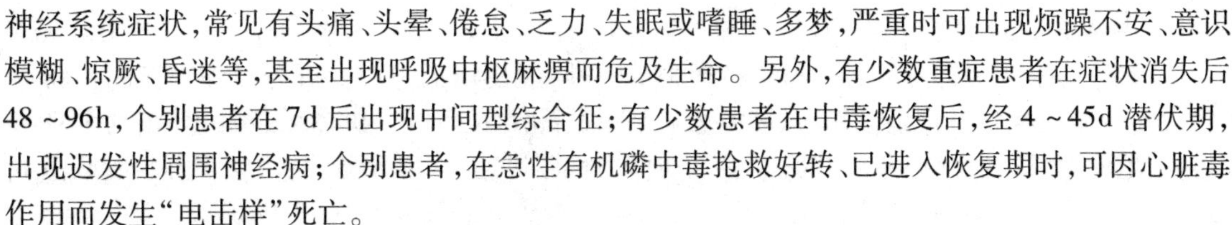

神经系统症状，常见有头痛、头晕、倦怠、乏力、失眠或嗜睡、多梦，严重时可出现烦躁不安、意识模糊、惊厥、昏迷等，甚至出现呼吸中枢麻痹而危及生命。另外，有少数重症患者在症状消失后48～96h，个别患者在7d后出现中间型综合征；有少数患者在中毒恢复后，经4～45d潜伏期，出现迟发性周围神经病；个别患者，在急性有机磷中毒抢救好转、已进入恢复期时，可因心脏毒作用而发生"电击样"死亡。

（2）慢性中毒。由于长期少量接触有机磷农药，胆碱酯酶活力明显降低，但症状一般较轻。主要有类神经症，部分患者出现毒蕈碱样症状。

（3）致敏作用和皮肤损害。有些有机磷农药具致敏作用，可引起支气管哮喘、接触性皮炎或过敏性皮炎。

4. 诊断与处理原则

根据短时间接触大剂量有机磷的职业史，相应的临床表现，结合全血胆碱酯酶活性降低，参考作业环境的职业卫生调查资料和皮肤污染情况，进行综合分析，排除其他疾病后，方可诊断。急性中毒的诊断分级标准参见《职业性急性有机磷杀虫剂中毒诊断标准》（GBZ 8—2002）。

5. 处理原则

（1）急性中毒：①清除毒物，立即使患者脱离中毒现场，脱去污染衣服，用肥皂水（忌用热水）彻底清洗污染的皮肤、头发、指甲；眼部受污染，应迅速用清水或2%碳酸氢钠溶液冲洗；口服中毒者，用温水或2%碳酸氢钠溶液反复洗胃，直至洗出液无农药味为止。②特效解毒药物，迅速给予解毒药物，轻度中毒者可单独给予阿托品；中度中毒者，需要阿托品及胆碱酯酶复能剂（如氯解磷定、解磷定）两者并用。③对症治疗，治疗过程中，特别注意要保持呼吸道通畅。出现呼吸衰竭或呼吸麻痹时，立即给予机械通气。必要时做气管插管或切开。呼吸暂停时，不要轻易放弃治疗。急性中毒患者临床表现消失后仍应继续观察2～3d，乐果、马拉硫磷中毒者，应延长观察时间，重度中毒患者避免过早活动，防止病情突变。④劳动能力鉴定，观察对象应暂时调离有机磷作业1～2周，并复查全血胆碱酯酶活性，有症状者可适当对症处理；急性中毒治愈后3个月内不宜接触有机磷农药。有迟发神经病变者，应调离有机磷作业。

（2）慢性中毒：应脱离接触，以对症和支持疗法为主进行治疗。在症状、体征基本消失，血液胆碱酯酶活性恢复正常后1～3月后，可安排原来工作。如屡次发生或病情加重，应调离有机磷农药接触岗位。

（五）氨基甲酸酯类农药中毒

氨基甲酸酯类农药，作为杀虫剂，具有速效、内吸、触杀、残留期短及对人畜毒性较有机磷低的优点，已被广泛用于杀灭农业及卫生害虫。常用的有：呋喃丹、西维因、速灭威、叶蝉散、涕灭威、猛杀威、虫草灵等。国内主要以呋喃丹为主。多数为无色或白色结晶，无特殊气味。熔点多在50～150℃，蒸气压普遍较低，一般在0.04～15MPa。大多数品种易溶于多种有机溶剂，难溶于水。在酸性溶液中分解缓慢、相对稳定；遇碱易分解。温度升高时，降解速度加快。生产、包装、运输、储存、购销及使用过程中均可接触。生产与使用过程中皮肤污染，特别是手的污染较多。除皮肤污染外，应注意经污染的手吸烟、饮食从口进入的途径。

1. 主要毒作用

氨基甲酸酯类大部分品种经口毒性属中等毒性，经皮属低毒类。可通过呼吸道和胃肠道吸收，多数品种经皮吸收缓慢、吸收量低。氨基甲酸酯类农药进入机体后，很快分布到全身组织和脏器中，如肝、肾、脑、脂肪和肌肉等。在体内代谢迅速，一般无蓄积，主要水解生成氨基甲酸及相应的含碳基团，后者最后氧化成二氧化碳。氨基甲酸酯及其代谢产物以游离状态或与葡萄糖醛酸、硫酸结合经尿排泄，少量经肠道排出。

氨基甲酸酯对机体的作用与有机磷相似，主要抑制胆碱酯酶活力，但其作用机制不同。它不需经体内代谢活化，即可直接与胆碱酯酶形成疏松复合体氨基甲酰化胆碱酯酶，从而使其失去水解乙酰胆碱的能力；其次所形成的复合体可自行迅速分解。所以，氨基甲酸酯中毒，潜伏期较短，对胆碱酯酶抑制的表现一般较轻，恢复也快。有些动物实验提示，西维因具有麻醉作用、生殖系统毒作用和致畸作用，并可引起肾脏损害。

2. 临床表现

急性中毒的临床表现与有机磷农药中毒相似，一般在接触后 2 ~ 4h 发病，口服中毒更快。一般病情较轻，以毒蕈碱样症状为主，血液胆碱酯酶活性轻度下降。重症患者可出现肺水肿、脑水肿、昏迷及呼吸抑制等危及生命。有些品种可引起接触性皮炎，如残杀威。

3. 诊断与处理原则

根据短时间内接触大量氨基甲酸酯类农药的职业史，迅速出现相应的临床表现，结合全血胆碱酯酶活性的及时测定结果，参考现场劳动卫生学调查资料，进行综合分析，排除其他病因后方可诊断。诊断分级参见《职业性急性氨基甲酸酯杀虫剂中毒诊断标准》(GBZ 52—2002)。

处理原则包括：中毒患者立即脱离现场，脱去污染的衣物，用肥皂水反复彻底清洗污染的皮肤、头发、指甲或伤口；眼部受污染者，应迅速用清水或生理盐水冲洗。如系口服要及时彻底洗胃。阿托品是治疗本类农药中毒的首选药物。但要注意，轻度中毒不必阿托品化；重度中毒者，开始最好静脉注射阿托品，并尽快达阿托品化，但总剂量远比有机磷中毒时为小。一般认为单纯氨基甲酸酯农药中毒不宜用肟类复能剂，因其可增加氨基甲酸酯的毒性，并降低阿托品的疗效。但目前的临床经验提示，适当使用肟类复能剂是有助于治疗的。

(六)拟除虫菊酯类农药中毒

拟除虫菊酯类杀虫剂是仿效天然除虫菊化学结构的合成农药，其分子由菊酸和醇两部分组成。本类农药杀虫谱广、药效高，对哺乳类动物毒性一般较低(对水生动物毒性较大)，环境中残留时间较短。现我国使用的有 20 几种，如氯菊酯、杀虫菊酯、溴氰菊酯、甲醚菊酯、氯氰菊酯等。本类农药绝大多数为黏稠油状液体，呈黄色或黄褐色，易溶解于多种有机溶剂，难溶于水，大多不易挥发，在酸性溶液中稳定，遇碱则易分解失效。拟除虫菊酯有很多异构体，可分为Ⅰ型(不含氰基如氯菊酯)和Ⅱ型(含氰基如溴氰菊酯)。目前以Ⅱ型使用较多。按构型不同，可分为顺式和反式异构体。按旋光性，又有右旋和左旋之分。

此类农药经呼吸道、消化道和皮肤均可吸收。职业环境中主要通过呼吸道及皮肤吸收中毒；中毒较重者多为口服中毒病例。

1. 主要毒作用

常用的拟除虫菊酯毒性一般为中等毒或低毒，职业性拟除虫菊酯中毒常系经皮吸收和经呼吸道吸入引起。拟除虫菊酯类化合物在体内代谢很快，主要在肝脏的酯酶和混合功能氧化酶作用下，经水解、氧化，其代谢产物与葡萄糖醛酸、硫酸、谷氨酸等结合，成为水溶性产物随尿排出。

拟除虫菊酯具有神经毒性，毒作用机制尚未完全阐明。一般认为，它和神经细胞膜受体结合，改变受体通透性；也可抑制 Na^+/K-ATP 酶、Ca^+-ATP 酶，引起膜内外离子转运平衡失调，导致神经传导阻滞；此外，还可作用于神经细胞的钠通道，使钠离子通道的闸门关闭延迟、去极化延长，形成去极化后电位和重复去极化；抑制中枢神经细胞膜的 γ-氨基丁酸受体，使中枢神经系统兴奋性增高。

2. 临床表现

(1)急性中毒。主要表现为：①皮肤、黏膜刺激症状，多在接触后 4 ~ 6h 出现。流泪、眼痛、畏光、眼睑红肿、球结膜充血和水肿等，有的患者还可有呼吸道刺激症状。面部皮肤或其他暴露位瘙痒感，并有蚁走、烧灼或紧麻感，亦可有粟粒样丘疹或疱疹。②全身症状如头晕、头痛、恶心、食欲不振、乏力等，并可出现流涎、多汗、胸闷、精神萎靡等。较重者可出现呕吐、烦躁、视物模糊、四肢肌束颤动等。有些患者可有瞳孔缩小，但程度较急性有机磷农药中毒轻。部分患者体温轻度升高。严重中毒者可因呼吸、循环衰竭而死亡。

(2)慢性中毒。长期接触低浓度拟除虫菊酯，是否会引起慢性中毒，有待观察和研究。目前尚无人类发生慢性中毒的证据。

(3)变态反应。除皮炎外，溴氰菊酯还可引起类似枯草热的症状，也可诱发过敏性哮喘等。

3. 诊断与处理原则

根据短期内密切接触较大量拟除虫菊酯的职业史，出现以神经系统兴奋异常为主的临床表现，结合现场调查，进行综合分析，并排除有类似临床表现的其他疾病后，方可诊断。尿中拟除虫菊酯原形或其代谢产物可作为接触指标。

处理原则包括：立即脱离现场，有皮肤污染者应即用肥皂水或清水彻底冲洗，口服者及时彻底洗胃。观察对象应立即脱离接触，严密观察。必要时可给予对症治疗。急性中毒以对症治疗为主。重度中毒者应加强支持疗法。在对症治疗中，口腔分泌物增多或流涎可用阿托品，但总量不宜过大，达到控制症状即可。抽搐可选用地西泮（安定）、巴比妥类或美索巴莫等，用解痉剂肌肉或静脉注射控制抽搐是重症病例急救成功关键之一。

第四节　尘　肺　病

一、概述

尘肺是常见的职业病损伤，它是劳动者在生产过程中长期吸入粉尘而发生的以肺组织纤维化病变为主的疾病。

(一)接触机会

生产性粉尘在公路行业大多数生产环境中均可存在，故接触机会甚多，如岩石开采、凿岩、爆破、运输、隧道开凿、筑路等,冶金的原料准备、矿石粉碎、筛分、配料等,机械铸造加工中原料破碎、配料、清砂等,耐火材料、玻璃、水泥、陶瓷等。

(二)生产性粉尘的种类

按粉尘的性质可分为两大类:①无机粉尘,包括矿物性粉尘(如石英、石棉、滑石、煤等)和人工无机粉尘(如金刚砂、水泥等)。②有机粉尘,包括动物性粉尘(如皮毛、丝、骨质等)和植物性粉尘(如棉、麻、亚麻、木、茶等)和人工有机粉尘。

在生产环境中,多为两种或多种粉尘混合存在,一般称之为混合性粉尘。

(三)尘肺的分类

按病因可分为以下几类:

(1)矽肺。由于长期吸入游离二氧化硅含量较高的粉尘而引起的尘肺,它是尘肺中危害最严重、最常见的一种。

(2)硅酸盐肺。由于长期吸入含有结合二氧化硅粉尘而引起的尘肺,如石棉肺、滑石尘肺等。

(3)炭尘肺。由于长期吸入煤、石墨、炭黑粉尘而引起的尘肺,如煤肺、石墨尘肺、炭黑尘肺等。

(4)金属尘肺。由于长期吸入某些金属粉尘而引起的尘肺,如铅尘肺等。

(5)混合性尘肺。由于长期吸入游离二氧化硅和其他粉尘而引起的尘肺,如煤矽肺、电焊工尘肺。

我国现行公布的职业病名单中有12种尘肺,即矽肺、煤工尘肺、石墨尘肺、炭黑尘肺、石棉肺、滑石尘肺、云母尘肺、水泥尘肺、陶工尘肺、铝尘肺、电焊工尘肺和铸工尘肺。

二、矽肺

矽肺是由于长期吸入游离二氧化硅含量较高的粉尘(一般在10%以上)所致肺组织纤维化病变为主的疾病,是尘肺中危害最严重的一种。在自然界二氧化硅有游离和结合的两种类型,游离二氧化硅又有结晶型、隐晶型和无定型三种存在形式。矽尘以石英为代表,其结晶型有多种同分异构体,如石英、鳞石英、方石英、柯石英和超石英等。在岩石采掘、爆破、运输,修路、工程开挖隧道,采石作业等均可产生大量矽尘。还有石粉、玻璃、耐火材料的原料破碎、研磨、筛分、配料以及机械加工的原料粉碎、配料、打箱、铸型、清砂等也可产生大量矽尘。

影响矽肺发病的主要因素:矽肺发病比较缓慢,多在接触矽尘5~10年,有的可达15~20年后才发病。矽肺病一经发生,即使脱离矽尘作业,病变仍可继续发展。矽肺发病与粉尘中游离二氧化硅含量、类型、粉尘浓度、分散度、接尘时间(工龄)、防尘措施和个体因素有关。粉尘中游离二氧化硅含量越高,发病时间越短,病情越严重。实践表明,各种不同石英变体的致纤维化能力也不同,依次为鳞石英 > 方石英 > 石英 > 柯石英 > 超石英。分散度以粉尘粒径大小所组成的百分比表示,分散度高,粒子悬浮时间长,吸入机会多且易进入肺部,危害越大。当矽尘浓度越高,接尘时间越长,则吸入和蓄积在肺内的粉尘量就越多,越容易发生矽肺。少数病例由于吸入高浓度、高游离二氧化硅含量的粉尘,可经1~2年即发病,称为“速发型矽肺”。

还有的病例，接触较高浓度矽尘，但时间不长即脱离矽尘作业，此时X线胸片并没发现明显异常，然而在脱离矽尘作业若干年后始发现矽肺，称为“晚发型矽肺”。粉尘的分散度与矽肺发病也密切相关，质量相同而分散度不同的粉尘，则粒径小的粉尘危害大，病变越严重。此外，个体因素中工人健康状况，如既往患有肺结核、慢性呼吸系统疾病等，易促进矽肺的发生或促使病情恶化，且预后较差。

（一）矽肺临床表现

1. 症状与体征

因肺的代偿功能强，患者早期症状较少，甚至无明显的自觉症状。多数人随病程发展，或有并发症时，症状才日渐明显。常见有胸闷、气短、胸痛、咳嗽、咳痰等。有时症状的轻重与病变的程度不完全平行。患者早期无特殊体征，随着病情的发展及并发症的出现，体征才逐渐增多明显，主要是呼吸系统的体征，如支气管痉挛时可听见哮鸣音，合并感染时可听到湿性罗音等，肺气肿时可出现桶状胸、肋间隙增宽，叩诊呈过清音。

2. X线胸片改变

矽肺X线胸片影像是矽肺病理变化的重要反映，包括类圆形小阴影、不规则小阴影、大阴影、胸膜改变、肺气肿、肺门和肺纹理改变。

3. 肺功能改变

患者早期肺功能改变不明显，肺活量可降低，随病变进展，第一秒用力呼气容量（FEV_1）也减少。当大量肺泡遭受破坏和肺毛细血管壁增厚时，可导致弥散功能障碍。

矽肺最常见的并发症为肺结核、肺部感染、自发性气胸、肺心病等，并发症常常是促使矽肺病情加重或死亡的重要原因，因此应早期发现和及时治疗处理。

（二）矽肺的诊断

矽肺的诊断必须以接触游离二氧化硅粉尘职业史和劳动条件为前提，以X线后前位胸片检查为依据，根据国家尘肺X线诊断标准，参考必要的临床表现和动态观察的胸片资料及单位矽肺发病情况，方可做出X线诊断和分期，详见国家尘肺诊断标准。矽肺的诊断应由省、市（地区）或授权的尘肺诊断组进行集体综合诊断，发给矽肺病人诊断书，才能享受劳保待遇。

（三）矽肺的治疗与处理

目前矽肺尚无根治办法，主要是对症治疗和积极防治并发症。我国多年来也研究了一些矽肺治疗药物，如克矽平（P_{204}）、柠檬酸铝、粉防己碱、羟基哌喹、磷酸哌喹等，在临床试用中观察到有减轻症状、延缓病情进展的疗效，但确切疗效尚待继续观察和评估。

三、石棉肺

石棉肺是硅酸盐尘肺中最严重的一种，它是在生产过程中长期吸入石棉粉尘所引起的以肺纤维化为主的疾病。石棉有两大类：即蛇纹石类（温石棉）与闪石类（青石棉、铁石棉等5种），但开采与使用的绝大部分为温石棉。石棉为银白色片状结构，并卷成中空的管状丝，柔软可弯曲，适于纺织。石棉具有耐酸、耐碱、耐热、坚固、抗腐蚀、绝缘性能好、拉力强度大等理化特性。由于石棉用途甚多,但污染也甚广,对人体健康危害大,并已被公认为致癌物,故近年来一些发达国家已经纷纷禁用石棉,并正研究开发石棉的替代品。

(一)石棉肺的临床表现

1. 症状与体征

石棉肺最主要的症状是咳嗽和呼吸困难。咳嗽开始较轻,多为阵发性干咳,有少量黏液性痰,难于咳出。最初在体力活动时才感到气短,以后逐渐加重,晚期静息时也可发生气急。若累及胸膜,则有胸痛,多为局部性或一过性疼痛。在双下肺区或腋下有捻发音,随病情进展而增多,可波及肺中、上区。晚期可出现发绀、杵状指,严重者可有肺心病,甚至出现呼吸和循环衰竭。

2. 肺功能改变

石棉肺的肺功能改变出现较早,往往在X线胸片有明显的纤维化改变之前已出现。主要为肺活量、第一秒用力呼气容量等减少,若伴有肺气肿时,残气量和肺总量可能正常或稍增加,但弥散量降低,认为是发现早期石棉肺的敏感指标之一。

3. X线胸片表现

石棉肺X线胸片表现以不规则小阴影和胸膜改变(主要是胸膜斑)为主,其余为类圆形小阴影、肺门和肺纹理改变及肺气肿。

石棉肺最常见的并发症为肺部感染、肺气肿、肺心病和癌症,应特别指出,石棉纤维可致恶性肿瘤,尤其是肺癌和胸、腹膜恶性间皮瘤,发病率远高于普通人群和其他尘肺患者。

(二)石棉肺的诊断与治疗处理

石棉肺的诊断同样应以接触石棉尘的职业史和劳动条件为前提,根据临床表现、肺功能改变和X线胸片检查为依据,按《职业性尘肺病的诊断》由尘肺诊断小组做出诊断。确诊后应调离接尘作业。

目前尚无有效药物治疗或延缓石棉肺的发展,前面所提到的一些矽肺治疗药物如克矽平等对石棉肺无甚效果,主要是对症与支持疗法,防治并发症,其中控制感染尤为重要。

第五节　物理因素职业性损伤

在公路作业环境中,经常存在着一些物理性因素,与劳动者健康密切相关:气象条件如气温、气湿、气流、气压;噪声和振动;电磁辐射如射线、射线、紫外线、可见光、红外线、激光、微波和射频辐射等。

与化学因素相比,物理因素具有一些特点。作业场所常见的物理因素,除了激光是人工产生的以外,其他因素在自然界中均有存在。在正常情况下,有些因素不但对人体无害,反而是人体生理活动或从事生产劳动所必需的,如气温、可见光等。每一种物理因素都具有特定的物理参数,如表示气温的温度,振动的频率、速度、加速度和轴向,电磁辐射单位面积(或体积)所产生的能量或强度等。物理因素对人体是否造成危害以及危害的程度是由这些参数决定的。作业场所中存在的物理因素一般有明确的来源,当产生物理因素的装置处于工作状态时,作业环境中存在这种因素,可以造成环境污染,一旦装置停止工作,则作业场所相应的物理因素即消失。作业场所空间中物理因素的强度一般不是均匀的,多以发生装置为中心,向四周传播,如果没有阻挡,一般随距离增加呈指数关系衰减。在进行现场评价时要注意这一特点,在采取保护措施时也可以充分利用这种特点。有些物理因素,如噪声、微波等,可有连续波和脉冲波两种存在状态,性质的不同使得这些因素对人体危害的程度有所不同,在制定卫生标准时需要分别加以制定。在许多情况下,物理因素对人体的危害程度与物理参数不呈直线相关关系,常表现为在某一范围内是无害的,高于或低于这一范围对人体可产生不良影响,而且影响的部位和表现可能完全不同,如正常气温对人体是必需的、有益的,高温则引起中暑,低温可引起冻伤或冻僵;高气压可引起减压病,低气压引起高山病,等等。

根据这种特点,对于这类因素除了研究其不良影响或危害以外,还研究“适宜”范围,如至适温度的研究,以便创造良好的工作环境。除了某些放射性物质进入人体可以产生内照射以外,绝大多数物理因素在脱离接触后体内没有接触因素的残留,因此物理因素对人体所造成的伤害或疾病的治疗不需要采用“驱除”或“排出”有害因素的治疗方法,而主要是针对人体的病变特点和程度采取相应治疗措施。

根据物理因素的特点,在进行卫生学评价时要考虑到各有关参数,对作业场所进行劳动卫生学调查时要对有关参数进行全面测量。此外,针对物理因素采取预防措施时不是设法消除这些因素,也不是将其控制得越低越好,更不能采取用其他因素代替的办法,而是通过各种措施,将这些因素控制在正常范围内,如果条件容许,使其保持在适宜范围则更好。假如由于某些原因,作业场所的物理因素超出正常范围且对人体健康构成危害,采取技术措施和个人防护措施又难以达到要求时,需采取缩短接触时间的办法保护劳动者健康。

随着生产发展和技术进步,劳动中接触的物理因素越来越多,如超声、次声、工频电磁场、超高压直流电场、超重和失重等因素。其中有些因素在一般生产过程中虽然也有接触,但由于强度小,对人体健康不产生明显影响,不引起人们的注意。由于科技的发展和生产工艺过程的变化,使得某些作业场所中上述这些因素的强度明显增加,以至于对人体健康造成危害。对于生产和工作环境中新出现的各种危害人体健康的物理因素,需要及时加以研究解决。

一、中暑

中暑是高温环境下由于热平衡和(或)水盐代谢紊乱等而引起以中枢神经系统和(或)心血管系统障碍为主要表现的急性热致疾病。高温作业主要是指在夏季高气温和生产环境热负荷下从事体力劳动。一般有以下几种类型:①高温、强热辐射作业,如炼焦、炼铁、轧钢等车间,机械制造的锻造、铸造、热处理车间,陶瓷、玻璃、搪瓷、砖瓦等工业的炉窑车间等,其气象条件特点是气温高、热辐射强度大,形成所谓的干热环境。②高温、高湿作业,如印染、造纸等,由于散发热蒸气,形成高气温、高湿度的湿热环境,还有潮湿的深矿井也是湿热环境。③夏季露天作业,露天作业除高气温和受太阳辐射外,还有被加热的地面和周围物体形成的二次热源辐射。

影响发病的主要因素,除高气温是引起中暑的主要原因外,在同样高气温条件下,存在高湿度或强热辐射且风速又小,则更易发生中暑。此外,劳动强度过大、劳动时间过长,也是中暑的重要致病因素。其他如过度劳累、睡眠不足、体弱、肥胖以及对高温尚不适应者,都易诱发中暑。

（一）中暑诊断与处理原则

职业性中暑可根据其高温作业职业史、劳动条件和主要临床表现，排除其他类似疾病，并按"职业性中暑诊断标准及处理原则"进行诊断处理。

在临床上，又按症状的轻重分为轻症和重症中暑。

(1)轻症中暑：有下列情况之一者，即可诊断为轻症中暑。①头昏、胸闷、心悸、面色潮红、皮肤灼热。②有呼吸与循环衰竭的早期症状，如大量出汗、面色苍白、血压下降、脉搏细弱而快。③肛温升高达38.5℃以上。

(2)重症中暑：可分为热射病、热痉挛和热衰竭三型，也可出现混合型。凡出现上述三种类型的主要临床表现之一者，即可诊断为重症中暑。

中暑的鉴别诊断，对热痉挛与热衰竭的鉴别一般不难，热射病主要应与其他引起高热并伴有昏迷的疾病相区别，如脑膜炎、脑炎、脑型疟疾、中毒性菌痢、产褥热等。

（二）中暑的治疗

1. 轻症中暑

首先应迅速离开高温环境，到通风良好的阴凉处安静休息，给予含盐清凉饮料（必要时可静脉滴注葡萄糖生理盐水）和对症治疗，并予以密切观察。

2. 重症中暑

应迅速送入医院抢救。治疗原则是降低过高的体温，纠正水与电解质紊乱，促使酸碱平衡，积极防治休克、脑水肿等。热射病患者体温高者，应迅速降温，包括物理降温和药物降温，纠正水和电解质紊乱。热痉挛患者采取在阴凉处平卧，补充水盐等措施以及对症处理，一般即可恢复。

中暑患者如及时进行处理，一般可很快恢复，也不必调离原作业，若因体弱或不宜从事高温作业（有该职业禁忌证），应调离原工种。

二、减压病

减压病是人体从高气压环境工作一定时间后，突然转移到正常气压环境，由于减压过速而引起的一种职业病。减压病主要见于潜水作业，如水下工程、海底电缆铺设、海难救助、沉船打捞等。高气压作业，如沉箱、水下隧道施工、科研及医疗用高压舱等。人在高气压环境工作时，呼吸压力必须与压缩空气压力相等，才能维持正常呼吸。在高气压下，空气中的各成分的分压都相应增高，通过呼吸和循环溶解在体液和组织中的气体量也相应增加。在高压空气中，氧占比例不大，溶解氧又可被组织所利用，而二氧化碳所占比例很少，加之机体的调节机制，不致造成影响，只有惰性气体氮所占的比例甚大（约80%），且不能参与代谢，全部以物理状态溶解于体液和组织中，其在体内的溶解量与气压和停留时间有关，并多集中在脂肪和神经组织内。若逐渐脱离高气压环境，体内溶解的氮可以从组织中缓慢释放而进入血液，再经肺泡呼出，不会产生不良影响。若减压过速，即气压下降幅度太大，体内溶解的氮气张力与外界气压的比值大于饱和安全系数，溶解状态的氮气可在几秒至几分钟内游离为气态，以气泡形式出现在组织和

血液中，可引起血管内气体栓塞，造成组织缺氧和损伤，或大量气泡在组织中产生压迫疼痛症状等。可见减压病的发病机制、原发因素是气泡，此外还有其他理化因素参与，如减压过快时，体内有脂肪栓形成，成为循环栓塞的附加因素，继而引起一系列病理生理效应。

（一）减压病的临床表现

急性减压病大多在减压后数小时发病。在1h内发病的占85%，6h内占99%。一般减压愈快，症状出现愈早，病情也愈严重。

1. 皮肤症状

此最为多见，皮肤奇痒，并有灼热感、蚁走感和出汗，系气泡刺激皮下感觉神经末梢所致，多发生在胸、背、腹、上臂及大腿等部位。若皮下血管有气栓，可反射性引起局部血管痉挛，表皮小血管继发性扩张、充血及瘀血，使皮肤变色或出现红斑，呈"大理石样"纹斑。尚可发生浮肿和皮下气泡。

2. 肌肉和关节痛

这也是急性减压病常见的症状，占病例约90%。疼痛常发生在一个或多个关节及弯曲部位，以上肢居多（肩、肘、腕、手），轻者酸痛、麻木，重者呈跳痛，针刺样、刀割样剧痛，迫使关节呈半屈曲状态，称"屈肢症"。还可发生无菌性骨坏死。

3. 神经系统症状

脑血管气泡栓塞，可导致广泛和多样性症状，如头痛、感觉异常、运动失调、失语、抽搐、偏瘫等。脊髓受累可发生截瘫、四肢感觉和运动功能障碍以及直肠、膀胱麻痹等。视觉和听觉系统受损，可产生眼球震颤、复视、失明、听力减退、耳鸣、眩晕等。

4. 循环呼吸系统症状

血循环中有大量气泡栓塞，可引起心血管功能障碍，如脉搏细微、血压下降、心前区紧压感、皮肤黏膜发绀、甚至心力衰竭。肺血管栓塞可引起肺梗死、肺水肿等，表现为呼吸困难、剧咳、咯血、发绀和胸痛。

（二）减压病的诊断和处理原则

减压病可分为急性减压病和减压性骨坏死。

（1）急性减压病。此又分为轻度、中度和重度。轻度主要表现为皮肤瘙痒、丘疹、大理石样斑纹、皮下出血、浮肿等。中度主要表现为四肢大关节及附近肌肉疼痛。重度出现神经、循环或呼吸系统的明显障碍与症状。

（2）减压性骨坏死。根据骨骼X线改变分为三期。Ⅰ期在股骨、肱骨或胫骨有局部的骨致密区、致密斑片与条纹及小束变透亮区。骨改变的面积，上肢或下肢不超过肱骨或股骨的1/3。Ⅱ期骨改变面积超过上述的1/3，或出现大片的骨髓钙化。Ⅲ期病变累及关节，并有局部疼痛和活动障碍。

鉴别诊断除与一般骨关节病和损伤相区别外，还应考虑与潜水有关的其他疾病相区别，如氧中毒痉挛、氮麻醉、急性缺氧症等。

处理原则：对减压病唯一的根治措施，是立即把患者送入特别的加压舱内，加压到作业时程度，待症状消失后，再按规定减压程序逐渐减至常压后出舱，出舱后应观察6～24h。加压治疗对无菌性骨坏死也有较好的疗效。其他辅助措施，如吸氧、药物治疗（皮质类固醇等）、物理疗法（热敷、按摩、热水浴）以及对症治疗。

三、高原病

高原病指登上高原或高山的劳动者，由于低气压环境氧分压降低，对缺氧不能适应所发生的急、慢性反应的疾病，亦称高原适应不全症。高原或高山系指海拔3km以上地区，海拔越高，气压越低，则氧分压也越低。一般说来，在海拔3km以下地区，多数人对缺氧可以耐受，在海拔3～4km以上可引起各种功能障碍和严重缺氧症状，甚至有生命危险。凡由平原地区进入高原的各类建设人员都可能发病。

长期生活在高原地区的人，会产生对缺氧一定的适应能力（如呼吸和循环系统），故能与平原地区的人一样生活与劳动。而从平原进入高原或由较低的高原进入海拔更高的地区时，因大气中的氧分压降低，肺泡气体交换困难，血红蛋白结合氧量减少，向组织供氧的功能发生障碍，供氧与需氧失调，导致缺氧。机体对缺氧的反应，个体差异也较大，一般来说，主要取决于机体代偿功能的差异和适应过程安排是否合理。此外，体质、精神状态、疲劳、饮食、感染等因素，对发病也有影响。

（一）高原病的临床表现

高原病多发生于初登高原时，特别是登高过程中和登上高原的最初几天内。当机体逐渐适应后，发病随之减少。临床表现可分为急性高原病和慢性高原病。

急性高原病又可分为以下三型：

（1）急性高原反应。初登高原，多有一些缺氧的表现，如头痛、眩晕、胸闷、心慌、气短、恶心、呕吐、疲乏、腹胀、发绀、手足麻木等，多发生在登高后24h，经过休息或数日之后，症状基本消失。

（2）高原肺水肿。多发生在海拔4km以上地区，往往有寒冷、饮酒、劳累等诱因。症状有头痛、胸闷、气短、咳嗽、粉红色泡沫痰，体征有明显发绀、呼吸困难、烦躁不安、两肺广泛湿罗音。X线检查可见两肺中、下呈絮状或点片状模糊阴影。

（3）高原脑水肿。多发生于4km以上地区，发病急，感冒、劳累是主要诱因。虽发病率低，但死亡率高。缺氧引起脑部小血管痉挛和通透性增强，产生脑间质水肿。脑水肿又进一步加重脑组织缺血和缺氧，造成脑组织损伤。脑水肿发生前，多先有重度高原反应症状，而后转入昏迷，可出现大小便失禁、抽搐、脑膜刺激症状。

慢性高原病又可分为五型，多见于较长期生活在高原的人，由于失去对缺氧的适应能力，而引起的临床症状。

（1）慢性高原反应。虽在高原居住一定时间，但始终有高原反应症状。有时出现心律失常或短暂晕厥。

（2）高原心脏病。以儿童多见，由于缺氧引起肺血管痉挛，导致肺动脉高压，右心室因负荷过重而增大，而使右心衰竭。主要表现为心悸、胸闷、气短、发绀、浮肿，体力活动后症状加重。

(3)高原红细胞增多症。进入高原后,机体适应性反应之一是红细胞和血红蛋白增多,且随海拔增高而递增。若红细胞超过 7×10^{12}/L、血红蛋白超过 180g/L,并伴有头痛、发绀、头晕、呼吸困难、乏力等症状,即成为病态。

(4)高原高血压症。进入高原地区,若血压持续升高,收缩压 >18.7kPa(140mmHg)或舒张压 >12kPa(90mmHg),并伴有头痛、心慌、气短、发绀、浮肿等症状者,称为高原高血压症。

(5)高原低血压症。国内较少,标准与平原地区相同,症状有倦怠、头昏、头痛、失眠等。

(二)高原病的诊断与处理原则

主要依据登高原(山)史、临床表现、X 线和实验室检查,一般诊断并不困难。在治疗处理方面,由于病因是低氧性缺氧,对急性高原病必须做到早发现及时治疗,采取吸氧、绝对卧床休息、保暖及对症治疗等综合处理,待病情稳定后再向低处或平原转移,继续治疗。慢性高原病如高原高血压、高原心脏病,在治疗上与平原地区治疗并无不同,效果不好时,应转送海拔低处治疗。

四、噪声性耳聋

从卫生角度来讲,凡是使人感到厌烦或不需要的声音都称为噪声,也就是说,噪声是除了频率和强度无规律的组合所形成的杂乱无章令人厌烦的声音外,其他各种声音,如谈话或音乐等,对于不需要的人来说也是噪声。凡在生产过程中产生的噪声称为生产性噪声,接触噪声的机会很多,如筑路时的爆破,开隧道时使用的风钻,机械加工时的冷锻、风铲清砂、喷砂、铆接等,木材加工使用电锯、电刨,建筑时的打桩机和混凝土搅拌机,水泥生产的球磨机等都是强大的噪声源。根据噪声随时间分布情况,生产性噪声又可分为连续声和间断声。连续声按随时间的变化程度,又可分为稳态噪声和非稳态噪声。影响的因素包括:

(1)噪声的强度与频谱特性。一般来说,噪声强度大、频率高则危害较大。

(2)接触时间的长短。

(3)噪声的性质。脉冲声(间断声)比稳态声危害要大。

(4)联合作用。如有振动、高温、寒冷或有毒物质存在时,能增加噪声的不良作用。

(5)个体因素和敏感性。在同等条件下,对噪声敏感或有病(特别是耳病)的人,更易受到危害。

长期接触较强噪声引起听觉器官损伤的变化,一般是从暂时性听阈位移逐渐发展到永久性听阈位移。短时间接触强噪声,可出现暂时性听力下降,但脱离噪声环境后,数分钟可完全恢复称为听觉适应,是一种保护性生理功能。较长时间停留在强噪声环境中,可引起听力明显下降,离开噪声环境数小时甚至数十小时,听力才能恢复,称为听觉疲劳。在此基础上,继续接触噪声,听觉器官即可由功能性改变发展到器质性改变,造成永久性听阈位移,从而进入噪声性耳聋阶段。根据损伤部位和听力受损特点,又可分为噪声性听力损伤和噪声性耳聋。在初期可表现为高频听力下降,听力曲线在 3 000Hz ~6 000Hz(多在 4 000Hz)出现“V”型下陷,但低频段特别是语言频段听力尚未受到影响,此时患者主观上无耳聋的感觉,交谈和社交活动能正常进行,称为噪声性听力损伤。随着病损程度加重,高频听力下降明显,同时语言频段的听力也受到影响,语言听力受到障碍,此时称为噪声性耳聋。

噪声对听觉系统的影响，主要为感音器官的退行性病变过程，螺旋器的组织结构表现为变性、退化及消失。初期病变局限耳蜗底部，随着病程进展，病变范围扩大至耳蜗的大部或全部，当顶部受损，出现语言听力障碍，耳聋症状就明显。

（一）噪声性耳聋临床表现

噪声不仅对听觉系统造成损伤，还对听觉外系统也有影响，主要表现为：

（1）神经系统。有头痛、头晕、烦躁、易怒、易疲劳、睡眠障碍以及植物神经功能紊乱等。

（2）心血管系统。可出现心动过缓或过速，血压不稳定但趋向增高，少数心电图改变。

（3）消化系统。有胃肠道功能紊乱，消化不良，胃酸分泌减少等。

（4）听觉系统。早期主诉有耳鸣，但主观上无听力降低（高频听力受损时），易被忽视而未采取必要的防护措施，致使耳蜗柯蒂氏器的损伤程度和范围不断加重加大，累及语言频率范围，患者才主观感觉到听力困难，主诉有耳聋现象。

（二）噪声性耳聋诊断与处理原则

职业噪声性耳聋诊断必须依据有关职业性噪声接触史、劳动条件调查、耳鸣及有关症状、听力损失的动态观察资料，并排除其他耳聋原因，才能做出诊断。其他耳聋原因，主要包括伪聋、外伤性耳聋、药物中毒性耳聋、传染中毒性耳聋、老年性耳聋和各种中耳疾患。

噪声性听力损失的评定，目前仍以纯音测听的气导听力为依据，并证明为感音性听力损失。在计算听力损失时还须考虑年龄、性别等因素的影响，对测定值进行修正。

治疗处理原则是早期发现与及时治疗，如已造成耳聋的患者，尚无有效的治疗办法。一般常用药物有维生素类（如维生素 C、B_1、B_6 等）、扩张血管改善血循环的药物（如烟草酸或其衍生物、复方丹参片等）、高压氧及理疗等。根本的办法是加强预防，控制噪声源及降低噪声和采取听力保护措施。

五、手臂振动病

手臂振动病又称局部振动病，是长期使用振动工具而引起以肢端血管痉挛和周围神经末梢感觉障碍为主的疾病。接触振动的主要作业有使用风动工具作业，如风锤、风铲、铆钉机、凿岩机、捣固机、钻探机等；使用电动工具或研磨作业，如电钻、电锤、电锯、抛光机、砂轮机、铣床、镟床等。由于振动作用于人体的传导方式不同，生产性振动可相对分为局部振动和全身振动。使用风动工具、电动工具、研磨工具以局部振动为主，而用发动机运转的交通工具以全身振动为主，也有些作业可同时接触全身振动和局部振动（如驾驶摩托车）。

（一）影响发病的主要因素

影响发病的主要因素有以下几点：

（1）振动的物理特性：如频率、振幅和加速度，低频率大振幅的振动，当全身受振时，主要作用于前庭、内脏器官，当局部受振时，对骨关节和肌肉损伤较明显。高频振动对末梢循环和神经功能损害明显。振动的加速度愈大，振动性白指的发生率也愈高。

（2）接振时间：工作日内接振时间和工龄愈长，振动的危害也越大。

（3）体位和工作方式：机体对振动的敏感程度与体位有关，如全身振动在立位时，对垂直振动敏感，卧位时对水平振动敏感。操作时如胸、腹和下肢紧贴振动物体，或者手把握工具过紧，所造成的危害也大。

(4)环境温度和噪声：大多数振动病例多发生在寒冷地区，故认为寒冷是局部振动病发病的重要条件。另外振动工具同时也伴有噪声，而噪声除了对听觉系统影响外，也可对神经系统产生影响，可促使局部振动病的发生。

局部振动病的发病机制尚未完全阐明，目前有以下几种学说：

(1)局部缺血学说，一般多认为肢端小血管在振动和寒冷的作用下，引起局部血管痉挛，而反复持续的痉挛可造成缺血性损伤。

(2)交感神经功能异常学说，认为长期振动刺激神经末梢感受器，通过感觉神经传入大脑皮质和丘脑下部，使交感神经兴奋，反射性地改变肢端血管的紧张度。

(3)免疫反应学说，有的学者认为振动与寒冷协同作用，可促使人体蛋白质变化，形成自身抗原，通过免疫反应，引起局部血管的缺血。

(二)手臂振动病的临床表现

患者主诉多为手部症状和神经衰弱综合征。手部感觉麻木、手痛、手胀、手凉、手掌多汗、遇冷手指发白。尚有手僵、手无力、手颤甚至持物不稳等。神经衰弱症状表现为头痛、头昏、失眠、乏力、心悸、记忆力减退和注意力不集中等。

出现振动性白指，即所谓雷诺现象，是由振动引起的手指间歇性发白或发绀，也是诊断的主要依据。手指发白一般由指尖向近端发展，界限分明，色如白蜡，重者扩大到全手变白。发作时手指麻木、冰凉、继而发白，持续几分钟，可转为发绀，伴有疼痛。白指以中指最为常见，其次是无名指和食指，拇指和小指很少受累。白指可持续十多分钟到一小时，然后症状消失，外观恢复正常。X线检查可见骨质增生、骨质疏松、囊样变、骨岛形成、关节变形等。

(三)手臂振动病的诊断与处理原则

具有长期从事局部振动作业的职业史和主要临床表现，结合末梢循环功能和神经功能检查，进行综合分析，排除其他疾病后，方可做出诊断与分期。

手臂振动病目前无特殊疗法，一旦确诊应调离振动作业，注意保暖和休息，适当活动，对症治疗。药物治疗可采用α-肾上腺素能受体阻滞剂，如妥拉唑啉、酚苄明，以及其他血管扩张剂，如地巴唑、烟酸等，以改善末梢循环。还有活血化瘀、舒筋活络作用的中草药，如四妙勇安汤。物理疗法有温水(温泉)浴、红外线照射、超短波及石蜡疗法。还有运动疗法，旨在帮助改善全身特别是手指和前臂的血循环。必要时可施行交感神经节切除术、封闭疗法等。

六、放射病

凡能引起物质发生电离的辐射，称为电离辐射，如X射线、γ射线、α射线、β射线、中子、质子等。接触机会有来自放射性矿物(如铀矿)的开采、冶炼和加工，核电站的建立与运转，从事原子反应堆、粒子加速器的工作，工农业生产及科研利用同位素的工作(如金属探伤、食品消毒、选种育种等)，医用X线、γ射线及同位素用于诊断与治疗。放射病是指由一定剂量的电离辐射作用于人体而引起全身放射性损伤。影响发病的主要因素有以下几个方面：①辐射的物理特性：如 α 射线穿透力较弱，而 X 射线和 γ 射线则穿透力较强。②剂量与剂量率：一般来说，剂量和剂量率越大，其生物效应越强。③照射的部位：以腹部照射的反应最强，其次为盆腔、头颈、胸部和四肢。④照射面积：受照射面积愈大，作用愈明显。⑤机体的敏感性：如淋巴组织、胸腺、骨髓、性腺等易感性高，而肌肉、结缔组织易感性低。电离辐射可以外照射和内照射两种方式作用于人体，当人体受到一定剂量的电离辐射后，可产生各种生物效应。国际放射防护委员会（ICRP）建议将放射性损伤效应区分为随机效应和非随机效应（以后更名为肯定效应），随机效应是指辐射损伤效应发生的概率与剂量大小有关，但损伤的程度与剂量无关，且不存在效应的阈值水平，如致癌效应、遗传效应等。非随机效应是指当接受的剂量超过一定水平（阈值）时，损伤效应发生的概率将急剧增高，且损伤的严重程度也随剂量的加大而增高，如放射病、放射性白内障和放射性皮肤损伤。电离辐射引起的生物效应，是一个非常复杂的过程，首先机体生物分子水平发生变化，特别是生物大分子的损伤，既有辐射对生物分子的直接作用，又有辐射对细胞内分子作用的产物引起的间接作用，上述生物效应发生在辐射作用的瞬间。在此基础上可发生细胞代谢、功能和结构的改变，进而造成组织、器官、系统的损伤，不过机体可见损伤和放射病临床症状的出现，则需要经过相当一段时间，甚至数年之久。

（一）放射病的临床表现

放射病在临床上可分为急性和慢性放射病。

（1）急性放射病。是在短期内一次或多次受到大剂量的照射所引起的全身性损伤，多见于核事故，其特点是病程具有明显的时相性，有初期、假愈期、极期和恢复期四个阶段。根据临床表现可分为三种类型：①骨髓型，最为多见，主要引起骨髓等造血系统损伤，临床表现为白细胞数减少和感染性出血。②胃肠型，表现为频繁呕吐、腹泻、水样或血样便，常发生肠麻痹、肠梗阻等。③脑型，可出现意识障碍、共济失调、抽搐、躁动和休克。

（2）慢性放射病。为较长时期受到超限值剂量照射所引起的全身性损伤，多发生于从事外照射工作、但防护条件较差的场所，或违反操作规程的人员。其特点是病程长、病情起伏不定。早期表现以植物神经功能紊乱为主，如头痛、头昏、乏力、记忆力减退、睡眠障碍、易激动、出汗等，部分患者带有消化系统症状（食欲下降、恶心）及性功能减退。早期可无明显体征，后期可见神经反射和神经血管调节方面的变化。妇女有月经紊乱、经量减少或闭经。实验室检查最常见的是白细胞减少（一般是先增加后减少），同时分类出现中性粒细胞减少，嗜酸性粒细胞、淋巴细胞、单核细胞增多。

除了全身性放射病外，还可表现为局部放射性皮肤损伤和放射性白内障。

（二）放射病的诊断与治疗

急性放射病有明确的大剂量照射史，结合临床表现和实验室检查，根据《外照射急性放射病诊断标准原则》可做出诊断。视损伤程度，采取综合治疗措施，包括消毒隔离、周密监护、预防感染和出血、刺激造血机能和全身支持疗法等。

慢性放射病有明显的射线接触史和个人受照水平，结合临床表现、体征和实验室检查，根据《外照射慢性放射病诊断标准原则》做出诊断。治疗原则是患者首先应脱离放射性工作，采用中西医结合对症治疗（如一般对症治疗、白细胞和血小板减少的治疗、内分泌功能减弱的治疗）和全身支持疗法。

第八章　公路行业职业健康调查研究

第一节　职业健康调查研究概况

公路养护人员主要从事修路、养路等工作，以露天作业为主，工作条件差，环境艰苦，不仅受夏季高温和冬季严寒等恶劣气候条件的影响，还常年与沥青、砂石粉尘、水泥等有害物质密切接触，这些都对健康带来一定负面影响。公路职工的职业病防治调查就是为了弄清有害因素对机体的危害，为制订预防措施和健康保护策略提供科学依据。

参加每次职业病防治调查对象按工种分为行管、养护、施工、退休和后勤。调查项目包括：①临床检查项目，主要包括职业史及病史、内科及五官科等；②实验室检查：包括血红蛋白、白细胞计数、肝炎相关抗原及肝功能、血糖等；③B 超、心电图、肺功能、X 线胸透检查和妇科检查等。

一、职业健康调查结果

1. 疾病史及内科检查

调查及检查结果表明，公路系统职工常见症状为腰痛、胃痛、头晕、咳嗽等。退休人员的症状主要以呼吸系统为主，包括胸闷、咳嗽、咳痰及食欲不振等，体征检查以心脏杂音和肝脾肿大多见。

2. 五官科检查

异常检出率为 41.9%，其中施工、退休、养护人员异常检出率均高于每次体检异常的平均水平。其主要异常发现和疾患为咽炎、鼻炎，检出率分别为 24.6% 和 13.6%。

3. 血常规检查

在受检对象中，血红蛋白降低和白细胞总数减少分别为 4.6% 和 16.7%。血红蛋白降低以退休人员较高(6.7%)。白细胞减少以退休、后勤和行政管理人员为突出，异常检出率分别为 24.1%、16.7% 和 15.2%。血糖异常检出率 27.1%，其中退休和行政管理人员均高于平均异常检出率。

4. 心电图检查

异常检出率为 42.8%，其中退休和后勤人员异常检出率明显高于其他人员，分别为 55.4% 和 40.0%。心电图异常以心肌缺血和窦性心动过缓多见，异常检出率分别为 15.8% 和 9.0%。

5. B 超检查

异常检出率为 27.8%。其中异常检出率较高的工种为行政管理、施工和退休人员，异常检出率分别为 34.5% 和 31.5%。异常项目中脂肪肝和胆结石较高，异常率分别为 12.8% 和 5.0%，其次为肾结石和肝囊肿，异常检出率分别为 2.8% 和 2.1%。

6. 肺功能检查

异常检出率为76.9%。主要异常表现为限制性肺通气功能不良(53.2%)、混合性肺通气功能不良(14.1%)、阻塞性肺通气功能不良(9.5%)。

二、结果分析

通过近20年来的调查结果表明,与一般人群比较,养路作业人员身体状况较差,疾病的发生率及疾患率较高,这显然与其职业特点有关。公路养护人员工作紧张、劳累、生活缺乏规律性,又长期接触公路交通噪声、有害气体和粉尘等,这些均可引起有关疾病。粉尘、有害气体(二氧化硫、氮氧化物等)对眼及上呼吸道有刺激作用,可引起咳嗽、咳痰、胸闷、气急等症状以及炎症反应。养护人员血压增高率明显大于一般人群也应当引起我们的重视。虽然引起血压升高的因素很多,但对养路职工来说,可能主要与其职业性质有关,如长期精神紧张或暴露在噪声环境等均可引起血压的升高,因此应把这部分人群列为健康监护的重点对象,对其进行动态观察和进一步检查,如对被确诊为高血压病者及时进行治疗,对其他的则应防止持续高血压发展为高血压病。在养路人员今后健康检查中血压测量应被列入重点检查项目。

职业病调查中发现养护人员中饮酒与饮食不规则的人数较多,久之将造成消化系统疾病的发生,特别是肝胆疾患的发生,如饮酒过量对肝脏造成损害,这已得到大家的共识。本次检查发现养护人员肝胆疾患发生率较高,其中以脂肪肝、肝功能异常和胆结石为主。因此我们提倡养护人员少饮酒、建立良好的生活与饮食习惯,注意饮食规律和卫生等。

从心血管系统心电图检查可以看出,异常主要表现在心电图异常,其中以窦性心律不齐、传导阻滞及心肌缺血等改变为主。据文献报道,噪声、有害物质(如铅、一氧化碳、氮氧化物)等均可引起心电图异常改变,严重时可使心肌受损。

这里特别提出的是影响公路养护人员健康的个体因素,主要包括个体行为习惯和生活方式等因素。如自身不良行为和生活方式,会直接或间接给健康带来不利影响。公路养护人员常见的疾病,如高血压、肝胆疾病、脂肪肝等均与不良行为和生活方式有关。

公路养护人员在工作中所受职业性有害因素的影响是多方面的,既有特异性作用的影响,也有非特异性的,有短期的影响,也有长期潜在的影响,并已对健康造成不同程度的损害,应引起高度重视与关注。除积极采取相应的医疗保健制度外,更应制订与加强养护人员健康的防护对策,以保护公路职工的身体健康,提高工作效率,从而以有利于公路事业的发展。为此,提出以下有关建议:

(1)鉴于公路发展迅速,养护人员明显不足,致使工作长期处于超负荷状态。考虑到近年来公路建设与交通新发展情况,建议应根据公路交通管理规划,重新制定养护人员编制规定,以满足公路交通管理工作的实际需要。

(2)根据《职业病防治法》和劳动保护法的精神,有必要制定公路养护人员的劳动保护条例。华中科技大学同济医学院与湖北省公路管理局经过多年的合作,在全国首次开展公路作业环境职业卫生评价及防护对策研究和养路工健康状况跟踪观察与动态分析研究,结果表明公路养护人员作为特殊的职业人群,受到多种职业有害因素的影响,应享受相应的劳动保护待遇,如工作定额、工时规定、劳动强度分级、公休与疗养、营养津贴、劳保用品等。

（3）进行职业健康监护，定期体检，建立个人健康档案，并安排适当疗养。建议将公路养护人员作为一类特殊职业，纳入职业卫生监督的范畴，对其定期（如每隔2～3年）进行全面职业健康检查。把其中35岁以上人员列为重点检查对象（包括特殊职业医学检查），发现问题及时处理。并逐步建立健康档案，进行统一管理。还可根据具体情况，逐步施行轮换疗养，这既可治疗有关慢性疾患，又可暂时脱离污染的养护作业环境和工作负荷，有利于养护人员身体的康复。

（4）提供有效的个人防护用品。由于公路养护人员长期在露天工作，经常受到严寒与酷热等不良气候以及公路交通环境污染的影响，应逐步改善养路工服装和防护用品，如冬季有防寒防风效果好的皮毛革制服和棉（羽绒）大衣、皮靴、护腿、帽与手套及防风镜。夏季采用透气性能好的浅色半长袖、裤棉麻制品（不用化纤制品）及太阳镜等。服装还应有醒目标志（如胸前有养路工图案的黄色标志或黄色佩带）。噪声超标严重的地段可佩戴耳罩或耳塞（可降低噪声强度，但不完全影响听力）。还应保证冬季热茶水夏季清凉饮料的供应等。

（5）合理安排饮食配膳，提高实际生活水平和营养状况。针对公路养护人员接触的主要有害因素，在饮食中应注意摄入质优量足的高钙低磷、低钙高磷等食物，多食蔬菜、水果、豆类。在高温季节环境，一方面要多饮白开水，它进入体内后可立即参与新陈代谢，调节体温，清理身体内的“垃圾”，另一方面应适当注意优质蛋白质的摄入，如瘦肉、鱼、蛋、牛奶、黄豆等都是优质蛋白的良好来源。同时应注意微量元素的平衡，摄入一定量的铁和锌，如动物肝脏、牛羊肉、黄豆等。另外，紫外线对眼、皮肤的损害也不容忽视。应给养护人员提供遮阳场所及好的太阳镜等。为减少长时间受交通噪声污染造成的危害，膳食中应注意适当补充谷氨酸、赖氨酸及维生素B和C。遵照健康促进的方针和策略，防止疾病和亚健康状态的发生，为防治肝胆疾患，特别是防治脂肪肝应遵循的一般原则为：①加强健康教育，养成良好的生活习惯。良好的生活习惯包括：合理膳食，少饮酒，有规律作息和经常锻炼等。②对症治疗。酒精性脂肪肝戒酒是关键，常在戒酒后2～4周肝肿大和一些异常的实验室指标可恢复正常。肥胖引起的脂肪肝，减肥一般可以取得较好的疗效，但应该在医生的指导下进行。糖尿病和病毒性肝炎引起的脂肪肝，应积极地治疗原发病。③控制饮食，加强锻炼，形成良好的生活方式。如合理膳食，三餐有规律，少吃零食和夜宵等。具体可参照《中国居民膳食指南》。引起肝功能异常的原因很多，如心肌炎，急性心肌梗死，这时血清转氨酶活性均会升高。除此之外，胆石症、甲状腺功能亢进、疟疾、感冒、大量服用阿司匹林等，都可引起肝功能异常，甚至在某些生理条件下如剧烈运动等，也会使转氨酶升高。因此，肝功能异常并不能立即诊断为肝炎，而必须结合病人具体情况，如症状、体征及其他检查进行综合分析才能做出诊断。乙肝患者应在医生指导下积极治疗，并参照《慢性乙肝防治指南》，在日常生活中注意饮食，保证充足的睡眠，保持乐观的心态，这对乙肝的预防和控制很有帮助。

养护人员和患有心血管疾患的公路职工，除了要生活规律，适当休息，心情豁达，处事冷静外，平时饮食应清淡，以低盐、低脂肪，多蔬菜和低热量为好，避免高胆固醇的食物；体胖的人应适当节食，摄入适量蛋白质，减少盐的摄入，多吃含纤维素的蔬菜和水果以保持大便的通畅，并适当进行一些力所能及的体育锻炼。

（6）开展对养路人员职业适应性、职业选拔、培训教育（包括健康与安全教育）、工作负荷、工作年限、工作制度等方面的研究探讨，制定出相关的条例规定，更好地保护公路养护人员的身心健康从而有利于公路交通事业的可持续性发展。

第二节 养路工主观疲劳及其生命质量的调查分析

公路是国民经济的一个重要的基础设施,保护和促进公路职业人群的身心健康,成为职业卫生的重点工作之一。为了提高交通道路养护水平,促进公路交通可持续性发展,增强职业素质和工作效率,在《公路作业环境职业卫生评价及防护对策》研究结果的基础上,探讨养路工疲劳及其生存质量,为提高养路工人的生命质量提供科学依据。

一、对象与方法

(一)对象

以整群抽样的方法选择省公路养护行业连续工龄 >1 年的养路工人 376 人为调查对象,根据作业路面不同,分为水泥路面组(118 人)、沥青路面组(149 人)和混合路面组(109 人)。全部为男性,平均年龄为(29.8 ±9.1)岁,平均工龄为(10.7 ±8.4)年。

(二)方法

1. 疲劳程度测定

采用以经典的《疲劳症状自评量表》为模板修改后的《养路工职业疲劳量表》为疲劳测试内容。通过被测者对疲劳量表每个问题选择“是”或“否”,计算疲劳度(疲劳的频率)和疲劳总分。并根据疲劳总分将疲劳程度分级为轻度疲劳、中度疲劳和重度疲劳 3 个等级。

2. 生命质量测定

采用 WHO 生存质量简表,测定生理领域、心理领域、社会关系领域和环境领域的有关条目,得分越高,生活质量越好。

3. 质量控制

统一培训调查人员,问卷调查为现场集中解释后当场完成、修改、收回的方式。调查 2 周后随机重复测定全部问卷的 5%,经相关检验,资料有较好的重测信度。问卷填写不符合要求或内容填写不足 80% 者予以剔除,有效问卷纳入数据分析。

(三)统计学处理

采用 t 检验及 χ^2 检验比较不同年龄、婚姻状况和作业类型养路工人疲劳及生命质量的差异。应用相关分析评价疲劳得分和生命质量之间的相关性。所有数据录入计算机,应用 SPSS11.5 统计软件进行分析。

二、结果

(一)不同年龄段养路工人疲劳程度和生命质量得分比较

对不同年龄段养路工人的疲劳程度进行比较,结果显示,养路工平均疲劳度为 501.8 ±

115.2,疲劳总检出率为34.8%,其中轻度疲劳占71.0%,中度疲劳占19.1%,重度疲劳占9.9%。高年龄组(50岁~)的疲劳度(562.1±107.6)和疲劳总检出率(58.9%)及不同程度疲劳检出率均高于其他年龄组和总体,差异均有统计学意义($P<0.05$,$P<0.01$)。

从调查分析可以看出,不同年龄段养路工人生命质量各领域得分均低于常模,差异有统计学意义($P<0.05$)。比较各领域得分,其生理领域得分均高于其他3个领域得分,但差异无统计学意义($P>0.05$)。高年龄组(45岁~)生命质量中4个领域得分均低于其他年龄组,差异有统计学意义($P<0.05$,$P<0.01$)。见表8-1、表8-2。

不同年龄段养路工疲劳程度比较($\bar{X}\pm s$)　　表8-1

年龄(岁)	人数	疲劳得分($\bar{X}\pm s$)	轻度疲劳		中度疲劳		重度疲劳	
			人数	%	人数	%	人数	%
<30	138	428.5±102.2	30	21.7	7	5.1	2	1.5
30~	102	501.6±113.5	23	22.6	6	5.9	3	2.9
40~	80	513.8±116.7	19	23.8	5	6.3	3	3.6
50~	56	562.1±107.6	21	37.5	7	12.5	5	6.9
合计	376	501.8±115.2	93	24.7	25	6.6	13	3.5

不同年龄段养路工生命质量得分比较($\bar{X}\pm s$)　　表8-2

年龄(岁)	生理领域	心理领域	社会领域	环境领域	总　得　分
<30	14.54±2.53	13.46±2.44	13.52±2.01	12.05±2.51	13.47±2.31
30~	13.45±2.12	12.61±2.06	13.17±2.11	12.01±2.15	13.05±2.06
45~	12.85±2.08	11.76±2.21	12.45±2.63	10.29±2.45	12.09±2.11
常模	15.10±2.30	13.89±1.89	13.93±2.06	12.14±2.06	13.38±2.91

(二)不同婚姻状况养路工人疲劳程度和生命质量得分比较

分别对未婚、已婚和其他(其他包括分居、离婚、丧偶)不同婚姻状况养路工人的疲劳度和疲劳检出率进行比较,结果表明,已婚养路工人的疲劳度和轻度疲劳检出率比未婚工人和其他婚姻状况工人高,差异有统计学意义($P<0.01$)。而其他婚姻状况养路工人中度疲劳和重度疲劳检出率高于未婚组和已婚组($P<0.01$)。除了未婚组外,已婚组和其他婚姻组养路工人生命质量总得分和4个领域得分均低于常模,差异有统计学意义($P<0.05$),而其他婚姻组4个领域得分均低于未婚组和已婚组,差异有统计学意义($P<0.01$)。见表8-3、表8-4。

不同婚姻状况养路工疲劳程度比较　　表8-3

婚姻状况	人数	疲劳得分($\bar{X}\pm s$)	轻度疲劳		中度疲劳		重度疲劳	
			人数	%	人数	%	人数	%
未婚	88	446.3±145.6	11	12.5	5	5.7	1	1.1
已婚	232	536.4±125.9	74	31.9	19	7.8	10	4.3
其他	56	469.7±156.7	8	14.3	1	1.8	2	3.6
合计	376	501.6±115.2	93	24.7	25	6.6	13	3.5

不同婚姻状况养路工生命质量得分比较($\bar{\chi} \pm s$)　　表8-4

年龄(岁)	生理领域	心理领域	社会领域	环境领域	总　得　分
未婚	14.56±2.55	14.39±2.54	14.59±2.23	12.14±2.65	13.89±2.31
已婚	13.67±2.25	13.76±2.27	13.55±2.53	12.07±2.49	13.05±2.06
其他	13.21±2.58	12.27±2.52	13.05±2.56	12.04±2.07	12.54±2.11
常模	15.10±2.30	13.89±1.89	13.93±2.06	12.14±2.06	13.38±2.91

(三)不同作业路面养路工人疲劳程度和生命质量得分比较

沥青路面作业工人的疲劳度、轻度疲劳检出率和中度疲劳检出率高于其他路面组，差异有统计学意义($P<0.05$)。水泥路面作业工人重度疲劳检出率低于沥青路面组和混合路面组($P<0.05$)。水泥路面组作业工人生命质量总分及其4个领域得分均高于其他路面组，差异有统计学意义($P<0.05$)，而混合路面组生命质量总分和4个领域得分均低于水泥路面组、沥青路面组和常模($P<0.05$)。见表8-5、表8-6。

不同作业路面养路工疲劳程度比较　　表8-5

组别	人数	疲劳得分($\bar{\chi} \pm s$)	轻度疲劳		中度疲劳		重度疲劳	
			人数	%	人数	%	人数	%
水泥路	118	464.2±132.5	31	26.3	6	5.1	2	1.7
沥青路	149	517.6±117.5	47	31.5	13	8.7	6	4.0
混合路	109	506.9±158.7	15	13.8	6	5.5	5	4.6
合计	376	501.6±115.2	93	24.7	25	6.6	13	3.5

不同路面作业养路工生命质量得分比较($\bar{\chi} \pm s$)　　表8-6

组别	生理领域	心理领域	社会领域	环境领域	总　得　分
水泥路	14.56±2.28	14.59±2.81	13.46±2.51	12.57±2.24	14.01±2.31
沥青路	13.58±2.61	13.26±2.35	13.39±2.33	12.54±2.59	13.21±2.08
混合路	13.31±2.88	12.54±2.63	13.35±2.36	12.04±3.18	13.57±2.13
常模	15.10±2.30	13.89±1.89	13.93±2.06	12.14±2.06	13.38±2.91

(四)养路工人作业疲劳与生命质量的相关分析

对疲劳度及不同疲劳检出率(轻度疲劳、中度疲劳和重度疲劳)与其生命质量的4个领域得分进行相关分析，结果显示，疲劳度及疲劳检出率与生命质量4个领域得分和总得分均呈负相关关系($P<0.05$，$P<0.01$)。见表8-7。

疲劳程度与生命质量得分的相关系数　　表8-7

疲劳类别	生理领域	心理领域	社会领域	环境领域
疲劳度	-0.459	-0.568	-0.358	-0.467
轻度疲劳	-0.436	-0.564	-0.367	-0.458
中度疲劳	-0.489	-0.502	-0.384	-0.427
重度疲劳	-0.637	-0.543	-0.443	-0.489

三、讨论

疲劳可直接或间接危害职业人群的身心健康，影响其职业生活质量。但是，疲劳是一个复杂、多维现象，人们都在关注如何将疲劳的多维内涵转化成定量的、可测的内容，并用综合性衡量指标表达。随着医学的发展和疾病谱的改变，医学模式和人们的健康观也发生了变化。一些传统的健康评价指标已不能满足人们对健康评价的需要。生命质量是新一代健康评价指标，它能够综合评价个体和群体的生理、心理和社会功能状态。本次采用修订的职业疲劳量表及生命质量简表对养路工进行现场问卷调查，目的是在于探讨养路工主观疲劳和职业生命质量状况以及相互关系，为减轻养路工疲劳、提高其职业生命质量提供有效措施。

对于疲劳性质和程度的判定，目前采用的有作业观察（时间调查法）、在不妨碍实际作业的条件下进行相关机能动态测定（生理与心理机能检查法）以及疲劳自觉症状询问（问卷法）等手段，其中，疲劳自觉症状问卷调查占有十分重要的地位。本次应用"养路工职业疲劳量表"测定其主观疲劳为主要内容，对于疲劳测定及健康风险评价，可提供有价值的信息。结果显示，养路工平均疲劳度为 501.8 ± 115.2，疲劳总检出率为 34.8%，其中轻度疲劳占 70.1%，中度疲劳占 19.1%，重度疲劳占 9.9%。高年龄组、已婚组及沥青路面组养路工的疲劳度明显高于其他组别和总体，疲劳的检出率及不同程度疲劳的检出率均高于其他年龄组和总体。说明养路工的疲劳及程度与年龄、婚姻及作业类型有关，随着年龄的增大及生活压力的增加，疲劳检出率增高和疲劳程度加重。关于沥青路面作业工人疲劳程度增高的原因有待进一步探讨。

随着技术的进步，养路设备的更新换代以及工作条件的改进，原有的职业危害因素日趋减少，职业病危害程度减轻，甚至不再出现。而疲劳引起的健康问题不断增加。生命质量测量为评价养路工的健康状况及其影响因素实现了从数量到质量的深入与综合。引起养路工人生命质量降低的原因是多方面的，如文化程度、生理及心理健康因素、体力负荷、工作满意度和职业紧张等。在比较不同年龄段、不同婚姻及不同作业路面养路工生命质量的基础上，本研究对养路工疲劳及对影响其职业生命质量分析的结果显示，养路工人的职业生命质量较低，并与年龄、婚姻和不同作业类型有关。在控制了工作环境因素、劳动负荷、工作因子等影响生命质量的重要因素后，疲劳是导致养路工生命质量降低的主要因素。相关分析也显示，疲劳与生命质量之间存在负相关关系，说明疲劳可造成养路工人生命质量下降。本调查结果表明，未婚养路工人的疲劳度较低，这可能与未婚工人的年龄较低，体能较好，家庭负担较小等因素有关。水泥路面作业工人的疲劳度比沥青路面和混合路面作业类型工人低，这是否与不同劳动类型影响生命质量有关，有待进一步深入研究。

总之，为提高养路工人的生命质量，应积极采取有效措施减缓疲劳的产生；改善生产环境的卫生条件，尽力消除或减少职业危害因素；最大限度地减少工作环境中发生意外或危及生命安全的因素；开展公路交通职业卫生服务和自我保健教育，从根本上提高养路工的职业生命质量。

第三节　养路工行为类型及述情障碍的调查研究

述情障碍普遍存在于心身疾病中,由于对情绪变化的领悟能力差,对心理治疗反应不佳,常给健康带来不利的影响。近年来国内外均有关于述情障碍对心身疾病和各种精神障碍影响的报道。职业危害不仅对躯体发生作用和引起职业性损害,对心理和精神的影响也较显著,可导致各种心理障碍的发生和行为类型的改变。为了保护和促进职业人群的身心健康,在调查养路工行为类型及述情障碍发生与分布的基础上,探讨职业因素及劳动条件对其的影响。

一、对象与方法

(一)研究对象

调查对象为湖北省内各公路段中的养路工人。按各公路段在职人员名单,随机抽取从事养护路工龄在1年以上的养路工作者为观察组从事现场养护的工人为现场组,而间接从事养护和后勤的为内勤组,其他职业(高校生、护士、铝厂工人)的非养护路人员为对照组。

(二)内容及方法

采用《职业人群生命质量综合评定量表》分别调查养路工及对照人群的行为类型和述情障碍在不同年龄,性别和职业的分布,以及述情障碍与行为类型的关系等。对各公路交通段的养路工进行随机问卷调查。受试者采取不记名方式填写。行为类型分类指标得分在37~50分间的属A型人格,在30~36分间的属A^-型人格,27~29分间为A、B人格的中间型M型人格,20~26分间为B^-人格,1~19分间的为B型人格。反映述情障碍的指标得分<13的属正常,13~16分间者为临界人群,而>16分的为述情障碍。对各项目得分用SAS统计软件进行χ^2检验或t检验,分析行为类型与述情障碍的分布情况及关系。

二、结果

(一)调查对象一般情况

养路工有效问卷共474份,分布于4个不同路段。受调查者文化程度均在初中以上。其中,年龄最大的为57岁,最小的为19岁,平均(36±9.3)岁;男性337人,女性137人;已婚者411人,占总数的86.7%。

(二)养路工的行为类型

1.养路工行为类型的年龄分布

将调查对象按年龄分为4组。结果可见各年龄段养路工行为类型的分布,其中B^-型行为类型占50%以上。随年龄的增高A型行为类型者逐渐减少,B^-型行为类型增多,年龄越高的人越接近B^-型行为类型。

2. 养路工行为类型的性别分布

将调查对象按性别分组，比较 B 型行为与 B^- 型行为男女间的差异，χ^2 检验，差异具有统计学意义，$\chi^2 = 8.72, P < 0.01$。见表 8-8。

不同性别养路工行为类型分布　　表 8-8

性别	例数 n	A		A^-		M		B^-		B	
		n	%	n	%	n	%	n	%	n	%
男	337	13	3.9	75	22.3	78	23.1	150	44.5	21	6.2
女	137	4	2.9	32	23.4	34	24.8	48	35.0	19	13.9

3. 养路工行为类型的工种分布

两组 A、B 型行为类型分面差别较大。现场组 A 型行为类型者明显低于内勤组，而内勤组 B 型行为类型者显著低于现场组，差异具有非常显著性（$P < 0.01$）。见表 8-9。

不同工种养路工行为类型分布　　表 8-9

组别	例数 n	A		A^-		M		B^-		B	
		n	%	n	%	n	%	n	%	n	%
现场组	279	4	1.4	54	19.4	58	20.8	132	47.3	31	11.1
内勤组	195	21	10.7	46	23.6	48	24.6	71	36.4	8	4.1

（三）养路工的述情障碍

1. 养路工述情障碍的年龄分布

按年龄分为低年龄组（≤25 岁）、中年龄组（35 岁 ~）、高年龄组（45 岁 ~）。结果说明，中年龄组述情障碍者所占比例为 14.1% 高于高年龄组。差异具有显著性（$P < 0.01$）。而低年龄组处于述情障碍临界状态的，明显高于中、高年龄组，差异也具有显著性（$P < 0.01$）。见表 8-10。

养路工述情障碍的年龄分布　　表 8-10

年龄组（岁）	倒数	述情障碍得分 （$\bar{\chi} \pm s$）	临界状态		述情障碍	
			n	%	n	%
≤28	140	9.2 ±2.7	21	15.0	2	1.4
29 ~	150	9.3 ±2.8	23	15.3	5	3.3
39 ~	128	9.5 ±2.9	8	6.2	18	14.1
49 ~	56	9.1 ±2.4	1	1.8	5	8.9

2. 养路工述情障碍的性别分布

女性述情障碍发生率明显高于男性，差异具有显著性（$P < 0.05$），而在述情障碍平均得分和临界状态上差异无显著性。见表 8-11。

不同性别养路工的述情障碍 表 8-11

性别	倒数	述情障碍得分 ($\bar{X} \pm s$)	临界状态		述情障碍	
			n	%	n	%
男	337	13.2 ±3.4	129	38.3	54	16.0
女	137	13.8 ±3.6	56	40.9	34	24.8

3. 养路工述情障碍的工种分布

现场组述情障碍平均得分高于内勤组，t 检验 $P<0.05$，差异具有非常显著性。其述情障碍患者比例也明显高于对照组。χ^2 检验，$\chi^2=7.53$，$P<0.01$，差异具有非常显著性。见表 8-12。

不同组别养路工的述情障碍 表 8-12

工种	倒数	述情障碍得分 ($\bar{X} \pm s$)	临界状态		述情障碍	
			n	%	n	%
现场组	279	13.8 ±2.7	123	44.1	50	17.9
内勤组	195	11.9 ±2.4	67	34.7	11	5.8

4. 养路工与其他职业人群述情障碍分布情况比较

养路工与高校生、护士、铝厂工人述情障碍分布分别比较，结果显示，4 组职业人群述情障碍患者所占比例如表所示。养路工组述情障碍得分及述情障碍发生率均明显高于其他 3 组。经 t 检验和 χ^2 检验，$P<0.01$，差异有非常显著性。见表 8-13。

不同组别养路工的述情障碍 表 8-13

工种	倒数	述情障碍得分 ($\bar{X} \pm s$)	临界状态		述情障碍	
			n	%	n	%
养路工	474	12.9 ±3.2	183	38.6	88	18.6
高校生	260	9.7 ±3.1	45	17.3	4	1.5
护士	123	9.9 ±3.1	23	18.7	2	1.6
铝厂工人	137	9.8 ±3.1	2	1.5	22	16.1

5. 养路工不同行为类型与述情障碍

可以看出，述情障碍患者在各种行为类型中所占的比例从 A 到 B^- 是逐次增大的，B^- 型行为类型中述情障碍患者所占比例最大。

三、讨论

养路工人由于受职业环境因素的影响，易患尘肺等职业性损伤，但还常发生与心理和精神有关的身心疾病，特别是发生述情障碍及行为类型的偏向。Taylor 提出"述情障碍"这一概念，特指个性对自身精神体验缺乏描述的能力，而这些个体通常以"代替表达"作为其特有的心理活动方式。述情障碍又称作"情感表达不能"或"情感难言症"，它并非一种独立的精神疾病，可为一种人格特征，也可为某些躯体或精神疾病时较常见的心理特点，或为其继发症状。它的主要特征为:①缺乏言语描述情感的能力。②缺乏幻想。③实用主义的思维方式,其过程具体而僵化,缺乏象征性。在职业病的防治过程中,应引起对这方面心理疾病的重视。

Maslow 等认为,人是不断成长和发展的,人有自我实现的固有倾向,是人的基本需要和行为动力。同时 Rogers 认为个体有着维持自我知觉之间一致性,以及协调自我与经验之间关系的机能,如果个体体验到自我与经验之间存在差距,就会出现内心的紧张和担忧,而个体为维持其自我概念就会采取各种各样防御反应,并因而为心理障碍的产生提供基础。近年对职业卫生和职业防护的重视,使更多的研究集中到职业人群身心职业损害上来,越来越多的研究者意识到在职业危害因素的影响下,不但劳动者的机体会出现与职业相关的病理改变,心理也会由于承受的压力不断增加而发生改变,这其中重要的一项便是述情障碍的发生。为了更好地研究这类疾病,多年来不少学者为探询述情障碍的病因机制以及相关的影响因素做了大量的研究。随着对述情障碍研究的增多,国外逐渐发展起来不少评定述情障碍的量表,如 Beth Lsrael 医院心身问卷,Schalling Sifneos 人格量表,MMPI 述情障碍量表等,但这些量表的信度和效度均不够理想。1984 年 Taylor 等制定的多伦多述情障碍量表(TAS-26)具有较高的信度和效度。姚芳等将 TAS-26 引入国内,随后述情障碍的研究不断增加。如在以往的研究中,曾调查了某些职业人群,包括商场女售货员、护士、交通警察等。对于述情障碍发生的原因,众多学者意见不一,Nerria 认为是由于多因素综合作用而成。其中包括外界因素的作用和人本身的心理状态。对于职业人群而言,外界因素主要是作业环境,它会引起改变劳动者心理上的变化,进而改变其行为方式;人本身的心理状态就包括了人对外界环境的适应和承受能力,心理素质好的人无疑能减弱不利的外界环境造成的影响。

通过养路工人行为类型调查分析可以看出,大多数工人偏向 B 型人格。A、B 型行为是由 Friedman 和 Rosenman 提出和系统定义的。A 型行为模型的定义为"一种个性心理品德,具体表现为进攻性,雄心勃勃,竞争性强,时间紧迫感"。B 型人格即非 A 型人格,主要是由内倾黏液质个性在压力很大的环境中形成的,也有部分这种个性的人在低压环境中无所作为形成的。B 型人格会产生自我和谐的障碍。当然,A 型人格在其中也不乏少数。本次调查反映养路工中 B 型行为类型的发生与工人的年龄及工作时间的长短是有关系的。分析高年龄组中 B 型行为者偏多的情况可以得出工作时间越长,接受有害环境作用的时间也越长,所受影响就越大。调查显示养路工人比不在公路交通上长年施工的行政管理人员更大程度的偏向于 B 型行为,这主要由养路工的职业特点所决定。养路工的作业地点是在公路上,工作比较枯燥,且长期在高热、高辐射、高噪声等恶劣环境下进行工作,这可能是促成 B 型行为的因素之一。调查资料还显示养路工中女性的 B 型行为要高于男性。可以将此结果归因于女性普遍特点。由于女性的心理承受能力多数低于男性,对环境的不利影响抵御较弱,形成了抑制性的行为特点,这与 B 型行为的特点是相符的。可见,养路工的作业环境对劳动者的影响是明显的,促成了其行为类型的偏向。

在本研究中,述情障碍在职业人群中的发生也与工种及工龄有关。与 B 型行为的形成相似,高工龄是职业人群接触职业危害强度的有效指标,工龄越长,暴露时间越长,外界的影响因素作用时间也越长,对职业人群的影响也就越大,心理危害也越大。虽然性别人群的述情障碍比较显示两性患述情障碍的机会大约相仿,但女性述情障碍患者所占的比例仍然高于男性,可能由于样本量和抽样误差所造成。通过本次调查表明,在职业环境下,由于职业接触因素而导致的述情障碍患者偏多仍占主导地位。养路工人长期暴露于恶劣的公路交通环境下，如粉尘、噪声、振动、辐射、反复无常的气象条件以及铅、氟、苯并芘等有毒物质日积月累对机体的渗透；其劳动强度相对较大，公路上常年施工的工人尤为甚，不仅比其他行业要辛苦，就是在同行业内也要高于其他行政人员。加上年龄和性别的影响，以养路工人为代表的重体力人群患述情障碍的可能性是相当大的。

述情障碍的发生与行为类型有关。调查结果表明，B^-型行为的养路工中患述情障碍者是最多的，处于临界状态者也比其他行为类型要多。按结果从 A 型到 B^-型行为述情障碍患者增多的现象，B 型行为者中述情障碍应该更多。这与 B 型行为类型者易出现自我和谐困难有关。自我和谐与述情障碍的相关分析结果提示二者之间密切相关，即自我和谐状态越差，述情障碍越明显，反之，述情障碍越重，自我和谐状况越差。其可能原因，一方面，述情障碍的存在使个体对自身情绪的体验缺乏描绘能力，对自身能力、自我价值的评价能力降低，进而维持自我与经验之间协调能力受阻，自然使自我和谐程度降低。另一方面，当个体体验到自我与经验之间存在差距，呈现一种“不和谐”状态时，而个体为维持其自我概念，就会采取各种防御反应，从而导致述情障碍的发生。

第四节　养路工人预期寿命和死亡原因的回顾性分析

在公路养护作业中存在着粉尘、毒物、高温和繁重体力劳动等多种职业性有害因素，养路工长期在路面工作，也是交通事故的高危人群。这些都严重影响着工人的身体健康和生命安全。本研究通过编制湖北省养路工人的寿命表，统计 10a 间死亡职工的死亡原因，计算养路工人的平均预期寿命和伤残调整生命年（DALY），并分析危害养路工人健康的主要疾病，以期从宏观上了解养路工人的健康状况，有的放矢地加强劳动保护措施和减少职业病危害，为保护工人的健康提供科学依据。

一、资料来源与方法

（一）资料来源

采用流行病学回顾性研究调查方法，由湖北省公路管理局提供湖北省养路工人资料，包括这 10 年间在职、退休、死亡的全部养路工人，数据准确。死亡职工的死亡原因按国际疾病分类表（ICD-9）进行分类。湖北省 1995 年基本人口资料和死亡资料由湖北省卫生防疫站提供。

（二）方法

在编制寿命表时养路工人数以 10 年内观察人年数计算。对每例死亡者计算其死亡年龄与该人群寿命表中该年龄组段的预期寿命之差，再取总和，总 DALY 除以该人群总观察人年数，即得该人群每人每年因疾病而损失的人年数。

（三）统计学处理

全部资料以 Foxpro 建立数据库，以 SPSS10.0 版软件进行统计学分析。

二、结果

(一)一般情况

本研究共收集到10年间36 809名养路工人的资料,其中,在职28 256人(男性21 682人,女性6 594人)、退休7 033人(男性6 125人,女性908人),死亡1 520人(男性1 464人,女性56人)。计算出养路工1990—1999年总计观察人年数为186 423,粗死亡率为8.1‰(1 520/186 423)。

(二)养路工人与居民寿命表

将养路工寿命表与湖北省居民寿命表进行比较可看出,50岁及以前各年龄组段男性养路工的预期寿命均比居民小,以20岁年龄组差别最大。55岁~、60岁~和65岁~年龄组男性养路工的预期寿命虽然比居民高,但其死亡概率(即该年龄段成员在今后5年内死亡的可能性)也要高于居民组。女性养路工人除75岁~和80岁~年龄组预期寿命较女性普通居民小外,其他各年龄组的预期寿命均比女性普通居民高。但女性养路工在20岁~、25岁~、35岁~、50岁~年龄组的死亡概率要比普通居民高。

(三)养路工人群的DALY

养路工人群的DALY=35 241。用此数字除以总观察人年数186 423,得出平均每人年DALY=0.190,即养路工人平均每人每年损失的健康人年数为0.190。据此公式计算出的湖北省居民的平均每人年DALY为0.123。而世界卫生组织(WHO)公布的1990年中国大陆地区平均DALY为0.177。由此可以看出,养路工人平均每人每年损失的健康人年数比普通居民高。见图8-1。

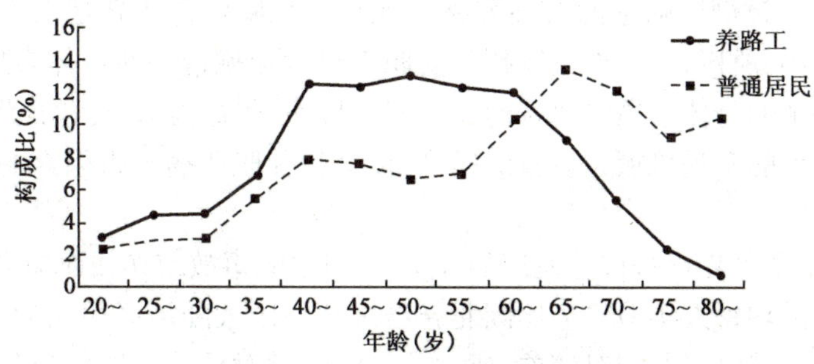

图8-1　养路工与居民各年龄段DALY构成比

(四)养路工平均死亡年龄和死因顺位及分析

1 520名养路工人的平均死亡年龄为(57.2±13.5)岁,比同年普通居民(平均死亡年龄64.7岁)提前7.6岁。对10年间死亡的1 469名养路工人的死因进行分析,其死因构成排序依次为:心脑血管疾病(441例,29.0%),恶性肿瘤(333例,21.9%),意外事故死亡(251例,16.5%),呼吸系统疾病(223例,14.7%),消化系统疾病(129例,8.5%),其他各种疾病(143例,9.4%)。而普通居民的死因顺位为:心脑血管疾病(38.6%),恶性肿瘤(21.7%),呼吸系统疾病(15.2%),意外死亡(8.5%),其他各种疾病(16.0%)。由此可以看出,养路工中意外死亡所占的百分比明显偏高。进一步分析表明,在意外死亡的251名养路工人中,因交通事故死亡的人数为193例,占76.9%。对不同路面养护工人的死因分析结果显示,砂石路养护工中呼吸系统疾病构成比较沥青路养护工有明显增加($P<0.05$),较其他路面养护工也有增加。而沥青路养护工意外死亡的构成比较砂石路、其他路面以及普通居民都有显著增加($P<0.05$)。另外,沥青路养护工的消化系统疾病(主要为肝脏疾病)的构成比也有明显增加。见表8-14。

不同路面养护工死因顺位(构成比,%)　　表8-14

组别	1	2	3	4	5
砂石路组	心脑血管疾病(29.5)	呼吸系统疾病(20.0)	恶性肿瘤(1.6)	意外死亡(13.7)	消化系统疾病(8.8)
沥青路组	心脑血管疾病(26.7)	意外死亡(26.0)	消化系统疾病(17.3)	恶性肿瘤(14.7)	呼吸系统疾病(12.7)
其他路组	心脑血管疾病(32.0)	恶性肿瘤(17.3)	呼吸系统疾病(16.0)	消化系统疾病(15.5)	意外死亡(14.7)

三、讨论

预期寿命是人口学和流行病学评价居民健康状况的主要指标,可概括地说明某人群的健康水平。从寿命表看,男性养路工≤50岁年龄组的预期寿命小于普通男性居民,并且55岁~、60岁~、65岁~年龄组的死亡概率也高于普通男性居民,这可能与养护路较恶劣的劳动生产环境有关。而男性养路工≥55岁年龄组的预期寿命高于普通男性居民,可能与男性养路工55岁退休有关。女性养路工除75岁~和80岁~年龄段的预期寿命小于普通女性居民外,其他各年龄组的预期寿命均高于普通女性居民。其原因,一方面可能是本次调查所收集到的女性职工资料,特别是女性死亡职工的资料较少,导致计算上的系统误差;另一方面,可能与“健康职工效应”有关,即经过健康筛选的女性养路工死亡的危险性低于普通女性。因为女性在养路工中所占比例较小,所以,有关部门在招收女职工时就会挑选一些身体素质较好的女性,这样就造成女性养路工的身体素质要比普通女性好。另外,调查显示,女性养路工在养路职工这一职业人群中所从事的多是机械化设备的操作,接触各种职业病有害因素的机会和强度都要比男性养路工低。

DALY是WHO和世界银行推荐使用的评价由于疾病、事故或伤残而损失生命年的综合测量指标。养路工的平均每人年DALY比湖北省居民和中国大陆地区居民的DALY都要高,说明总体上养路工人的健康状况相对较差,死亡的危险性相对较大。进一步分析养路工与居民各年龄段的DALY构成比和发生高峰,可以发现养路工人所损失的健康人年数中,大部分是由于低年龄组的工人死亡所造成的,而普通居民损失的健康人年数则主要是由于高年龄组的人造成的。这提示我们,在养路工这一特定职业人群中,低年龄组职工的健康状况更值得关注。

养路工平均死亡年龄比普通居民提前7.6岁,也说明低年龄组养路工人死亡的危险性较大。分析养路工的死因构成并与普通居民的死因构成比较可以发现,养路工人意外事故致死率明显高于普通居民,并且有76.9%是交通事故死亡。进一步分析不同类型路面养护工人的死亡原因,结果表明,砂石路养护工中呼吸系统疾病构成比较其他路面养护工有所增加。而沥青路养护工意外死亡的构成比较其他路面养护工人也有显著增加。这可能与不同路面养护工的工作环境有关。在公路交通养护作业中,生产性粉尘是砂石路养护作业主要的职业病危害,而毒物是沥青路养护作业主要的职业病危害。沥青路的路况一般较砂石路好,因此,行车速度会更快,这可能是沥青路养护工因意外交通事故而死亡的比例更高的原因。这提示,为了更好地保护养路工的身体健康,要根据不同的路面养护类型采取不同的防尘、防毒及防止其他意外伤害的措施。

第五节　养路工主观疲劳与心电图异常的关系

由于生活节奏的加快、工作压力的增加,临床上以慢性疲劳为主诉的患者日益增多,慢性疲劳综合征已成为21世纪影响人类健康的主要问题之一。目前,对养路工的研究大部分集中在生理范畴,而对心理行为方面的关注较少。为了研究养路工主观疲劳状况与心电图异常的关系,并对养路工的健康保护提供参考依据,本研究拟采用疲劳问卷表对养路工的主观疲劳进行调查,并同时对心电图进行检测。

一、对象与方法

(一)对象

随机抽样选取湖北省某公路段连续工龄 >1 年的公路养护人员 150 人为研究对象(养路工组):年龄(36.87 ±7.59)岁;工龄(17.00 ±7.20)年;男性 99 人,女性 51 人;已婚 102 人,未婚 20 人,其他 28 人;初中文化程度及其以下者 39 人,高中或中专 74 人,大专及其以上 37 人。同时以该系统机关行政人员、后勤人员和其他非一线职工 107 人为对照组。两组年龄、性别、工龄、婚姻和文化程度经 t 检验或 χ^2 检验差异均无统计学意义($P>0.05$)。详细询问病史,两组均排除心脏或脑部疾患史。

(二)内容与方法

1. 健康体检

心电图的检查为在安静状态下,受检者采取仰卧位,用日本产 6511 型心电图机描记常规 9 个导联,诊断标准参照黄宛编著的《临床心电图》。血压用台式水银血压计,测量左上肢血压,根据陈国祯等编《内科学》标准诊断。

2. 疲劳测定

参考《疲劳症状分类表》,通过自制的《疲劳自评问卷表》对主观疲劳进行测定,疲劳分为 A 因子(躯体症状)、B 因子(精神症状)和 C 因子(神经感觉症状),每个因子包含 10 个症状,共 30 个问题,按 0 ~4 进行 5 级程度评分。按疲劳症状总得分划分疲劳级别:鉴 25 分(无疲劳),26 ~30 分(轻度疲劳),31 ~35 分(中度疲劳),>35 分(重度疲劳)。

(三)统计分析

用 Excel 建立数据库,利用 SPSS11.5 软件进行 t 检验 χ^2 检验和 Logistic 回归分析。

二、结果

(一)问卷表同置信度评价

疲劳自评问卷表内部一致性系数 Cronbach's α 值为0.836;分维度评价 A 因子、B 因子、C 因子内部一致性系数检验结果,Cronbach's α 值均大于0.7。由此可见,本次使用的《疲劳自评问卷表》有较好的内部一致性和可靠性。见表8-15。

疲劳自评量表一致性系数分析($n=257$)　　表8-15

项　目	一致性系数 a	标准化 a	条　目　数
A 因子	0.739	0.745	10
B 因子	0.753	0.761	10
C 因子	0.784	0.788	10
全量表	0.836	0.846	30

(二)养路工组与对照组主观疲劳状况

养路工组主观疲劳人均总得分和 A 因子得分均高于对照组,差异有统计学意义($P<0.05$)。B 因子和 C 因子得分差异均未见统计学意义($P>0.05$)。见表8-16。

养路工与对照组主观疲劳程度得分($\bar{\chi}\pm s$)　　表8-16

组　别	调查人数	A 因子	B 因子	C 因子	合　计
养路工	150	10.84 ±7.55	5.89 ±3.05	3.22 ±0.92	19.95 ±12.20
对照组	107	5.12 ±3.25	6.13 ±4.12	2.48 ±1.02	13.54 ±8.58

(三)养路工主观疲劳程度分布

女性养路工主观疲劳症状检出率(39.2%)明显高于男性(14.1%),差异有统计学意义($P<0.05$)。女性轻度和重度主观疲劳症状检出率与男性比较,差异亦有统计学意义($P<0.05$)。各年龄组主观疲劳症状的检出率、不同婚姻状况、文化程度及工龄间疲劳检出率的差别均未见统计学意义($P>0.05$)。

(四)养路工组不同主观疲劳程度的心电图异常情况

按主观疲劳得分将主观疲劳进行分级后发现,轻、中、重度疲劳者心电图异常检出率分别为27.3%、40.0%和38.5%,无疲劳者心电图异常检出率则为18.1%,各疲劳程度组间心电图异常检出率差异均无统计学意义($P>0.05$)。见表8-17。

养路工不同主观疲劳程度的心电图异常情况(n,%)　　表8-17

疲劳程度	受检人数	窦性心动过缓(速)	窦性心律不齐	心肌受损	传导阻滞
无疲劳	116	7(6.0)	4(3.5)	3(2.6)	0(0.0)
轻度疲劳	11	1(9.1)	1(9.1)	1(9.1)	2(18.2)
中度疲劳	10	1(10.0)	1(10.0)	2(20.0)	1(10.0)
重度疲劳	13	3(23.1)	1(7.7)	2(15.4)	2(15.4)

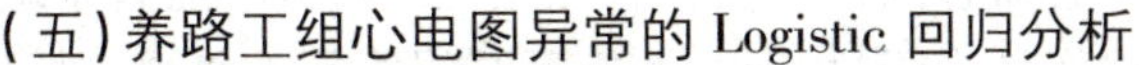

(五)养路工组心电图异常的 Logistic 回归分析

对养路工组心电图异常进行 Logistic 回归分析,以心电图异常为应变量。主观疲劳、工龄、年龄、性别、文化程度和婚姻状况等作为自变量,其变量赋值:无疲劳 =0,有疲劳 =1;性别:男性 =0,女性 =1;文化程度:初中以下 =0,高中或中专 =1,大专及其以上 =2;婚姻状况赋值:其他 =0,已婚 =1,未婚 =2。结果表明疲劳对养路工心电图异常的比数比 OR 为 2.407(95% CI:1.078 ~5.219,$P<0.05$),其他变量均未进入模型。

三、讨论

疲劳会降低人们的工作效率、引发安全事故、影响人们的情绪。长期过度的疲劳可使血压升高、心率变化、胃肠分泌液减少、出现失眠和多梦,甚至还可能引起心脏受累而出现猝死。疲劳的概念可定义为"随着活动而出现的伴有微倦发困和精力下降等特有自觉症状的生理功能低下",对疲劳的检测一般采取主观问卷检查法和客观检查法(精神心理功能检查、肌运动功能检查、感觉功能检查和生化检查)。本研究采取日本学者大岛正光等的观点,把主观疲劳分为 3 个维度:躯体症状、精神症状和神经感觉症状。

研究发现,养路工组主观疲劳的人均总得分和躯体因子得分较对照组人群高。这可能是由于公路养护人员长期接触粉尘、路面的有毒有害挥发物以及汽车尾气等,易引发眼、鼻、咽等刺激性症状,引起免疫功能下降,机体对外界的抵抗力下降,易出现疲劳乏力等症状。养路工作业时的大型搅拌机器产生的振动和噪声以及高强度的体力劳动也可能是诱发工人出现躯体不适、烦躁、睡眠障碍等。另外,养路工户外劳作,环境恶劣、工作枯燥,易引发述情障碍等不良心理反应。躯体因子、精神因子和神经因子之间相互作用,更易促发疲劳的产生。这些由职业因素而诱发躯体和心理上的不良反应以及它们之间的互相作用可能是养路工出现疲劳的主要原因。

对养路工主观疲劳分布构成的研究中发现,影响养路工主观疲劳最大的因素是性别。这可能主要由于女性特有的生理现象和内分泌变化之故,且女性在对有害因素的抵抗能力和心理承受能力较弱,更易出现疲劳、头晕、浑身酸痛等症状。而 30 ~50 岁年龄段人群是工作中的主力、家庭的支柱,工作任务较重,心理压力也较大,易产生疲劳,但各年龄组间的疲劳程度没有观察到差别。此外,不同文化程度、不同婚姻状态及不同工龄也均未观察到疲劳状况有所不同,可能与观察人数太少有关。

养路工主观疲劳程度对心电图异常关系的 Logistic 回归分析表明,主观疲劳可能是心电图异常的危险因素。这可能与长期慢性疲劳使机体处于萎靡状态,平时活动减少,血流缓慢,机体免疫抵抗力减弱,并且在持续疲劳状态工作时机体耗氧量增加,心率加快,血压升高,对有毒有害气体及粉尘的吸收加快,以及易产生厌倦、忧郁、焦虑、紧张等引起不良的心血管反应有关。

第六节　公路交通噪声对收费站作业人员血压和静息心率的影响

噪声对机体心血管系统的影响,国内外流行病学调查结果存在较大差异。随着现代交通的发展,噪声已成为公路系统较为常见的职业病危害因素。长期接触公路交通噪声会对收费站人员身体多系统产生不良影响。噪声对心血管的慢性损害叠加往往使机体心血管系统改变呈多样化,尤其是接触工龄较长者,听力损伤较为明显,而心血管系统损害易被忽视,对身体的潜在远期危害较大,应引起人们的关注和重视。我们着重探讨公路交通噪声对收费站作业人员心血管损害的潜在性,检测与分析公路交通噪声对收费站作业人员血压和静息心率的影响,为可行性预防措施提供依据。

一、对象与方法

(一)对象

根据区域和车流量选取湖北省9座公路收费站为研究对象。按照各收费站所检测的等效连续A声级将观察对象分为3组:LAeq>80dB(A)的40名收费站人员为高暴露组,LAeq70dB(A)的46名收费站人员为中暴露组,LAeq<70dB(A)的42名收费站人员为低暴露组。另选各收费站不接触噪声的61名非噪声作业人员为非暴露组。年龄25~45岁,平均年龄(35.2±6.3)岁;作业工龄5~15年,平均(10.5±5.2)年。对所有观察对象均排除家族史、既往病史及其他原因引起的血压和心率异常,噪声暴露组与非暴露组间年龄、工龄及体重指数差异无统计学意义($P>0.05$)。

(二)方法

1. 收费站噪声检测

采用ND_2型精密声级与倍频滤波器,按照《作业场所生产性噪声检测规范》检测各收费站亭内外噪声强度及计算LAeq。同时记录作业人员的作业方式和时间以及个人防护情况。

2. 血压及静息心率测定

所有观察在安静休息15min后,采用经校准的水银柱式血压计,测量坐位右上臂血压,连续测量2次取平均值。在2次测血压期间测定1min静息心率(RHR)。依据世界卫生组织(WHO)和国际高血压联盟(ISH)的规定高血压以收缩压≥140mmHg及舒张压≥90mmHg,RHR平均在75次/min左右(60~100次/min)为标准。

二、结果

(一)各收费站噪声检测结果

共测定了9个收费站亭内29个作业点和厅外83个作业点的噪声强度,收费站亭内平均噪声强度为83.0dB(A),平均超标率为66%;收费亭外噪声强度高于亭内,平均噪声强度为84.1dB(A),平均超标率为76%。钟祥、吴家山、宜昌等收费站亭内外噪声强度均高于工业企业噪声标准为85dB(A)的容许标准,有时高达92dB(A),超标率达61%~100%。亭内LAeq在80.8dB(A)和82.1dB(A)之间,浮屠、长湖3个收费站的LAeq在70.6dB(A)和75.3dB(A)之间,其他收费站LAeq为63.4~66.4dB(A)之间。噪声性质为中高频连续稳态噪声(中频噪声主频率在300~800Hz之间,高频噪声主频率在800Hz以上)。

(二)作业人员血压和静息心率测量结果

1. 血压测定结果

由结果可以看出,暴露组收缩压均高于对照组,高、中暴露组更为明显,与对照组相比,差异有统计学意义($P<0.05$)。高暴露组舒张压与对照组比较,差异有统计学意义($P<0.05$)。而高暴露组脉压明显低于其他组,差异有统计学意义($P<0.05$)。见表8-18。

公路收费站作业人员血压测定结果($\bar{\chi}\pm s$,mmHg)　　表8-18

组　别	受检人数	收缩压(SBP)	舒张压(DBP)	血压(BP)异常(n,%)
低暴露组	42	121.67 ±8.56	75.52 ±6.01	6(14.3)
中暴露组	46	125.91 ±9.55	79.81 ±8.15	10(21.7)
高暴露组	40	129.72 ±9.74	84.64 ±6.32	11(27.5)
非暴露组	61	119.58 ±8.13	73.29 ±7.28	5(8.2)

2. 作业人员血压异常情况

结果可以看出,中、高暴露组收缩压异常者增多,与对照组相比,差异有统计学意义($P<0.05$)。高暴露组舒张压异常率增高,明显高于其他组($P<0.05$)。中、高暴露组血压异常率(包括SBP异常和DBP异常)也明显高于对照组,差异有统计学意义($P<0.05$)。

3. 静息心率测量结果

RHR均值和异常率,高暴露组均高于其他组别,与对照组比较,差异有统计学意义($P<0.05$)。见表8-19。

公路收费站作业人员静息心率测定结果　　表8-19

组　别	受检人数	RHR($\bar{\chi}\pm s$,次/min)	RHR异常(n,%)
低暴露组	42	82.81 ±5.23	4(9.5)
中暴露组	46	83.97 ±7.31	6(13.0)
高暴露组	40	86.95 ±9.49	6(15.0)
非暴露组	61	81.85 ±5.56	5(8.2)

三、讨论

公路交通噪声是收费站作业环境中经常接触的外界因素,在一定条件下对人体可产生不良影响,除对听觉器官产生特异性作用外,其对血压的影响已引起广泛关注。影响血压的因素很多,如年龄、遗传、高进盐等因素。在控制了其他混杂因素后,噪声仍是引起血压异常改变的独立危险因素。随着噪声强度的不断升高,血压异常情况也逐渐增加。公路交通噪声对血压的影响主要表现为血压升高,研究表明,噪声可使血管平滑肌对收缩血管物质刺激的敏感性增加,反应性增强,从而引起血管的收缩反应增强而导致血压升高。研究结果可以看出,噪声中、高暴露组的作业人员血压平均值与非暴露组比较有明显的升高,中、高暴露组的血压异常检出率分别为21.7%和27.5%,表明随着噪声强度的增高,收费站作业人员血压异常检出率增加。

心率是机体功能状态的一个窗口,为健康提供重要的信息。RHR与人的健康和寿命密切相关。噪声对心功能的影响主要是通过引起植物神经功能紊乱而导致 RHR 增快或减慢，甚至心电图呈现 T 波或 ST 段改变。有研究证实 RHR 快会数倍地加速心血管病的发生和发展。本次调查中发现噪声暴露组的 RHR 均高于非暴露组，高暴露组 RHR 平均值和 RHR 异常率则明显高于非暴露组。表明噪声暴露影响作业人员的 RHR。

为此，建议公路交通部门应高度重视公路收费站的撤建工作，对目前运行的公路收费站通过安装减振、隔声和消声设备，控制噪声源，改善噪声作业环境，并进行健康监护工作。

第七节　不同路面养路工人血浆热休克蛋白 70 抗体滴度分析

养路工人在工作中接触到粉尘、高温、辐射、噪声和劳动强度大等多种职业有害因素。资料表明，机体在接触上述各种有害因素刺激的同时，可启动一种环境应激保护机制，包括细胞和分子水平的改变，以适应不利环境因素。其中，以合成一种被称为热休克蛋白（HSPs）的蛋白质最为重要。HSPs 可以保护细胞免遭上述各种不利因素的刺激，具有非常重要的细胞保护功能。长时间暴露于各种职业性有害因素的个体在不断应激合成 HSPs 的同时，也会发生自身适应性或免疫紊乱而导致 HSPs 抗体的产生。最近研究发现，血浆中 HSPs 抗体的产生与慢性苯中毒、高温中暑甚至高血压病有关。但是，对于长期从事公路养护作业的养路工，目前尚无资料报道其血浆 HSPs 抗体水平，因此，我们选择了某市从事不同路面养路工人 233 人，探讨其血浆中 HSP70 抗体水平及其意义。

一、对象与方法

（一）对象

选择某市从事不同路面公路养护作业工人 233 人，其中男性 152 人，女性 81 人，年龄 20 ~ 57 岁，平均年龄（34 ±3.2）岁；工龄 2 ~35 年，平均（13 ±5.4）年。按工种分为 2 组：①养路工组 155 人，其中，水泥路养护工 24 人，砂石路养护工 11 人，沥青路养护工 87 人，混合路养护工 33 人，平均年龄为（36.2 ±9.1）岁，平均工龄为（12.3 ±7.9）年；②对照组 78 人，为行政管理人员，平均年龄为（30.5 ±5.7）岁，平均工龄为（9.6 ±3.5）年。

（二）方法

1. 健康体检

包括身高、体重、血常规、肝功能、肺功能、心电图、B 超和胸部 X 射线透视等。

2. 血浆样品采集

清晨空腹静脉采血 3ml，EDTA 抗凝，静置 30min，500g 低速离心 5min，取上层血浆，-40℃保存。

3. 血浆 HSP70

抗体滴度测定运用改良的酶联免疫反应法检测。大致步骤如下：用 Western Blot 方法将

HSP70 转印在硝酸纤维素膜上，切成小膜片放入 96 孔酶标板。磷酸缓冲液（PBS，pH7.4）200μl 润洗 30min，换 200μl 封闭液（0.25% 酪蛋白）封闭 1h，吸出封闭液。每份样本按 1∶10，1∶20，1∶40，1∶80 稀释（封闭液稀释），加入 4 个孔，每孔 200μl，37℃振荡孵育 1h。吸弃血浆，用 200μl PBS-Tween20（含 0.05% Tween20，体积分数）洗涤，重复 6 次。加入辣根过氧化物酶标记的羊抗人 IgG（用封闭液 1∶1 000 稀释）37#振荡孵育 1h，PBSTween20 清洗 6 次。二氨基联苯氨（DAB）显色，膜上有棕褐色条带的为阳性。以蒸馏水作为阴性对照，以高温作业工人血浆为阳性对照。

（三）统计学处理

用 Excel 及 SPSS8.0 软件处理。HSP70 抗体阳性率用 χ^2 检验。

二、结果

（一）养路工人一般情况

养路工组白细胞总数 $(5.3 \pm 1.4) \times 10^9/L$，比对照组 $(4.9 \pm 1.3) \times 10^9/L$，明显升高（$P < 0.05$），而血红蛋白养路工组为 (116 ± 10.2) g/L，对照组为 (116 ± 11.5) g/L，两组差异无显著性。养路工组常规体检项目总异常率为 41.3%，比对照组（33.3%）明显增加。其中，除了反映肝功能的 ALT 水平养路工组比对照组低外，其余各项均比对照组高。

（二）两组人群血浆 HSP70 抗体滴度

养路工人组不同稀释度的血浆 HSP70 抗体水平均比同步稀释的对照组高，但差异均无显著性。养路工和对照组 HSP 抗体总阳性率分别为 38.7% 和 25.6%，经检验，两组之间差异有显著性（$\chi^2 = 3.93$，$P < 0.05$）。

（三）不同路面类型养路工人血浆 HSP70 抗体水平

不同路面养路工人不同稀释度的血浆 HSP70 抗体水平均比同步稀释的对照组高。不同路面养路工血浆 HSP70 抗体总阳性率呈逐渐上升趋势，其顺序为水泥路工（29.2%）、砂石路工（36.4%）、混合路工（36.4%）和沥青路工（42.5%）。其中，沥青路工血浆 HSP70 抗体总阳性率与对照组相比，差异有显著性（$\chi^2 = 5.187$，$P < 0.05$）。见表 8-20。

各组人群血浆 HSP70 抗体滴度比较（n，%） 表 8-20

组 别	受检人数	阴 性	1∶10 阳性	1∶20 阳性	1∶40 阳性	1∶80 阳性
对照组	78	58(74.4)	11(14.1)	5(6.4)	2(2.6)	2(2.6)
砂石路	11	7(63.6)	2(18.2)	1(9.1)	1(9.1)	0(0.0)
混合路	33	21(63.6)	7(21.2)	3(9.1)	1(3.0)	1(3.0)
沥青路	87	50(57.5)	20(23.0)	9(10.3)	3(3.5)	5(5.8)
水泥路	24	17(70.8)	4(16.7)	2(8.3)	1(4.2)	0(0.0)

三、讨论

高温、热辐射等许多环境有害因素作用于机体时，导致应激反应，诱导 HSPs 的大量合成。

其中,HSP70 是迄今为止研究比较活跃和深入的主要热应激蛋白,它能保护机体细胞免受应激因素的损害,起着保护应激结局的作用。HSP70 主要分布于胞质,应激后转入胞核,不会或极少释放入血液,因此,血浆中难以检测到 HSP70。相反,在很多疾病状态下血浆中可以检测到抗 HSP70 抗体,而且发现这种抗 HSP70 抗体的出现与慢性苯中毒、高温中暑、某些自身免疫性疾病、细菌或病毒感染以及心血管疾病有密切关系。有学者甚至提出将 HSP70 抗体阳性作为某些疾病的生物标志物。血浆抗 HSP70 抗体产生的机制不甚清楚,有人认为与 HSP70 抗原变异、HSP70 隐蔽抗原的释放、特异性 B 淋巴细胞激活、病毒感染或遗传因素有关。

我们在养路工人血浆中检测到了 HSP70 抗体,其总阳性率为 38.7%,比对照组(25.6%)明显升高($P<0.05$)。养路工人在工作中反复、长期接触粉尘、高温、毒物、辐射、噪声等职业有害因素。而对该市养路工人职业病危害的调查显示,主要的职业病危害是粉尘和强体力劳动,沥青路作业工人还接触了较多的毒物。因而我们考虑,养路工人 HSP70 抗体阳性率较高的原因,可能是其长期接触这些不利因素,反复刺激细胞 HSP70 表达。由于 HSP70 的大量聚集、变性或隐蔽抗原的释放或其他相关原因,激活细胞免疫系统而产生了抗 HSP70 抗体。调查中我们还将养路工人按照养护路面类型分组,分别比较了不同路面类型养路工血浆中 HSP70 抗体阳性率。结果显示,各组养路工血浆 HSP70 抗体阳性率呈逐渐上升趋势,其顺序为水泥路工、砂石路工、混合路工和沥青路工。这可能表明,HSP70 抗体阳性率与不同类型路面养护的职业病危害有关,即养护沥青路接触的毒物危害程度最高,而水泥路最小。

因此,我们认为,养路工人血浆中抗 HSP70 抗体的出现是由于长期接触上述各种有害因素,产生的危害已经超出了养路工人自身的应激适应机制而导致功能或器质性的病变,其中包括自身免疫性紊乱而产生 HSP70 抗体。这表明血浆 HSP70 抗体参与了养路工人在不良作业环境中工作健康受损的过程,同时也提示,血浆 HSP70 抗体阳性可以作为养路作业职业病危害的生物标志物。

第八节　不同公路作业环境养路工肺功能状况

随着国民经济建设的发展,交通运输量的不断增加,道路交通污染日趋严重。职业危害因素严重影响着养路工的健康,尤其是对其呼吸系统的影响。由于空气质量下降,养路工肺部疾病患病率明显增加,对养路工进行肺功能跟踪观察与动态分析,不仅可保护其健康,提高工作效率,而且有利于道路养护水平,促进公路交通建设可持续发展。为此,我们对不同公路作业环境养路工的肺功能状况进行了追踪观察与分析。

一、对象与方法

(一)对象

选择湖北省公路作业环境职业卫生评价及防护对策研究课题中所属的 6 个公路段,390 名养路工人为观察对象,全部为男性,其中砂石路面作业 125 人(砂石组)、水泥路面作业 132 人(水泥路)及沥青路面作业 133 人(沥青路)。另选择以上公路段非养护路男职工 105 人为对照组(主要为行管及后勤人员)。

(二)内容与方法

1. 健康状况调查

采用养路工健康状况登记表,内容包括养路工基本情况、工作史居住生活习惯、身体状况和疾病史等。

2. 临床检查

包括心、肝、脾、肺、肾等检查以及心电图、B 超检查,五官科检查(视野、视力等),实验室检查等。

3. 肺功能检查

测量仪器为意大利 Quark 肺功能仪,选择肺活量(VC)、用力肺活量(FVC)、用力呼气容积(FVE)、最大呼气流量(PEF)、最大通气量(MVV)为肺通气功能状况评价指标。

(三)统计学处理

采用 SPSS11.5 软件进行 t 检验、方差分析、多元线性回归分析。

二、结果

(一)作业环境因素监测结果

各监测地点的粉尘浓度以砂石路最高,为 2.48mg/m^3;CO 和 CO_2 浓度以沥青路最高,但低于国家职业卫生标准;SO_2 浓度以水泥路最高,均值为(0.28 ±0.09)mg/m^3,NO_x(主要为 N_2O、NO_2、NO)浓度分别为砂石路(0.17 ±0.03)mg/m^3,水泥路(0.21 ±0.03)mg/m^3 和沥青路(0.28 ±0.07)mg/m^3。见表 8-21。

公路作业环境有害因素测定结果($\bar{\chi} \pm s$,mg/m^3)　表 8-21

作业环境	样品数	粉　尘	CO	CO_2	SO_2	NO_2
砂石路	7	2.48 ±0.13	1.20 ±0.05	1.00 ±0.03	0.21 ±0.01	0.17 ±0.03
水泥路	5	2.05 ±0.19	2.90 ±0.06	1.14 ±0.03	0.28 ±0.09	0.21 ±0.03
沥青路	12	1.83 ±0.12	5.30 ±0.18	1.75 ±0.07	0.19 ±0.05	0.28 ±0.07

(二)养路工一般情况

不同公路作业环境养路工的年龄、身高、体重、血压等指标各组间差异无统计学意义(P >0.05)。文化程度、生活习惯、工作时间等方面差异亦无统计学意义(P >0.05)。见表 8-22。

不同作业环境养路工基本情况($\bar{\chi} \pm s$)　表 8-22

作业环境	例数	年龄(岁)	工龄(年)	身高(cm)	体重(kg)
砂石路	125	38.3 ±9.7	11.1 ±6.0	167.9 ±5.7	66.1 ±7.2
水泥路	132	36.9 ±7.8	10.3 ±8.2	166.3 ±4.5	63.6 ±8.4
沥青路	133	35.5 ±8.7	9.8 ±7.7	165.4 ±7.9	64.3 ±6.2
对照组	105	38.6 ±7.8	11.3 ±8.2	166.4 ±56.8	65.8 ±7.1

(三)肺功能测定结果

不同作业环境养路工的肺功能5项指标均低于对照组,差异有统计学意义($P<0.05$)。比较不同作业路面养路工在VC、FVC、FVE、PEF、MVV等指标,砂石路组均低于水泥路组与沥青路组,差异有统计学意义($P<0.05$,$P<0.01$)。见表8-23。

养路工肺功能测定结果($\bar{\chi}\pm s$)　　表8-23

作业环境	例数	VC	FVC	FVE	PEF	MVV
砂石路	125	3.779±0.716	3.653±0.647	3.086±0.497	7.461±1.217	105.35±17.97
水泥路	132	4.148±0.597	4.093±0.547	3.430±0.433	8.215±0.920	108.13±12.64
沥青路	133	4.053±0.710	4.016±0.679	3.390±0.537	8.096±1.238	117.98±17.97
对照组	105	4.153±0.815	4.116±0.179	3.412±0.259	8.238±1.354	121.47±15.25

(四)不同公路作业环境养路工肺功能异常情况

不同公路作业环境养路工肺功能异常率为34.1%,明显高于对照组,差异有统计学意义($P<0.01$)。砂石路养路工肺功能异常率最高(38.4%),高于水泥路和沥青路($P<0.05$)。肺功能异常类型主要表现为阻塞性通气不良(46.3%)和混合性通气不良(33.7%),而沥青路组多表现为限制性通气不良(58.3%)。见表8-24。

不同作业环境养路工肺功能异常情况　　表8-24

作业环境	检查人数	异常人数	异常率(%)	肺功能异常类型(%)		
				限制性	阻塞性	混合型
砂石路	125	48	38.4	18.4	51.2	30.4
水泥路	132	39	29.5	13.5	46.1	40.4
沥青路	133	46	34.6	28.3	41.5	30.2
对照组	105	22	21.0	36.5	28.2	35.3

(五)不同工龄组养路工肺功能指标比较

肺功能5项指标随着工龄的增加而均有下降。高工龄组与低工龄组相比较,在FVC和MVV指标差异有统计学意义($P<0.01$)。见表8-25。

不同工龄组养路工肺功能测定结果($\bar{\chi}\pm s$,L)　　表8-25

工龄(年)	例数	VC	FVC	FVE	PEF	MVV
1~	196	4.045±0.753	4.075±0.671	3.589±0.541	7.892±1.238	124.12±35.49
16~	103	3.987±0.624	3.963±0.632	3.287±0.480	7.797±1.134	118.28±18.91
>25	91	3.784±0.758	3.515±0.647	3.196±0.408	7.525±0.796	98.50±26.81
合计	390	3.894±0.659	3.935±0.654	3.325±0.485	7.824±0.811	110.84±15.62

(六)吸烟与非吸烟组养路工肺功能结果

吸烟组FVC、FEV、MVV 3项指标明显低于不吸烟组,差异有统计学意义($P<0.01$)。见表8-26。

吸烟组与非吸烟组养路工肺功能测定结果($\bar{X} \pm s$,L)　　表 8-26

组别	例数	VC	FVC	FVE	PEF	MVV
非吸烟组	269	3.976 ±0.716	4.170 ±0.562	3.467 ±0.442	8.391 ±0.994	115.25 ±25.37
吸烟组	121	3.702 ±0.617	3.963 ±0.632	3.287 ±0.480	7.618 ±1.096	96.69 ±24.13
合计	390	3.894 ±0.659	3.935 ±0.654	3.325 ±0.485	7.824 ±0.811	110.84 ±15.62

(七)症状组与无症状组养路工肺功能测定结果

症状组(咳嗽、咳痰、心慌、气短、胸闷、胸痛等)的 FVC、FEV、PEF、MVV 均明显下降,与无症状组比较,差异有统计学意义($P<0.01$)。见表 8-27。

症状组与非症状组养路工肺功能测定结果($\bar{X} \pm s$,L)　　表 8-27

组别	例数	VC	FVC	FVE	PEF	MVV
症状组	269	3.723 ±3.404	3.770 ±0.656	3.186 ±0.521	7.403 ±1.201	86.07 ±12.87
非症状组	121	4.050 ±0.564	4.281 ±0.466	3.568 ±0.353	8.166 ±0.857	134.06 ±20.89
合计	390	3.894 ±0.659	3.935 ±0.654	3.325 ±0.485	7.824 ±0.811	110.84 ±15.62

(八)多元回归分析

对 FEV、PEF 和 MVV 进行多元回归分析,以年龄(岁)、工龄(年)、身高(cm)、体重(kg)、吸烟量(包/d)、临床症状(包括咳嗽、咳痰、心慌、气短、胸闷、胸痛等)有 2 项或 2 项以上者计为阳性等为自变量,得出回归方程。

(1) FEV = 510.423 − 0.135 × 年龄 + 2.692 × 体重 + 3.407 × 身高 − 0.276 × 工龄 − 14.833 × 吸烟量 − 22.778 × 症状。

(2) PEF = 1.568 − 0.068 × 年龄 + 0.458 × 体重 + 2.586 × 身高 − 0.645 × 工龄 − 12.564 × 吸烟量 − 19.367 × 症状。

(3) MVV = 0.896 − 0.035 × 年龄 + 0.269 × 体重 + 3.407 × 身高 − 0.016 × 工龄 − 17.154 × 吸烟量 − 28.573 × 症状。

三、讨论

随着国民经济的发展,交通运输量日益加大,养路工作业越显示出重要性,但养路工的作业环境较差,而且经常接触粉尘及有毒物质,呼吸道及肺部疾患明显增多,肺功能可出现不同程度的下降。根据湖北省公路交通作业环境职业卫生评价及防护对策研究表明,不同公路作业环境粉尘浓度均高于国家职业卫生标准 1.00mg/m^3,并存在 CO、CO_2、SO_2、NO_x 等有毒物质,但均低于国家职业卫生标准。因此,公路交通养护作业环境中的粉尘,使养路工的健康受到影响,导致肺功能下降的问题应引起关注。

养路工常接触粉尘及毒物,呼吸道及肺部疾患明显增加,如慢性阻塞性肺疾病(COPD)患病率明显增加,随着有害物质浓度的增加,肺功能可明显减退,作业环境条件越差,养路工肺功能减退越严重。从测定结果中可以看出,养路工与对照组相比,其 5 项肺功能指标均有所下降,其中以从事砂石路作业的养路工肺功能减退更为明显,这说明长期接触公路交通粉尘可严重影响养路工的肺功能。养路工肺功能的状况与接触工龄有密切关系。肺功能 5 项指标均随着工龄的增加而下降。但高工龄组与低工龄组相比较，在FVC和MVV等指标差别更为显著。提示随着养路工龄的延长，肺通气功能出现明显减退。

长期吸烟可影响呼吸功能，吸烟组FVC、FEV、MVV3项肺功能指标明显低于非吸烟组。明显地表现出肺功能减退。黄燕萍等指出吸烟和粉尘的作用可引起矿工肺功能损伤，肺功能减退与吸烟和接触粉尘有关。因此，在养路工中开展戒烟、控烟活动，以防止养路工肺功能下降，减轻其职业性损伤。

症状组的养路工肺功能减退较无症状的养路工严重。肺功能指标VC、FVC、FEV、PEF、MVV均显示明显下降，值得注意的是绝大多数养路工肺功能下降时，并没有临床症状，以及少数有症状的养路工的肺功能较无症状的工人有极显著的差别，这提示肺功能损伤较临床症状要出现得早。

不同公路交通作业环境养路工与对照组比较肺功能减退明显，各项指标均有下降。鉴于不同路面作业环境所引起的肺功能损伤类型，对FEV、PEF和MVV进行多元回归分析，获得其方程式，为深入研究养路工的肺功能状况及其影响因素提供可靠依据。

第九节　不同路面养路工人职业病危害及其与脂质过氧化的关系

我国幅员广阔，公路交通状况极为复杂，大部分地区沥青路、砂石路和水泥路面同时存在，这使得公路养护业中的职业病危害有着多样化、复杂化等特点。养路工人在工作中接触粉尘、毒物、高温、噪声、辐射等职业有害因素，同时体力劳动强度较大，这些均可能导致机体组织细胞脂质过氧化损伤。同时，机体又有一系列抗脂质过氧化损伤的系统，超氧化物歧化酶和谷胱甘肽作为其中重要的成员，能够灭活自由基，阻断脂质过氧化反应，维持体内氧化与抗氧化平衡。我们通过对某市公路系统在职人员的调查，探讨不同路面养路工的职业病危害及其体内脂质过氧化和抗氧化的关系。

一、对象与方法

（一）对象

某市公路系统在职人员200人，年龄20~57岁，平均33.9岁；工龄2个月~35年，平均10.7年；按不同路面的养护工种分为以下4个组：①水泥路组，24人，平均年龄为(32.3±8.2)岁，平均工龄为(9.6±5.1)年。②砂石路组，11人，平均年龄为(35.7±8.6)岁，平均工龄为(10.9±7.9)年。③沥青路组，87人，平均年龄为(36.2±9.1)年，平均工龄为(11.8±8.0)年。④以机关后勤人员作为对照组，78人，平均年龄为(30.5±7.9)岁，平均工龄为(9.6±6.5)年。各人群组的年龄与工龄比较，差异无显著性($P>0.05$)。

（二）职业病危害调查

按照省公路管理局提供的资料，结合《国民经济行业分类和代码》中行业划分，对上述各养路工人组存在职业病危害因素的55个岗位进行了初步调查统计，其中调查了水泥路组的2

个岗位、砂石路组的19个岗位和沥青路组的34个岗位。按照国家标准对这些岗位分别进行了有毒作业、生产性粉尘作业危害程度、高温作业、体力强度单项分级。调查时间为6～7月份，测定了SO_2、CO、铅几种主要经呼吸道进入机体的毒物。

（三）GSH含量和SOD活力测定

静脉采血，分离血清，置－20℃保存。采用GSH含量和SOD活力测定试剂盒，每毫升反应液中SOD抑制率达50%时所对应的SOD量为1个亚硝酸盐单位。

（四）统计学处理

所有数据均以Excel建立数据库，并以SAS软件进行统计分析。

二、结果

（一）不同路面职业危害因素

沥青路养护作业的职业病危害因素较多，涉及多种岗位，其中有毒作业明显高于其他路面，主要集中在熬沥青和沥青路维修工序。砂石路职业病危害以粉尘和体力劳动强度大为主，主要是道路养护工序中石料准备、拌和等。调查中发现，原料准备阶段的生产性粉尘危害极为严重，大多在Ⅲ～Ⅳ级。因条件限制，水泥路面调查的岗位较少，尚不具有广泛代表性。就该市养路工人整体而言，职业病危害还是以粉尘和体力劳动强度大为主。

（二）不同路面养路工人的血清GSH含量和SOD活力水平

水泥路组和沥青路组较对照组的血清SOD活力升高，差异有显著性（$P<0.01$），而砂石路组与对照组比较，血清SOD活力差异无显著性。各组间的血清GSH改变差异均无显著性。

三、讨论

我国公路养护工作的基本特点是：

（1）工作范围较大，作业点分散，最远可蔓延数十公里。

（2）工作环境复杂，山区、丘陵和平原地区兼而有之，沥青、砂石和水泥路面同时存在。

（3）长期野外露天作业。

（4）工种繁多，机械化程度尚不高，体力劳动强度较大等。

长期以来，公路养护业职业卫生研究工作严重滞后，加之该项工作本身的复杂性，致使养路工人的健康得不到很好的保障。我们将公路养护业按路面类型分为水泥路、砂石路和沥青路，初步调查了它们的职业病危害情况。由于3种路面养护作业内容和作业方式上的不同，其职业病危害程度、种类及分布亦不相同。其中沥青路面的职业病危害因素最为复杂，粉尘、毒物、高温等兼而有之，其有毒作业的危害程度明显高于其他路面作业。就养路工作整体而言，职业病危害还是以粉尘和劳动强度大为主，其中，砂石路原料准备阶段的生产性粉尘危害极为严重。

SOD是有氧代谢细胞中均存在的一种极重要的抗氧自由基的金属酶，能通过歧化反应消除超氧阴离子及其质子化产物，在防御辐射损伤、炎症、中毒及肿瘤发生等方面起着重要作用。

机体能保持正常的生理状态，正是由于体内自由基不断地生成和清除达到相对动态平衡。高温、毒物、辐射等许多应激因素均可导致自由基的产生和SOD活力的增加，因而，SOD活力的高低可间接反映机体脂质过氧化程度。本调查结果显示，各养路工人组血清SOD活力较对照组均有升高，而且水泥路组、沥青路组和对照组相比，差异有显著性（$P<0.01$）。这表明养路工人机体发生了较强的脂质过氧化作用，具有抗氧化作用的SOD活力水平亦发生代偿性升高。但不同路面的养路工人SOD活力变化并不尽相同，例如砂石路养护工人的SOD活力水平较低。养路工作的复杂性和应激的不同是否会导致SOD的活力水平产生差异，尚有待于进一步研究探讨。

GSH是由谷氨酸、半胱氨酸及甘氨酸组成的一种低分子三肽，不仅具有解毒和作为供氢体的生物学功能，而且还是机体内一种重要的还原剂，可清除O_2和H_2O_2等。研究结果显示，养路工人各人群组与对照组之间GSH含量的差异并无显著性。我们考虑其原因可能是，由于养路工作是一种长期的、环境因素变化较大的、职业病危害因素又十分复杂的户外工作，养路工人在工作中接触一定强度的职业有害因素，达一定时间之后，GSH的合成和用于抗氧化所消耗的GSH达到新的平衡，GSH浓度又维持在相对稳定的水平。鉴于此，为保护养路工人的健康，有关这一平衡的建立以及它与相关工种及工龄之间的关系应当予以深入研究。

第十节　养路工肺功能状况及影响因素研究

近年来，养路工肺功能减退并导致生活质量下降的情况曾有报道，引起了主管部门的重视和有关学者的关注。为了保护这一特殊职业人群的身心健康，促进我国基础建设的发展，我们对湖北省公路系统从事养路作业工人的肺功能状况及影响因素进行了调查和分析，了解其肺功能状况，探讨有关影响因素及预警指标。

一、对象与方法

（一）对象

选择湖北省公路系统995名男性养路工人为观察对象，平均年龄为（47.5±7.6）岁，平均工龄为（22.3±5.7）年。按工种分为4组，油工组252人（以接触沥青作业为主）；砂工组（以接触砂尘作业为主）；水泥组（以接触水泥粉尘为主）；混合组（同时接触上述两者以上者）；另选同单位男性非接尘、接毒的职工（如机修、后勤、收费等）共249人为对照组，其平均年龄（47.8±7.8）岁，平均工龄为（22.6±5.2）年。

（二）方法

采用DFM-86肺功能测试仪对每一对象进行肺容量、肺通气和气道阻力方面的测定，项目有：肺活量预计值（VCPR）、肺活量（VC）、0.5s肺活量（VC0.5）、1s肺活量（VC1）、2s肺活量（VC2）、3s肺活量（VC3）、1s用力肺活量（FEV1.0）、用力肺活量（FVC）、1s用力肺活量占用力肺活量比值（FEV1.0/FVC）、用力肺活量占肺活量预计值比值（FVC/VCPR）、最大呼气中段流速（MMF）、最大呼气中段流速与身高比值（PEFR/H）、75%肺活量最大呼气流量与身高比值

(V75/H)、50%肺活量最大呼气流量与身高比值(V50/H)、25%肺活量最大呼气流量与身高比值(V25/H)、最大通气量(MVV)等。同时详细询问疾病史及吸烟史,在进行体格检查的基础上,重点记载呼吸道症状及体征,并进行胸透及X线胸片检查。所得数据由Excel建立数据库,以SAS分析软件进行统计分析。

二、结果

(一)各组肺容量状况比较

以VC、VC1、VC2、VC3、VC0.5为肺容量指标,油工组与对照组相比,VC、VC1、VC2、VC0.5均有明显下降,差异具有极显著性($P<0.01$);而水泥组VC0.5、VC1与对照组相比差异有显著性($P<0.05$);砂工组及混合组与对照组相比,各项指标也有下降,但差异无显著性。见表8-28。

各组肺容量状况比较($\bar{\chi} \pm s$,mL / s)　　表8-28

组别	例数	VC(ml)	VC1	VC2	VC3	VC0.5
油工组	252	1 899 ±640	1 239 ±676	1 621 ±664	1 808 ±636	799 ±595
砂工组	243	2 112 ±622	1 513 ±716	1 859 ±664	2 021 ±629	1 008 ±648
水泥组	251	2 084 ±694	1 368 ±669	1 729 ±630	2 078 ±1 869	943 ±649
混合组	249	1 991 ±714	1 490 ±711	1 795 ±713	2 248 ±2 596	1 128 ±701
对照组	249	2 111 ±650	1 599 ±811	1 888 ±735	2 038 ±681	1 119 ±708

(二)各组肺通气功能比较

与对照组相比,油工组肺通气功能指标FVC、FEV1.0、FEV1.0/FVC、FVC/VCPR有明显下降,差异有非常显著性;水泥组FEV1.0与对照组相比差异有显著性($P<0.05$);而砂工组与混合组各项指标与对照组相比差异无显著性;油工组各项指标也较其他三组有显著下降,差异有显著性($P<0.05$)。见表8-29。

各组肺通气功能比较($\bar{\chi} \pm s$)　　表8-29

组别	例数	FVC(ml)	FEV1.0(ml/s)	FEV1.0/ FVC(%)	FVC/ VCPR(%)	MVV(ml)
油工组	252	1 899 ±640	1 239 ±676	64.21 ±24.0	48.38 ±16.0	50.48 ±22.8
砂工组	243	2 112 ±622	1 513 ±716	71.00 ±22.8	53.05 ±15.6	38.85 ±21.0
水泥组	251	2 084 ±694	1 368 ±669	67.43 ±26.3	54.29 ±18.0	35.50 ±20.9
混合组	249	1 991 ±714	1 490 ±711	74.80 ±22.9	50.46 ±18.7	38.90 ±21.2
对照组	249	2 111 ±650	1 599 ±811	73.04 ±23.0	54.43 ±17.7	38.07 ±20.0

(三)各组小气道功能指标比较

在反映小气道功能各项指标中,油工组与对照组相比,MMF、PEFR/H、V25/H三项有明显下降且差异有极显著性($P<0.01$),V75/H也有下降,差异有显著性($P<0.05$);水泥组与对照组相比在MMF、PEFR/H、V25/H三项有显著差异($P<0.05$),混合组仅有V25/H指标差异显著($P<0.05$);而接触组间比较,油工组较砂工组在MMF、V50/H、V25/H三项有显著差异($P<0.05$),水泥组较砂工组V50/H、V25/H两项下降明显,差异有显著性($P<0.05$)。见表8-30。

各组小气道功能脂标比较($\bar{\chi} \pm s$) 表 8-30

组别	例数	MMF(ml)	PEFR/ H(ml/m)	V75/H(ml/m)	V50/H (ml/m)	V25/ H(ml/m)
油工组	252	1.860 ±1.59	1.857 ±1.52	1.678 ±1.48	1.370 ±1.23	0.568 ±0.501
砂工组	243	2.449 ±1.98	2.613 ±1.65	1.937 ±1.55	2.065 ±3.74	0.775 ±0.653
水泥组	251	2.174 ±1.62	2.108 ±1.62	1.941 ±1.56	1.523 ±1.17	0.579 ±0.476
混合组	249	2.553 ±1.84	2.539 ±1.80	2.357 ±1.72	1.754 ±1.34	0.668 ±0.589
对照组	249	2.704 ±2.14	2.356 ±1.66	2.116 ±1.59	1.806 ±1.46	0.854 ±0.818

(四)不同工龄肺功能指标比较

按工龄将养路工分为3组:工龄<16年为A组,16年~为B组,工龄≥26年的为C组。可以看出各项肺功能指标随着工龄的增加,均有不同程度的下降,其中B组在V50/H上与A组相比明显下降,差异有极显著性($P<0.01$);C组与A组相比,FEV1.0、V50/H明显下降,差异具有极显著性($P<0.01$);另外C组较B组FEV1.0、MMF两项差异具有显著性($P<0.05$)。见表8-31。

不同工龄养路工肺功能指标比较($\bar{\chi} \pm s$) 表 8-31

分组	例数	FVC /VC PR(%)	FEV 1.0(ml)	VC (ml)	MMF(ml)	V50/H(ml/m)
A	109	54.49 ±19.1	1 553 ±737	2 133 ±738	2.420 ±1.52	2.636 ±1.27
B	557	51.29 ±16.7	1 443 ±686	2 012 ±659	2.375 ±1.80	1.624 ±1.30
C	329	50.75 ±17.1	1 278 ±700	1 998 ±672	2.002 ±1.82	1.411 ±1.30

(五)按吸烟与否分层肺功能指标比较

A组为吸烟的接触组,B组为不吸烟的接触组,C组为吸烟的对照组,D组为不吸烟的对照组。A组与B组相比较,V50/H明显下降,差异有显著性($P<0.05$);C组与D组相比较,MMF明显下降,差异非常显著($P<0.01$)、V50/H也有显著差异($P<0.05$);A组与C组相比较,FVC/VCPR、FEV1.0、VC三项差异有显著性($P<0.05$);A组与D组相比较,MMF差异有非常显著性,V50/H有显著差异($P<0.05$)。见表8-32。

吸烟与否分层肺功能指标比较($\bar{\chi} \pm s$) 表 8-32

分组	例数	FVC/VC PR(%)	FEV1.0(ml)	VC (ml)	MMF(ml)	V50/ H(ml/m)
A	610	51.85 ±16.7	1 426 ±705	2 042 ±665	2.244 ±1.72	1.561 ±1.27
B	385	51.03 ±18.1	1 360 ±695	1 988 ±686	2.277 ±1.89	1.854 ±1.07
C	180	56.28 ±18.2	1 611 ±820	2 157 ±672	2.529 ±1.88	1.663 ±1.27
D	69	49.58 ±15.5	1 567 ±792	1 989 ±575	3.159 ±2.66	2.182 ±1.82

(六)按临床症状分层肺功能指标比较

将体征、症状、X线有1项阳性归为A组,全部阴性归为B组,两组相比FVC/VCPR、VC两项差异具有非常显著性($P<0.01$);FEV1.0、MMF、V50/H三项均有显著差异($P<0.05$)。见表8-33。

按临床症状分层肺功能指标比较情况($\bar{\chi} \pm s$)　　表 8-33

分组	例数	FVC /VC PR(%)	FEV 1.0(ml)	VC (ml)	MMF(ml)	V50/ H(ml/m)
A	56	45.93 ±16.9	696.8 ±512	1 835 ±673	0.933 ±0.92	0.550 ±0.252
B	939	51.86 ±17.2	1 442.6 ±689	2 032 ±672	2.335 ±1.91	1.741 ±1.196

(七)各组肺通气功能障碍状况

区分肺功能障碍类型,按 FEV1.0/FVC≤75%、FVC/VCPR≤80% 作为阻塞型和限制型分类界限,若二者均有,即为混合型通气功能障碍。结果表明,养路工的肺通气障碍人数达 90% 以上,且主要以限制型和混合型为主。见表 8-34。

肺功能障碍类型分类情况(%)　　表 8-34

类　型	油 工 组	砂路工组	水泥工组	混 合 组
阻塞型	1.98	0	6.37	2.41
限制型	38.10	46.91	49.00	53.82
混合型	57.94	48.15	42.63	38.15

(八)肺功能指标逐步回归分析

经过筛选,对 FVC/VCPR、FEV1.0/FVC、VC50/H 这 3 个指标进行逐步回归分析(主要为年龄、体重、身高、工龄、吸烟年限以及临床症状等),得出了这 3 个指标的回归方程:

(1)FVC/VCPR = −9.118 6 −0.303 × 年龄 −0.1134 × 工龄 −0.500 6 × 体重 −3.060 5 × 临床症状 +0.664 0 × 身高。

(2)FEV1.0/FVC = 95.975 5 −0.368 6 × 年龄 −0.120 8 × 体重 +0.129 6 × 吸烟年限 −17.042 4 × 临床症状。

(3)V50/H = 3.402 8 −0.015 65 × 年龄 −0.036 55 × 工龄 −0.007 715 × 吸烟年限 −0.614 4 × 临床症状。

注:F 值水平 =0.3;公式中年龄、工龄、吸烟年限以年为单位;体重单位为 kg;身高为 cm;而临床症状是指自觉症状、体征、X 线表现,若 3 者中有 1 项阳性,则式中值为 1,依次类推。

三、讨论

养路工常接触粉尘及有毒物质,呼吸道及肺部疾患明显增加,肺功能可出现不同程度的下降。据现场测定表明,养路工接触的毒物以焦油沥青为主,粉尘以砂尘和水泥尘为主,粉尘浓度在 15.71 ~44.56mg/m^3 之间。从肺功能测定结果看出,以接触沥青作业为主的油工组肺功能下降较为明显,而与砂工组和水泥组相比各项指标也均有下降。这说明长期接触沥青作业可使工人肺功能显著下降,与有些报道一致,油工组与砂工组及水泥组相比,除小气道功能指标外,其他指标也有差异,这提示沥青对肺容量、肺通气功能影响较严重。而砂工组工人的肺功能虽然出现了下降,但其下降程度并不明显。水泥粉尘对呼吸系统的作用较为普遍,主要导致呼吸功能减退及呼吸道疾病增加。本研究结果分析表明,肺功能中以小气道功能指标下降较为明显,提示对其肺功能影响主要以小气道为主。混合组与对照组相比,各项指标也有一定程度下降,但主要反映在小气道功能的指标上的差异,与其他接触组的各指标相比,差异不显著或无差异。因此,沥青与砂尘及水泥粉尘之间对肺功能联合作用的影响,有待进一步探讨。

长期吸烟可影响呼吸功能,吸烟的养路工肺功能下降更为明显。黄燕萍等指出吸烟和粉尘可引起矿工肺功能损害,肺功能减退与吸烟和粉尘的作用有关。按吸烟分层肺功能指标比较结果显示,吸烟的养路工与吸烟的对照组相比,肺通气功能和肺容量的各项指标下降显著,养路工中吸烟组与非吸烟组相比,各项指标也有下降,其中小气道功能差异显著,这提示吸烟能引起肺功能下降,尤以小气道功能损伤较为明显。可以看出吸烟能明显引起养路工肺功能下降。所以开展戒烟、控烟活动,以防止其肺功能减退、减轻其职业性损伤是很有必要。

养路工肺功能的减退随接触工龄的增加而更为明显。工龄分层分析显示,随着工龄延长,肺通气功能和小气道功能出现显著下降,而且小气道功能较通气和容量功能出现得要早,下降得更明显。值得注意的是绝大多数工人肺功能下降时,并未有临床症状,以及少数有症状工人的肺功能较无症状工人有极显著差异。这提示肺功能损伤较临床症状要出现得要早。故对养路工进行肺功能定期检查,及早发现肺功能损伤。鉴于不同工种所引起的肺功能障碍类型有所区别,故在3类肺功能指标中选取下降较为明显的指标(FVC/VCPR、FEV1.0/FVC、V50/H)作为肺功能损害的预警指标,并进行逐步回归分析,获得其方程式,为深入研究职业接触人群的肺功能状况及其主要的影响因素提供可靠依据。

根据肺功能障碍分类标准,养路工的肺功能障碍发生率较高,其中以混合性通气障碍为主。其原因可能与接触工龄较长、小气道功能均受到损害、单纯阻塞型通气功能障碍所占比例小有关。限制型通气功能障碍在养路工比例高达90%以上,这也说明养路工人肺容量功能受损也较严重,这也与较长的工龄有关。

第十一节　公路养护对工人心电图和血压的影响

随着人们对公路养护工健康的重视。此行业职业有害因素对其神经系统、呼吸系统和免疫系统的影响报道较多,但对心血管系统的影响报道则较少。本文在对203名公路交通养护工进行全面体检的基础上,重点选择心电图、血压等指标进行统计分析,拟为工人健康监护提供科学依据。

一、对象与方法

(一)对象

选择湖北地区男性公路养护工203名,平均年龄38.1岁(20~55岁),平均工龄18.8年(2~38年);以本系统机关管理人员202人作为对照组,平均年龄38.2岁(22~55岁),平均工龄18.6年(2~40年)。并同等排除心肌炎、冠心病、高血压心脏病和肺源性心脏病等器质性疾病。

(二)方法

在安静状态下,受检者取仰卧位,用日本产6511型心电图机描记常规9个导联,根据需要增加描记胸导联 V2、V4、V6。按照临床心电图学标准诊断；另外，测量左上肢血压。

(三)数据处理

所有数据均采用 SAS 软件，在计算机上处理分析。

二、结果

(一)对心电图总异常率的影响

接触组工人心电图总异常率明显高于对照组，差异有统计学意义($P<0.05$)，以窦性心动过缓、传导阻滞、窦性心律不齐、S-T 改变为主，但只有传导阻滞与对照组比较差异有统计学意义($P<0.05$)。传导阻滞以不完全性右束支传导阻滞多见(9 例)，完全性右束支传导阻滞和左前半支阻滞各 1 例。

(二)不同年龄组心电图变化

接触组各年龄段心电图异常率均高于对照组，异常类型与总体异常类型类似，且有随年龄增长异常率增高的趋势，经相关分析为正相关，30 岁以上年龄组异常率与对照组比较均有显著意义($P<0.05$)。

(三)不同工龄段心电图变化

结果可以看出，15 年 ~ 工龄组与对照组比较差异有统计学意义($P<0.05$)。异常类型以窦性心动过缓和不完全性右束支传导阻滞为主。

(四)不同年龄、工龄组血压的变化

调查结果表明，接触组和对照组血压平均值均属正常范围。但接触组 20 岁 ~ 年龄组舒张压平均值与对照组比较差异无统计学意义($P<0.05$)。从异常检出率来看，50 岁 ~ 年龄组(10%)稍高于对照组(9.2%)，但差异无统计学意义($P>0.05$)。接触组仅 5 年 ~ 工龄组平均舒张压与对照组比较有显著意义($P<0.05$)，其他各组则无，异常检出率亦是如此。

三、讨论

公路养护行业职业有害因素主要为粉尘、汽车尾气、噪声、高温及毒物等。据监测报道，沥青、砂石路面空气中粉尘样品 70% 超标，粉尘分散度沥青和砂石路面超标率分别为 100% 和 70.8%，沥青路面空气中四乙基铅浓度约有 1/4 样品超标，特别是沥青烟雾成分复杂，其中所含苯并芘为强致癌物。据往年监测数据，沥青路面施工时，苯并芘超标 4 倍，沥青搅拌时达 45 倍，熬沥青时达 73 ~ 149 倍。此外，公路养护的劳动强度也是显而易见的，养路工仅从事日常养护作业就已分别达中等强度劳动的上限和重强度劳动的上限。

对 203 名养路工心电图和血压检测表明，心电图总异常率与对照组比较有显著意义，以窦性心动过缓和传导阻滞较为多见，这可能是由于接触噪声、高温及毒物导致作业工人植物神经功能紊乱、副交感神经兴奋所致。各年龄组心电图异常率都比对照组高，5 年以上工龄组表现出工龄愈长其异常率愈高，这可能是由于工人接触诸多的职业有害因素累加造成对心血管系统的影响所致。血压测定，无论接触组还是对照组，收缩压、舒张压平均值都在正常范围，异常

检出率仅50岁~年龄组略高于对照组,但无显著意义。调查结果提示,公路养护对工人血压的影响并不明显。

第十二节 关于女养路工的劳动保护问题

由于各种原因,我国公路养护业中存在着一定数量的女养路工,有的参加男女混合编队,有的效力于女子道班。实际上,女养路工已经成为一支不可忽视的力量,为国家公路养护业做出了不可抹灭的贡献。因女性自身的特点,作业中所受到的职业危害和对健康的影响状况与男性养路工有所不同。这里将实地调查的情况进行讨论,以期达到加强女养路工的劳动保护的目的。

一、劳动条件调查

(一)男女混合道班劳动条件

在以男性为主的男女混合道班里,女养路工主要从事道路清扫、铲路肩等中、轻度体力劳动强度的作业,因此调查中涉及的所有女工,体力劳动强度分级均在Ⅱ级下,且未见有女养路工从事有毒作业(从事分级级别达到Ⅲ、Ⅳ级重度危害作业的全为男性养路工)。调查表明,以男性为主的道班中女养路工所受职业危害较轻。

(二)女子道班劳动条件

女子道班呈逐渐减少的趋势。调查中我们选择了5个女子道班,其中2个山区道班,3个平原、丘陵地区道班。工业卫生检测结果显示,在女子道班里,女性所受的职业危害程度明显高于以男性为主的混合道班。在女子道班里,女养路工必须承担几乎所有的养护工作,不仅要承担非女子道班中由男性承担的Ⅲ、Ⅳ级体力劳动强度的作业,还要经受毒物和高温的危害。

二、专题研究

(一)山区女子道班职业危害

1.冬季养护

山区女子道班养路工冬季进行养护作业时,主要职业危害为繁重体力劳动,其中体强分级达Ⅲ、Ⅳ级的女道工占被调查人数的83.3%。造成这种现象的原因是:①清除塌方及砂石搬运,这些工作在其他道班一般由男性养路工承担;②山区冬季气候寒冷,氧分压低,增加了能量代谢率。山区公路交通冬季养护,一些地区由于雨雪等原因使路面潮湿,也使空气得到净化,产生的粉尘浓度很低,粉尘危害此时显得不突出。山区公路路面多以砂石路为主,有毒作业危害也不突出。

2.夏季养护

山区女子道班夏季公路交通养护,体力劳动强度下降幅度很大,体强分级为Ⅲ、Ⅳ级的女道工由占被调查人数的83.3%降到41.7%。这是因为山区夏季气温不似平原地区那么燥热,高温因素带来的额外体力消耗有限。由于夏季路面多干燥,粉尘危害增大。

（二）女子道班沥青路养护职业危害

沥青路养护中的职业危害涉及工业卫生四个分级的所有危害，调查时发现，繁重体力劳动强度和有毒作业危害最为主要，有的女子道班体力劳动强度分级在Ⅲ级以上的达83.3%，有毒作业分级Ⅲ级以上约达50%。

养路工在进行作业时不可避免地要接触有害因素，由于养护作业机械化程度低，劳动防护技术手段落后，因此该项作业危害较严重。另外，由于炒灶、油路修补，也带来高温危害问题，同时增大养路工的能量消耗，导致体强级别升高。

三、女养路工健康状况分析

根据现有体检资料，尚未发现以男性为主体的混合道班中女养路工与公路交通局（段）女性行政人员的健康状况有特别明显的差异，而女子道班（包括多女子道班）中女养路工主要在以下四项：①妇科检查中显示宫颈炎、阴道炎发病较多，且大多有月经异常及流产史；②乙肝病毒检查阳性百分率较高；③X射线胸片显示肺纹理增多、增粗百分率较高；④B超显示胆囊异常率较高。

尽管女子道班为数不多，以致对女子道班女养路工检查的数量有限，但对比资料和资料分析仍能在一定程度上说明，由于女子自身生理上的特点，在劳动强度大，劳动环境卫生状况较差的女子道班里劳动，使得女养路工的健康受到了伤害，如妇科疾病（特别是对女工生殖功能的危害），病毒性肝炎，呼吸系统损害等发病率均较高。

四、对策探讨

（1）正视男女生理上的差异。

纯女子道班不符合科学精神，不利于女工健康保护和提高劳动效率。建议有关主管部门在条件许可时取消纯女子道班，同时适当调整女子道班中男女比例，使之处于一个较为科学的水平上。

（2）若因某些原因一时难以取消女子道班，建议有关方面注意加强有关新的养护作业技术手段在女子道班的推广应用，如沥青路养护中的太阳能化油技术、乳化沥青技术等。

（3）重视养路作业对女工健康的危害，采取有效措施加以保护，如注意对女养路工的“五期”保护，定期体检，加强健康监护，适当提高女养路工保健津贴等。

（4）注意提高养路工的自我保护意识。

第九章　公路行业职业健康监护

公路行业职业健康的保健与促进对保护广大公路行业职工的身心健康具有极其重要的作用。随着交通领域事业的发展,公路行业的职业危害也将越来越明显,但由于生产方式的特殊性和行业管理水平的局限,以及技术发展的滞后,生产工艺和劳动环境中存在的种种有害因素往往得不到治理,开展职业健康保健与健康促进已成为公路行业的重要任务之一。

预防和控制职业危害,改善劳动者的作业环境,提高劳动者的健康素质,是企业的事,更是劳动者自己的事。公路行业职工要通过职业健康知识的学习,明确自己所履行的义务;学习和掌握相关职业卫生知识;自觉遵守企业所制定的各项有关职业卫生管理制度和操作规程;自觉并正确地使用和维护职业病防护设备和个人防护用品;发现职业病危害隐患及时报告,充分运用劳动者所享有的职业卫生保护权利,包括享受教育培训权、健康服务权、知情权、卫生防护权、对企业提出批评和检举控告权、拒绝违章作业权、参与职业病损伤防治工作决策权、工伤社会保险权、赔偿权及特殊保护权。

第一节　职业健康概述

世界卫生组织(WHO)提出的健康新概念:在精神上、身体上和社会交往上保持健全的状态。并规定衡量是否健康的十大准则:有充沛的精力,从容不迫地担负日常生活和繁重工作,而且不感到过分紧张与疲劳。处事乐观,态度积极,乐于承担责任,事无大小,不挑剔。善于休息,睡眠好。应变能力强,能适应外界环境的各种变化。能够抵抗一般性感冒和传染病。体重适当,站立时头、肩、臂位置协调。眼睛明亮,反应敏捷,眼睑不易发炎。牙齿清洁,无龋齿,不疼痛;牙龈颜色正常,无出血现象。头发有光泽,无头屑。肌肉丰满,皮肤有弹性。

当然,这是一个严格意义上的定义,从世界卫生组织公布的健康定义可以看出,一个人只有在躯体、心理、社会适应和道德四个方面都健康,才算是完全健康。而从全球最新统计资料来看,全球完全有或完全无心理疾病的人只占6%和9.5%,有84.5%的人处于亚健康状态。

中国预防科学研究院的调研表明,现今符合健康定义的人群只占总人口的15%,另外有15%的人处在疾病状态中。除去这两部分人,剩下的70%都处于亚健康状态。他们没有器官、组织和功能上的病症和缺陷,但是常自我感觉不适、疲劳乏力、反应迟钝、活力降低、适应力下降,经常处在焦虑、烦躁、无聊和无助的状态中,自觉活得很累。

心理学家指出,社会转型期对职业人群的心理影响较大,除了纯粹意义上的心理疾病,心理因素对身体的影响程度是人们一直关注的问题。在中国民间很早就有“病由心生”的说法。而目前已有人确认癌症的发生与个性有关,癌症是一种身心疾病,近年来心理免疫学的发展更为此提供了科学的依据。

早在公元二世纪医学家盖伦就观察到抑郁的妇女较性格开朗者易得乳癌。我国的恶性肿瘤以消化道发病为主，胃癌最为常见。近年的研究表明，饮食因素及精神因素是胃癌的高危因素。

心理社会因素促进癌症的发生、发展显然是通过心理生理学途径实现的，这条途径就是心理—神经—内分泌—免疫轴。实验资料显示：①内在发怒伴有肾上腺素分泌增加；外显的发怒伴随甲肾上腺素的增加。②不同类型的紧张可引起血、尿中激素发生明显的特异性改变，多数紧张反应可致甲状腺激素及生长激素的增加。③亲人丧亡、心理防卫应对失败而致精神抑郁时，有17-羟皮质类固醇升高或细胞数减少。心理社会因素启动神经内分泌系统与免疫系统环路，从而影响癌症的发生与发展。其实，人的心理健康与否并无明确的界限，具体地说，如果将人的精神正常比做白色，精神不正常比做黑色，那么白色与黑色之间存在着一个巨大的缓冲区域，即灰色区，包括心理不平衡、情绪障碍、行为问题等。

人生是一个连续变化的过程，从个体来说，一个人的心理健康与否并非恒定不变。从群体来说，人类的心理健康不是黑白分明，而是两极小，中间大，大部分的人是处于灰色地带。从理论上讲，这些处在灰色地带的心理问题都可以自我调节，每个人都可以用多种形式自我放松，缓和自身的心理压力和排解心理障碍。

精神病专家提出了利用忧虑有益身心健康的观点。他将忧虑分为"积极忧虑"和"消极忧虑"两种。"积极忧虑"指预期会发生危险而产生的必要的心理准备，它提醒自己提前采取相应的预防措施。"消极忧虑"则是一种想象上的"失真"或"夸张"，它给人的心理带来不必要的压力，久之，会演变成一种"心理缺陷"，最终损害身心健康。另外，乐观心理与悲观心理对人们的影响好坏并非是绝对的，最近研究发现，乐观者在面对压力时往往更容易患病。但与悲观者相比，乐观者中很少有人放弃目标，他们认为自己有足够的精力完成适应学校和社会两种目标，他们很辛苦，所以患病的可能性就增大。男女不同的心理状态对生理的影响一直是科学家们感兴趣的话题。近年来调查研究发现，在数百位百岁寿星健康资料中，这些老人们远比一般人想象得健康，一般都是要到生命最后几年才会患严重疾病，而且他们几乎都非常善于应付压力，人际关系也相当和谐，就算终身不婚，生活也从不寂寞。

在调查研究的百岁寿星中，男性不仅人数仅有女性的1/5，而且全部都已婚或至少是结过婚。为什么男人的平均寿命比女人短？早先的科学研究普遍认为，这是由于后天的社会压力和社会暗示对男人造成的心理影响导致的。最新研究表明，男人天生就比女人精神压力大，甚至尚在母亲的子宫中的时候就已开始感受到压力。这项进行的研究显示，男性自身会释放比女性多很多的"压力"荷尔蒙——氢化可的松。长期以来，我们知道男女对精神压力有不同反应，以前一直认为，这是后天环境造成的。新发现可能证实有些区别是天生的。这项研究表明，男性天生就更容易有精神压力，在面对工作、生活压力时，女性比男性更容易从容对待。

从公路行业职业人群身体素质的考核来说，身体健康应包括两个方面：

(1)生理的健康。生理的健康是具体而客观的，通过体检和测量就可以确定。主要包括：人体生理组织的生长发育及其功能情况；人体对各种刺激的感应、适应和耐受能力。人体生理组织对疾病(细菌、病菌、寄生虫等)的抵抗力等。

(2)心理的健康。①智力正常。正常智力水平是人们生活、学习、工作、劳动的最基本心理条件。②情绪健康。情绪稳定与心情愉快是情绪健康的重要标志。情绪稳定表明一个人的中枢神经系统处于相对的平衡状态，意味着机体功能的协调。心情愉快则表示人的身心活动和谐与满意。③意志健康。行动的自觉性和果断性是意志健康的重要标志。适宜、融洽的人际关系。人的交往活动能反映人的心理健康状态，人际间的正常的、友好的交往不仅是维持心理健康的必不可少的条件，也是获得心理健康的重要方法。当一个人渐渐离开了朋友，而喜欢过孤独的生活时，这往往表示已经开始出现不健康的趋势。

在公路行业职业人群诸种素质中，身体素质是最基本的素质。如果把职工的素质比做一座宏伟的大厦，那么，身体素质就是这座大厦所赖以生存的基石。正如古人所说："德智皆寄于体，无体是无德智也。其载知识也如车，其寓道德也如舍"。因此，每个职工必须清醒地认识到，要干出一番事业，就必须首先注意自己的身体健康，学会一些修身养性的技巧。

在公路行业职业人群的工作和生活中，身体素质经常潜在地表现出来。有的人精力充沛、干劲十足、乐观自信、热情洋溢，浑身有使不完的劲；有的人却经常疲惫乏力，精神萎靡，感到处处不适，力不从心。

职业是指个人在社会中所从事的作为主要生活来源的工作。工作是我们生存和发展的基本需要。工作在创造物质和精神财富的同时，也会给工作者的健康带来一定的影响。因此，健康的身体，是职业人群工作的基本条件，而出色的工作成绩，正是以它为基础的。在地球上没有什么别的收获比得上健康。当然，只有获得健康，才能更好地贡献自己的才智，实现心中宏伟的蓝图；只有拥有良好的身体素质，才能更多地为人类的共同幸福做出贡献。谚语说：有健康的人，便拥有希望，有希望的人，便拥有一切。

第二节　职业健康体检

职业健康体检是指对接触职业性有害因素的职工定期及不定期检查身体。接触职业性有害因素的职工常年工作在生产第一线，并接触到粉尘、毒物、物理性危害（如高温、噪声、振动、高频等）及生物性危害等。国家把坚持职业健康体检当作是一项重要的预防疾病的措施而加以规定，《劳动法》规定，对从事有职业危害作业的劳动者应当定期进行健康检查。许多省、市的地方性法规都明文规定了不同工种、不同行业为职工定期检查身体。例如，接毒的工种每年查体1次，接尘的工种隔一年查1次，接触物理性危害的工种3～5a查1次等。这些检查都有明确的目的和针对性，以及特殊的检查项目和指标。对诊断各种职业病损伤也有诊断标准和原则，它完全不同于漫无边际的、毫无目标的"健康检查"。通过定期检查，可筛选出职业禁忌征，做到既利于职工的安全，又利于企业的经济发展。为进一步深入贯彻《中华人民共和国职业病防治法》、《职业健康监护管理办法》，保护劳动者健康及相关权益，防止职业病的发生，促进社会经济健康和谐发展，必须做好职工的职业健康体检工作。

一、职业健康体检的目的及意义

（一）职业健康体检的必要性

职业健康体检是用人单位组织接触职业有害因素职工，到专门医疗机构或疾病预防控制机构进行的职业健康体检，是《中华人民共和国职业病防治法》规定的，是每个接触职业有害因素职工的法定权利，职工对体检结果享有知情权，任何用人单位不得以任何借口，不进行职业体检或隐瞒体检结果。

然而，在实际的职业病损伤防治工作当中，大多数的单位都没有对职工进行职业健康体检。归结起来，无非有以下几个原因：

首先，防病意识淡薄，作为一个追求利益的共同体，企事业单位的目标是最大化的获得利润。为职工进行职业健康体检，无疑增加了生产资料成本，影响了最大利润的获得。而且，一旦把工作岗位的危害因素如实告之，又担心职工无法安心工作甚至招收不到需要的人员。因此，不到万不得已的情况，职工的健康体检的想法只是被束之高阁。

其次，对职工进行健康体检，从某种程度上来说也是一项大的工程，毕竟，成百上千的职工要完成体检这项工作，在不影响工作进度的情况下，对时间安排是一个挑战。况且，很多企事业单位在平时都需要加班加点赶进度，让职工走出工作岗位去体检更是一种奢求。到最后，健康体检这件事也就不了了之。

再次，劳动者的相关法律保护意识薄弱，绝大多数不知道自己拥有职业健康体检的权利，有的职工会把普通的招聘体检当成是职业健康体检。而且，在未被告之工作岗位的职业危害的情况下，大多数的职工都没有想过健康体检这回事。

最后，也是职业健康体检工作中的重要一环，就是目前的监督体制尚不完善，在我国经济飞速发展的今天，很多地区在追求发展经济，招商引资的同时，忽略了对职工职业健康体检的监督。监督力度的下降，直接导致用人单位的有法不依或讨价还价，造成职工健康危害的不断蓄积，增加个人、企业、国家的医疗负担。

(二)职业健康体检的重要性

在工作中存在着许多对劳动者健康有危害的因素，我们把这称之为职业危害因素。例如：工人可能因接触过量的铅而引起急性或慢性铅中毒，出现头痛、头晕、腹痛、贫血等症状。如要避免这种职业危害因素，除了要降低职业危害因素的强度外，行之有效的方法还有进行职业健康检查。职业健康体检包括就业前体检、在岗期间的定期体检和离岗前体检。

就业前体检是指职工从事接触有害作业前(包括调到有害工种工作前)进行的职业健康体检，通过岗前体检可以预先发现职业禁忌征，同时也为今后进行定期查体提供参考比较的基础资料。如苯作业的职业禁忌包括血象结果低于正常值，各类血液病等；接触肝毒物作业应排除乙肝病毒携带者、肝脾肿大者等。

在岗期间的定期体检是按一定时间间隔对接触职业危害因素职工进行的体检，通过定期体检可早期发现职业病病人和可疑职业病人，从而及时调离工作岗位，防止劳动者身体遭受更大的损害，身体健康已经受到损害的要及时治疗。

离岗前职业健康体检是职工在脱离原工作岗位时进行的相关健康检查。可以对劳动者的健康状况进行评价，有效减少用人单位和劳动者的法律纠纷，保护劳动者的健康权益。

(三)职业健康体检的效益性

职业健康体检除了对劳动者能够带来健康监护的保障外，职工的职业健康体检也让单位企业获益不浅。

首先，通过健康体检，能够清楚地了解职工的健康状况以及相关职业禁忌，合理地调配职工的工作岗位，尽可能地减少职工的健康损害，这样，每个职工在工作的时候，都能有一个良好的身体做后盾，以更好的精神面貌做好本职工作，为单位企业的发展添砖加瓦。

其次，忽略职工的健康体检的做法是很不明智的，因为按照《中华人民共和国职业病防治法》规定，企业如果无法提供证据证明患者所患的职业病损伤与己无关，那么单位企业必须背上因职业危害造成职工职业病损伤的“黑锅”，负责职工的相关医疗费用。如此一来，企业需支付的医疗费用要远远超过职工的体检费。所以，从单位企业的利益角度来看，通过职工的职业健康体检能更好地了解职工的健康状况，不必为职工的非职业病损伤埋单。

再次，以人为本是创建和谐社会的主旋律，单位企业通过关注职工健康，也能够加入到创建和谐社会的队伍中，为创建和谐社会贡献自己的力量。同时还能为单位企业树立一个良好的企业形象，不断扩大企业的影响和知名度，为行业的未来发展打下更加坚实的基础。

二、职业健康体检的内涵

经历了“SARS”这场惊心动魄的冲击波后，人们更加珍惜生命的价值，对“健康”的认识有了质的飞跃，因此除了抓紧健身外，防患于未然的体检也列入了许多人的计划。定期进行健康体检在我国的大城市兴起还没几年，但是，它在许多发达国家已成习惯。1976 年加拿大卫生部推出了以周期性健康检查为核心的“终身预防医学计划”，提倡依照不同年龄、性别进行健康检查。1984 年，美国预防专家组成立，公布了定期体格检查和其他预防措施的临床预防服务方案，建议公民每年做一次体检。2002 年 6 月 18 日，美国总统布什和第一夫人劳拉，发起为期 4d 的全民健身运动，亲自参加在白宫南草坪举行的健身咨询活动，免费为儿童和老人检查糖尿病、测量血压、检测胆固醇和其他身体指数、提供营养咨询等。布什宣布了一项倡导定期运动、健康饮食、疾病检查、远离烟酒和毒品的计划。布什还亲自带领民众参加在华盛顿进行的 5km 长跑活动，并在白宫后院玩球类游戏。布什夫妇通过电子邮件邀请白宫雇员参加星期六的长跑运动，结果响应者踊跃，在 2h 内 400 人的名额被全部占满。接着，布什飞往戴维营进行体检。他在 5 年前体检时发现大肠内有良性息肉，这次检查仅是例行性的，他并没有任何不适和症状。体检期间布什把权力暂时性移交给副总统切尼。如此繁忙的总统都不会疏忽这些体检的细节，可见健康是生活和工作的基础，是人生最大的本钱。

健康体检是变被动看病为主动检查，变消极治病为积极防病的一种新的自我保健方式。我国专家认为，看似健康的人也应该每年或至少两年进行一次体检，因为定期体检能够早期发现一些无痛或症状不明显的疾病。2001 年某单位职工在某医院体检中心健康体检，被检总人数为 1 462 人，其中妇女 506 人。通过这次体检，查出高血压 182 人，占 17.4%；高血脂 208 人，占 14.2%；脂肪肝 167 人，占 11.4%；糖尿病 64 人，占 4.3%；肝癌 2 人，占 0.14%；乳房疾病 54 人，其中乳腺癌 1 人，占 10.6%（体检妇女）。另据某单位的一次健康体检发现：被检查的 66 名中年知识分子，有 35 人程度不同地患有各种疾病，其中有 2 人为早期肿瘤。再如深圳市某保健中心对全市 26 000 名青年干部职工的健康档案的调查分析表明：30 ~ 45 岁年龄段中，高血压发病率近 10%，高血脂发病率约占 25%，脂肪肝发病率约占 20%，以上数字是触目惊心的。健康体检的重要性就在于使这些潜伏在身体里的“定时炸弹”及早暴露，并及时治疗，这对逆转病情，恢复健康，提高生活质量至关重要。花最少的钱获取健康的最佳效益，定期体检不失为上策。从医学角度讲，疾病的发生可分为五个阶段：①易感染期：此时疾病尚未发生，但危险因子已经存在了；如超重、肥胖、抽烟、酗酒、血压过高等情形的人。②临床前期：此时疾病因子已在人体内某部位产生病理上变化，但在外观及日常生活尚未有症状出现。③临床期：此时疾病的症状逐渐地显现出来。④残障期：疾病晚期。⑤死亡：功能的破坏影响生理代谢作用，引发身体重要器官步入衰退期，导致死亡。

在一般情况下，一个人都会等到疾病的症状已出现时才会想到去找医生，其实那时的疾病已达到临床期了。然而，大部分的慢性疾病，若在临床期之前发现，就应及早治疗，治疗效果会远比症状显现后才治疗要好，而且康复概率也比较高。假若疾病到临床期才发现，所花费的时间与精力就会相对地增加，而且治愈率较低。健康检查的目的是趁疾病潜在人体中但尚未有症状时，可早期检查出来，达到早期发现，早期治疗，增加医疗效果，减少疾病恶化，以期保证身体的健康。

总而言之，做健康检查的目的可归为下列三点：早期发现潜在的致病因子，及时有效地治疗。观察身体各项功能反应，适时予以改善。加强对自我身体功能的了解，改变不良的生活习惯，避免危险因子的产生，提高健康水平。

职业健康体检是综合临床医学和预防保健的具体措施，是指对职业人群进行预防性体格检查，其目的是为了早期发现身体潜在的疾病及对职业危险因子评估。因此，检查项目和内容比较全面。职业健康体检和临床体格检查的诊断学基础、诊断标准是一致的。是医务人员通过望、触、叩、听、嗅五种方法及使用简单的器具（如血压计、听诊器、视力表等）进行检查。内科、外科、妇科、耳鼻喉科、眼科及影像学检查等医技专科检查，也属于体检的范畴。

对职业人群进行预防性定期性健康检查是国家关心人民身心健康的具体体现，是贯彻“预防为主”的卫生工作方针的重要措施。因此，对职业人群开展健康检查是各级政府及单位义不容辞的责任，是各级各类医疗卫生单位的具体业务工作之一。具体说来，开展健康检查的意义是：招生、招工、国家公务员录用，征兵体检，是升学、就业、入伍过程中的一项不可缺的重要工作，是保障新生、新工、国家公务员、新兵体格素质，培养合格人才的重要手段。对学生、官兵、企（事）业单位职工和社会人群定期进行健康检查，可以早期发现早期诊断多发病、职业病、传染病、地方病，为早期治疗、早期预防提供科学依据，从而达到有病早治，无病早防的目的。对出国人员、服务行业从业人员进行健康检查，及时发现他们中的传染病，是控制传染源、切断传染途径的重要措施，从而使社会人群免受传染，也能保证被检查者的健康。开展婚前健康检查，在婚前发现配偶双方中的遗传病、性病、传染病或其他暂缓或宜终生放弃结婚的疾病，是保证婚后家庭幸福，婚姻美满，减少和预防后代遗传病的发生，提高人口素质的重要手段。对职工工伤和职业病进行诊断和劳动力鉴定，体现了国家和企（事）业单位对职工因公致残的关心，同时也是抚恤伤病人员的医学依据，关系到因公致伤残者的切身利益。因此，做好职工工伤和职业病致残程度鉴定，对稳定社会安定团结、调动广大职工的劳动积极性更具积极意义。通过普通人群健康普查，可了解一个单位，或一个地区人群健康状况及各种疾病的发生情况，这是衡量人群健康水平和卫生保健措施的主要指标。为制定防治措施和卫生政策提供重要依据。健康检查也是一种重要的医学科研方法，可发现许多疾病的发病及流行规律。健康检查获得的大量体检数据，可为国家制定体检标准提供依据，为医学人口学、环境学、社会学等学科提供人群健康数据。

三、职业健康体检的类型

根据健康检查的不同目的和时间,可将职业健康检查分为以下四类。

(一)预防性健康体检

预防性健康检查是指检查的目的是为了保证某项工作人员的体格标准,在未从事该项工作之前进行体格检查,以发现职业禁忌证;或是为了发现某些人群中的传染病、遗传病,以防止传播、扩散而进行的体格检查称为预防性体检。例如招工进行的健康检查都属于预防性健康检查。由于预防性健康检查具有选拔性,因此也可以简称为选拔性健康检查或称之为就业健康检查。

(二)定期性健康体检

定期性健康检查是指对从业人员定期进行的健康检查。这种体检能早期发现、早期诊断常见病、多发病、职业病、传染病、地方病、遗传病。并从前后健康检查资料的对比分析中了解掌握受检者健康状态的动态变化,进行追踪观察,为早期治疗,早期预防和制定卫生政策提供科学依据。例如我国有关部门规定,每年对企业职工作一次体检都属于定期性健康体检。

(三)鉴定性健康体检

鉴定性健康体检是指对职工工伤与职业病致残程度鉴定时进行的体格检查,或者是在医疗事故、交通事故中,对事故承受者进行的体检称为鉴定性健康体检。鉴定性健康体检往往以有关部门颁布的“鉴定标准”为依据,通过体格检查确定伤、病、残程度和性质。

(四)科研性健康体检

科研性健康检查是指根据科研设计要求,对某些人群、某些项目进行的体格检查。根据健康检查的内容和项目,健康检查又可分为全面体检、专科检查、单项检查,专科检查如口腔检查、眼屈光检查,对肝脏肿大者作超声检查、肝功能化验等。

四、职业健康体检项目的选择与形式

(一)职业健康体检因人而异

愈来愈多的单位或人群愿意花钱做职业健康检查,各健康体检机构也看准这个市场,推出各式各样的健康体检套餐。职业卫生专家表示,接受职业健康检查的职业人,理论上应该是身体没什么异状,只是为了发现潜在的病变,以期早期发现、早期治疗,可根据需要选择适合自己的体检。需要特别强调的是,如果已经感觉身体某个部位不舒服,应该直接去看相关专科的医师,而不是做全身健康检查。因为体检只是一种筛检。

(二)职业健康体检项目的选择

每个检诊单位都会包括以下项目:内科一般检查(身高、体重、血压、脉搏);血液常规检查;肝功能检查;肾功能检查;血脂肪检查;肝炎筛检;血糖测定;尿液及粪便常规检查;胸部X线及心电图检查;内科及各科会诊。根据所处的工作及生活环境,增加必要项目。假如长期处

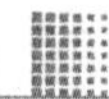

在充满灰尘的地方，就需要做肺功能检查。如果接触噪声，就要注意听力检查。根据自己的生活习惯，考虑所需项目。已经有性生活的女性，要增加子宫颈涂片检查。有抽烟习惯要进行 X 线透视或拍片检查。

（三）职业健康体检形式

1. 集体体检

在我国大部分单位都会每半年或一年为职工进行一次健康体检，这是对本单位工作人员"体质"的大检查。事实上，不少疾病也就是在体检中被发现的，例如没有症状的恶性肿瘤、高血压病、糖尿病、脂肪肝、高脂血症等。体检中也能够及早预防某些疾病的发生，如注射乙肝疫苗或发现抗乙肝抗体不足进行补种等。集体体检项目通常以监测传染病（乙肝病毒携带、肝炎、肺结核等）、肿瘤、心、肺、肝、肾、脑等重要脏器的功能及疾病以及妇科普查等为主。

2. 个人体检

个人体检完全是为个人而设计的，一般是根据体检者的职业特点、作业及工种、年龄、性别、体重、身高、营养状态、个人嗜好、既往病史、家族史、现病史以及目前出现的症状体征等实际情况具体制定的。因此个人体检时应向主检医生如实讲清楚以上情况，以便主检医生为您制定准确的体检项目。

五、职业健康体检的注意事项

（一）体检前的准备工作

为了确保每项检查都能得到与受检者实际情况相符的结果，排除可能的干扰因素，体检应做如下准备工作。检查前三天内，请保持正常饮食，不要饮酒。体检前一天不要大吃大喝，不要进食太甜、太咸以及高蛋白食物，检查前最好禁食 8 个小时以上，以免受乳糜颗粒的干扰影响空腹血糖、血脂、尿素氮等指标的检测。体检前一天要注意休息，避免剧烈运动和情绪激动，保证充足睡眠，最好能洗个澡。尽量避免饮浓茶、咖啡等刺激性饮料，以免影响睡眠及心率。既往有高血压、心脏病、肝病等慢性病，一直服药者可继续按规律服用，可以不停药，以便检验用药后的效果；糖尿病患者因禁食暂停服药者，应携带备用，检查后立即进食及服药。怀孕的女性请事先告知医护人员，避免做放射线检查及妇科内诊检查，以免造成流产或对胎儿不利的影响。女性受检者月经期间不要做尿、大便检查及妇科内诊检查，可待月经后再补检。近视眼者请不要戴隐形眼镜，尽量改外戴眼镜，否则无法测试眼压。体检当日不要化妆，不要带饰品，不要穿连衣裙、连裤袜，尽量穿着宽松衣服，男士不要打领带，便于检查。如有疾病，尽可能将以往的病历资料备好带齐，以供体检医生参考。

（二）体检中的注意事项

保持精神放松：保持平常的心态，千万不要紧张，这样才能使检验结果客观、真实。如实反映病史，相信医生，积极为体检医生提供真实的病历资料以及自己身体状况和不适感觉，以便体检医生对体检结果做出正确的诊断，避免漏诊和误诊。

1. 静脉采血

静脉采血时心情要放松，避免因恐惧而造成的血管收缩，增加采血的难度；同时还可避免神经血管反射而引发晕血。静脉采血后在针孔稍上方按压3min左右，不要揉，压迫止血的时间要充分。因为每个人凝血时间是有差异的，个别人需要较长的时间才能凝血，所以当皮肤表层看似出血停止就马上停止压迫，可能会因未完全止血而使血液渗至皮下造成青紫瘀血。若出现小片青紫，会有轻微的疼痛，可不必紧张，待24h后进行局部热敷，会慢慢地吸收。

2. 正确留取标本

（1）尿液标本：留取尿液时应采用体检提供的清洁容器，并在留尿后30min内检查。所以体检者应在体检时间内留尿，防止尿液时间过长或容器不清洁，使尿液中的某些化学成分或有形成分破坏，如葡萄糖分解、红细胞溶解等，影响尿液检查结果。同时留取的尿液最好是在膀胱内停留4h以上的尿液。所以，留尿前不要大量饮水，以免稀释尿液，影响细胞数量。成年女性留取尿液时，最好能提前清洗外阴，然后取中段尿液送检，防止阴道分泌物混入而影响结果判断。

（2）粪便标本：粪便标本也应在30min内送检，不可混入尿液，标本盒应洁净干燥。如大便有黏液或血液，应注意选取黏液及血液部分，以便提供准确的信息给医生。同时在粪便检查的前三天，不进食含血食品，以防结果不准确。

（3）血液标本：抽取静脉血之前，为更准确地测定血脂成分及血清中的酶类，应禁食、禁水8h以上，以避免进食对血脂浓度造成影响，特别是对甘油三酯的影响。大量饮水会对血液造成稀释，影响血液中的细胞数量；饮用饮料或进食，还会改变血液中的血糖浓度。同时由于血沉及红细胞测定受女性月经期的影响，所以，体检最好避开月经期。在选取血标本时，有高血压病、冠心病的病人，可以在取血前用少量白开水服用药物。有些人担心药物对体检结果有影响，其实这些药物对血标本的影响很小，一般不会影响结果判断。

六、职业健康体检认识误区

尽管健康体检受到人们越来越多的认识，但仍有误区存在。一是部分人害怕体检，害怕查出疾病，加重精神负担；二是怕查出疾病被单位辞退，造成下岗；三是忙于工作，抽不出时间；四是家境富裕，不在乎自己的健康，认为有钱什么都能得到解决：五是一些年轻人，看似健康，但在招工时却可发现这样那样的异常，使这些平常可以早期发现、提前预防的疾病直接导致了失去就业机会。部分中年人，不知道随着年龄增加，有些疾病正慢慢地侵蚀机体，如高血压、冠心病、癌症等，这些人如果不重视体检，又不愿意改变不良生活习惯和饮食习惯，那么很快就会疾病缠身，甚至发现时已至晚期，失去治疗机会。健康体检除了严格按不同年龄段定期进行相关内容的检查外，还不能忽视一些特殊情况的出现。

总之，善待自己，关爱生命，关注健康，必须防患于未然，更新“健康不看病”的旧观念，确立“不治已病、治未病”的理念，积极主动地进行健康体检，早发现、早诊断、早治疗，这样于家于国都有利。

第三节 职业健康体检内容

一、粉尘作业

(一)上岗前职业健康检查

主要排除活动性肺结核病;慢性阻塞性肺病;慢性间质性肺病;伴肺功能损害等职业禁忌证的疾病。检查内容重点询问呼吸系统、心血管系统疾病史、吸烟史及咳嗽、咳痰、喘息、胸痛、呼吸困难、气短等症状;内科常规检查,重点是呼吸系统、心血管系统;实验室和其他检查。必检项目有:血常规、尿常规、血清 ALT、心电图、后前位 X 射线高千伏胸片、肺功能。

(二)在岗期间职业健康检查

在岗期间职业健康检查目标疾病为尘肺。检查内容主要为询问咳嗽、咳痰、胸痛、呼吸困难,也可有喘息、咯血等症状;内科常规检查,重点是呼吸系统和心血管系统;实验室和其他检查;必检项目为后前位 X 射线高千伏胸片、心电图、肺功能;选检项目是血常规、尿常规、血清 ALT。

(三)健康检查周期

(1)劳动者接触二氧化硅粉尘浓度符合国家卫生标准,两年 1 次;劳动者接触二氧化硅粉尘浓度超过国家卫生标准,每年 1 次。

(2)X 射线胸片表现为 0^+ 者医学观察时间每年 1 次,连续观察 5 年,若 5 年内不能确诊为矽肺患者,应按一般接触人群进行检查。

(3)矽肺患者每年检查 1 次。

(四)离岗职业健康检查及医学随访检查

离岗时职业健康检查的目标疾病也是尘肺。检查内容同在岗期间职业健康检查。离岗后医学随访检查的随访对象为在岗期间进行定期健康体检的粉尘作业人员和尘肺患者。随访目的为监护粉尘作业人员离岗后尘肺的发生和尘肺患者的病情进展。随访检查内容为内科常规检查,重点是呼吸系统和心血管系统;实验室和其他检查,必检项目是后前位 X 射线高千伏胸片。随访时间:①接触矽尘工龄在 10 年(含 10 年)以下者,随访 15 年,接触矽尘工龄超过 10 年者,随访 21 年,随访周期均为每 3 年一次。若接触矽尘工龄在 3 年(含 3 年)以下者,且接尘浓度达到国家卫生标准可以不随访。②矽肺患者在离岗(包括退职)或退休后应每年进行一次医学检查。

二、毒物作业

(一)上岗前职业健康检查

上岗前职业健康检查目标疾病为慢性阻塞性肺病、支气管哮喘、支气管扩张、慢性间质性肺病等职业禁忌证。检查内容是症状询问,重点询问呼吸系统疾病史及相关症状。内科常规检查,重点检查呼吸系统。以及实验室和其他检查,包括必检项目:血常规、尿常规、心电图、血清 ALT、肺功能等,选检项目:胸部 X 射线检查等。

(二)在岗期间职业健康检查

在岗期间职业健康检查周期为 2 年。检查内容主要:

(1)症状询问。重点询问呼吸系统症状。

(2)体格检查。内科常规检查,重点检查呼吸系统。

(3)实验室和其他检查。血常规、尿常规、胸部 X 射线摄片、肺功能等。

(三)应急职业健康检查

应急职业健康检查的目标疾病为急性职业中毒。检查内容包括症状询问,短时间接触高浓度毒物作业史及症状。体格检查主要为内科常规检查、实验室和其他检查等。

三、噪声作业

(一)上岗前职业健康检查

噪声上岗前职业健康检查的目标疾病为各种原因引起永久性感音神经性听力损失、中度以上传导性耳聋、高血压以及器质性心脏病等职业禁忌证。检查内容包括:

1. 症状询问

重点询问有无外耳道流脓、耳痛、耳鸣、耳聋、眩晕,以及头晕、头痛、多梦、记忆力减退、睡眠差、心悸、胸闷、胸前区疼痛、多汗、乏力等症状;同时也要询问可能影响听力的外伤史、爆震史、药物史(如链霉素、庆大霉素、卡那霉素、新霉素、妥布霉素、万古霉素、多粘菌素、氮芥、卡伯、顺铂、依他尼酸、水杨酸类、含砷剂、抗疟剂等)、中毒史(如酒精、烟草、一氧化碳等中毒)、感染史(如中耳炎、流脑、腮腺炎、流感、耳带状疱疹、伤寒、猩红热、艾滋病、疟疾、麻疹、风疹、水痘、梅毒等疾病史)、遗传史(如家庭直系亲属中有无耳聋等病史)等。

2. 体格检查

包括内科常规检查和耳科检查,包括粗听力、外耳和鼓膜的检查,如是否因听力原因影响交谈,双侧耳郭有无畸形,外耳道有无畸形、狭窄、闭锁、阻塞,鼓膜有无穿孔、肥厚、钙化,内陷、粘连、溢液等。

3. 实验室和其他检查

主要有必检项目,纯音听阈测试、心电图、血常规、尿常规、血清 ALT。以及选检项目,如声导抗、耳声发射等。

(二)在岗期间职业健康检查

噪声在岗期间职业健康检查的目标疾病为职业性听力损伤。检查内容包括症状询问,重点询问有无外耳道流液,耳痛,耳鸣,耳聋,眩晕等耳部症状和噪声接触史等。体格检查、实验室和其他检查同上岗前。健康检查周期为 1 年。

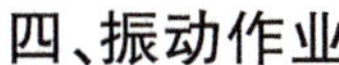

四、振动作业

（一）上岗前职业健康检查

上岗前职业健康检查的目标疾病主要是周围神经系统器质性疾病和雷诺病等职业禁忌证。检查内容包括症状询问：重点询问有无引起中枢或周围神经系统疾病，雷诺病的症状和病史，以及手部麻木、疼痛、运动障碍的症状和振动工作接触史等。体格检查：内科常规检查，重点检查手指有无肿胀、变白、变紫，指关节有无变形，指端感觉有无减退等。实验室和其他检查，包括必检项目：血常规、尿常规、血清 ALT、心电图等。选检项目：根据体检情况，可有选择地进行冷水复温试验、指端感觉、神经—肌电图、手掌、指、腕和肘关节 X 射线摄片、肌力、指甲压迫试验等。

（二）在岗期间职业健康检查

在岗期间职业健康检查的目标疾病为职业性手臂振动病。检查内容包括症状询问，重点询问有无手指麻木、疼痛、遇寒冷中指变白、运动障碍等症状，及其振动工作接触史等。体格检查，重点检查手指有无肿胀、变白、变紫，指关节有无变形等。实验室和其他检查，包括血常规、冷水复温试验、指端感觉、神经—肌电图、指甲压迫试验等。健康检查周期为 2 年。

五、高温作业

（一）上岗前职业健康检查

高温作业上岗前职业健康检查的目标疾病为高血压、活动性消化性溃疡、慢性肾炎、未控制的甲亢、糖尿病、大面积皮肤疤痕等职业禁忌证。检查内容包括：

（1）症状询问：重点询问心血管系统、泌尿系统及神经系统症状，如心悸、胸闷、恶心、呕吐、腹痛、反酸、胃灼热、上腹部疼痛、多饮、多尿、血尿、头痛、晕眩等。

（2）体格检查：内科常规检查，重点进行心血管系统检查。

（3）实验室和其他检查：血及尿常规、血清 ALT、心电图、血糖、血清游离甲状腺素（FT4）、血清游离三碘甲腺原氨酸（FT3）、促甲状腺激素（TSH）等。

（二）在岗期间职业健康检查

在岗期间职业健康检查的目标疾病为中暑。检查内容同上岗前。健康检查周期为 1 年，应在每年高温季节到来之前进行。

（三）应急职业健康检查

1. 检查对象

因意外或事故接触高温可能导致中暑的职业接触人群（包括参加事故抢救的人员）。

2. 检查目的

及时发现职业性中暑患者，并提出改进和控制措施。

3. 现场事故调查

环境气象条件调查和测试,导致异常高温的原因并界定接触和需要进行应急健康检查的人群。

4. 检查内容

(1)症状询问。询问高温作业情况及中暑的相应症状,如头晕、胸闷、心悸、多汗、高热、少尿或无尿,观察神志情况等。

(2)体格检查。内科常规检查,重点检查皮肤体温、血压、脉搏。神经系统常规检查,以及应急处理及实验室检查,发现可疑或中暑患者应立即进行现场急救,重症者应及时送医院治疗,必要的实验室检查可根据当时病情随时检查。

六、紫外辐射作业

(一)上岗前职业健康检查

上岗前职业健康检查的目标疾病为活动性角膜疾病、白内障、面、手背和前臂等暴露部位严重的皮肤病、白化病等职业禁忌证。检查内容包括:症状重点询问眼部和皮肤的不适症状,如是否存在眼异物感、视物模糊、视力下降、眼痛、畏光、流泪和皮肤瘙痒、红肿、皮疹等;体格检查:内科常规检查和眼科检查。

(二)在岗期间职业健康检查

在岗期间职业健康检查的目标疾病为职业性电光性皮炎和职业性白内障。检查内容包括询问视物模糊、视力下降,皮肤炎症、疼痛等症状;体格检查包括皮肤科常规检查,注意有无皮疹、皮肤红肿等;眼科常规检查及角膜、结膜、晶状体和眼底等。健康检查周期为 2 年。

(三)应急职业健康检查

1. 检查对象

因意外或事故接触高强度紫外线可能导致急性电光性眼炎(紫外线角膜、结膜炎)和(或)电光性皮炎的职业接触人群。

2. 检查目的

发现职业性急性电光性眼炎(紫外线角膜、结膜炎)和(或)电光性皮炎。

3. 现场事故调查

调查急性暴露的情况和原因,界定暴露人群。

4. 检查内容

(1)症状询问。眼部不适,如眼干、眼胀、异物感及灼热感、剧痛,畏光,流泪等。

(2)体格检查。眼科常规检查及睑裂部球结膜是否充血水肿,角膜上皮是否水肿及荧光素染色检查;皮肤科常规检查,注意有无皮肤红肿、大疱等。

第四节　职业健康体检解析

一、职业健康体检项目及内容

(一)常规检查项目

1. 一般检查

包括血压、身高、体重等。

2. 内科

心率、心律、心音、肺部听诊、肝、脾、肾、腹部触诊、肠鸣音、神经系统检查。

3. 外科

脊柱、皮肤、淋巴结、四肢关节、乳腺、甲状腺、肛门指检、前列腺、泌尿生殖器、腹股沟。

4. 妇科

乳腺、外阴、阴道、宫体、附件、宫颈涂片、病理检查。

5. 眼科

包括一般检查:视力、辨色力、眼底、裂隙灯;特殊检查:非接触性眼压、显然验光(散瞳验光)。

6. 耳鼻喉科

听力、外耳道、鼓膜、外鼻、鼻腔、咽、扁桃体、喉。

7. 口腔科

唇、腭、牙齿、牙周、口腔黏膜、舌、颌下淋巴结、颞颌关节。

8. 使用室检查

包括血常规,尿常规,谷丙转氨酶(ALT),乙肝两对半,丙肝抗体,血糖(GLU),血脂:胆固醇(CH)、甘油三酯(CH)、高密度脂蛋白(HDL-c)、低密度脂蛋白(LDL-c),肾功:肌酐(Cr)、尿素氮(BUN),癌胚抗原(CEA)、甲胎蛋白(AFP)、前列腺抗原(PSA)、尿酸(UA)等。

(二)特殊检查项目

(1)影像学检查。各部位数字化 X 线摄片及断层;CT;核磁共振;各部位血管造影。

(2)超声波检查。心脏、脑、颈动脉、浅表器官:甲状腺、乳腺、睾丸等。

(3)同位素检查。心、脑、甲状腺、肝、胆、肾、肺血流灌注显像;肿瘤显像:头部、肺、肝、乳腺、黑色素瘤、淋巴显像、全身骨显像。

(4)远红外乳腺透视、骨密度测定、脑电图、肌电图等。

(5)循环系统检查。甲皱微循环、24h 血压观测、24h 心电观测、各种内窥镜检查:纤维喉、气管支气管、膀胱镜,电子胃、肠镜(普通型、组合项无痛型)等。

(6)实验室检查。血液流变学检查(第1、2、3、4s全血黏度切变率、血浆黏度值、红细胞聚集指数、全血高切相对指数、全血低切相对指数;生化全项(31项:肝功+肾功+血脂+电解质+心肌酶等);糖耐量试验、胰岛功能测定、甲功五项、激素全项、降钙素、血清骨钙素;其他检查等。

二、职业健康体检项目参考值及标准

(一)心率(HR)

健康成年人安静状态下,心率平均为每分钟75次。正常范围为每分钟60~100次。成人安静时心率超过100次/min,为心动过速;低于60次/min者,为心动过缓。心率可因年龄、性别及其他因素而变化,比如体温每升高1℃,心率可加快12~20次/min,女性心率比男性心率稍快,运动员的心率较慢。

(二)体温(T)

正常体温:36.3~37.2℃(舌下)。临床上通常用口腔温度、直肠温度和腋窝温度来代表体温。口测法(舌下含5min)正常值为36.3~37.2℃;腋测法(腋下夹紧5min)为36~37℃;肛测法(表头涂润滑剂,插入肛门5min)为36.5~37.7℃。在一昼夜中,人体体温呈周期性波动,清晨2~6时最低,下午13~18时最高,但波动幅度一般不超过1℃。只要体温不超过37.3℃,就算正常。

(三)血压(BP)

成人安静状态下正常血压,收缩压(Sp)90~139/舒张压(Dp)60~89 mmHg;Ⅰ级高血压(轻度):Sp140~159 mmHg;Dp90~99 mmHg;Ⅱ级高血压(中度):Sp160~179 mmHg;Dp100~109mmHg;Ⅲ级高血压(重度):Sp≥180 mmHg;Dp≥110 mmHg

(四)体重指数(BMI)

男标准体重(kg)=[身高(cm)-100]×0.9;女标准体重(kg)=[身高(cm)-100]×0.85(女);正常体重=标准体重±10%;体重指数(BMI)=体重(kg)/身高(m)的平方:18.5~23.9属正常。

(五)化验项目及临床意义

1.甲胎蛋白(AFP)

正常值:<20ng/ml或"—"。甲胎蛋白升高或阳性常见于:①原发性肝癌,定量试验常大于400ng/mL;②慢性肝炎、肝硬化多在300ng/ml以下;③其他肿瘤肝转移;④正常妊娠第12周至38周时可升高,多在40~540ng/mL之内;⑤急性失血后偶可升高。

2.癌胚抗原(CEA)

正常值:<5ng/mL或"—"。癌胚抗原升高或阳性提示肝功能不良、肝内癌转移。

3.前列腺特异抗原(PSA)

正常值:<4ng/mL或"—"。前列腺特异抗原升高或阳性常见于:①老年人:60岁以上可

有轻度升高;②良性前列腺肥大;③前列腺癌 PSA 往往大于 10ng/mL。

4. 肿瘤抗原 125(CA125)

正常值: <35ng/mL 或“—”。肿瘤抗原 125 升高或阳性:①常用于卵巢癌的诊断、鉴别诊断和治疗效果判定。60% ~97% 卵巢癌患者明显增高;②子宫内膜癌、胰腺癌、输卵管癌也有轻度增高;③在某些良性疾患(如:子宫内膜异位症、胰腺炎、胆囊炎)患者也有轻度增高。

5. 肿瘤抗原 153(CA153)

正常值: <28ng/mL 或“—”。肿瘤抗原 153 升高或阳性主要见于:乳腺癌,尤其对转移性乳腺癌的早期诊断有重要价值。1 期、2 期乳腺癌病人血清中肿瘤抗原 153 仅有 10% ~20% 高于正常值;乳腺癌 4 期病人血清中肿瘤抗原 153 有 70% 明显增高。

6. 糖类抗原 199(CA199)

正常值: <37ng/mL 或“—”。糖类抗原 199 升高或阳性主要用于胰腺癌、胆管癌的诊断和鉴别指标。80% ~90% 胰腺癌的病人糖类抗原 199 明显增高;而肝癌、胃癌、食道癌的病人增高不明显;胆石症、卵巢囊肿、慢性肝炎、慢性胰腺炎、糖尿病、子宫内膜异位等也可有轻度增高。

7. 谷丙转氨酶(CPT/ALT)

正常值:5 ~40U/L。升高主要见于:①病毒性肝炎,但不能以 CPT 数值的高低来判断病情的轻重;②中毒性肝炎,多种药物和化学制剂,如红霉素、异烟肼、酒精中毒性肝病等都可引起 CPT 升高,停药后 CPT 很快恢复正常;③肝硬化、肝癌;④胆道疾病等急性发作时可升高,在炎症控制后 CPT 可降至正常;⑤心脏疾患,例如急性心肌梗死、心肌炎、心力衰竭时 CPT 水平升高;⑥其他某些感染性疾病如肺炎、结核病等也可出现 CPT 的升高。

8. 谷草转氨酶(GOT/AST)

正常值:8 ~40U/L。升高主要见于:急性心肌梗死、急性肝炎、手术后、药物中毒性肝细胞坏死、肝癌、肝硬化、胆道阻塞、胰腺炎、心肌炎、肾炎、进行性肌营养不良等。

9. 血清总胆红素(TBIL)

正常值:1.71 ~18μmol/L(0.10 ~1.06)。增高见于各种黄疸性疾病;减低见于再生障碍性贫血,因癌或肾炎所致的贫血等。

10. 直接胆红素(DBIL)

正常值:0 ~6.8μmol/L(μmol/L)。升高见于胆石症、胆管癌、阻塞性黄疸、肝细胞性黄疸。

11. 胆汁酸(TBA)

正常值:0 ~10μmol/L(μmol/L)。能特异性地反映肝脏的功能,当肝功能损害时,血清胆汁酸升高往往比胆红素早而明显。

12. 碱性磷酸酶(ALP)

正常值:50 ~170U/L。升高见于急、慢性黄疸型肝炎、阻塞性黄疸、胆道结石症、胆管癌、肝癌、纤维性骨炎、骨折修复期。

13. 转肽酶(GGT)

正常值:男性≤40U/L,女性≤30U/L。升高见于:①生理性增高,例如饮酒后;②病理性增高,传染性肝炎、肝硬化、胰腺炎、原发或继发性肝癌、肝阻塞性黄疸、胆汁性肝硬化、胆管炎、胰头癌、胆道癌等。

14. 血清总蛋白及白、球比值

正常值:总蛋白(TP)6 ~ 8g/dL,白蛋白(ALB)3.5 ~ 5.5g/dL。①白蛋白减少、球蛋白增加,既 A/G 比值减小甚至倒置可见于慢性肝炎、肝硬化及肝癌等,上述改变可随病情加重而更加明显,动态观察可提示病情发展和估计预后;②总蛋白或白蛋白减少可见于肾病综合征、大面积烧伤、恶性肿瘤、甲亢、长期慢性发热及营养不良等;③球蛋白增加可见于黑热病、血吸虫病、结缔组织病及慢性感染等。

15. 总胆固醇(CHOL)

正常值:130 ~ 200mg/dL。①显著升高:超过 240mg/dL 就必须接受治疗。常见于家族性高胆固醇血症、继发性高胆固醇血症、糖尿病、甲状腺机能低弱症、末端肥大症、闭塞性黄疸、脂肪肝、肥胖;②显著降低:肝硬化,甲状腺机能亢进。

16. 高密度脂蛋白(HDL-C)

正常值:男性为 40 ~ 60gm/dL,女性为 50 ~ 70mg/dL。显著降低可能是动脉硬化的危险信号。

17. 低密度脂蛋白(LDL-C)

正常值:40 ~ 120gm/dL。显著升高可能是动脉硬化的危险信号。

18. 甘油三酯(TRIG)

正常值:成人 50 ~ 150mg/dL。临界性升高:250 ~ 500mg/dL;显著升高:大于 500mg/dL。主要见于高脂饮食、糖尿病等。

19. 血糖的正常值

正常值:70 ~ 110mg/dL。①高血糖常见于:真性糖尿病、甲亢、肥胖症、慢性肝病、休克、胰腺炎、恶性贫血;②低血糖时常见于:高胰岛素血症、胰腺癌、甲状腺机能不足症、肝癌、滤过性病毒肝炎、副肾机能不足症等。

20. 糖化血红蛋白(GhbALC)

正常值:5% ~7%。糖化血红蛋白能反映出病人在抽血化验前 4 ~ 8 周之内一段时间的血糖平均水平。糖化血红蛋白不仅可作为糖尿病的病情监测指标,亦可作为轻症、2 型、“隐性”糖尿病的早期诊断指标,估价糖尿病慢性并发症的发生与发展情况。糖化血红蛋白如果 >11.5% 时,说明患者存在着持续性高血糖,容易导致糖尿病肾病、动脉硬化、白内障等并发症等。

21. 尿素氮(BUN)

正常值:男性 3.5 ~ 7.8mmol/L;女性 2.7 ~ 7.2mmol/L。①升高见于肾小球肾炎、肾盂肾炎、肾局部缺血、尿路阻塞、尿毒症、脱水、心脏病、白血病、甲亢、痛风等;②降低见于酒精中毒、肝癌、营养不良、中毒性肝炎、严重的肝功不全和补液的开始。

22. 血肌酐测定(CRE)

正常值:0.5~1.2mg/dL。用于肾脏病的诊断与预后。

23. 血尿酸(URIC)

正常值:180~440μmol/L。升高有助于较早期诊断急性肾小球肾炎;痛风症;白血病、多发性骨髓瘤、红细胞增多症或其他恶性肿瘤;氯仿、四氯化碳及铅中毒等。

24. 肌酐清除率测定(CCR)

正常值:80%~120%。清除率如降低到正常值的80%以下,表示肾小球滤过功能已有降低,提示肾功能损害。如清除率在70%~50%为肾功能轻度损害;在50%~30%为肾功能中度损害;在20%~10%为早期肾功能不全;在10%~6%为晚期肾功能不全;在5%以下为终末期肾功能不全。

25. 尿微量白蛋白

正常值:小于20mg/L。尿蛋白增加是糖尿病肾病的临床特征之一,也是糖尿病肾病的主要诊断依据

26. 尿比重

正常值:1.003~1.035。①尿比重增高见于急性肾小球肾炎、糖尿病、心功能不全、高热、脱水和周围循环衰竭;②尿比重减低见于大量饮水后、慢性肾小球肾炎、肾功能不全、尿崩症等。

27. 尿液酸碱性检验(pH值)

正常值:在5.5~7.4之间。①尿pH值小于正常值,常见于酸中毒、糖尿病、痛风、服酸性药物;②尿pH值大于正常值,多见于碱中毒、膀胱炎或服用碱性药物等。

28. 尿红细胞

正常值:0~3个或"—"。红细胞增多常见于肾小球肾炎、泌尿系结石、结核、肿瘤。

29. 尿白细胞

正常值:0~5个或"—"。白细胞增多常见于细菌性炎症,如急性肾盂肾炎等;非细菌性炎症,如急性肾小球肾炎。

30. 尿蛋白

正常值:10~150mg/24h或"—"。尿液中蛋白质含量超过150mg/24h,称为蛋白尿。临床常见病有:急性肾小球肾炎、肾病综合征、肾盂肾炎、慢性肾炎、高血压肾病、苯中毒等。

31. 尿糖

正常值:0.56~5.0mmol/L或"—"。尿糖增多常见于糖尿病、肾病综合征、胰腺炎、肢端肥大症等疾病。

32. 尿胆红素

正常值:阴性。尿胆红素阳性常见于肝实质性或阻塞性黄疸性疾病。

33. 尿酮体

正常值:3mg/24h或"—"。尿酮体阳性常见于糖尿病酮症酸中毒、剧烈运动后、妊娠剧烈

呕吐、饥饿、消化吸收障碍、脱水等。

34. 尿胆原

正常值:1 ~ 4mg/24h 或"—"。尿胆原增多,常见于病毒性肝炎、溶血性黄疸、心力衰竭、肠梗阻;尿胆原减少,多见于长期应用抗生素、阻塞性黄疸等。

35. 隐血试验

正常值:阴性。隐血试验阳性,见于蚕豆病、疟疾、伤寒、大面积烧伤并发血红蛋白尿、砷、苯、铅中毒等。

36. 血白细胞(WBC)

正常值:4 000 ~ 10 000/mm^3。①白细胞减少:主要见于流行性感冒、麻疹、伤寒、布氏杆菌病、粒细胞缺乏症、再生障碍性贫血、结缔组织病、药物过敏,应用磺胺制剂、解热镇痛剂和抗甲状腺剂以及长期应用抗肿瘤药物等。②白细胞增多:主要见于感染、中毒、出血、溶血后、白血病、恶性肿瘤等。白细胞记数影响因素很多,新生儿、经期、妊娠末期、分娩、饭后、剧烈运动、酒后、冷浴后、情绪突变、注射肾上腺素后均增高;正常人一般下午较上午高;此外取血部位不当、血凝集、混合悬液时产生大量气泡等均能导致误差。

37. 嗜淋巴细胞(ly)

正常值:19% ~ 48%。①嗜淋巴细胞增多:某些传染病,如百日咳、结核病、水痘、麻疹、流行性腮腺炎、传染性肝炎等;一些传染病的恢复期和肾移植术后发生排斥反应时;急慢性淋巴细胞白血病。②嗜淋巴细胞减少:多见于传染病的急性期、放射病、细胞免疫缺陷病等。

38. 嗜中性白细胞(Np)

正常值:40% ~ 70%。①嗜中性白细胞增多:急性感染或化脓性炎症;尿毒症、糖尿病、酸中毒、早期汞、铅中毒;急性出血、急性溶血、手术后;恶性肿瘤、粒细胞白血病;心肌梗死和血管栓塞等。②嗜中性白细胞减少:某些传染病:如伤寒、副伤寒、疟疾、布氏杆菌病;某些病毒感染如:乙肝、麻疹、流行性感冒等;化学药物中毒与放射线损伤,如放疗、抗癌药物、晚期砷(或铅、汞、锑、苯)中毒等;再障、粒细胞减少症、脾功能亢进和自身免疫性疾病。

39. 血小板(PLT)

正常值:100 ~ 300 万/mm^3。①血小板增加:主要见于原发性血小板增多症、脾摘除术后、骨折、出血和手术后等。②血小板减少:常见于血小板减少性紫癜、某些药物中毒或过敏、应用某些抗癌药后、再障、阵发性睡眠性血红蛋白尿症、各种急性白血病、肿瘤骨髓转移、伤寒、黑热病、粟粒性结核和败血症等。

40. 红细胞(RBC)

正常值:成人男性 400 ~ 500 万/mm^3;成人女性 350 ~ 450 万/mm^3;新生儿 600 ~ 700 万/mm^3,两岁后逐渐下降。①红细胞增多:相对性增多,见于连续性呕吐、反复腹泻、排汗过多、大面积烧伤等;代偿性和继发性增多,见于慢性肺心病、肺气肿、高山病;真性红细胞增多症。②红细胞减少:见于缺乏造血物质,如慢性胃肠道疾病、酗酒、偏食等,引起铁、叶酸、蛋白质、铜、维生素的不足都可致红细胞减少。

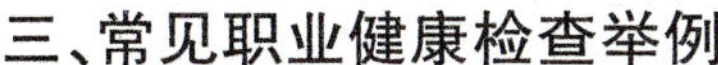

三、常见职业健康检查举例

(一)铅及其化合物中毒

头昏、头痛、全身无力、记忆力减退、睡眠障碍、多梦等,其中以头昏、全身无力,提示患有神经衰弱。肌无力,肌肉麻痹,桡神经支配的手指和手腕伸肌呈腕下垂,是多发性神经病。齿龈边缘出现的蓝灰色铅线、口内金属味、食欲不振、上腹部胀闷、不适、腹隐痛和便秘,大便干结呈算盘珠状,可能是铅绞痛。贫血,多为低色素正常红细胞型贫血。

(二)汞及其化合物中毒

轻度头昏、头痛、健忘、多梦等,部分病例可有心悸、多汗等植物神经系统紊乱现象。易兴奋,失眠或嗜睡、多噩梦、性情抑郁孤僻而又急躁,易紧张激动与发怒而自己不能控制。意向性震颤手指、舌头、眼睛明显震颤,手指及手部震颤突出。讲话不灵活,步态不稳。口中金属味与唾液增加,可以确诊急性汞中毒。

(三)锰及其化合物中毒

嗜睡、淡漠、精神萎靡,继之有失眠、乏力、头昏、头痛、注意力涣散、记忆力减退,有流延、性欲改变、多汗,四肢麻木、疼痛、夜间腓肠肌痉挛等为轻度中毒。除上述症状和体征外,还有两腿发沉、走路笨拙并缓慢,易跌到。语言单调、口吃,举止缓慢,完成精细动作困难,面部表情呆板,眼球聚合不全,有四肢肌张力增强,是中度中毒。四肢僵直,动作缓慢笨拙,说话含糊不清,面部表情减少呈面具样,步态前冲呈"慌张步态",手指痉缩、变形,运动失调,肢体、舌、唇震颤,是锰毒性震颤麻痹的典型表现。

(四)一氧化碳中毒

头痛、头晕、无力、恶心、呕吐、心悸及耳鸣等为轻度急性 CO 中毒。全身疲软无力,中毒初期虽然意识清楚,但已无自救能力。继而意识模糊、嗜睡、大小便失禁,甚至昏迷,皮肤黏膜呈樱红色,呼吸脉搏增快。血压下降、心律失常、抽搐等。出现以上症状可确诊为中度中毒。脑水肿而呈深度昏迷,高热、合并呼吸循环衰竭、中毒性心肌损害、肺水肿、消化道出血、急性肾功能衰竭等,皮肤黏膜呈苍白或灰白或发绀,如合并颅内高压、脑水肿,可发生脑疝,危及生命。可确诊为重度中毒。

(五)硫化氢中毒

头痛、头昏、乏力、恶心、眼胀痛、咽干、咳嗽、胸闷、心悸等症状,视力模糊、眼结膜水肿及角膜糜烂,神志出现轻度意识障碍。可确诊为硫化氢中毒。

(六)苯中毒

头昏、健忘、失眠可为慢性苯中毒。

(七)正己烷中毒

四肢远端部对称性感觉麻木和感觉异常。感觉减退通常累及两手、两足,跟腱反射减弱。可能有多发性周围神经病。常伴有无力、食欲减退和体重减轻。通常先下肢远端无力、肌肉痉挛样疼痛，上肢较少受累，仅手部肌肉无力。感觉运动型周围神经病也以运动障碍为主，痛觉、触觉消失常限于手及足部，振动觉及位置觉仅轻度减退。可确诊为运动神经病重者。

（八）尘肺

咳嗽较重，无痰或少量黏液痰。单纯尘肺多为无胸痛或有轻微胸痛，一旦有明显胸痛应考虑有肺内感染或并发肺结核的可能。胸膜摩擦音常是并发肺结核的征象。晚期尘肺，胸痛，并伴有肺结核、肺气肿。

第十章　公路行业职业健康教育

古希腊有位哲学家曾说:“如无健康,知识无法利用,文化无从施展,智慧不能表现,力量不能战斗,财富变成废物”。可见健康是一切价值的源泉,实现“人人享有卫生保健”是全人类共同追求的理想。同时,健康不仅是个人资源、家庭资源,更是社会的基本资源,是经济发展、社会进步、民族兴旺的保证。达到尽可能高的健康水平,是全世界范围内的一项重要的社会性目标。《中华人民共和国宪法》明确规定:“维护全体公民的健康,提高各族人民的健康水平是社会主义建设的重要任务之一”。健康是人类生命存在的正常状态,是一个动态的概念,具有相对性和发展性。受传统观念和文化习俗的影响,长期以来人们往往认为无病、无伤、无残就是健康,这是认识上的偏颇。随着社会经济、科学技术及其生活水平的变化,人们对健康内涵的认识不断深化,认识到健康的多维性、整体性。

WHO 在其《组织法》中提出的“健康不仅是没有疾病或不虚弱,而是身体的、精神的健康和社会幸福的完满状态”的三维健康观,是人类在总结了近代医学成就的基础上,对健康认识上的一次飞跃,把健康内涵拓展到一个新的认识境界。在三维健康观的基础上,中国社会医学工作者把健康分为三个层次。第一层次(一级健康)是满足生存条件,其内容包括:①无饥寒、无病、无体弱,能精力充沛地生活和劳动,满足基本的卫生要求,对健康障碍的预防和治疗具有基本知识。②对有科学预防方法的疾病和灾害,能够做到采取合理的预防措施。③对健康的障碍能够及时采取合理的治疗和康复措施。第二层次(二级健康)为满意度条件,包括:①一定的职业和收入,满足经济要求。②日常生活中能享用最新科技成果。③自由自在地生活。第三层次(三级健康)为最高层次的健康,包括:①通过适当训练,掌握高深知识和技术并且有条件应用这些技术。②能过着为社会做贡献的生活。

健康具有连续性,从理想健康、疾病到生命终结是个逐渐变化的连续过程。健康与疾病之间并无明显界线,一个外表健康的人并不意味着真正健康,机体可能正处于既不属于健康状态也不属于患病状态的第三状态(又称亚健康或亚临床状态),包括疾病的潜伏期、慢性病的病前期和康复期。如艾滋病患者,在平均长达 7 年的潜伏期内,外表看起来和健康人几无差别;又如肝癌、肺癌等,在相当长时期内并无症状,一旦出现临床表现,已是病入膏肓,由此启示人们定期体检,早发现早治疗的重要性。

心理健康是三维健康的主要组成部分,它与躯体健康的关系有如一张纸的两面,难以分割。心理健康标准也具相对性。同时,心理健康与不健康之间并无严格的分界线,因为它犹如光谱的色彩。总之,无论是躯体健康还是心理健康,健康与不健康的因素既是共存的,也是一个渐进的变化过程。

健康首先是生物学现象,是人们能否获得健康的基本前提,同时健康也是社会现象,某一疾病的发生与发展既有生物学因素和其他自然因素的影响,同时也有社会、经济和政治的原因。考虑到人的生物属性和社会属性,必须主动协调人类机体与环境的关系,保持人的健康与社会环境和自然环境的高度统一,才能把握健康、驾驭健康。

“人人为健康，健康为人人”是WHO一项战略目标，健康不仅是个人的基本人权，同时也是全社会的共同事业。这就要求不仅个人要珍惜并促进自身的健康水平，同时要认识到把促进健康提高到健康对社会的价值与意义，要为他人乃至全社会的健康承担责任和义务，把促进健康提高到人类精神面貌乃至民族文化素质的高度来对待，这涉及道德健康问题。

第一节　健康教育的概念

当前世界范围内的健康教育与健康促进在不断地发展，有关它的内涵、特征、研究领域等诸多问题正处于不断的探讨、发展和完善之中。

一、健康教育的含义

健康教育是通过信息传播和行为干预，帮助个人和群体掌握卫生保健知识、树立健康观念，自愿采纳有利于健康行为和生活方式的教育活动与过程。其目的是消除或减轻影响健康的危险因素，预防疾病，促进健康和提高生活质量。

健康教育的着眼点是促进个人或群体改变不良行为与生活方式。行为改变，习惯养成和生活方式的进步形成了健康教育重要目标。为此，首先要使个体或群体掌握卫生保健知识，提高认知水平，建立起追求健康的理念，并为此自觉自愿地而不是勉强地来改善自己的行为与生活方式。当然，行为改变并非完全是主观意愿所能左右的，还需要有各种客观的促成因素，但正如美国总统健康教育委员会形象比喻的那样，健康教育架起了“健康知识与健康行为之间的桥梁”，没有桥梁知识不可能变为行动。

健康教育是有计划、有组织、有系统的教育活动，它对人们消除和减轻行为危险因素，进而降低发病率、伤残率和死亡率，提高生活质量的教育效果，必须做出科学的评价。因此，健康教育又是有评价的教育活动，这就与传统意义上的卫生宣传有着较大的差别。卫生宣传通常只指卫生知识的单向传播，其特点是：宣传对象比较泛化；不注重反馈信息和行为改变效果；往往带有“过分渲染”的色彩；主要实际效果侧重于改变人们知识结构和态度。而健康教育具有对象明确、双向传播为主，注重反馈和行为改变效果等优点，是卫生宣传在内容上的深化、范围上的拓展和功能上的扩充。但是，这样说并不降低卫生宣传的作用，更不是要摒弃卫生宣传，卫生宣传是实现特定健康行为目标的一种重要手段。尤其是在中国这样一个发展中国家，普及卫生知识的任务还相当繁重，卫生知识的传播活动仍需要不断加强，并提高质量和效果。但它不是健康教育的全部内容，也不是健康教育活动的终结。健康教育的实质是一种干预，它提供人们行为改变所必需的知识、技术与服务等，使人们在面临促进健康、疾病预防、治疗、康复等各个层次的健康问题时，在知情同意的前提下，有能力做出行为抉择。可以说，卫生宣传是健康教育的重要措施，而健康教育是整个卫生事业的组成部分，也是创造健康社会环境的“大卫生”系统工程的一部分。

二、健康促进的含义

健康促进一词早已见于公共卫生文献，近年来受到广泛重视。有关健康促进的含义，随着健康促进的迅速发展而不断发展。

世界卫生组织曾经给健康促进作如下定义:“健康促进是促进人们维护和提高他们自身健康的过程,是协调人类与他们环境之间的战略,规定个人与社会对健康各自所负的责任”。由此可见,健康促进是一个综合的教育,是调动社会、经济和政治的广泛力量,改善人群健康的活动过程,它不仅包括一些旨在直接增强个体和群体知识技能的健康教育活动,更包括那些直接改变社会、经济和环境条件的活动,以减少它们对个体和大众健康的不利影响。

(一)健康促进的基本特征

健康促进涉及整个人群的健康和生活的各个层面,而非仅限于某一部分人群和针对某一疾病的危险因素。在疾病三级预防中,健康促进强调一级预防甚至更早阶段,即避免暴露于各种行为、心理、社会环境的危险因素,全面增进健康素质,促进健康。健康教育是以健康为中心的全民教育,它需要社会人群自觉参与,通过自身认知态度和价值观念的改变而自觉采取有益于健康的行为和生活方式。因此,从原则上讲,健康教育最适于那些有改变自身行为愿望的、有自觉性的人群。而健康促进是在组织、政治、经济、法律上提供支持环境,它对行为改变的作用比较持久并且带有约束性。社区和群众参与是健康发展的基础,而人群的健康知识和观念是主动参与的关键。通过健康教育激发领导者、社区和个人参与的意愿,营造健康促进的氛围。因此,健康教育是健康促进的基础,健康促进如不以健康教育为先导,则健康促进是无源之水,无本之木,而健康教育如不向健康促进发展,其作用就会受到极大限制。与健康教育相比,健康促进融健康教育、行政措施、环境支持于一体。前者注重调动社会力量,后者则着重于个人与社会的参与意识与参与水平。因而健康促进不仅涵盖了健康教育信息传播和行为干预的内容,同时,还强调行为改变所需的组织支持、政策支持、经济支持等各项策略。它比健康教育领域更为宽广,是新的公共卫生方法的精髓,充分表明健康促进不仅是卫生部门的事业,更是要求全社会参与和多部门合作的系统社会工程。

(二)健康促进的基本策略

健康促进策略指的是为达到计划目标所采取的战略措施。策略不是固定不变的,不同的计划目标有不同的策略,有人称策略的制定是“健康促进的艺术”,说明它是一项难度较高的工作,既有原则性,又有灵活性。《渥太华宣言》中确定了健康促进的三大策略。

1. 倡导

一种有组织的个体及社会的联合行动。为了创造有利于健康的社会、经济、文化和环境条件,要倡导政策支持,开发领导,争取获得政治承诺;倡导社会对各项健康举措的认同,激发社会对健康的关注以及群众的参与意识;倡导卫生及相关部门提供全方位的支持,最大限度地满足群众对健康的愿望和需求。

2. 赋权

健康是基本人权,健康促进的重点在于实施健康方面的平等,缩小目前存在的资源分配和健康状况的差异,保障人人都有享受卫生保健的机会与资源。为使人们最充分地发挥各自健康的潜能,应对个人赋权,授予群众正确的观念、科学的知识和可行的技能,获得控制那些影响自己健康的有关决策和行动的能力。同时,应对社区赋权,使社区人群的集体行动更大的影响

和控制决定社区健康与生活质量的因素。这既是社区行动的主要目标,也是实现卫生服务、资源分配平等合理的基础

3. 协调

健康促进涉及卫生部门、社会其他经济部门、政府、非政府组织、社会各行各业和社会各界人士、社区、家庭和个人。在改善和保护健康的健康促进活动中,必须使个体、社区及相关部门等各利益相关者之间协调一致,组成强大的联盟和社会支持体系,共同协作实现健康目标。

三、健康教育与健康促进的作用

1. 实现初级卫生保健的先导

《阿拉木图宣言》把健康教育列为初级卫生保健各项任务之首,并指出健康教育是所有卫生问题、预防方法及控制措施中最为重要的。世界卫生大会和世界卫生组织委员会,根据初级卫生保健原则重新确定了健康教育的作用,提出"初级卫生保健中的健康教育新策略",强调健康教育是策略而不是工具。关于健康促进、公共信息和健康教育的决议,再次强调《阿拉木图宣言》的重要性并紧急呼吁把健康促进和健康教育作为初级卫生保健的内容。实践证明,为了完成初级卫生保健其他各项任务,必须有健康教育作为基础和先导。同时,实现初级卫生保健的目标所需的最根本性的条件,如领导重视,群众参与,部门协作均需有健康教育的开发、动员、组织与协调。可以说,健康教育是能否实现初级卫生保健任务的关键,健康教育和健康促进在实现所有健康目标、社会目标和经济目标中具有重要的地位和价值。

2. 卫生事业发展的战略举措

当今发达国家和中国的疾病谱、死亡谱发生了根本性变化,其主要死因不再是传染性疾病和营养不良,而是被慢性非传染性疾病所取代。冠心病、肿瘤、中风已成为这些国家的主要死因。研究证实不良行为和生活方式是这些慢性疾病的危险因素。解决行为和生活方式问题不能期望医药,而只能依靠社会性措施的突破。健康教育和健康促进的核心是促使人们建立新的行为和生活方式,制订一系列使行为和生活方式有益于健康发展的策略和措施,减低危险因素,预防各种"生活方式病"。这正是一种社会性的突破。

3. 一项低投入、高产出、高效益的保健措施

健康教育引导人们自愿放弃不良的行为和生活方式,减少自身制造的危险,追求健康的目标,从成本—效益的角度看是一项投入少、产出高、效益大的保健措施。健康促进在促使环境改变中虽需要有一定的资源保证,但它们所需的资源投入与高昂的医疗费用形成鲜明的对照。有效的健康教育与健康促进可以预防疾病的发生,因此必能节省大量的社会财富,创造巨大的经济效益。

4. 提高广大群众自我保健意识的重要渠道

自我保健是指人们为维护和增进健康,为预防、发现和治疗疾病,自己采取的卫生行为以及做出的与健康有关的决定。自我保健包括个人、家庭、邻里、同事、团体和单位开展的以自助为特征(也包括互助)的保健活动,它是保健模式从"依赖型"向"自助型"发展的体现,它能发

挥自身的健康潜能和个人的主观能动作用，提高人们对健康的责任感综观世界潮流，如美国的“健康的国民”，英国的“预防和健康，人人有责任”，加拿大的“健康影响模式”，澳大利亚的“健康的澳洲人”，日本的“国民健康生活方式”、“健康的钥匙在您手中”等等。这些运动不仅是体现民众健康的目标和策略，更着眼于民众的自我保健意识、参与态度和实践。自我保健意识和能力不能自发产生和拥有，只有通过健康教育和健康促进才能掌握和提高，增强其自觉性和主动性，促使人们实行躯体上的自我保护，心理上的自我调节。

第二节　工作场所健康教育

劳动是人类生存和发展的必需手段，是人类活动的重要组成部分，也是创造社会财富、推动人类社会进步的基础和条件为了生存的需要，人们从事不同的工作和劳动，因此根据所从事劳动内容、方式和劳动场所的不同，将劳动人群分为不同的职业人群。现代医学研究结果表明，各种不同职业环境和条件，都可能存在着影响人类健康的有害因素。因此，对不同职业人群进行职业健康教育和健康促进则具有十分重要意义。

工作场所健康教育是根据不同工作场所人群的职业特点，针对所接触的职业危害因素所进行的卫生知识和防护知识的教育，以使个人和群体都能树立和提高自我保健意识水平，从而促使其自觉主动地采取防护措施，防止各种职业危害因素对健康造成损害。

工作场所健康促进是在工作场所健康教育的基础上，动员政府、企业及社会有关方面共同参与，从企业管理政策、改善劳动环境、完善职业生服务及医疗保障制度等方面，采取综合干预措施，保护和促进职工身心健康，提高健康水平和劳动生产效率，进而推动企业的经济发展。工作场所健康促进已成为职业医学的重要内涵。国内外的专家都深刻认识到保护职业人群健康的关键，不在于治疗有病的人，而在于治理不良的作业场所。

工作场所健康促进为劳动者提供重视、保持和促进健康的支持环境，它能使管理者和劳动者对增进和管理自己的健康变得更积极，更有活力。工作场所健康促进的目标主要有以下几个方面：创造一个有利于健康和安全的工作环境；为劳动者提供重视、支持和保持健康的环境，使健康促进和健康保护成为日常管理的一部分；使劳动者能控制和管理自己的健康；使劳动者和管理者在这样的环境中共同参与该计划来改善健康的生活方式；将健康促进的效益带入劳动者的家庭。

一、工作场所健康教育与健康促进的意义

（一）提高职业人群健康水平的重要手段

职业人群的年龄构成，一般是从 18 ~60 岁，这一年龄段属于生命保护阶段，是人们在一生中从事生产和社会活动时间最长、范围最广、其精力也最旺盛的生命历程。因此，职业人群是人类社会最富有生命力、创造力和生产力的宝贵社会资源，他们的健康水平和综合素质将直接影响人类社会进步和国民经济的发展，影响着企业的生产效率和企业的生存与发展。

职业人群作为一个社会群体，不仅面临与一般人群相同的公共卫生问题的挑战，而且作为

某一特定的职业群体，又面临诸如化学性、物理性、生物性职业危害因素，以及职业性心理紧张等因素的威胁，故职业人群面临双重的健康问题。因此，工作场所健康教育除针对职业有害因素开展教育，还应包括与一般生活习惯有关的健康教育。因此对职业人群开展工作场所健康教育与健康促进活动，对促进国民健康水平的提高，实现“世纪人人享有卫生保健”的战略目标，具有重要的现实意义。

（二）提高国民整体素质和生产力水平的一项重要措施

人力资源作为最重要的社会资源，对这种资源不仅要使用，而且还要加以保护和提高。经验表明，职业人群的文化素质、心理状态、传统观念、生活方式，以及健康水平等，都直接影响着一个国家、一个地区、一个企业乃至一个家庭的社会经济发展水平和生活质量水平。据资料，目前世界上就业人口约占全球人口的50%，在中国由于妇女就业率较高，所以中国就业人口占人口总数的比例高于世界水平。因此，职业人群在社会经济发展中具有非常重要的地位和作用。

在许多发展中国家，由于诸多方面的原因，其中主要由于国民整体素质低下（也包括健康素质）的原因，使得生产力水平不能迅速提高，因此在国际竞争中总是处于劣势，这种“低素质低生产力”的恶性循环使得某些国家总是处于落后状态，而这种低素质、低生产力水平主要表现在劳动力人口上，也就是职业人群整体的素质低下。要想打破这种恶性循环，必须依靠发展教育和科学技术，同时也要靠发展卫生事业，而发展卫生事业过程中，只有开展健康教育和健康促进活动，才是投入少、成效大的措施。

二、工作场所健康教育的内容

世界卫生组织（WHO）和国际劳工组织（ILO）对职业安全与卫生工作提出了以下原则：①改善环境与疾病预防的原则，即保护职工健康不受作业环境中有害因素的损害。②工作适应原则，即根据每个职工心理和生理特点安排适当的工作，使作业方式与作业环境适合职工的职业能力。③健康促进原则，即优化职工的心理、行为、生活及劳动生产，使之与社会环境和生产环境相适应。④治疗与康复原则，即早期诊断、早期治疗，尽可能减轻工伤、职业病所致的不良后果。⑤初级卫生保健原则，即尽可能就近为职工提供治疗及预防疾病的基本医疗卫生服务。根据上述原则，工作场所健康教育应当包括职业卫生知识与防护技能教育、一般卫生知识教育及工作场所的卫生法制教育。

（一）职业卫生知识与防护技能教育

1. 改善劳动环境，治理职业有害因素，预防职业病的发生

职业病是伴随生产活动由人为因素造成的特殊疾病群，劳动者一旦罹患了职业病，其后果是十分严重的。但是职业病是完全可以预防的。有效地改善劳动条件、净化生产环境是控制职业病危害的最佳途径。当前，威胁我国职业人群的主要有害因素仍以矽尘、化学毒物和某些物理因素为主，居前几位的职业病为尘肺、化学中毒、职业性皮肤病和噪声性听力损害。因此治理和预防尘、毒等危害是目前职业卫生工作的重点，也是工作场所健康教育工作的重点。

2. 改变不良作业方式,预防有关工作疾病

生产劳动过程中,由于各种原因,有时需要劳动者长时间保持某种特定的姿势或处于一种强迫体位,因而引起机体某部位的损伤或疾病,这些不良作业方式对劳动者的健康会造成明显损害,导致工作有关疾病。工作有关疾病与职业病是有区别的,其最主要的区别是:职业因素是工作有关疾病发生和发展的诸多因素之一,但不是唯一因素。不良作业方式一方面由客观的劳动生产所决定,同时也与个人主观的习惯有关。常见的不良作业方式有:①长期站立作业,如售货员、理发员、教师、外科医生等,由于重力作用可引起下肢静脉曲张、痔疮、内脏下垂等。②引起视力疲劳的作业,如镜下光刻、绕丝作业,可引起视力下降、头痛头晕等。③手动搬运作业,如机动铆钉、打字员、钢琴师等,可引起腱鞘炎或手指和腕关节的损伤。④强迫体位作业,如缝纫、刺绣等,长期弯腰可使脊柱、胸廓变形及腰背肌损伤。⑤搬运作业,由于负荷姿势不正确或负荷过重而使关节肌肉产生损伤,同时由于过重体力劳动消耗大量能量,如不能及时得到补充可使机体抵抗力下降,此时易受外来有害因素侵袭,或使“内在”的疾病“爆发”。⑥视屏(VDT)作业,为近年来随着计算机发展而不断扩大的职业人群,由于长期在荧光屏前,同时还要操作键盘,因此不仅可引起视力疲劳,还可引起“颈、肩、腕”综合征及皮肤干燥、神经衰弱等症状。此外,近年来的高新技术产业的发展,“超净”的环境、空调的使用,也会带来一些新的职业危害和疾病问题。要想消除不良作业方式对健康的影响,主要措施是如何采取正确的作业方式,优化劳动组织,改善作业环境,坚持工间休息,科学合理地组织和安排劳动或工作时间。

3. 消除职业精神紧张,预防身心疾病

在目前激烈竞争的社会环境中,当个人的主观愿望与客观环境所能提供的,如工资、待遇、地位等发生矛盾,或个人素质,如体力、知识、经验或技能等与工作对本人所提出的要求,如工作负荷、复杂性和职责等不相适应,而个人又无力控制或更改时,就会造成心理紧张,即职业精神紧张。随着经济体制的转轨,职业紧张问题将日益突出。因此作业环境中除存在生物性、化学性和物理性因素可致职业性疾病外,劳动过程中还存在精神及心理方面的危害因素。这在知识经济时代尤为突出,这包括与作业环境有关的不良因素,如工作超负荷、工作量不足、作业管理不善、职业缺乏保障、工作单调以及轮班制工作等等,这些都可引发相应的心理和生理的不良反应,还可表现为行为方面的改变,如作业能力下降,过度吸烟、酗酒和滥用药物,以及人际关系紧张等等。这些反应还可导致某些慢性疾病,如高血压、溃疡病、失眠以及免疫系统功能下降。精神紧张或不良的心理因素不仅是一般卫生问题,也是职业卫生问题。

4. 妇女职业卫生问题

这里的妇女职业卫生问题不包括上述所涉及的内容。妇女由于身体结构的解剖生理特点,长期从事重体力劳动和有害作业会对机体产生不良影响,主要表现为:子宫下垂、子宫脱落、骨盆发育异常、流产、早产、月经失调、慢性肌肉关节劳损及骨关节病。妇女生殖功能的每一个环节都可以受到职业性有害因素的影响,不仅可引起月经、妊娠功能障碍,且可累及下一代。为防止职业有害因素对妇女健康造成损害,首先应使妇女了解其从事的作业中是否存在职业性有害因素,使其尽量避免接触那些对其健康有害的因素,尤其是对生殖功能有害的因素。20 世纪 80 年代以来,由于党和政府的重视,与妇女职业卫生有关的法制建设取得了突破

性进展，1998年国务院颁布了中国历史上第一个有关妇女劳动保护的法规《女职工劳动保护规定》，又相继颁布了《女职工禁忌劳动范围的规定》和《女职工保健工作规定》等行政法规。为保护劳动妇女的合法权益，应该让女职工了解相关的劳动保护法规，以达到保护促进劳动妇女健康的目的。

（二）一般性健康教育

职业人群的健康既受职业因素的影响，又受到一般人群所暴露因素的影响，因此对职业人群进行一般性健康教育也是十分必要的。

1. 戒烟教育

我国是烟草生产和消费的大国，人群的吸烟率很高，其中男职工的吸烟率高达60%～70%，这种不良的行为已经对职业人群的健康构成威胁。吸烟是心脑血管病、呼吸道疾病及肺癌的重要危险因素，而某些职业因素恰好也是这些疾病的重要危险因素。如果两种因素同时存在，其危害效果将同时存在，接触职业有害因素的工人若有吸烟习惯，则其更易诱发职业病。例如粉尘作业工人如果同时又吸烟，则可促进尘肺病的发生。研究证明，接触石棉、绝缘材料工人吸烟，患肺癌的危险性比不吸烟的高4～8倍。另外烟草中存在许多有害物质，与生产环境中化学物质相同的有氰化氢、一氧化碳、二氯甲烷、丙酮、丙烯、醛类、二氧化氮等。工作场所吸烟能加重作业环境的污染程度。可见在职业人群中开展戒烟教育的必要性。

2. 节制饮酒

由于酗酒而导致的职业安全问题已日益严重。例如过量饮酒与醉酒常常是导致重大交通事故的重要原因之一，因此对于汽车驾驶员应特别加强职业安全教育，坚决做到不酒后驾车，以保证个人和他人的安全。在某些职业，饮酒可使中毒症状加重或更易引起中毒，例如铅中毒就是最典型的例子，这是因为吸收到体内的铅可暂时储存在骨骼中，饮酒后可将骨骼中的铅“动员”出来，当血中铅达到一定浓度时，就可出现铅中毒症状。由于一切有机化学毒物，也包括酒精，都要在肝脏进行分解代谢，因此饮酒可加重肝脏负担，加重化学毒物对肝脏的破坏作用，例如三硝基甲苯（TNT）有明显的肝脏毒性，饮酒可使肝脏毒性作用更加明显。可见节制饮酒的教育对某些职业人群具有重要意义。

3. 营养与合理膳食教育

合理营养对职工健康起着十分重要的作用。某些职业由于劳动强度过大，尚有营养不足的问题，因此应根据职业的特点给予充分的营养。例如冶金、制砖、陶瓷等高温作业的人群，由于大量出汗而失去盐分和水分，此时应合理地补充盐、水以及维生素类等，否则会出现疲乏无力、食欲下降、睡眠困难等症状。此外，一些从事脑力劳动，又缺乏锻炼的人要防止食入过多，营养过剩。因此，要通过膳食指导，使不同的职业人群有针对性地补充不同的营养，合理安排膳食，以达到保持和增进健康的目的。

4. 一般卫生习惯教育

经常洗手洗脸刷牙和洗澡，保持良好的卫生习惯，对所有人都是必要的，而对某些职业人群则更具有特殊意义。职业卫生学与毒理学研究结果表明，化学毒物进入人体内的途径主要是呼吸道、消化道和皮肤，因此教育职工不在有尘毒危害的现场吃喝、休息，可减少毒物进入体内的机会;如接触铅等金属毒物的作业,经常洗手可以防止其从消化道吸收;农药、有机化合物、金属毒物粉尘等可污染皮肤及衣物,经常清洗不仅可防止本人吸收中毒,也可防止给家庭成员带来危害;保持劳动现场清洁对预防尘毒污染也有明显效果。此外,金融业、售票员、售货员等经常接触现金货币者,其消毒洗手对防止肝炎等肠道传染病的传染是十分重要的。

(三)工作场所卫生法制教育

为了预防、控制和消除职业危害、防治职业病,为了最大限度地保障各类职工的健康和生命权,国家有关部门用了近10年的时间,起草和制定了我国第一部适用于企事业和个体经济组织等用工单位的职业病防治法。从前期预防,到劳动过程中的防护与管理、职业病诊断与职业病病人保障、监督检查和法律责任等诸方面,都制定了较为详尽的法律条文。《职业病防治法》强调职业病防治工作应以预防为主、防治结合,注重从源头上预防和控制职业病危害,明确规定用人单位在职业病防治中的责任及劳动者应当享有的职业卫生保护权利。

工作场所卫生法制教育与工作场所健康教育可互相促进。已经出台的《职业病防治法》规定了企业负责人应当向工人说明有关职业危害,工人也有权知道其有害性,以保护自身的合法权益。但是如果工人和企业领导者缺乏职业卫生法律知识,就不可能真正了解各自的权利、义务和责任,也就是说如果企业领导或工人不知道存在着职业危害,则企业领导就不会按照有关法律法规的要求去改善劳动环境或劳动条件,也不会支持或重视环境测定和健康体检,企业职工也不会主动参与环境改造及健康体检。因此,职业安全卫生法规教育也应作为工作场所健康教育的重要内容之一。在乡镇企业和个体私营企业中尤其应该加强职业安全卫生法规的教育,强化企业经营者的职业卫生管理职能《职业病防治法》正式施行后,将为工作场所健康教育与健康促进工作带来前所未有的机遇与挑战。

三、工作场所健康教育与健康促进的实施与评价

(一)实施

1. 提高认识,争取领导支持

工作场所健康教育与健康促进项目的投入一般比较多,企业要有较多的投资,但在较短时间内难以见到效益,因此企业管理部门往往积极性不高,这就需要对领导进行教育开发,争取政府将职业卫生问题纳入初级卫生保健考核指标和社会经济发展总体规划,从政策、法规及经费等方面得到支持。环境保护与环境污染的治理越来越被政府和企业所重视,将作业环境的改善纳入治理项目应是一种有效的策略。

2. 推广适宜技术,改善作业环境

职业病发病的下降,关键在于作业环境的改善及有害作业点的技术改造。因此在计划的实施过程中需要根据不同行业、不同作业的特点,在健康促进策略的指导下,总结和推广各种适宜的治理技术。

3. 计划实施的主要原则

生动而准确的原则:所谓生动即指教育方法应具有艺术性,让职工容易接受;所谓准确即指教育内容的科学性。由于职业卫生内容繁杂,健康教育者要掌握各种职业卫生知识和防护技能,以正确有效地对群众实行指导。

(1)职业安全教育与健康教育相结合的原则:安全生产是企业的命脉,容易引起企业领导和政府的重视,而许多职业安全与职业卫生问题往往交叉在一起,因此将职业安全教育与工作场所健康教育有机地相结合,将节约人力、物力、时间并将收到良好效果。

(2)分类教育的原则:作为健康教育工作应掌握的原则是对职工既要进行有害因素对健康的危害及防护措施的教育,又要避免过分强调职业危险因素的存在,以免影响正常的生产;而对企业的管理层,不仅要告知其存在的职业危害的严重性和可预防性,更应告知其健康促进的策略,促使企业积极改造劳动环境及条件,改进生产工艺,最大限度地减少职业危害,保护劳动者健康,使企业健康地发展。

4. 计划实施的具体方法

对全社会广泛性的职业健康教育,即通过各种媒体传播职业卫生知识。提高全社会职业健康知识水平。直接对企业的教育即根据企业的职业卫生问题,可采用多种形式和不同内容对企业的领导和工人进行教育。其形式如板报、漫画、宣传手册、闭路电视等;对新上岗或换岗工人在上岗培训的同时要进行有关的职业卫生教育培训,掌握必要的自我防护技能。医务人员随时教育也有很好的效果,可利用职业病患者在住院、门诊时对患者和患者家属及同事进行教育,然后通过他们再教育其他工人。

(二)评价

工作场所健康教育评价指标根据职业卫生的特点分为以下几类:

1. 工作场所健康教育效果指标

企业领导和工人对职业危害认识程度,包括职业卫生知识,尤其是防护知识的提高。企业领导和工人预防职业危害的行为改变,包括企业改善环境的经费投入、技术改造项目的多少、防护用具的配备程度,以及工人参与改善环境的程度、防护用具的使用率和正确使用率等。

2. 作业环境质量变化指标

企业大环境卫生状况的改善。作业点有害因素的浓度(或强度)的变化,符合国家卫生标准的比例等。

3. 职业卫生服务指标

有害作业点环境监测覆盖率。有害作业工人职业性健康检查覆盖率。职工患病(包括工伤职业病)后的诊治率。

4. 健康水平变化指标

这类指标是工作场所健康教育与健康促进效果的最终观察指标。职工一般疾病发病率的下降比例,职工因病因伤缺勤工时下降比例,职业病发病率下降比例,职工平均期望寿命及死亡率变化(根据健康教育计划周期长短)。

5. 劳动生产率与经济效益提高指标

这类指标意义较大，但是需要其他多方面数据资料才能比较准确地进行统计分析。该效果指标对开发领导，促使政府更加重视工作场所健康教育与健康促进工作具有重要意义。

第三节　健康教育的个体评价

一、健康与养生能力的评估

健康与养生能力是一种保健防病、延年益寿的功夫。它是各种能力的基础。缺少这种能力的人，即使才华横溢，但体力不济，百病缠身，甚至英年早逝，于世无益。三国时著名政治家诸葛亮53岁去世，杜甫曾以"出师未捷身先死，长使英雄泪满襟"来抒发自己对其敬慕、怀念和惋惜之情。人民的好公仆焦裕禄、李润五等都是正当施展才华的时候，由于积劳成疾，撒手而去。这是一个民族，一个国家的损失，人们常常为之惋惜。

职业人群是我们国家最宝贵的财富，为了国富民强，使中华民族跻身于世界强国之林，同时也为了职工员自己和家人的幸福，在工作之余一定要学会健康保健与养生能力。主要包括以下几个方面：

（一）情绪调节能力

乐观、开朗，对生活充满信心，是健康长寿最重要的因素。情绪可以改变人们的行为，也会改变人们的脏腑机能，导致生理甚至病理变化。生理学家巴甫洛夫曾说过："一切顽固沉重的忧悒和焦虑，足以给各种疾病大开方便之门。"中医认为，过怒伤肝，过喜伤心，过悲伤肺，过思伤脾，过恐伤胃。因此，会不会控制和调节情绪，成了健康与养生或不伤生的一种首先应该具备的能力。

（二）饮食起居生活能力

人体内的生物钟如能正常运行，身体就健康；如果生物钟的正常运行遭到破坏，人就会得病，因而定时进食、定时入睡、定时起床十分重要。养成这种定时性的习惯，是健康与养生能力的一个重要组成部分。

（三）劳动运动能力

劳能健身、养生和延生，但过劳有害。劳力过度，耗损人体元气；劳神过度，耗伤心血损伤脾气。逸能休养生息，但过逸也有害。久卧伤气，久坐伤肉，肌肉筋骨活动太少，就会使气血迟滞不畅，诱发百病。医药学家孙思邈在《千金要方》中说："养生之道，常欲小劳，但莫大疲及强所不能耳。"具有养生能力的人，就能做到张弛有致，即劳逸有节、劳逸适度、劳逸结合。

气功是自我身心锻炼的养生方法。运用针灸、推拿刺激经络穴位则能激发经气，调和血，旺盛代谢，保健祛病。药物调理起到有病调补、无病强身的作用，更是养生不可缺少的途径。坚持气功锻炼并懂一点经络穴位和药物调理的知识，是具备养生能力的一个重要表现。作为一名职工，即使工作繁忙，日理万机，也一定思考过这样的问题：为什么有的人身体健康，老而不衰;有的人又病痛缠身,未老先衰。

《黄帝内经》强调指出:懂得自然界的规律,善于适应环境的变化,能够做到饮食有节、起居有常、精神内守、不妄作劳的人,由于遵循了养生之道,所以身体健康,精力充沛,“度百岁乃去”;而那些饮食不节、起居无常、精神内分、以妄为常的人,由于违背了养生之道,所以“半百而衰”,不能“尽终其天年”。可见,能否健康地活到天赋之年,关键在于是否遵循养生之道。

《左传》说:“上寿百二十年,中寿百岁,下寿八十”,这和现代的推算是大体一致的。现代学者认为:大多数哺乳类动物的寿命是其生长发育期的5~7倍,而人的生长发育期约为20年,所以理论上应生存至100~140年。然而,世界上真正能活到自然寿限的人却并不多。正如俗话所说:“世上难寻千年树,人间难找百岁人”。绝大多数人的寿命都只有几十年。而在古代,活过70岁的人也很少,所以说“人生古七十来稀”。现代国家,人均寿命一般比较高,健康状况也大有好转。我国人均寿命已达到近70岁,人体健康各项指标也大有提高。然而我们今天说起职工的身体素质,却并不是尽如人意。特别是改革开放以来我们苦心培养起来的一批中青年人才,由于工作负担过重,加之其他方面的原因,身体素质的总体水平较低,令人不容乐观。社会、经济、科学、医药、环境对人的身体健康有很大影响,尤其重要的是,身体素质这一观念并没有在大多数职工脑海中深深扎根,没有充分地认识到健康对于领导事业的巨大作用。然而当他一旦失去健康之后,就会更深刻地体会出健康的可贵。正如有人曾经说过的一句耐人寻味的话:“有两种东西丧失以后,才发现它们的价值,这两种东西就是青春和健康。”

健康的身体,是工作的基本条件,而出色的工作成绩,正是以它为基础的。司各特说:“健康和才智为人生的两大幸福”;阿拉伯谚语上也曾经说:“在地球上没有什么别的收获比得上健康。”当然,我们所强调的身体健康,并不是人生的根本目的。但只有获得健康,才能更好地贡献自己的才智,实现心中宏伟的蓝图;只有拥有良好的身体素质,才能更多地为人类的共同幸福做出贡献。谚语说:“有健康的人,便拥有希望,有希望的人,便拥有一切。”

二、坚持运动减缓衰老的技巧

古人云:“生之有长,长之有老,老之有死,若四时之代谢矣。”这一规律是任何生命所不能抗拒的。人,虽是万物之灵,但也不能不老不死。然而减缓衰老,延长寿命却是完全可能的,这就是需要一个强健的身体。人们在机体功能逐渐耗竭时,可以用一个聪明的办法,使它进行的缓慢些,这就是坚持体力劳动或体育运动。缺少体力活动是使人体机能衰弱的一个重要原因。古代希腊哲学家亚里士多德就曾经说:“最使人衰竭,最容易损害一个人的,莫过于长期不从事体力劳动。”对于一个人来说由于工作性质的缘故,他不可能时时参加体力劳动,但可以经常进行体育锻炼,以此使自己保持良好的身体素质,精力充足,具有活力和热情,至老不衰。

强调运动,并非是说运动量越大越好,要适度,要因人而异,特别是那些身体素质较差的更是如此。关键在于长期坚持。即使是职业运动员,如果中断运动,也不能保持良好的身体素质,事实证明,常动可以保持机能的兴奋状态。沙法德在《体育运动与寿命》中指出:如果坚持不懈地进行适当运动,可以把人的生理机能的减退平均推迟8~9年。

运动不仅能锻炼肌肉关节、筋骨,使人健壮,又能促进血液循环,增加肺活量,增强内脏机

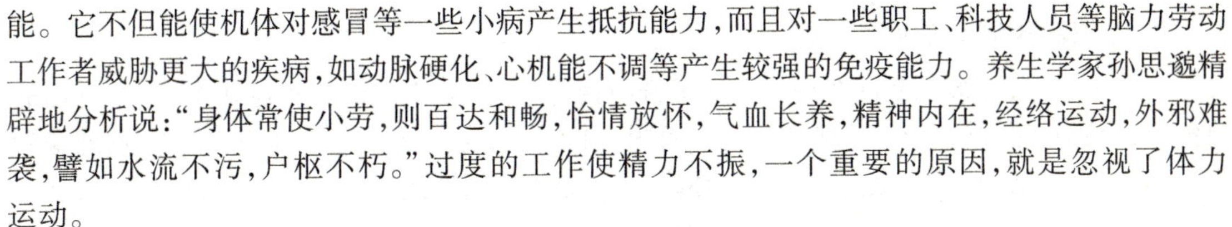

能。它不但能使机体对感冒等一些小病产生抵抗能力，而且对一些职工、科技人员等脑力劳动工作者威胁更大的疾病，如动脉硬化、心机能不调等产生较强的免疫能力。养生学家孙思邈精辟地分析说："身体常使小劳，则百达和畅，怡情放怀，气血长养，精神内在，经络运动，外邪难袭，譬如水流不污，户枢不朽。"过度的工作使精力不振，一个重要的原因，就是忽视了体力运动。

（一）散步养生

"每天都在走路，何须再去散步"，看到这个标题，有人肯定要这么问。是的，对于整天忙忙碌碌的职工们提出让他们散步健身，确似滑稽，然而事实果真是如此吗？其实，散步和走路并不完全一样。走路，有快有慢，之所以要走路，一般是有事要做。对于一个职工来说，"行如风"是其走路的常见特点。而我们所说的散步，则是缓缓而行，听任双脚散漫地向前走去，无拘无束，自由自在，所谓"白云流水如闲步"，就是这个样子。形体需要放松自然，精神恬静轻快，闲暇自如，可谓之逍遥游。散步健身，早在春秋战国时期，已经很受重视。《内经》就要求清晨起床以后，"广步于庭"，在庭院中缓缓散步。这是一种缓和的运动，能活动筋骨，强健腿足，而足部气血畅通与否，又关系全身。此外，散步又是一种怡情放怀的运动。轻松而有节奏的步伐，深沉而调和的呼吸，使人心情恬静，悠然自得。正如古人所云"散步所以养神也"。有人认为，这套把戏只是老朽之辈的专利，中青年人不必一顾，大部分人更是从没有想到要用他宝贵的时间来散步。这可是大错特错了。这种运动的特点就在"坚持"二字，多年持之以恒，方得见效，并不是只有剧烈运动才能健体强身，其实像一些轻便的方法，效果往往更好。

（二）劳心者宜勤运动

所谓"劳心"，就是要动脑筋。思想家伏尔泰的名言："生命在于运动。"对于脑力劳动者来说，加强体力活动，尤为重要。正如《中外卫生要旨》所说："劳心者，不可不劳手足。"有的职工的工作时间较长，白天坐了一天，晚上又挑灯夜战至半夜，这最易使人体早衰。《医学入门》说："终日屹屹端坐，最是生死"。成天伏案工作，颈部经常向前弯曲，血管处于轻度受压状态，影响脑组织的氧气和葡萄糖等营养物质的供应，而紧张的脑力活动又恰恰大量消耗这些东西，时间久了就会感到头昏头痛。而且，在持续的紧张用脑过程之中，或在长时间用脑之后，没有适当的体力来调节，大脑的疲劳就难以消除。久而久之，就会引起大脑的功能紊乱，并对其他各个系统都带来不利影响。

在工作一段时间后，特别是已经感到注意力有些涣散的时候，就应暂停用脑，赶快活动一下，即可在室内举手、踢腿、屈伸，也可以到户外做做操、练练拳。表面上看来，似乎这些活动占去了一些时间，但工作效率的提高，将远不止补偿您这么多时间，尤为重要的是，您额外得到了一个健康的身体。难怪有人把每天坚持运动，比喻成"零存整取"的健康投资。没有非凡的体魄，没有超人的精力，要经受紧张的脑力活动，担负起繁重的工作任务，无论如何也是不可思议的。平常注意多运动，锻炼好身体，不但更有利于做出卓越的成绩，而且随着时间的流逝，并不会使身体严重老化，您仍然将思维敏捷，精力充沛，并继续做出重大贡献。这不正是不懈的日常运动所用以报答您的东西吗？

(三)中老年健身技能

进入中老年,许多人就逐渐好静少动了,这对健康是十分不利的。年过四十,整个身体的机能普遍减退,正如《内经》所说:"年四十而阴气自半也,起居衰矣。"如果此时不注意健身锻炼,衰退就会更加明显。反之,经常坚持体育运动,就能延缓衰老进程,保持青春的活力,有可能保持工作能力到七八十岁,甚至老而健壮。

人到中年,不仅机体功能明显下降,而且由于工作的劳累,体内组织器官极易发生病变。如果不注意体育健身锻炼,还会给老年时疾病缠身埋下祸根。我国某单位对四十岁以上的中老年职工做过调查,发现不经常参加健身锻炼者,冠心病的发病率比经常参加锻炼者要高三倍,坚持健身锻炼,收缩血压要比同龄人低。年过六旬,进入老年,身体衰老更加明显。《内经》写道:"年六十,阴痿,气大衰,九窍不利,下虚上实,涕泣俱出矣。"然而,经常参加健体锻炼的人,不仅不会如此狼狈,而且仍然体格健壮,精力充沛。强身健体,最重要的是根据自己的具体情况,制定适当的锻炼计划,才能收到保健强身的效果,而且这需要长时间的坚持,绝非一朝一夕之功。

1. 监护健康

在锻炼前要进行体格检查,充分了解自己的健康状况,选择适当的运动项目和锻炼方法,必要时应请医生协助。特别是要弄清自己是否患有严重疾病,否则,由于不适当运动,会影响健康,甚至导致严重后果。即使是长期坚持健身运动,也不要盲目地参加剧烈活动,必须首先检查心脏等各项机能,然后确定是否可以参加速度快、负荷重的运动项目。运动时应注意"自我感觉",如果不适,切勿勉强坚持。

2. 循序渐进

在任何体育锻炼中,好高骛远有害,循序渐进有益。循序渐进包括两方面:一是运动量要由小到大,运动宜缓慢而有节奏,绝不能超过身体负荷;二是健身运动的方法要由易到难,由简到繁。当然,这两点都要根据职工自己的具体情况,包括身体素质情况和健康情况,不能搞"一刀切",也没有什么特别的法子。只能在实际运动中逐步探索,方得其真。

3. 持之以恒

进行健身锻炼,不是吃饭,希望在短期内就能大见成效是不切实际的。三天打鱼,两天晒网,效果也差。锻炼一个月,已经见效,间断一月,则又恢复到原来的水平。这一点从事管理领导工作的人尤应注意,由于工作负担重,时间紧,往往今天有空就活动一下,明天工作多就算了,如此,必定没有什么成效。强身健体,必须做到持之以恒,似细水长流,坚持不懈。即使是最缓和的散步锻炼,也需如此方有效。只有坚持下去,假以岁月,方能形神俱茂,疾病不生,长期保持工作的热情和无尽的精力。

三、重视精神与健康的相互作用

喜怒哀乐人皆有之,我国医学上用"形神合一"来指导养生,以达到健康的目的。有人认为,只要各器官系统发育良好,功能正常,体格健壮,就是健康。这是错误的,他们都只谈到了身体素质的一方面,而忽略了另一方面。人,总是有身体和心理两个方面,只有身体和心理都健康，才算是具有良好的身体素质，也就是通常所说的“体魄健全”，精神是依附于身体的。正如《荀子》所说：“形具而神生”，要想精神旺盛，就要使形体健壮，所谓“形体不敝，精神不散”，如果形体亏伤，精神也必然衰退。

医学家张仲景就说得清楚：“伤形则神为之消”，“善养生者，不可不先养此形以为神明之宅”。另一方面，精神又对形体健康产生重要影响。精神来自于“心”，所谓“心藏神”，这“心”指的就是大脑，所以又称“脑为元神之府”，一旦这儿出了毛病，就会影响全身器官，并且导致“形乃大伤”。由此可见，形与神不可分，保形才能养神，养神又能保形。这两者必须统一起来，辩证地加以认识。在日常工作中，职工难免会遇到各种精神刺激。面对这些，有的人泰然、从容；有的人则变得抑郁、苦闷；有的人虽然工作较为艰苦，挫折较多，却能保持良好的心理状态；而有的虽然在成长和仕途中一帆风顺，但却常常郁郁寡欢，闷闷不乐……事实表明，人的心理需要多方面的锻炼，职工的情绪更要积极地调节和恰当地控制。应该依照心理活动的规律，有意识地采用各种措施，保持和增进心理健康，提高对社会生活、日常工作的适应能力，以预防身心疾病的发生。

（一）精神对健康的影响

生老病死，健康与疾病，不仅要受生理因素的影响，而且受精神制约。健康不仅仅是指没有疾病的表现，而且是指一个人有良好的身体状态和良好的精神状态。中医学指出，人的情绪变化会引起人体阴阳失衡，气血不和，经络阻塞，脏腑功能失常。现代医学的研究成果也一再证明，信仰破灭，“压迫感”，长时间激烈的动机斗争，长期处于紧张状态，多疑、骄傲等不良的心理，会扰乱大脑的功能，引起机体内环境失调，从而损坏人身体的健康。对于一名职工来说，所有的这些东西都将毫不留情地对他的工作进行残酷地打击，甚至使我们长期努力的成果毁于一旦。

俗话说：“七情太过生百病”，喜怒哀乐，人皆有之，一般来说，不会危害健康。然而对于职工来说，更多的时候是遇到强烈的持久的情绪变化，如大惊大悲或长时间的忧伤焦虑等，这正是身体健康的大敌。早在春秋战国时代，人们就认识到了这一点。至唐代后，形成系统理论。孙思邈就曾说：“多喜则妄错昏乱，多怒则百脉不定，多愁则心慑，多恶则憔悴无欢。”的确，精神的变化将对健康产生极大影响，甚至给人们带来意想不到的灾难。

总的来说，七情太过之所以会引起各种疾病，首先是因为“心”受到损害，而心又是五脏六腑的主宰，因而各个器官都受到影响，以致发生病变，从而影响生活、工作，严重的甚至造成终身负担。果真如此，岂不遗憾。因此，职工必须做情绪的主人，愤怒时要制怒、宽容；过喜时要收敛、抑制；悲伤时要转移、娱乐；忧愁时要释放、自解；思虑时要分散、消遣；惊慌时要镇静、沉着。无论遇到什么事情，都要随遇而安，冷静思考，泰然处之，真正能做到“任凭风吹浪打，胜似闲庭信步”，方是大英雄本色。

（二）塑造良好的性格

性格是指人的特殊心理特征。性格与健康的关系十分密切。性格对其工作有重大影响，这里姑且不谈，只讨论一下它对职工身体素质的重大影响。三国时东吴的大都督周瑜具有大将之才，他 24 岁就晋升为将军，名震江东。后与刘备联合，大破曹操的军队，火烧赤壁，取得了辉煌的胜利，奠定了三分天下的基础。但他气量狭窄，总想高人一筹，对才智胜过自己的诸葛亮始终耿耿于怀，并屡次设计暗害。但偏偏事与愿违，结果害人不成反害己，终于在诸葛亮三气之下，含恨身亡。其“既生瑜，何生亮”的哀叹成为天下笑柄。据有关资料表明，不良性格对健康的危害是多方面的。性格内向，忧郁多虑的人，易患溃疡病，神经官能症等；爱嫉妒的人，易患头痛，食欲不振等症，如此，岂不令人忧虑？

性格是心灵的体现，美的性格能给人以美的感受。一个光明磊落、胸怀坦荡的人，表现在性格上必然是朴素大方，坦白直爽；一个不计较个人得失的人，表现在性格上必然是从容镇定，应付自如；而心灵肮脏的人，自然会暴露出贪婪、阴险、狡猾等丑恶的性格。

性格有相对的稳定性，但并非不可改变。要塑造良好的性格，关键在于决心和恒心。俗话说“有志者事竟成”，禀性是可“移”的。笑口常开，青春永驻谚语说得好“笑一笑，十年少；愁一愁，白了头”。这话虽然有点过分，但却含义深刻，富于哲理。

从医学与心理学的角度上，对“笑”字的解释，可谓多矣。英国百科全书是这样记叙的：“它属于人类的一种感情特性，眉毛中间竖起，嘴张开，露出牙齿，嘴角抽起，脸皮好似肿大，差不多把眼睛遮住，通常脸红，眼睛湿润……”如此啰唆的解释，让人读起来甚感复杂。我国古代把它解释成“喜而解颜启齿也”；而俗话说得则更为简洁生动：“人逢喜事笑颜开”，此即为“笑”。

笑是一种很好的运动。大笑时，不仅面部肌肉得到运动，而且四肢、心肺等也都得到锻炼，呼吸系统因此而把废物清除出去。消化液增加了，从而使食欲旺盛；血液循环加快了，使人面色红润，容光焕发。笑还是一种“精神润滑剂”，是欢乐甜蜜的表现，可以使紧张的心里顿时松弛。它对身心均有良好影响，因而具有强身健体之功效。生活中倘若没有笑声，人就会生病的。笑口常开，这是我们在社交中普遍使用的方法，而不知不觉中，给我们带来不少益处。如果经常心情不好，并因此影响到了健康和工作，为何不设法让自己笑一笑呢？这是一种天赐的良药，与生俱来，用之不竭，且不费分文。

四、克服与消除不健康心理影响

大诗人杜甫云“感时花溅泪，恨别鸟惊心。”名垂千古的佳句不但在艺术手法上精湛绝伦，更是对人的心理状态的绝妙刻画，当然这只是对一般人而言，作为一名职工，则须像范仲淹所描写的那样，“不以物喜，不以己悲”。但是，有些人非但不能如此，其心理素质更有不健康的表现。例如，有的人特别多疑，总是无缘无故地觉得别人在议论自己，对他人不信任，甚至设圈套在陷害自己。其实，这种“疑心病”正是自己扰乱自己，久而久之，可能真的生起病来，而且影响他人，引起同事或上下级间关系紧张。某些人则特别敏感，常常对周围的事物产生错误意识，把别人无意的一句话或一个举动，看成是对自己的轻蔑或耻笑；或对别人平常的一言一行或一个眼神，视为对自己的特殊表示。这种“神经过敏”型的人物总是对外界刺激做出过度的或错误的反应。他们情绪容易喜怒无常，难与人和睦相处，甚至在集体中陷于孤立，无法担当领导大任。更有甚者，也是最普遍的一种情况，我们中有人常常喜欢产生一种嫉妒心理。对别人的优点或功绩不以为然，反而妒火中烧，浑身不舒坦，似乎人家的成功就是自己的失败；对才能胜过自己的人，则总是无端的满怀怨恨，中伤、诽谤与诋毁是他们的拿手好戏。其实，用以攻击他人，当然也必将损害自己。就如巴尔扎克所预言的，嫉妒者所受的痛苦比任何人遭受的痛苦都大，因为他自己的不幸和别人的幸福都使他痛苦万分。

五、良好性格与健康

人是不断与其生活的社会环境相互作用的一种心理和身体的复合体。人之所以不同于动物，因为人具有受社会环境制约的高级的心理活动，人的外显和内隐的行为都与身体状况有密切关系。人类疾病不仅是机体的细胞、组织或器官因感染病毒或营养不良等引起的生理功能障碍的表现，也是受社会环境制约的心理活动影响生理功能的表现。因此，一旦疾病发生后，具有不同人格特征、文化背景和生活经验的人会对疾病症状产生不同的感受，引起不同的情绪或行为反应。从当今医学角度来看，虽然职工所从事工作环境并不相同，但一些基本医学观点，却是作为一个现代人在工作和生活中所必须了解的。

一般说来，很多人都有雄心壮志，有较大的竞争力和较强的进取心，不怕从事繁重的工作，敢于承担责任，力求取得成就。然而这样的人又往往易于激动，好表现，态度主观缺乏耐心，行动敏捷，言语迅速而谈话声大等。医学上把这类行为和 A 型行为模式。研究进一步表明，A 型行为与冠心病的发生有密切关系。也就是说，冠心病患者大都具有 A 型行为特征。

近年来，经心理学家测验，A 型者特别表现为有竞争心、进取心和缺乏耐心，这时他们的血压和心率都明显增高。这说明 A 型行为者在挑战性环境刺激作用下，交感神经系统的活动明显增高，因而导致冠心病的可能性增大。德姆布罗斯基的研究证明，态度主观、缺乏耐心、竞争心大、好激动等行为特征是引起冠心病的危险因素。因此，对 A 型行为的职工来说，要特别注意自己的行为和个性对自身健康所带来的危害。对 A 型行为的矫正，一般说，职工要正确估计自己的能力和体力，适当安排休息时间，多参加一些文娱活动或走亲访友，避免精神紧张，减少时间紧迫感等压力。

六、情绪紧张与心理平衡

随着现代社会工作压力的增加和生活节奏的不断加快，现代人每天接受大量信息，接待各种人物，要在极短时间内处理十分紧要的突发事件。长期处在紧张的环境下，常出现关节肌肉、胃肠、呼吸、心脏、神经和生殖系统等的不适症状。临床观察发现，紧张刺激或紧张情绪确实会导致疾病或使病情恶化。例如，对准备参加期终考试的学生的观察证实，恐惧心理和紧张情绪提高了胃酸的分泌而引起溃疡。也有人观察到，心脏病患者在紧张情绪下易于产生不规则的心跳或纤维性颤动，甚至突然死亡。所以，长期处于紧张环境刺激下，不良的情绪和行为，会影响下丘脑的释放活动和内分泌的调节功能，引起一系列生理变化；同时，机体为了长期应付紧张刺激，某些器官或整个器官系统会产生过度活动，久而久之使其功能失调，最后出现症状或疾病。

因此从医学角度讲，作为现代人要尽量使自己处在冷静、泰然的状态，这非但能避免因忙乱而出差错，而且对自己的健康有好处。我们常常见到一些人，因为乐观开朗，积极地应付各种情境，处理各种事件，不轻易紧张，因而能保持身体健康。

七、静坐伏案与颈椎疾病

临床常见易患的还有一种病就是颈椎病。颈椎病也叫颈椎综合征。国内外学者强调指出，除了外伤和炎症外，颈椎慢性劳损是主要致病原因。由于长期静坐低头伏案工作，容易促使颈椎间盘退化变薄，骨质增生形成骨刺，以致椎间隙逐渐变窄，椎间孔缩小或韧带、关节囊松弛，因而使颈髓或颈神经根受到压迫和刺激，在这些神经所支配的区域如头、颈、肩、背、臂、手及胸前区产生疼痛和麻木感，头颈活动受限。部分病人还有因压迫了向脑部供血的椎动脉，出现头晕、头痛、视力减退等脑供血不足症状。临床观察证实，颈椎病患者最大的痛苦是头颈不能自由活动，手臂有刺痛和麻木感，尤其是在仰头时，神经受压加重，痛麻感觉更加强烈。

所以，经常在办公室工作的职工要注意停歇片刻，活动活动，以加强全身的血液循环，消除局部肌肉疲劳，预防局部肌肉和颈椎的劳损。通过医疗锻炼，可以改善颈、肩、背部肌肉的血液循环，减轻增生骨质对神经根或椎动脉的压迫，消除或减轻麻木、疼痛等症状；能增强肌肉、韧带、关节囊组织的紧张度，加强颈椎的稳定性，平衡颈部两侧的肌肉张力，减轻或消除颈部患侧的肌肉痉挛，恢复颈椎的生理曲线，避免颈椎某一部分受力过大，防止骨质增生进一步发展。医疗锻炼还能改善颈椎关节的活动功能，矫正不良的身体姿势，从而起到预防颈椎病的作用。

八、工作方法和医学防治

现代医学不光强调个人在某一环境下易患疾病特征，而且经常注意人际交往中所产生的生理和心理变化。由于人是社会的人，任何人从医学角度来看都包含着两个方面：理智和情绪。当人处在理智思维状态时，实验测得人体的心跳较平缓，皮肤的导电系数也较小。而当人处于情绪激动时非但心跳和皮肤的导电系数会增高，而且人体的肾上腺素分泌也会增加，了解这一点，就要注意批评的方式方法，不要在被批评者顶牛时仍一味批评。这非但使批评无效，而且会使事情搞得更糟。

1. 始终保持乐观的情绪

在工作的过程中，势必遇到形形色色的人和事，面临来自上下左右许多意想不到的矛盾和困难。人们应该知道，在将自己身心扑向现代化事业的时候，在前面等待的，并不全是鲜花、鼓励和赞美、帮助和支持，有时候可能遇到扯皮推诿、冷嘲热讽、恶语中伤、闲言碎语，甚至会遭到诬告陷害、刁难打击、落井下石。因此，应该在任何时候、任何境遇，都始终保持乐观的情绪，坚信正义一定战胜邪恶，革命事业终究要取得成功。对同事，宽容相待；对困难，泰然处之；遇到挫折，不气馁；听到恶语，要“制怒”。总之，乐观，会助你成事，也是确保身体健康的首要条件。

2. 学一点科学的健身方法

丰富的祖国医学宝库，为我们提供了许多十分有效的健身方法。可以根据自己所处的工作条件和生活环境，并根据自己的健康状况和生理特点，选择合适的健身方法。诸如：调整自己的生活规律和作息制度，克服和改变某些不利于身心健康的生活习惯，调整平时的食品营养结构，采用便于长期坚持的锻炼手段等等。总之，不管选用何种健身方法，只要持之以恒，就能收到健身的奇效。

第十一章　公路行业个人防护用品

第一节　个人防护用品的种类

个人防护用品按照防护部位分为头部防护用品、呼吸防护用品、眼面部防护用品、听觉器官防护用品、手部防护用品、足部防护用品、躯干防护用品、护肤用品和防坠落用品等9大类。

一、头部防护用品

头部防护用品是为防御头部不受外来物打击和其他因素危害而采取的个人防护用品。根据头部防护用品的防护作用可分为安全帽、防护头罩和工作帽三类。

(一)安全帽

安全帽又称为安全头盔,是防御冲击、刺穿、挤压等伤害的头部防护用品。

(二)防护头罩

头罩是使头部免受火焰、腐蚀性烟雾、粉尘以及恶劣气候条件伤害头部的个体防护用品。

(三)工作帽

工作帽是能避免使头部脏污、擦伤或长发被绞碾等伤害的头部防护用品。

二、呼吸防护用品

呼吸防护用品是为防止有害气体、蒸气、粉尘、烟、雾经呼吸道吸入或直接向配用者供氧或清净空气,保证在尘、毒污染或缺氧环境中作业人员正常呼吸的防护用具。呼吸防护用品是保护劳动者健康最为重要的个人防护用品,其按防护方法可分为过滤式和隔绝式两类。

(一)过滤式呼吸器

过滤式呼吸器采用净化法原理,通过滤料净化吸入气体中的有毒有害物质,从而使佩戴者获得较清洁的空气。过滤式呼吸器具不能用于缺氧环境,也不能对所有的有毒有害物质起防护作用,如有些气体和蒸气目前尚无法被任何现有的滤料清除。

过滤式呼吸器依据动力的来源可分为自吸过滤式呼吸器和送风过滤式呼吸器。自吸过滤式呼吸器依靠自身的呼吸使作业环境中含有毒有害物质的空气通过过滤器;送风过滤式呼吸器借助自动或手动风机使作业环境中含有毒有害物质的空气通过过滤器。

过滤式呼吸器根据过滤物的有毒有害成分和物理状态分为颗粒物(粉尘、烟、雾)过滤器和气体(有害气体、蒸气)过滤器两种。颗粒物过滤器依据其对颗粒物的清除能力划分为低效过滤器和高效过滤器;气体过滤器依据其对有害气体、蒸气的清除容量划分为低容量过滤器、中容量过滤器和高容量过滤器。

(二)隔绝式呼吸器

隔绝式呼吸器采用供气法的原理,提供一个独立于作业环境的呼吸气源,并通过空气导管、软管或佩戴者自身携带的供气(空气或氧气)装置向佩戴者输送呼吸气体的呼吸器。

隔绝式呼吸器依据呼吸气源供应方式的不同分为供气式和携气式呼吸器。供气式呼吸器通过空气导管、软管输送清洁空气,使佩戴者的呼吸器官与周围空气隔绝;携气式呼吸器通过佩戴者自身携带供气装置,使佩戴者的呼吸器官与周围空气隔绝,其根据气源性质,又分为空气呼吸器和氧气呼吸器。

三、眼面部防护用品

眼面部防护用品用于预防烟雾、尘粒、金属火花和飞屑、热、电磁辐射、激光、化学飞溅物等伤害眼睛或面部的个人防护用品,其根据防护部位分为防护眼镜和防护面罩。

(一)防护眼镜

防护眼镜根据防护功能分为防异物的安全护目镜和防光辐射的遮光护目镜。

1. 安全护目镜

安全护目镜是防御有害物质伤害眼睛的产品,如防冲击眼护具和防化学药剂眼护具等。

2. 遮光护目镜

遮光护目镜是防御有害辐射线伤害,如防微波护目镜等。

(二)防护面罩

防护面罩根据防护功能也分为安全型防护面罩和遮光型防护而罩。

1. 安全型防护面罩

安全型防护面罩是防御有害物体伤害眼、面部的产品,如钢化玻璃面罩、有机玻璃面罩和金属丝网面罩等。

2. 遮光型防护面罩

遮光型防护面罩是防御有害辐射线伤害眼、面部的产品,如电焊面罩等。

四、听觉器官防护用品

听觉器官防护用品能够防止过量的声能侵入外耳道,使人耳避免噪声的过度刺激,减少听力损伤,预防噪声对人身引起的不良影响的个体防护用品。听觉器官防护用品主要有耳塞、耳罩和防噪声帽盔三大类。

(一)耳塞

耳塞是插入外耳道内或置于外耳道口处的护耳器,其特点是结构简单,体积小,重量轻,价廉,使用方便,对中、高频噪声有较好的隔声效果。但佩戴时间长或耳塞选用不当,易引起不适或耳道疼痛。常见的有慢回弹耳塞、松树型耳塞、蘑菇型耳塞和硅橡胶耳塞。

1. 慢回弹耳塞

慢回弹耳塞呈圆柱状，用慢回弹塑料制成，通过耳塞回弹膨胀与外耳道壁贴合，达到降低噪声危害的目的。其优点是价格低，阻断噪声的效果好；缺点是使用寿命较短(最长不超过2周)，需经过专门训练才能掌握正确的佩戴方法。

2. 松树型耳塞

松树型耳塞采用硅橡胶制成，有3层柔软的伞状边缘。其优点是对语言交流的影响较小，使用寿命长，佩戴比较方便；缺点是对低频噪声的阻断效果很差，只适用于高频噪声的个体防护，同时价格较高。

3. 蘑菇型耳塞

蘑菇型耳塞前部采用新型慢回弹硅橡胶材料制成，可以适应不同个体外耳道入口的形状，耳塞后部有一个软塑料手柄，便于佩戴。其优点是佩戴方便，对低频噪声有较好的阻断作用，舒适性好，使用寿命较长，价格适中，适用于各种类型的生产性噪声(尤其是脉冲噪声)。

4. 硅橡胶耳塞

硅橡胶耳塞借用助听器耳膜技术，按照个体使用者的外耳道形状定制硅橡胶耳塞。其优点是耳塞与外耳道壁轻柔贴合，隔声性能好，且佩戴容易和不易滑脱，属于优先选用的防噪声用品。

(二)耳罩

耳罩是压紧在耳郭或围住耳郭四周而遮住耳道的一种护耳器。耳罩由耳罩壳、软垫和腔体吸声材料及弓架三部分所组成。一般来讲耳罩比耳塞的隔声效果好，缺点是体积和重量较大，对耳郭有压力，长时间使用易感不适，闷热和出汗。

(三)防噪声帽盔

帽盔是一种将整个头部罩起来的护耳器。帽盔内衬有吸声材料，两侧耳部可装耳罩或镶有软橡皮垫增加声密闭。其优点是在个体护耳器中防噪效果最佳，它不但能隔绝气传导的噪声，还能减轻骨传导噪声的影响，对头部有防振的保护作用；缺点是体积大、重、造价高、使用不方便。

五、手部防护用品

手部防护用品具有保护手和手臂的功能，供作业者劳动时戴用的手套称为手部防护用品，其按防护部位可分为防护套袖和防护手套。

(一)防护套袖

防护套袖是以保护前臂或全臂免遭伤害的个人防护用品，如防辐射热套袖、防酸碱套袖。

(二)防护手套

防护手套是用于保护肘以下(主要是腕部以下)手部免受伤害的个人防护用品，包括带电作业用绝缘手套、耐酸碱手套、焊工手套、橡胶耐油手套、防X射线手套、防水手套、防毒手套、防机械伤害手套、防静电手套、防振手套、防寒手套、防辐射热手套、耐火阻燃手套、电热手套、防微波手套、防切割手套和医用防护手套等。

除带电作业用绝缘和医用防护手套以外，防护手套的技术要求、试验方法、标志标识和使用说明须符合《劳动防护手套通用技术条件》的规定。

六、足部防护用品

足部防护用品是防止生产过程中有害物质或其他有害因素损伤劳动者足部的护品。足部防护用品根据防护部位可分为护膝、护腿和护趾等防护用品；根据防护功能可分为安全鞋、防护鞋、职业鞋、电绝缘鞋、防静电鞋、导电鞋、耐化学品工业用橡胶靴、耐化学品工业用模制塑料靴、消防用鞋、高温防护鞋、焊接防护鞋、防振鞋、耐油防护鞋和低温环境作业保护靴等。

七、躯干防护用品

躯干防护用品是替代或穿在个人衣服外，用于防止一种或多种危害因素的衣服。躯干防护用品根据结构和防护功能及防护部位可分为防护背甲、防护围裙和防护服。其中防护服包括阻燃防护服、防静电防护服、防酸防护服、焊接防护服、抗油拒水防护服、防水服、浸水保温服、带电作业屏蔽服、高压静电防护服、X 射线防护服、中子辐射防护服、100keV 以下辐射防护服、微波防护服和防尘工作服。

八、护肤用品

护肤品用于防止皮肤（主要是面、手等外露部分）免受化学、物理等有害因素危害的个人防护用品，其性能须符合《劳动护肤剂通用技术条件》的规定和要求。

劳动护肤剂可分为防水型护肤剂、防油型护肤剂、遮光型护肤剂、洁肤型护肤剂（清除皮肤上的油、尘、毒等沾污）、趋避型护肤剂和其他用途型护肤剂等六种类型。

九、防坠落用品

防坠落用品是防止人体从高处坠落，通过绳带将高处作业者的身体系于固定物体，或在作业场所的边沿下方张网，以防不慎坠落，这类用品主要有安全带和安全网两种。

（一）安全带

安全带是防止高处作业人员发生坠落或发生坠落后将作业人员安全悬挂的个体防护装备，其性能须符合《安全带》的规定。安全带按作业类别分为围杆作业安全带、区域限制安全带、坠落悬挂安全带。

（二）安全网

安全网是用来防止人、物坠落，或用来避免、减轻坠落及物击伤害的网具，其性能须符合标准《安全网》（GB 7525—2009）的规定。安全网一般由网体、边绳、系绳等组成，其按功能分为安全平网、安全立网及密目式安全立网。

第二节　个人防护用品的选择与使用

正确选择、使用和维护个人防护用品是保证劳动者职业安全健康的前提，个人防护用品的选择、使用和维护要求如下。

一、个人防护用品的选择

（一）根据工作环境和作业类别选用

根据不同的使用场所及工作岗位的不同防护要求，正确选择性能符合要求的防护用品，《个体防护装备选用规范》为选用个人防护用品提供了技术依据。

（二）根据国家有关规定选用

为了保证个人防护用品质量，我国特种个人防护用品的生产实行生产许可证、安全鉴定证和产品合格证"三证"制度。生产特种个人防护用品的企业除了应具有生产许可证外，还应按照产品所依据的标准对产品进行自检，并出具产品合格证。特种个人防扩用品出厂前应接受质量监督检验机构的抽检，合格者由检验机构按批量配给安全鉴定证。

目前我国已对安全帽、过滤防毒面具面罩、过滤式防毒面具滤毒罐、安全带、电焊面罩、电焊护目镜、防静电导电安全鞋、防尘口罩、护足趾安全鞋（靴）、阻燃防护服、安全网、防冲击眼护具、胶面防砸安全靴、防酸服、防静电服、耐酸碱鞋、防刺穿鞋、绝缘皮鞋、低压绝缘胶鞋等19种特种个人防护用品实行生产许可证制度。

二、个人防护用品的使用与维护

（一）个人防护用品的使用期限

个人防护用品的使用期限与作业场所环境、个人防护用品使用频率和个人防护用品质量等多方面因素有关。一般来说，使用期限应考虑以下原则：

1. 腐蚀程度

根据不同作业对个人防护用品的磨损可划分为重腐蚀作业、中腐蚀作业和轻腐蚀作业，腐蚀程度与作业环境和工种使用状况相关。

2. 损耗情况

根据防护功能降低的程度可分为易受损耗、中等受损耗和强制性报废。受损情况反映防护用品的防护性能情况。

3. 耐用性能

根据使用周期可分为耐用、中等耐用和不耐用。耐用性能反映个人防护用品材质状况，如用耐高温阻燃纤维织物制成的阻燃防护服，要比用阻燃剂处理的阻燃织物制成的阻燃防护服耐用。耐用性能反映防护用品的综合质量。在对个人防护用品进行检查或抽检时，要注意如下问题：

(1)所选用的个人防护用品技术指标是否符合国家相关标准或行业标准。

(2)所选用的个人防护用品是否与所从事的作业类型匹配。

(3)个人防护用品产品标识是否符合产品要求或国家法律法规的要求。

(4)个人防护用品是否遭到破损或超过有效使用期。

(5)所选用的个人防护用品的定期检验和抽查是否合格。

(二)个人防护用品的使用要求

个人防护用品使用者要了解所使用的个人防护用品的性能及正确的使用方法。对结构和使用方法较为复杂的防护用品(如呼吸器)需进行反复训练。使用个人防护用品前,必须严格检查,如发现损坏或磨损严重的应及时更换。尤其对于急救呼吸器,更要定期检查,防止急救时无法正常工作。

(三)个人防护用品的维护

个人防护用品使用者必须仔细阅读个人防护用品的使用维护说明书,按要求正确维护防护用品,从而确保个人防护用品的防护效果。

第三节　化学毒物个人防护用品

随着公路施工及养护现代化的进程,化学毒物广泛应用于生产过程中,有必要做好化学毒物危害的控制与防护,保护职业接触人群的健康。针对化学毒物的危害,首先应考虑采取工程控制措施从源头上控制职业危害因素,若工程控制措施无法完全消除化学毒物的危害,需选择适合的化学毒物个人防护用品。化学毒物进入体内的途径主要是呼吸道和皮肤,因此,化学毒物的个人防护主要针对呼吸系统防护与皮肤防护。

一、化学毒物个人防护用品的应用范围

化学毒物个人防护用品的主要应用范围如下。

(一)化学物的生产、使用、搬运等过程

在化学品的生产、搬运、储存、运输、使用过程中可能存在或产生化学毒物,作业人员需要配备化学毒物个人防护用品。

(二)突发事件

突发事件包括恐怖事件、化学物质运输过程中发生的意外的泄漏事件等。在进行勘察、抢救和处理突发事件的过程中,作业人员需要配备化学毒物个人防护用品。

(三)其他

在生产过程中涉及化学废料及有毒废气物的处理和清洁等环节,作业人员要配备化学毒物个人防护用品。

值得注意的是,化学毒物个人防护用品虽能有效地阻挡或隔离化学毒物侵入人体内,但目

前还没有一种防护用品能阻挡所有类型的化学毒物。此外，化学毒物个人防护用品也会给使用者带来不适，如热负荷、影响视野、动作灵活度降低和交流不便等。因此，为了达到最佳防护效果，需针对待定的场合合理选用相应的化学毒物个人防护用品。

二、呼吸防护用品的选择、使用及维修

（一）一般原则

（1）在没有防护的情况下，任何人都不应暴露在能够或可能危害健康的空气环境中。

（2）应根据国家有关的职业卫生标准，对作业中的空气污染情况进行评价，识别有害作业环境性质，判定危害程度。

（3）首先考虑采取工程控制措施从源头上控制职业病危害的可能性。若工程控制措施无法完全消除化学毒物的危害，应根据规定选择适合的呼吸防护用品。

（4）应选择国家认可的、符合标准要求的呼吸防护用品。

（5）选择呼吸防护用品时也应参照使用说明书的技术规定，符合其适用条件。

（二）根据有害物质的污染情况选择

1. 工作场所有害物质的识别

在选择呼吸防护用品时，首先要识别和判断工作场所空气中存在或产生的有害物质的情况，重点了解以下情况：

（1）是否能够识别有害作业环境。

（2）作业环境是否缺氧及氧气浓度值。

（3）作业环境是否存在有害物质及其浓度。

（4）作业环境中有害物质的存在形态：①颗粒物，了解其状态（固态或液态）、沸点和蒸气压、作业温度下的挥发性、放射性、分散度、职业卫生标准、立即威胁生命和健康浓度、皮肤吸收情况以及对皮肤致敏、刺激或腐蚀性等。②气体或蒸气，了解其嗅阈、职业卫生标准、腐蚀性等。

2. 有害作业环境的分类

依据对工作场所空气中存在或产生的有害物质的污染情况的识别和判断。不同作业环境下呼吸防护用品的选择。

（三）根据作业状况选择

呼吸防护用品还应考虑作业状况的不同特点：

（1）若空气中有害物质可刺激眼睛或皮肤，或可经皮肤吸收应选择全面罩呼吸器，并采取防护措施保护其他裸露皮肤。

（2）若作业环境中存在可以预见的紧急危险情况，应根据危险的性质选择适用的应急防护用品。

（3）若作业环境具有爆炸危险性，使用携带式呼吸器时，应注意只能选择空气呼吸器，而不能选择氧气呼吸器，选择电动送风过滤式呼吸器时，应选择本质安全型电机。

(4)若选择供气式呼吸器,应注意作业地点与供气源之间的距离、空气导管对现场其他作业人员的影响、供气管路被损坏或被切断等问题,并采取可能的预防措施。

(5)若作业环境存在高温、低温或高湿等不良的气象条件,或存在有机溶剂及其他的腐蚀性物质,应选择耐高温、耐低温或耐腐蚀的呼吸器,或选择能调节温度、湿度的供气式呼吸器。

(6)若作业强度较大,或作业时间较长,应选择呼吸负荷较低的呼吸器或动力送风过滤式呼吸器。

(7)若作业过程中需要清楚视觉,应选择视野较好的呼吸器。

(8)若作业人员有语言交流的需求,应选择不妨碍其交流的呼吸器。

(四)根据作业人员选择

(1)头面部特征。

(2)舒适性。

(3)视力矫正。

(4)不适合使用呼吸防护用品的身体状况。

三、化学防护服的选择、使用和维护

化学防护服是用于预防作业人员因接触化学品、化学性粉尘和矿物纤维等危险化学品而受到职业损害的个人防护用品。

(一)化学防护服的选择

化学防护服的选择应分为三个阶段:

第一阶段:对化学物质的职业危害进行风险评价,即依据有关法规、标准或技术资料等,识别作业环境中特定化学物质是否具有皮肤危害性以及评价作业环境中化学物质的危害程度或水平,包括化学物质接触皮肤的方式、频率、持续时间等重要因素。风险评价的结论作为判断是否选用化学防护服的依据。

第二阶段:根据风险评价结论和化学防护服的防护能力,基于防护适宜与有效的原则,在充分了解气体、液体和粉尘致密型化学防护服防护能力的基础上,评价哪种类型的化学防护服可以满足预期的防护需求。

第三阶段:评估化学防护服的化学防护性能和机械性能是否可以达到预期的防护和使用要求,并尽可能考虑作业需求和舒适性要求。

(二)化学防护服的使用

1.一般原则

(1)任何化学防护服的防护功能都有其局限性,作业人员应事先了解其所使用的化学防护服的局限性。

(2)作业人员使用任何一种化学防护服都应仔细阅读产品说明书,并严格按要求使用。用人单位有责任为员工提供合适的化学防护服,并指导其使用。

(3)作业人员在穿着化学防护服前,应进行外观缺陷检查,如服装上有裂痕、严重的磨损、烧焦、老化、穿孔等明显的损坏，不允许使用。

（4）在使用化学防护服前，使用者和其他相关人员应接受相关培训，并确保化学防护的支持系统（如：净化设备、使用与维护记录体系和配置）准备到位。

（5）进入有害环境前，应先穿好化学防护服：在有害环境作业的人员，应始终穿着化学防护服。

（6）化学防护服被危险化学品污染后，应在指定区域脱下服装。若危险化学品接触到皮肤，应立即脱去衣服，用大量水冲洗至少15min后，及时就医。

（7）若化学防护服在某种作业场所中迅速失效，应重新评价所选化学防护服的适用性。

（8）化学防护服的使用人员应进行定期体检，评价其是否适合使用。

2. 化学防护服的使用说明书

使用者应熟知使用说明书上的基本信息：化学防护服的名称、商标；化学防护服的生产日期；化学防护服的类型和型号；化学防护服的尺寸；该化学防护服通过测试的化学品名称，及其穿透试验或渗透试验的结果，包括化学品的品名、较精确的成分浓度、透过时间、穿透指数：化学防护服的化学防护性能和物理性能；化学防护服的预期寿命；其他的必要信息，包括化学防护服的适用性以及使用的注意事项、化学防护服使用前的必要检查与指导、化学防护服配套物品的注意事项、化学防护服使用的注意事项、化学防护服的维护与清洗指导、化学防护服储存的注意事项。

3. 化学防护服使用的注意事项

化学防护服使用时应注意以下事项：

（1）应该制定化学防护服的保护计划确保化学防护服的准确发放。

（2）污垢以及残留的化学品会影响可重复使用化学防护服的防护性能，化学防护服能延长其使用的寿命或次数。

（3）污染的化学防护服应按一定的顺序脱下，必要时可寻求帮助者，从而最大限度地减小二次污染的可能性。如对化学防护服外层消毒时，先脱下手套和鞋；除去化学防护服时使内面外翻；脱去受污染的化学防护服时，若污染物可危及呼吸系统，应考虑使用呼吸器等都可有效地阻止污染物的二次扩散。

（4）脱下时，应考虑帮助者的个人防护措施，受污染的化学防护服应置于指定的地方，最好放在密闭容器内。

（5）不应在食品和饮料的消费区域、吸烟区和化妆区等地方穿卸化学防护服。

（6）作业人员穿好化学防护服应要注意个人卫生，不应吸烟、吃东西、喝饮料、用化妆品或者去厕所。

（7）作业人员穿着化学防护服从事重或过重的劳动强度作业时，应规定最长的工作时间和安排一定的休息时间，如果达不到这些要求，应选择使用供气系统。在低等级防护要求的作业场所，透湿透气的化学防护服是被允许使用的。

4. 化学防护服的维护

（1）被污染化学防护服的处理：①可重复使用的化学防护服被危险化学物污染后应及时处理，参考生产商的说明书，有效地进行消洗，但应注意化学品对化学防护服防护效力的影响。

②有限次使用的化学防护服被化学品污染后应废弃;③任何被废弃或污染过的化学防护服都应被安全处理。可由使用方按照污染物的处理要求自行处理,或由使用方委托专业废弃物处理机构进行处理。

(2)清洗:①清洗主要用于去除外层的污垢,服装内层的清洗只是出于卫生的考虑。②有限次使用的化学防护服如果未被危险化学品污染,并有明确标识可清洗的,清洗后才能再次使用。③任何清洗剂要按照生产商的建议使用。

(3)修复:化学防护服清洗完毕应进行详细的检查,如果发现损坏,应根据说明书修复指导进行修复,或者寄回生产厂家进行修复,修复过的化学防护服经重新检测合格后,方可安全使用。

(4)使用记录:按照化学防护服的类型记录使用情况,使用记录的内容包括:化学防护服的类型和规格;生产与出厂时间;检查和测试的记录;可重复使用的化学防护服的使用记录,包括使用日期、使用情况、使用者的名字,清洗、除污相关记录,修复记录、弃用日期和原因。

第四节　噪声作业的个人防护用品

由于噪声源治理受到现有生产工艺、技术和设备的限制,用人单位对产生的噪声,一般采取隔声、吸声和减振等工程降噪措施,但这些措施实施费用昂贵,且常常达不到卫生标准。根据我国相关规范的要求,当职工每个工作日 8h 暴露于等效 A 声级大于等于 85dB(A)的工作环境中,用人单位应给职工配备具有足够声衰减值、佩戴舒适的听力保护器,检查听力保护器使用和维护情况,定期进行听力保护培训,确保听力保护效果。

一、听力保护器种类

听力保护器按结构不同,可分为耳塞、耳罩和防噪声帽三大类。

(一)耳塞

耳塞产品种类很多,从结构材料和形状上分为圆锥形塑料耳塞、蘑菇形橡胶耳塞、伞形塑料耳塞、提篮形塑料耳塞、圆柱形泡沫塑料耳塞、可塑性变形塑料单塞和硅橡胶成型耳塞、外包多孔塑料纸的超细纤维玻璃棉耳塞和棉纱耳塞。

(二)耳罩

耳罩是由头环和压紧每个耳郭或围住耳郭四周而紧贴在头上封住耳道的壳体所组成的一种听力保护用品。耳罩壳体可用专门的头环、颈环或借助于安全帽其他设备上附着的器件而紧贴在头部。在耳罩壳体边缘上覆有环状软垫为耳垫,以增加密封性,减少对皮肤的刺激等作用。

(三)防噪声帽

噪声除通过外耳道传入内耳外,还可从颅骨传至内耳。防噪声帽是阻止爆炸时强烈噪声从骨传入的听力保护器,其根据结构的不同又分为软式防噪声帽和硬式防噪声帽两种。

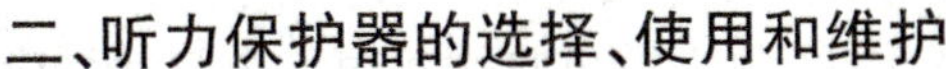

二、听力保护器的选择、使用和维护

(一)听力保护器的选择

一个合理的听力防护用品都应具备以下一些特点:与耳部的密合性好、隔声功能好、佩戴时感觉舒适、使用方便,与其他防护用品,如安全帽、口罩、头盔等兼容性良好。相关规范要求用人单位应当提供三种以上不同型号的听力保护器供暴露于噪声作业场所的人员选用。听力保护器的选择应先根据作业环境中噪声的强度和性质选择,再根据接噪作业状况的特点和使用者的特殊要求进行选择。

1.根据作业环境中噪声的强度和性质选择

选择听力保护器之前应检测工作场所的噪声水平,判断工作场所的噪声特征。如接触噪声时间不足8h,可转化为8h等效连续A声级。

2.考虑各种听力保护器的声衰减性能

听力保护器的实际降噪能力必须高于噪声的超标水平。选择听力保护器首先应确保佩戴听力保护器后的实际接受噪声水平不能高于职业卫生标准,但多数情况下听力保护器的降噪能力都能满足需要,值得注意的是要防止降噪过度的发生。一般认为,使用听力保护器后的实际接噪在75dB(A)至80dB(A)之间的效果最佳。

3.考虑作业特点和使用者的特殊要求

除根据噪声水平选听力保护器外,还要考虑作业特点和使用者的特殊要求。当作业人员患有中、外耳道疾患时,不宜使用插入外耳道内,或置入外耳道口处的听力保护器,如耳塞等个人防护用品,应改为使用耳罩或防噪声帽进行噪声防护。

(二)听力保护器的使用与维护

1.耳塞的正确使用与维护

(1)各种耳塞在佩戴时,要先将耳郭向上提拉,使耳道呈平直状态,然后手持耳塞柄,将耳塞帽体部分轻轻推向外耳道内,并尽可能地使耳塞体与耳道相贴合。但不要用劲过猛、过急或插得太深,以自我感觉适度为宜。

(2)佩戴后感到隔声不佳时,可将耳塞稍事缓慢转动,调整到效果最佳位置为止。如果经反复调整仍然效果不佳时,应考虑改用其他型号规格的耳塞试用。

(3)佩戴泡沫塑料耳塞时,应将其搓成锥体后再塞入耳道,让塞体自行回弹,充满耳道。

(4)佩戴硅橡胶自行成型的耳塞,应分清左右塞,不能搞错。插入耳道时,要轻微转动放正位置,使之紧贴耳道腔内。

2.耳罩的正确使用与维护

(1)使用耳罩时,应先检查罩壳有无裂纹和漏气现象,佩戴时应注意顺着耳郭的形状。

(2)佩戴耳罩时,将连接弓架放在头顶适当位置,尽量使耳罩软垫圈与周围皮肤相互密合,如不合适时,应轻微移动耳罩或弓架,使其调整到合适位置。

(3)无论耳罩还是耳塞,均应在进入噪声车间以前佩戴好,工作中不得随意摘下。如确需摘下,最好在休息时或离开车间以后,到安静处所再摘掉耳罩或耳塞。

(4)耳塞或耳罩软垫用后需用肥皂、清水清洗干净,晾干后再收藏备用。橡胶制品应防热变形,同时撒上滑石粉贮存。

第五节　高温作业个人防护用品

一、防热辐射帽

在有强烈的热辐射工作场所(如露天工作),作业人员应当佩戴防热辐射帽,防辐射帽一般有涤棉太阳帽、草编太阳帽、竹编涤棉太阳帽、柳条太阳帽、藤条太阳帽和降温帽等。

二、防热辐射面罩

防辐射面罩按式样可分为头戴式防热辐射血罩、安全帽面罩连接式防热辐射面罩和头罩式防热辐射面罩等三类。

三、隔热手套

1. 耐高温阻燃手套

耐高温阻燃手套是用于冶炼炉或其他产生高温危害工种的一种保护手套。

2. 防辐射热套袖

防辐射热套袖依据使用的材料,分为石棉套袖与铝膜布隔热套袖两种。

四、高温防护鞋

高温防护鞋是供高温作业场所人员穿用,以保护双脚在遇到热辐射、熔融金属火花或溅沫时以及在热物面上行动一段时间而免受伤害的防护鞋,适用于冶炼、铸造、金属热加工、焦化、工业炉窑等高温作业场所的作业人员穿用。

五、阻燃服

阻燃服是在接触火焰及炽热物体后能阻止本身被点燃、有焰燃烧和阴燃的防护服,是专为在有明火、散发火花、有易燃物质并有发火危险的工作场所的作业人员以及在熔融金属附近的操作人员提供躯体保护的服装,其性能和技术要求应执行中华人民共和国国家标准《防护服装　阻燃防护　第1部分:阻燃服》(GB 8965.1—2009)的要求。

第十二章　公路行业职业健康保健

第一节　体力劳动人员保健

一、体力作业人员的生理特点

(一)体力劳动时的能量消耗

一般认为能量消耗最大允许量,能够以最大工作能力的35%支持8h工作,而无过度疲劳的迹象。一个人在需氧条件下,最大的能量消耗可以持续达4min之久,超出这一时间将产生缺氧作业,由此引起的缺氧必须在此后的恢复期间得到补偿,通过频繁的短暂休息可进行调整。氧的供求。劳动时人体需氧量取决于劳动强度,强度愈大,需氧量也愈多。一般称劳动1min所需要的氧量为"氧需"。氧需能否得到满足主要取决于循环系统的功能,其次为呼吸器官的功能。

(二)劳动强度分级

作业时氧需不超过氧上限,即在稳定状态下进行的作业。一般的体力劳动均为中等强度作业。大强度作业:指氧需超过了氧上限,即在氧债大量蓄积的条件下进行的作业。这种作业,一般只能持10min。极大强度作业:完全在无氧条件下进行的作业,此时氧债几乎等于氧需。只有在短跑和游泳比赛时才有这种情况。这种剧烈活动只能持续很短时间,一般不超过2min。

(三)体力劳动时机体各器官系统的调节和适应

①中枢神经系统特别是大脑皮层的机能状态,对作业时机体的调节和适应过程起着决定性作用;相反,体力劳动的性质和强度,在一定程度上也能使脑压变大。②血压:作业停止后血压迅速下降,恢复期的长短要视劳动强度和环境条件而定,一般能在一定时间内恢复正常。但大强度作业后,收缩压可降至低于作业前的水平,后才恢复正常。血压的恢复比心率快。③血液再分配:重体力劳动时,通过神经反射使内脏、皮肤等处的小动脉收缩,而代谢产物乳酸和二氧化碳却使供应肌肉的小动脉扩张,结果使流入肌肉的血液量维持不变或稍增多,而内脑、肾、皮肤、骨等都有所减少。④血液成分:中等劳动开始时,肝糖原尚未被充分动员出来,血糖稍降低,随即从肝脏中动员出较多的糖原,补偿了肌肉活动所需后,还可使血糖维持在较高的水平,直至作业停止后一段时间。若劳动强度较大或持续时间过长,或肝糖原储备不足,可出现血糖降低。⑤呼吸系统:作业时,呼吸功能发生相应变动,每分钟呼吸次数随体力劳动强度而增加,重劳动可达30~40次/min,极大强度劳动时可达60次/min。⑥排泄系统:肾脏,尿液成分的变动较大,重体力劳动时,一些未经完全氧

化的代谢产物可随尿液排出；汗腺，体力劳动时，汗中酸的含量较多。⑦体温：体力劳动时及其后一段时间内体温有所上升，以利于全身各器官系统活动的进行。正常的劳动体温升高不超过 1 度；超过这一限度，人体不能适应，劳动不能持久进行，若勉强进行还会导致不良后果。

二、体力作业人员的自我保健

（一）体育运动

适当的体育活动对于体力劳动者不仅可增强体质，提高作业能力，而且还能加深和延长睡眠时间，能起到调节身心，恢复体力的良好作用。但任何运动都需适度。选择节奏中速、从容不迫、绵绵流畅、不易疲劳、富有美感的舞蹈，配有优美的音乐伴奏，能使人心悦神怡、舒筋活血、通畅气血，使身体各部位，包括头、项、肩、背、胯、腹部、四肢、关节、韧带等得到全面锻炼。

（二）工间体操

体力劳动者在工间休息时，取一环境优雅地方，用轻音乐伴奏进行体操活动，也能调节疲劳，恢复紧张之肌群。

（三）定期旅游

通过大自然的陶冶、旅游时的全身运动，可促使全身血液、骨骼、肌肉、韧带都活动起来，继而把呼吸、循环、消化、泌尿、内分泌、神经系统都引到一个活跃的状态中去，从而有利于体力劳动者进一步发挥其积极的生理作用。

（四）饮食营养

当从食物中摄取的热量低于身体活动消耗的能量时，蛋白质就能产生能量来延续生命活动。矿物质和维生素最丰富的天然来源包括深绿色蔬菜以及某些橙色和黄色水果或蔬菜，并且尽可能每天保证充足的蔬菜和水果，就能保证体力劳动者摄取足够的营养。碳水化合物、脂肪、水等营养在日常生活膳食中可摄取。膳食的合理搭配，有助于提高体力劳动者的身体素质和加强工作效率，使人精力充沛。

（五）生活方式

人的作业能力是有限度的，故应根据生理学规律把劳动和休息合理分配。休息是为了消除疲劳、恢复作业能力。休息的方式也很重要。一般对体力劳动可采取安静休息，即静坐或静躺；而对稍轻的劳动，最好采取积极休息即娱乐休息，休息时适当进行娱乐活动和用些茶点，其效果更好。对全身性的体力劳动，最好采用轻松愉快的文娱活动；对以局部体力劳动为主的作业，则应加强对称肢体的一定强度的活动；作业较为紧张而费力的，可多作放松性活动；经常弯腰的，可多做伸展活动。应保证充足的睡眠，可迅速消除疲劳，迎接次日的繁重体力作业。如果夜间娱乐过甚，影响睡眠，体力得不到恢复，易积劳成疾。

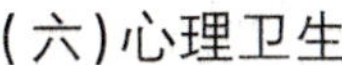

(六)心理卫生

体力劳动者的疲劳感很明显,因而在不同程度上引起心理上的变化,如何消除疲劳情绪,必须从心理上给予一定调节和保健。一方面要尽量改善劳动环境和优化劳动组织,减轻劳动强度、强调劳动卫生、提供劳逸结合,工休时多参加文娱和体育活动;另一方面,作为体力劳动者,则要把具体工作岗位任务与对社会的义务感、责任感及远大理想目标联系起来,充分认识所从事工作的社会意义,从而感受其中乐趣,并能对某些环境欠佳、过重的体力劳动和志向不符的工作也能有较好的适应。

(七)职业卫生

改变不良的工作体位。应尽力设法把屈曲、倾斜的体位改为端正的体位;把卧位改为立位,立位改为坐位,并使不舒适歪斜的坐姿改为舒适端正,高矮适宜于该劳动者工作的座位,以避免个别器官、部位受压引起骨骼的持久变化。在作业中,应根据作业台及人的高度和手足的长度来调整椅子的高度及与作业台的距离,必要时应设置扶手等,使其坐姿端正而舒适和肘部有靠托以减少静态紧张。为防止压迫和摩擦所致的疾患,应使用形态合宜、软硬适度和导热性不强的把手,工具经常接触机体的部分应包软垫,采用适当的个人防护用品等。在推、拉、装、卸和抬举重物时,劳动者应根据自己的体能,掌握最大负荷量,注意其危害性。良好的职业卫生教育和训练对避免劳动过程所致损伤颇为重要,劳动者应该具备正确的工作方法。注意安排劳动过程中的工间休息,劳逸结合,并根据劳动者的体质及健康状况,从事适应的工作。改善照明条件,劳动者应在充足合理的照度下工作,这是预防视觉器官紧张所致疾患的重要措施。改善作业环境的气象条件,特别是尽量避免低温、高温的作用。劳动者应注意保暖防寒,下班时洗热水浴等,这对预防职业性下背痛、关节痛等有一定意义。使用安全帽、防护手套、肩垫、安全防护鞋等保健用品。

三、体力作业人员的营养

体力劳动者多以肌肉、骨骼的活动为主,他们能量消耗多,需氧量高,物质代谢旺盛。一般中等强度的体力劳动者每天可消耗3 000～3 500kcal的热量,高强度体力劳动者每天消耗热量达3 600～4 000kcal,其消耗的热量比脑力劳动者高出1 000～1 500kcal。另外,有些体力劳动者还可能接触一些有害物质,如化学毒物、有害粉尘以及高温、高湿等,通过合理膳食,这些有害物质能在一定程度上消除或减轻。因此,体力劳动者在安排饮食时应注意:①主食。要满足热量的供给,必须加大饭量来获得较高的热量。主食可以粗细粮搭配、花样翻新,以增加食欲,满足机体对热量的需要。如水饺、包子、糖炸糕、肉卷(面、肉末)等,多吃一些发热量高的食物;②副食。要适当增加蛋白质摄入,蛋白质除了满足人的身体需要以外,还能增强对各种毒物的抵抗力,多吃些含蛋白质的食物对体力劳动者也是十分重要的。每天多吃些豆腐或豆制品,最好每天吃一两个鸡蛋,再适当吃些肉类、鱼类、牛奶、豆浆等,基本可以满足需要。供给充足的维生素和无机盐,这不仅能满足人体的需要,而且可以保证某些特殊工种的劳动者身体不受危害。例如,夏天从事高温作业的人往往大汗淋漓,体内容易缺乏维生素C、B族维生素以及氯和钠等,造成营养素比例失调。因此,应该多吃些新鲜蔬菜和水果,以及咸蛋、咸小菜、盐汽水等,以补充维生素 C、B 族维生素。

第二节　脑力劳动人员保健

脑力劳动与体力劳动只是一种传统的、模糊的分类方法。到目前为止,人们还没有找到一种可以定量测定劳动时神经负荷与体力负荷比重的方法。因此,在生理学上截然区别脑力劳动与体力劳动几乎是不可能的。人们只是按某些表象、习惯,把那些从事于使用感觉器官、大脑思维以及抑扬情绪为主的劳动者,称为脑力劳动者。同时,随着科技发展,社会进步,社会的产业结构在不断演变,人类社会的群体结构也在不断变化。通常所说的脑力劳动者的比重明显上升,体力劳动者的脑力劳动含量也在增大,以至按传统的分类方法,在许多产业部门和操作岗位很难严格区分体力劳动与脑力劳动。基于上述原因,在论及脑力劳动者的自我保健时,除了人们习惯称谓脑力劳动者的群体,如管理等领域的专业人员外,还可包括那些体力劳动强度不十分大而神经高度紧张的群体在内,如监测、检验、仪表操作等作业人员。这些劳动者在工作环境、劳动特点、常见疾病等方面与上述脑力劳动者有不少相似之处。

一、脑力作业人员肢体锻炼

脑力劳动者由于自身劳动特点,在劳动过程中经常使部分器官和组织,如脑组织、视觉神经、颈椎等处于过度紧张状态,如果不注意开展体力活动加以调节,久而久之,可能引起大脑功能的失调,对呼吸、循环、消化及至关节等各个系统和组织都会带来不利影响,导致各类疾病发生。

脑力作业人员开展肢体锻炼的原则是"合理、适度、渐进、坚持"。

合理:即选择的运动项目要合理,有的放矢。大多数脑力劳动者从事静态劳动,过分激烈的体力运动显然是不合理的,对于中老年知识分子尤其如此。总之,一要考虑自身的体力条件,二要从原有运动基础出发,三要结合自身居住、工作环境,四要照顾本人的兴趣与爱好。能兼顾这四个方面选择的运动项目,才可以说比较合理。

适度:即体力运动的运动量要适度。积蓄身体素质不同,年龄层次不同,绝对量是很难作千篇一律的规定的。但每个人在运动中都能感受到自身体力的承受能力。养生之道是"常欲小劳而莫大疲",循此原则,就能掌握好运动量。

渐进:即体力锻炼要循序渐进。一个体力运动已荒疏多年的人或者已知患有某种慢性疾病的人,选择适合自己的运动项目,不宜一开始就过量锻炼,要允许自身的体力有一个逐步适应的过程。否则,欲速则不达,会走向反面。

坚持:即体力锻炼要持之以恒。无论何种运动在机体上真正能起到调节作用,扫除运动失衡带来的一些隐患,达到健康长寿目的,绝非一朝一夕能实现,常要坚持若干年才见成效。室内运动有原地跑步、拳操、迪斯科舞、肢体锻炼等。

五官运动。眼睛运动:闭目静坐,而后放眼远眺;眼保健操,按摩眼周穴位,使眼肌放松;眼珠上下、左右、四方移动,反复多次。耳朵运动:掌心捂耳摩擦两耳,或紧松相间按风穴,反复多次;紧捏鼻孔,压两耳;揉挤耳门穴、而后鼓气,使耳膜外张,反复多次。鼻部运动:坚持冷水洗脸、鼻，对鼻部保健极有效；摩擦鼻翼反复多次；推刮鼻梁反复多次。口腔运动：上下牙齿相互叩击多次；用舌舔牙，津满咽下；闭口，两腮鼓气，一张一弛，反复多次。喉部运动；上下推刮喉脊，反复多次；捏住喉头两侧，上下揉指，反复多次。头颈运动。头颈左右摆动，反复多次；点头仰头反复多次；顺时针旋转，而后逆时针旋转，分别进行多次；左右手反复击拍后背颈椎部。抓扒头皮。由前向后，用十指卷曲，抓扒头皮，反复多次；左前右后及右前左后分别抓扒多次；由后向前抓扒，反复多次。手臂运动。前后或左右甩臂若干次；两手握拳屈肘，分别向双肩轻击若干次；左右手指交叉，掌心向外，由下向上举伸直，反复多次；左右手握拳，分别向前击若干次。

腿脚运动。屈膝下蹲若干次；直立交叉向前踢腿若干次；两手扶膝半蹲，顺时针、逆时针各摆动若干次。胸部运动。左右两臂分别甩开，用力护胸若干次；向左向右转体甩臂若干次；两手交叉，抱头，仰卧而后起坐，多次反复；双手轻握，轮番轻叩胸部若干次。

腹部运动。弯腰摸脚，然后直立，反复多次；向左向右转体甩臂若干次；左掌覆右拳，绕脐微屈，手叉腰，顺时针和逆时针各扭摆若干次；左掌覆右拳，绕脐顺时针和逆时针各揉腹若干次。

另外，体力运动有田间劳作、球类运动、田径运动、各种拳操等等。但能引起脑力劳动者普遍兴趣的主要是跑步与散步。因为这两者最简便，健身价值又很高。跑步虽简便易行，但要注意自身体质是否适宜，穿着要轻便，时间以清晨为好，跑步时要调节好呼吸，端正姿势，不要脚跟先着地。开始时慢跑，短距离跑，循序渐进，在体力逐步适应时，可适当快跑、长跑。散步则是一种缓和的运动，但同样能调节人体的机体，加强各系统和组织的功能。它还能使人神经松弛，轻松自在，收到调养心神的功效，与上下班挤车赶路是截然不同的两种境界。散步对许多慢性疾病有良好的辅助治疗作用。如散步有助于安眠、通便、减肥，对治疗高血压、冠心病、溃疡病、糖尿病等也有益。

二、脑力作业人员营养保健

脑力劳动者一般肌肉活动少，主要从事脑力劳动。怎样通过食物营养提高大脑的劳动效率，这是每个脑力劳动者关心的问题。研究发现，人脑的重量虽然只占人体重量的2%左右，但大脑消耗的能量却占全身消耗能量20%的。人体消耗的能量主要由膳食中的糖、脂肪和蛋白质提供。但人脑在利用能源物质上与其他器官不足，它主要依靠血液中的葡萄糖（血糖）氧化供给能量。大脑对血糖极为敏感，人脑每天大约需用的糖，当血糖浓度降低时，脑的耗氧量也下降，轻者感到头昏、疲倦，重者则会发生昏迷。因此，一定的血糖浓度对保证人脑复杂机能的完成是十分重要的。

蛋白质在大脑中含量最高。脑细胞在代谢过程中需要大量的蛋白质来补充更新。实验证明，食入不同含量的蛋白质食物对大脑活动有显著影响。增加食物中的蛋白质含量，能增强大脑皮层的兴奋和抑制作用，而且蛋白质中的合氨酸还能消除脑细胞在代谢中产生的氨的毒性，有保护大脑的作用。

人脑所需要的脂类主要是脑磷脂和卵磷脂（其中含有不饱和脂肪酸），它们有补脑作用，能使人精力充沛，使工作和学习的持久力增强，对神经衰弱有较好的疗效。另外，科学家研究发现，人在长期从事紧张的脑力劳动时，机体可出现脂质代谢障碍，使血清胆固醇含量增高，引起高脂血症和肥胖症。紧张的神经活动还能增加机体对维生素C、B族维生素、烟酸的需要量。

总而言之,脑力劳动者的营养从其工作特点及其对营养素的需要看,应以补充脑组织活动的能源,构成脑细胞的磷脂或不饱和脂肪酸以及参与调节脑细胞兴奋或抑制的蛋白质、维生素和微量元素等为重点。对辅助活动较少的,尤其是中年以上的脑力劳动者,由于热能摄取量较少,应特别注意保证有足够的优质蛋白质和维生素的摄入,减少纯糖、纯油脂食物的摄入量,增加蔬菜、水果的摄入量,科学安排一日三餐。

三、脑力作业人员生活方式

(一)力求劳逸结合

生活、工作有规律,机体运行才能均衡,这是健康长寿的要诀,也是劳逸结合的真谛。劳逸、动静、张弛,缺一不可。长时间、单一的脑力劳动,会使机体失衡,导致疾病。反之,好逸恶劳、懒散任性者也往往难以健康长寿。“劳其形者长年,安其安者短命”防止脑神经过度疲劳,并不是否定长时间的脑力劳动后从事某些有益于锻炼思维能力的脑功能活动,如读书、看报、下棋等。只要这些活动不是被迫的,而是兴趣所在的,同样能起到松弛神经、调节机体的作用。

一般说来,“逸”大体可分5种:纯休息,如卧位静息、闭目养神、户外漫步。娱乐性休息,如听音乐、看字画、赏花观鸟、钓鱼踏青,以及看戏、看电视等,但后者因增加精神与体力负荷,以适度为好。智力型娱乐,如诗画、下棋、猜谜、各种牌类活动,既能陶冶性情,又能锻炼思维,但亦需节制,避免部分肢体过高负荷。交替性智力活动,如阅读与原工作无直接关联的报刊、书籍等,起到调节作用。户内外运动、劳作等。均能起到有劳有逸,劳逸结合的效果。可见,“逸”并不是单纯的休息和娱乐,可根据个人体质、年龄、兴趣爱好进行多种安排。

(二)保证睡眠质量

睡眠是脑力劳动者保健养生的重要一环。脑力劳动者生活与工作的规律也表现在睡眠的质与量上。经常多睡或少睡都影响健康。在日常生活中常有这种感觉,睡不足体倦乏力,茶饭不香,日久消瘦,这是人的机体得不到充分休息,过度负荷的结果。睡眠过多则神志不清、头昏目眩、反应迟钝,久之机体功能衰退,对健康同样不利。老年人睡眠时间相应缩短,但不能过少。专家学者认为,每天睡7~8h的人寿命最长。睡眠要注意质量。过度疲劳或喜欢在睡前饱食、饮用浓茶、浓咖啡、过度吸烟或睡眠无定时的人,睡眠质量很差。或者难以入眠日久形成失眠、神经衰弱,或者入睡后乱梦、乱魇扰身,难以达到真正休息的目的。

因此,睡眠前应调节机体、松弛中枢神经,避免过度兴奋,同时,定时上床起床,形成固定的条件反射,对保证睡眠质量也很重要。此外,午睡也能起到调节脑功能的作用。人的脑细胞处于完全兴奋状态,一般只能维持4~5h,中午时分脑细胞需要有短时间休整,因人进食后吸取营养成分,亦需要机体内部的动作转化。因此,中午应适当休息一段时间。睡足睡好。

就如何确定睡眠时间专家建议:第一星期按正常时间上床;第二星期推迟1h上床;第三星期则比正常时间提前1h上床。三个星期下来,想一想哪一个星期中上床后5~30min即能入睡,而且能头脑清新地醒来,醒时自然而然,而不是被惊醒,这一个星期的睡眠时间对你就最为适应。在几百种反映我们的感觉的身体节律中，有一种是睡—醒周期。另外，可的松荷尔蒙的释放也与睡眠有关。上床前，可的松水平即降低；醒来前它又升到正常值。如果你改变睡眠习惯，例如上夜班或旅行到另一地区睡—醒周期和可的松释放的混乱，该睡就会睡不着，该醒时又昏昏欲睡，这种情况过几天才能矫正过来。

(三)提倡工间十分钟

工间十分钟是工作过程中的一个重要环节。脑力作业人员因工作需要常常长时间静坐不动，喜欢将工作与生活、健康有意无意地对立起来，一旦把工作的弓弦拉紧，就进入了废寝忘食、奋不顾身的地步。经医学专家研究观察证明，人若20d静止不动，则心脏的搏动和氧气的摄入量明显减少。因此，目前已经把糖尿病、心脏病、高血压、腰疼等列为“运动不足症”，认为缺乏必要的运动是形成以上病症的重要原因。要想解决这个问题，最好的办法是设个“工间十分钟”。

利用“工间十分钟”在室内外进行适当活动。除有利健康之外，还可使疲劳的感觉很快消失，身体和大脑的需氧量很快得到补充，大脑的接收力、判断力和记忆力比活动前有明显提高。

工间活动还能使身体部位的肌肉舒展开来，杜绝肌肉酸痛、僵硬、萎缩甚至丧失力量，特别是能有效地减轻眼神经和脊柱部位肌肉的疲劳。另外，它也可使人保持体态美感。散步，边走边做深呼吸，同时用力摆动双臂；再做些前后屈体及转体等腰腹部运动。做操，认真做操可使体内基础代谢明显提高。持重，到室外托起或抓住重物，上举、侧举、前举或臂绕环，这样可消除疲劳，强健上肢和躯干。望远，看远处树木或建筑，可放松眼部肌肉、消除眼部肌肉疲劳，预防近视。气功，在座位上尽量靠前坐好，两手叠起或相握放在腹前，慢慢合上双眼，全身尽可能放松，排除杂念，大脑形成空白。同时，慢慢吸气，并意想使其至肚脐。这样时间显得慢了，3min像半小时，也得到了充分休息，身体也轻松了，眼睛也亮了，头脑清醒，工作起来精神十足。练手腕，在办公桌上练握拳，松开手；也可左右转动手腕，轻松的抖动双手。健美，第一步直立挺胸，屈膝下蹲。上身犹如靠墙向下移动，头部垂立；第二步挺胸缩背，后背像有东西顶着，坚持一会再还原；第三步深呼吸，呼气收缩下腹，坚持数秒钟；第四步弯腰，上身放松下垂，坚持或抖动一会儿；第五步在前步基础上缓缓起身，脊椎逐节伸直，挺胸抬头；第六步自然地坐在椅子上，腰背贴靠椅背，两手颈后握拢；第七步在前步基础上抬右膝，以左肘触碰，抬左膝，右肘触碰。“工间十分钟”活动要因时因地因条件进行，力求轻松、愉快，以使身体舒展开来，血液循环加快，呼吸较多新鲜空气，消除疲劳。有个好体魄，方能在事业上实现人生最大的价值。

四、电脑综合征的预防

计算机越来越多地被人们应用于工作中，但也给我们带来一种新的职业伤害—计算机综合征。其一般症状主要表现为：眼睛发干或头痛，视力下降，咽部发干、疼痛、咳嗽，咳嗽，手腕、手臂酸痛，肩膀肌肉紧张、麻木等等，使人精神上烦躁，易疲劳，注意力难以集中。

(一)综合征产生的原因

1. 室内空气浑浊

由于计算机机房一般为封闭式结构，并使用空调系统，室内空气流通缓慢，时间一长空气就浑浊起来，而且室内较干燥。在这样的环境中长时间工作，就会产生咽部干痛、咳嗽等症状。

2. 工作台、椅与操作者身材不适

虽然计算机工作台是专业设计的，并有与之相配的座椅，但是不一定很合适所有操作者的体形和身材条件。当操作者长时间工作时，手臂及关节一直于悬空状态，造成手臂肌肉和关节酸痛，另外，座椅的软靠背也使一些操作者的坐姿不正确，造成腰部肌肉酸痛。

3. 输入设备问题

计算机键盘和鼠标在最初设计时，只注意到了其输入数据的方便程度，而忽略了键盘的键位不合理、键盘摆放的位置或高或低、鼠标在外形上不称手等问题，因而若长时间使用会造成操作者手腕麻木或手腕关节扭曲、肩部酸痛等诸多病症。

4. 计算机显示器问题

据美国职业保健与安全研究所的一项调查证明，每天在计算机前工作 3h 以上的人中，90% 的人眼睛有问题。表现症状为眼睛发干或者头疼、烦躁、疲劳、注意力难以集中等等，即典型的眼干燥症。其主要原因在于操作者在计算机前工作时，眼睛长时间盯着显示器，受到显示器持续发出的高亮度光线的刺激。由于显示器技术的发展进步，来自显示器的辐射已甚微，不会对操作者的身体造成什么影响。

（二）有效的防范和预防措施

1. 改善工作环境和工作条件

在有空调系统的计算机房内配置一台空气清净器，不仅可以过滤吸附空气中绝大部分的粉尘粒子，对空气中的病毒细菌也有一定的杀伤作用，同时还能发出负离子类的再生空气，强化室内的净化作用。适时打开门窗进行通风换气也十分有效。选择可调节的计算机工作台和座椅，使操作者可以根据自己的身高和体型来调节工作台和座椅的高低位置，营造出一个属于个人的舒适空间。

2. 选择融入“人性化”设计和高新科技的输入输出设备

根据人体工程学原理设计的“人性化”键盘已经面市，它在构造上把传统键盘分成左右两个部分，并且由前向后歧开呈 25 度夹角，中央处向左右两侧倾斜与台面成 10 度平角，这些角度使操作者的手心和前臂轴心自然成一直角，从而减小各种应力的作用；键盘的下侧设有圆弧状的矽胶枕托，操作者手腕可以垫在上面操作，并使手腕高度有一个小幅调节区间。这一独特的设计，有助于舒缓由于使用普通键盘手与前臂造成的压力，而使手腕与前臂保持一贯的自然姿势，使键盘的操作更轻松、更科学。同样，符合人体工程学的新型鼠标在外形设计上参照了人手掌的握合方式，因此与操作者的手掌吻合较好，使手部在操作鼠标时能得到必要的放松，从而得到有效的保护。新型显示器现都具有高频扫描、防眩光、防静电和低辐射、低功耗等性能，如果条件许可的话，可以选用最新一代的液晶平板显示器，不仅可以避免电磁辐射对人体的影响，而且其图像更加柔和逼真，极大地改善了操作者的视觉条件和视觉效果，减少对眼睛的刺激。

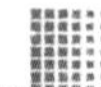

3. 操作者的自我保健

操作者在工作和生活中还应当注重自我保健,不要长时间工作和熬夜,工作一段时间后,应离开计算机活动一下,舒展身体放松四肢,让眼睛得到休息;平时要多吃鱼油,注意补充维生素。另外显示器应在操作者的视线之下,更不要在黑暗中操作计算机。

每个计算机操作者都不要小看计算机综合征的危害,时刻注意自我保健和安全防护,在你通过计算机获得高效的工作和富有情趣的生活时,避免不经意中计算机对你“温柔”的伤害。

第十三章　公路行业职业健康饮食

第一节　职业健康饮食概念

一、健康饮食的重要性及意义

众所周知,生命是蛋白体的存在形式,有机体的新陈代谢是生命最一般的和最显著的现象。新陈代谢意味着体内外物质的交换,能量的转移,是体内外环境间有机联系最深刻的体现,而饮食营养是实现这种联系的重要媒介和桥梁。

机体成分的测定结果表明,人体主要由蛋白质、脂肪等有机化合物、水和钙、磷等矿物质组成。正常成年男子体内水的含量约占体重的62%,蛋白质和脂肪约占体重的17%和14%,碳水化合物占体重的百分比不到2%,矿物质总共约占体重的5%~6%。就目前所知,在92种天然元素中,已有60余种在人体内发现。其中有11种已经证实为人体必需的宏量元素,它们约占体重的99.9%,是构成机体细胞、血液、骨骼等组织的主要成分;为人体必需的微量元素有16种,它们是:铁、氟、锌、碘、钒、硒、铜、锰、镍、钼、钴、铬、锡、硅、砷和硼,它们的总量虽然还不到体重的0.1%,但它们参与神经递质、激素和多种酶的构成,或是这些重要的生物活性物质的激活因子,在能量代谢、蛋白质合成、遗传信息传递、机体的生长发育、造血、免疫及神经内分泌系统等有重要的作用。

能量是组织细胞完成其所有生理活动的动力。蛋白质的合成、消化液的分泌、肌肉的收缩、神经兴奋的传导等,一切生命活动都伴有能量的消耗。所以机体在代谢过程中,必须不断从高能物质转化为低能产物的反应中获取能量,才能维持其生命活动的正常进行。根据生理学的测定结果,一个成年人在安静状态下,每昼夜的能量消耗约为5 840~7 500kJ,肌肉活动、精神紧张、食物营养成分的消化吸收和环境温度的变化等,都影响机体的能量代谢。食物中能向机体提供能量的营养素主要是碳水化合物、脂肪和蛋白质。它们在生物氧化过程中释出的能量约有55%以热能的形式散出体外,45%以三磷酸腺苷(ATP)的形式贮存,在体内用于所有消耗能量的过程。维生素、无机盐和微量元素虽不提供能量,但它们在机体能源物质的转化和能量代谢调节的过程中,起着极其重要的作用,也是机体必不可少的营素。

不同能源物质的分子构成不同,所以氧化时释放出的能量也不相等。1g脂肪能提供39kJ的能量,1g碳水化合物或蛋白质可提供17kJ的能量。在代谢过程中,它们的耗氧量、CO_2和代谢水的生成量也不等。了解这些营养素能量代谢的特征,对于设计特殊环境、特种作业人员膳食(或口粮)热能供给量的配比,是很有实际意义的。

由于新陈代谢是维持机体生存和发展必不可少的条件,人体是靠不断从外环境获取营养物质并在物质与转化和耗散过程中才能维持其存在的结构,所以维持代谢的平衡,需要消耗大量的营养素。据估算，一个人从刚出生到60岁，机体从外环境摄入的水约有60万kg，碳水化合物10 000kg，蛋白质1 600kg，脂肪1 000kg。

二、饮食与不良饮食行为

饮食与健康有着非常密切关系，随着经济的发展和人们生活水平的提高，饮食结构的变化，也在悄然地改变着人们的饮食习惯。合理科学的饮食营养以其特有的保健和延年益寿作用，倍受人们的重视。饮食不仅维持着个体生命，而且关系到种族的延续、国家的昌盛、社会的繁荣和人类的文明。良好的饮食习惯可以保持和增进人体健康，不良的饮食习惯则可危害机体健康；其中营养过剩或营养不足是不良饮食习惯所致的两种常见现象，在发达国家营养过剩为主要表现，而不发达国家则以营养不足为主要表现。不良的饮食习惯与经济条件、自然环境及心理特点、文化素质、风俗习惯等因素有关。高脂、高盐、高糖、低纤维膳食等常见的饮食不当或某种营养素的缺乏，与人类许多慢性病有关。健康的饮食行为，可以提高生活质量，促进健康和控制疾病。

（一）食欲与摄食行为

摄食是人类的一种本能行为，人的食欲通常受两个调节系统制约，即代谢调节系统和认知调节系统。前者是饱腹中枢和摄食中枢，接受血液和脑脊液中的代谢产物、激素、多肽、细胞因子、生长因子的调节，形成有节律的满腹感和空腹感，调节食欲。后者接受视、嗅、味觉或下丘脑的神经冲动，并与个体心理社会特征相联系，经过整合后参与食欲调节。

正常情况下，代谢调节系统参与调节饥饿时的摄食和饱腹后的终止摄食行为。饥饿时，血糖水平降低，饱腹中枢放电减弱而摄食中枢兴奋加强，食欲感加强；饱餐后，血糖水平升高，饱腹中枢兴奋而摄食中枢抑制，停止摄入食物。还有人发现这两个中枢也受血中氨基酸水平、脂肪水平、血液温度和存储脂肪量的调节，血中氨基酸、脂肪及温度降低，均会引发摄食行为。

人类的认知调节系统同样影响食欲和伴随的摄食行为。而认知调节系统还受个体的心理、社会、文化、职业多种因素的控制。如认为高胆固醇食品是肥胖症、心血管疾病的危险因素，那么低胆固醇的食品就会给人以吸引力。为了追求味鲜，餐馆就餐时活鱼、活虾生吃作为时尚的标志，有不少中、青年进食者就趋于追随。又如摄取食物在一定程度上已被人作为一种生活仪式，一种身份的显示或填补空虚的手段，去餐厅吃的酒足饭饱，可显示身份不同，导致人们追求过量的名酒或名菜，却没有想到这种消费观往往使消费市场有利可图，消费者自己成为健康的受害者。值得人们注意的是，“要节约不要浪费”的传统观念也在很大程度上影响人们的摄食行为，例如许多中老年人的过食仅仅是因为怕造成浪费而多食。许多肥胖者在并无饥饿感情况下，看到喜爱的食物或为了消除不愉快的心情而摄食，这种饮食行为就是认知调节系统出现“偏移”的结果。

人类的饮食行为，具有规律性的特征，还具有一定的行为模式。这种饮食行为模式包括进食方式、食品的选择和食物的偏爱等。

（二）饮食与疾病预防

正确的饮食行为和合理的营养摄取对人类健康至关重要。不良的饮食行为会给人类文明带来许多问题,甚至诱发和引起疾病。

1. 饮食与心血管疾病

膳食营养因素及生活习性是心血管疾病的危险因素,特别是饮食总能量摄入过多或酒精等的损害。因此,控制饮食中总热量的摄入,以及按比例适当摄入蛋白质、脂肪、糖,并保证动物蛋白、优质蛋白的充分摄取,做到平衡膳食,是预防心血管病的重要内容。同时还应改变不良生活习性,适当地参加体育锻炼、维持理想体重。越来越多的研究证实,均衡膳食具有巨大的预防疾病的潜力。从心血管疾病的预防角度出发,均衡膳食不仅应低饱和脂肪酸,而且还应包含一定数量的深海鱼,并富含各种维生素,保证充足的膳食纤维的摄入。此外,应注意饮食中的某些特定食物的含量。如,有研究证明脑梗死患者血清中的β胡萝卜素较低,显示可能对脑缺血性中风有一定的预防保护作用。另外,研究显示洋葱种植区与非种植区比较,心血管死亡率分别为0.57‰、1.16‰。两地区高血压、眼底视网膜动脉硬化、高血脂、冠心病患病率差异极为显著。洋葱降血脂、降血压的作用,可能与其所含前列腺素A1与二烯丙基二硫化物有关。故经常食用洋葱对心血管疾病预防有利。

2. 饮食与高血压

高血压是各种心血管疾病如冠心病、脑卒中和肾衰竭的重要危险因素。由于血压随着年龄增长而升高,因此预防血压随年龄增长的研究受到极大的关注。一项研究发现,生活在巴西小岛上的印第安人血压并不随年龄增加而升高。这一特殊人群膳食钠摄入量很低,同时具有植物性食物摄入量较高,体力活动多,饮酒少和瘦体形等特点,提示除钠摄入量少外,其他因素也可能有预防高血压的作用。

3. 饮食与糖尿病

糖尿病是影响健康和生活质量的常见慢性病。随着人们生活水平提高,生活节奏加快,社会老龄化,营养知识的贫乏,糖尿病发病在世界范围内有逐年增加的趋势。研究显示,糖尿病是一种多危险因素所引起的心身疾病,它是一种遗传疾病,又与后天的环境有关。造成糖尿病人数剧增的主要原因有,饮食结构、年龄老化和运动量减少。最近的一项肥胖和糖尿病患者的饮食行为学的研究报告显示,大多数糖尿病患者都有不吃早饭的习惯、饮食时间无法保证、没时间慢慢吃、每餐前无饥饿感、晚餐吃的很晚、睡前喜欢加餐、喜欢晚睡晚起等不良的饮食行为和生活习惯。提示饮食生活无规律可能是诱发糖尿病的一个因素。

4. 饮食与癌症

癌症已成为危害健康的主要疾病,居民全死因位居前三位。目前只有少数癌症的主要致病因素比较明确,绝大多数癌症的主要致病因素尚不明了。研究证实,遗传因素并不是癌症的主要因素。有充分证据表明膳食和营养因素可以影响癌症的发病率。美国国立癌症研究所在一份研究报告中阐述,在所有的癌症病例中至少有1/3与饮食有关。癌细胞是经过很长时间才形成的,人们实际上有多年的时间可以去阻止或助长它的形成。多份研究报告中指出,有益的食物能在各个不同阶段干扰癌细胞的成长。如某些食物能够抑制一些致癌化学物质,某些维生素和矿物质所含有的抗氧化剂能够把那些氧游离基(致癌物质)扑灭,甚至能修补一些受损的细胞,也有证据证明麦麸能使早期的癌细胞萎缩。据估计,合理的饮食可使全球癌症患病率降低30%~40%。据专家最近分析17个国家的170多项报告,结果显示,吃水果和蔬菜最

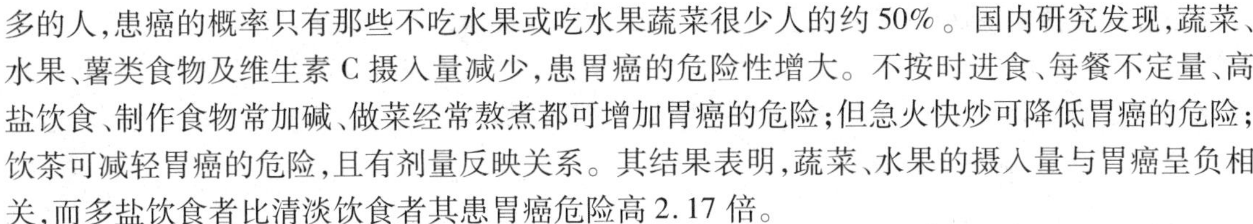

多的人，患癌的概率只有那些不吃水果或吃水果蔬菜很少人的约50%。国内研究发现，蔬菜、水果、薯类食物及维生素C摄入量减少，患胃癌的危险性增大。不按时进食、每餐不定量、高盐饮食、制作食物常加碱、做菜经常熬煮都可增加胃癌的危险；但急火快炒可降低胃癌的危险；饮茶可减轻胃癌的危险，且有剂量反映关系。其结果表明，蔬菜、水果的摄入量与胃癌呈负相关，而多盐饮食者比清淡饮食者其患胃癌危险高2.17倍。

（三）应激与饮食行为

良好的健康状况直接影响摄食的情绪，无论是富有挑战性和令人兴奋的，还是充满威胁而令人气愤的都一样。不良的健康状态会成为心理生理系统负担，增加应激状态下的易受伤害程度。营养可以改善心情和神经反应，它们控制着对应激源反应。锻炼有助于减轻应激，也可作为阻抗抑郁症的手段，它可以提供自然的愉悦，而且可以当作对疾病的缓冲。典型的应激反应是吃的越来越多和吃的次数越来越频繁，个体将会发现控制体重十分困难。过量的糖会消耗维生素和矿物质，缺乏B族维生素（如维生素B_1，维生素PP，维生素B_{12}）会增加神经系统反应，过敏和紧张，即应激易受伤害性的增加是由于吃了过多的甜食。为数众多的食物会潜在地增长应激的敏感性。

三、常见的不良饮食行为

饮食是人体摄取营养和能量的主要来源，同时又是诸多慢性病的直接原因。饮食质量、数量以及进食的过程和习惯，都在潜移默化地影响着人体的健康。不良饮食行为是指所有不利于人类健康和社会功能的各种摄食习惯、嗜好和癔癖。

（一）多食行为

盲目追求高能量或高蛋白饮食，并认为是注意个人营养、西餐比中餐好，大量食用牛奶、白糖、鸡蛋、面包等。东、西方饮食习惯和差异历史已久，东方式饮食所含的能量和蛋白质，虽比西方饮食明显偏低，但东方人的体形和需求也较小，体内有关酶含量和消化液分泌量已与饮食结构相适应，盲目模仿，很容易造成消化不良和营养的失衡。儿童营养过剩导致的肥胖，主要与饮食行为有关。除了遗传因素外，肥胖儿童进食快、食欲好，吃的多，喜欢吃油重食品，并参加体育活动少。中老年人受以往时期价值观念的支配，多食的行为是因为怕浪费把中餐和晚餐剩下的食物大量的吃入体内，从而使机体经常处于摄入大于体能消耗的状态，导致脂肪的堆积。

（二）进食无规律

进食无规律主要指忍饥挨饿和暴饮暴食，通常两者会同时存在于同一个人身上。饥饿多半因为睡懒觉，错过了早餐就餐时间，或夜间活动或看书过久。暴饮暴食则多发生在过分饥饿或亲朋聚会、过生日和野餐等场合。这种时而吃得很少或干脆不吃，时而又吃得很多，有时使胃内长时间得不到食物，有时一下子又塞得满满的，日积月累，易致胃肠功能失调，甚至机能衰退，疾病发生。必须指出的是，进食无规律行为完全与心理社会和环境因素有关。

（三）乱用滋补药

夸大滋补药的作用，甚至以药代食，以为补品可以补救一切营养缺乏。其实，滋补药主要是调整提高某些生理功能，需不需要补，补什么，要因人而异。中医理论中的“虚而补之”有其特定的含义，不能简单理解为物质的补充。补药不是人人皆宜的强壮剂。乱用滋补药的现象往往与特定的社会文化观念，以及个人的暗示性过高、知识缺陷等心理因素有关。

(四)不卫生的共食现象

共食是一种特定的风俗习惯，虽在一定程度上能密切感情、交融思想，但极易传播某些疾病，弊大于利。共食现象是预防传染性肝炎和肠道传染病的一大障碍。彼此共用餐具，其危害与共食相同，也应尽量避免。共食是一种文化现象，改变共食现象其实涉及社会文化观念的变化问题。

(五)挑食与偏食

挑食与偏食等不良行为普遍存在，特别是条件优越的孩子和老年人。其直接或间接的后果，是导致营养的失衡并与许多疾病的发生有关，如贫血，多见于妇女和儿童。在正常情况下，铁的摄入与排泄基本上是平衡的，不致出现缺铁性贫血。但是，有些人吃米面只讲精细可口，由于这些米面中的大量铁元素在加工过程中已经丢失，因而铁的摄入量也就降低；其次，有些肉食和水产品在加工过程中也能丢失铁元素。有些父母过分溺爱孩子，使之养成偏食挑食的习惯，或因缺乏喂养知识，过多地给孩子提供高档食品如各种补品或巧克力等，对孩子生长发育和造血所需的蛋白质、铁质、维生素等食物却供应不足，从而导致孩子患缺铁性贫血。挑食与偏食等不良饮食习惯，还可引起纤维素缺乏症。过去，人们一直忽略了纤维素在营养方面的作用，以至有营养学家称膳食纤维素为“被遗忘的营养素”。虽然20世纪70年代以后，纤维素逐渐引起重视，但随着生活水平的提高，人们仍较重视高营养的肉类或蛋类的食物，对纤维素在人体中的作用还是认识不足，蔬菜吃的相对较少，甚至吃蔬菜时还要将渣吐掉，时间长了，就会出现因纤维素缺乏诱发和加重某些病症。

四、不良饮食行为的心理干预原则

(一)不良饮食行为的基本特征

不良饮食行为或生活方式发生在人们的日常生活中，有不良饮食行为的人分布于不同的年龄阶段。在与饮食有关疾病未发生时，他们没有想到饮食行为有什么不合理性，对不良饮食行为的后果没有足够的认知，往往不能引起足够的重视，而心理动力定型作用又使不良饮食行为矫正难度较大。因此，不良的饮食行为比其他危险行为，对人群整体健康的危害更大。从影响健康的角度来说，不良饮食行为有以下特点：

1. 潜伏长

不良饮食行为形成后，一般要经过相当长的时间才能对健康产生影响，出现明显的生理异常变化和致病作用。这一过程使人们不易早期发现不良饮食方式与疾病的关系，加之饮食行为的习惯性和社会性，其改变难度较大。但另一方面，这也给有关社区以充分时间采取干预措施，让人们认识不良饮食行为对健康的危害，调整不良饮食行为和习惯。

2. 特异性低

某一不良饮食行为与某一疾病之间，没有明显的直接对应关系，而是表现为一种不良饮食行为与多种疾病和健康有关，如不良饮食行为与冠心病、糖尿病。而一种疾病或健康问题又与不良的饮食行为中的多种因素有关。如高血压与遗传、高盐饮食、缺乏体育锻炼和大量吸烟等多种不良行为习惯有关。

3. 协同作用强

当与多种心理社会因素，如抑郁、焦虑、A 型行为、负性生活事件和多种不良生活行为方式如烟、酒、缺乏运动等同时存在时，各因素间协同作用互相加强，这种协同作用最终对健康产生危害，它的危害将大于每一因素单独作用之和。

4. 变异性大和广泛存在

不良的饮食行为对健康的危害大小、发生时间早晚也存在着明显的个体差异。如同样多食的人，有的导致高血脂、高血压，而有的可保持身体正常。不良饮食行为广泛存在于人们的日常生活中，且具有这样或那样不良饮食行为的人较多，对人群健康的危害是广泛的。

以上特征使人们对不良饮食行为的潜在威胁产生侥幸心理，增加行为矫正的难度。因此，不良饮食行为的心理干预往往需要反复教育宣传才能有效。

(二)营养保健干预原则

加强营养知识教育，建立正确的健康信念，利用心理学方法解释与健康相关的不良饮食行为的原因、发展与危害，使人们接受劝导，改变不良的饮食行为习惯。提倡人们在改变不良饮食行为中的自觉投入。

如何安排一日三餐，《中国居民膳食指南》可以指导居民如何选择食物，使一日三餐满足居民健康需要。《中国居民膳食指南》是以科学研究的成果和营养学原则为根据，针对我国居民的营养需要及膳食中存在的主要缺陷，结合我国的具体国情而制定的，是教育人民群众采用平衡膳食，以摄取合理营养促进健康的指导性意见，具有普遍指导意义。合理营养是健康的物质基础，而平衡膳食是合理营养的唯一途径。根据膳食指南的原则并参照平衡膳食宝塔的搭配来安排日常饮食是通往健康之路。

大量研究表明，对社区老年人的高血压、高血糖和高血脂进行饮食营养干预，干预后豆制品、粗粮、鱼禽类摄入量增多；脂肪供能百分比减少 3.2%，其中动物脂肪供能占总能量的百分比减少 1.3%；膳食纤维摄入量显著增多；油腻减少者占 47.1%，口味变淡者占 50.6%。结果显示老年人高血压、血糖和血脂水平明显下降，同时躯体活动功能改善，提示了通过饮食行为营养干预，可使社区居民的膳食结构趋于合理，疾病得到控制。不过，上述饮食营养干预在获得疾病控制效果外，却会使心理功能恶化，且女性生命质量变化较男性大。可见社区用饮食营养干预来控制老年人高血压、高血糖和高血脂虽是可行的，但饮食与心理干预应同步进行。

(三)心理社会干预原则

由于个人饮食行为与心理社会因素密切相关，故对各种饮食行为问题，都必须结合采用心理社会干预策略。例如，对于习惯性多食行为，应从饮食知识介绍入手，使人群改变原有的不科学营养价值观念，认识多食与缺乏营养一样，同样严重影响健康。对于那些因为社会压力过大而导致的饮食过量者，则应从改善个体心理压力水平着手加以处置。同样，对于其他不良饮食行为如偏食、暴饮暴食、厌食和贪食以至酒瘾等，也应将宣传教育作为改变这些不良饮食行为的首要干预手段，可采用集体宣教、个别指导或通过办报纸、杂志和宣传橱窗等多种形式。至于那些明显障碍者，则应采取相应的心理治疗手段。

第二节　高温环境作业健康饮食

一、高温环境人体的新陈代谢

（一）热能代谢

关于炎热和高温环境对人体热能代谢的影响，存在以下几种不同的认识：一是人体的热能需要量与环境温度成反比，当环境温度增高时，热能需要量随之减少。二是炎热气候对人体的热能需要量影响加大。三是高温环境中人体的热能需要量增加。炎热环境中能消耗的增加是与体温上升一起出现的。这一点是十分重要的，它有助于解释何以在观察高温环境对热能代谢的影响时会有上述不同的认识。即高温环境中随炎热程度和体温调节状况的不同，可以出现或不出现体温上升，从而可以有热能代谢的增加或不增加。如果体温上升则热能代谢增加。

（二）蛋白质需要量

高温环境对于蛋白质需要量的影响有以下两方面：①失水和体温增高引起蛋白质分解代谢增加。在高温环境中，人体因大量出汗可引起失水。失水又可促进体温升高，而不论失水还是体温升高，均可引起蛋白质分解代谢增加，此时可见尿中肌酐排出增加，从而引起蛋白质需要量的增加。但如果水盐代谢和体温调节良好，则不致出现蛋白质分解代谢的增强。②因出汗引起氮的丢失。汗液含有尿素、氨、氨基酸、肌酸酐、肌酸、尿酸等含氮物质，每100mL汗液含氮20～70mg，因此，大量出汗会有一定量的氮随汗丢失。虽然由于人体的适应能力，在汗氮丢失增加时，尿氮排出量代偿性地减少，同时随着对热环境的适应，汗氮的丢失也逐渐减少，但这种保护性生理反应有时仍不足以抵消由于出汗量增加而引起的汗氮丢失的增加，仍可出现负氮平衡，尤其是尚未习惯于高温的阶段。

因此，高温环境可引起蛋白质需要量的增加，但这多发生于这样一些特定情况：大量出汗而未及时补充水，出现失水和体温增高时；对于热环境尚未适应，汗氮排出量增加而尿氮尚未代偿性减少时。通常这两种情况或很少发生，或只短暂地出现；所以高温环境中蛋白质的需要量虽会有所增加，但增加量并不大。

（三）脂肪和碳水化合物

关于高温环境中脂肪需要量的研究很少。在膳食调查中有人注意到热带地区居民膳食中脂肪含量很少，高温环境中的膳食脂肪量尚无比较肯定的特殊要求，一般应根据食物习惯以进食者乐于接受为宜，过高的脂肪反而会引起厌食。糖对于保持机体在高温下耐力和健康至为重要。

（四）水和无机盐化合物

高温营养中水和无机盐的代谢和补充具有首要的和最迫切的意义。高温环境中人体为了散热而产生一系列生理反应，出汗是其中之一。高温环境中的出汗量因当时的温度、劳动强度和个体素质而异，最多时 1h 出汗量可达 1.5L，1d 可达 10L 以上。由于汗液中 99% 以上为水分，约 0.3% 为无机盐（汗中无机盐浓度常因出汗量和对热环境的适应程度而异，成分主要为氯化钠），因此大量出汗可引起大量的水盐丢失，出汗多时每天随汗丢失的氯化钠可达 25g。出汗量取决于高温程度和劳动强度。如果人体大量出汗，又不能及时补充水，便会引起脱水。脱水分轻、中、重三度：轻度失水，失水量占体重的 2%，出现尿量减少和尿钾丢失增加，症状为口渴；中度失水，失水量占体重的 6%，口渴增加，心搏加速，血压降低，疲劳和体温上升；重度失水，失水量超过体重 7%，此时，可出现精神活动减弱、谵语、昏迷，甚至死亡。

高温环境中保持种种体液的正常含水率对维持人体内环境稳定的良好的耐力都十分重要。首先，体液内的水分对调节体温有重要作用，因为水是比热较高的流体，它可以吸收较多的热而本身温度变化不大。

水作为体液的主要成分能通过血液循环和体液交换将体内的热迅速送至体表经皮肤而散发，所以它在这方面的作用是体内其他成分无法代替的。而水作为汗液的成分它又能在皮肤表面通过蒸发汽化而起散热作用。每克水在 37℃ 完全蒸发时约吸收热量 2 520J，散热效率是很高的。

同时，保持体液的正常含水率对维护人体正常生理功能十分重要，因为水是良好的溶剂，很多种营养物质和代谢产物主要是溶解于血浆和细胞间液的水中进行运输的。又由于水的溶解力强，体内许多物质都能溶于水，而溶解和分散的物质容易起化学反应，所以水对于促进人体内许多化学反应是十分重要的，体温升高，热代谢和蛋白质分解代谢增加，心跳加快，尿量减少以及其他一系列生理变化，从而导致疲乏无力，工作效率下降，热适应能力显著降低。

氯化钠中主要是钠离子，对保持体液的渗透压和体液平衡，维持肌肉的正常收缩和保持酸碱平衡都有着重要作用。高温下因大量出汗而失盐过多时，可引起电解质平衡的紊乱；若只补水而不及时补充盐分就会造成细胞外液渗透压下降，细胞水肿，细胞膜电位显著改变，引起神经肌肉兴奋性增高，导致肌肉痉挛。

同时，钠是细胞外液的主要阳离子，大量出汗引起的失钠使人体阳离子总量减少，为使阴阳离子平衡，碳酸相应地减少，因而降低了血浆中碳酸盐缓冲系统的比例、血液 pH 值下降，可能引起酸中毒。因此，在高温引起的人体营养代谢的变化中，对于水盐代谢的影响具有突出的重要性。因出汗而大量损失水盐时，如不及时补充，即可出现一系列失水和失盐症状。由于和体液相比汗液是一种低渗透，如果大量出汗而不补充水，使失水大于失电解质，到一定程度即可出现失水为主的水和电解质的代谢紊乱。此时出汗减少，体温上升，血液浓缩，口干，头昏，心悸，严重时发生周围循环衰竭。如大量出汗只补充水而不补充盐，则可出现以缺盐为主的水和电解质代谢紊乱，主要表现为肌肉痉挛，即所谓热痉挛。因此，对于有大量出汗的高温作业者必须注意其水盐补充。汗中无机盐除氯化钠外尚有钾、钙、镁等多种元素的盐类，大量出汗亦可引起这些元素的显著损失。因而高温作业者的补钾问题应引起重视。

人体在热环境下进行体力劳动时，由于钾排出量增加以及一般膳食标准钾摄入量偏低，出现负钾平衡，而致血清钾偏低、劳动后体温增加较多。由于钾对保持人体在高温环境中的耐力和防止中毒有重要作用，有人主张对高温作业者的补盐采用包括钾在内的含多种电解质的无机盐片，而不是单纯补充氯化钠。高温环境中因出汗而使钙排出增加。在40～50℃高温机舱内连续工作4h，汗中排出的钙达143～253mg。这都说明高温环境中汗钙丢失量相当可观。汗钙排出增加时尿钙并不减少，由于尿和汗中钙的排出量的增加，往往导致钙代谢负平衡。钙在骨代谢和维护心脏的正常活动中都有重要作用，所以对于高温作业者应当注意钙的营养平衡。

大量出汗时，微量元素的丢失是相当可观的，在某些情况下，可加重微量元素的缺乏；如在高温环境中的养路女工，由于出汗而大量失铁时，可使原来常常容易发生青年女工的缺铁性贫血更容易发生。又如，对于正常生长期的婴幼儿和青少年，在夏季高温中可因出汗多而更易引起锌的不足。因此，在考虑高温情况下的营养问题时，应当注意微量元素的平衡。

（五）维生素

1. 维生素C

在高温环境中大量的维生素C消耗量增加。并由此激起维生素C的合成增加。高温环境对人体维生素C代谢的影响：第一，人体汗液中含有一定量的维生素C，因此在大量出汗时，常有一定量的维生素C随之丢失。第二，在维生素C摄入不变的情况下，进入高温环境后，血浆和白细胞中维生素C含量降低。若要血浆维生素C含量达到正常水平，需摄入更多的维生素C。由此证明，高温作业者的维生素C需要量增加，应根据高温和劳动强度给以维生素C补充，使其每人日维生素C摄入量达到150～200mg。高温时，随体温增高，代谢加速，热能消耗量增加。高温下维生素B1随汗液排出较多，而维生素B1是能量代谢中的重要物质，高温下机体易发生维生素B1不足，故应额外补充。根据高温作业工人维生素B2需要量的调查研究发现，汗液中B2丢失量增加，血中的含量则下降，常出现维生素B2缺乏症，也是要额外补充的维生素之一。

2. 硫胺素

高温作业者的硫胺素需要量增加。在硫胺素摄入量不变的情况下，进入高温环境后人体尿中硫胺素排出量减少。并且硫胺素饱和试验也发现工人硫胺素缺乏者夏季多于冬季。高温环境中人体由于出汗而丢失一定量的硫胺素。补充硫胺素能增强高温作业者的劳动能力，并明显提高机体对于高温的耐力。当在高温环境中体温调节出现障碍时，可出现体温升高、热能代谢增强。为了满足碳水化合物代谢增加的需要，硫胺素的需要量相应增加。

3. 核黄素

给高温作业者补充核黄素后，对体力与自我感觉都有良好影响。高温作业者的核黄素需要量应比在常温下每人每日增加1.5～2.5mg。

二、高温环境健康饮食供给的要求

（一）补充足量的水

高温作业时水的补充是非常重要的。饮水能增加出汗，可使热平衡较易维持；在热环境下，能及时补充水的人状态稳定，全身功能改善，可提高对热的适应能力，疲劳易消除。公路交

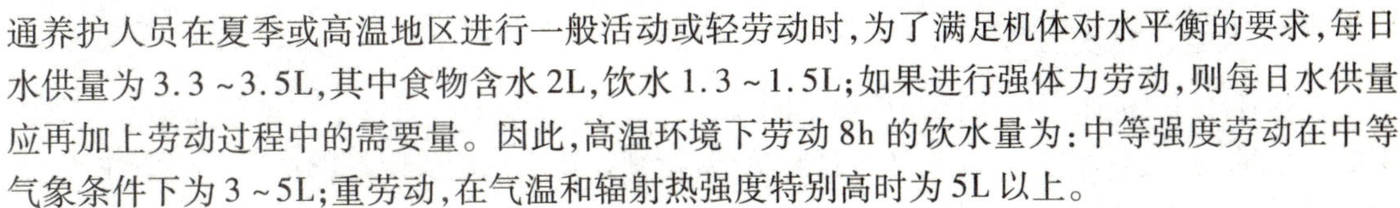

通养护人员在夏季或高温地区进行一般活动或轻劳动时，为了满足机体对水平衡的要求，每日水供量为 3.3 ~ 3.5L，其中食物含水 2L，饮水 1.3 ~ 1.5L；如果进行强体力劳动，则每日水供量应再加上劳动过程中的需要量。因此，高温环境下劳动 8h 的饮水量为：中等强度劳动在中等气象条件下为 3 ~ 5L；重劳动，在气温和辐射热强度特别高时为 5L 以上。

（二）补充足够的无机盐

以前高温作业者只注意补充氯化钠。认为每出 1L 汗，应补充 3g 食盐。在热环境下工作时，每人每日食盐摄入量约为 20g，可以满足需要，如果少于 6g，则直肠温度和心率就会增加。值得注意的是，食盐补充不能过多。如体内存留过量，会引起血压升高。另外，钠摄入过多，使钾排出增加会降低劳动能力，阻碍热适应。补充食盐的方式，最好是加入到饮食中，这样简便自然，容易办到。也可以采用含盐饮料，一般含盐饮料浓度在 0.1% ~ 0.2%。

近年来，对于补钾及补充其他元素受到重视，认为多种元素同时补充较单独补充效果为好。有人建议补充复合盐片，每片应含有钠 144mg、钾 244mg、钙 20mg、镁 12mg、柠檬酸盐 445mg、乳酸盐 89mg、氯 266mg、硫酸根 48mg、磷酸根 119mg。每天 2 ~ 4 片，溶于饮料中摄入。实验表明，浓度以每百毫升含氯化钾 25mg、氯化钙 25mg、氯化镁 12.5mg 的溶液效果为最好。在这种溶液中，可以加入适量柠檬酸和糖。糖的含量不宜大于 5%，因为糖摄入量过高，会出现糖代谢增强，导致体温增高。柠檬酸的浓度为 0.2%。还可加维生素 C、乳酸、草酸、酒石酸和盐酸，也可以加果汁或乌梅汁等。

（三）补充足够的维生素

一般认为，人在热环境下工作时，每日维生素 B1 供给量为 2.5mg。营养学家刘毓谷教授报道，高温作业工人每日维生素 B2 的需要量在 3.2mg 以上。因此在热环境下高强度劳动时，每日随膳食摄入维生素 B2 0.7 ~ 0.9mg 是不够的，应每隔 2 天额外补充 5mg。

对于维生素 C 的补充量，研究报道结果有些差异。如每日摄入量为 99.5mg 时，血浆中含量仍迅速下降，须补充 120 ~ 150mg，才能恢复正常。有人建议适宜量为 150 ~ 175mg，供给量为 200 ~ 225mg。

有的学者给高温作业者同时补充多种维生素和无机盐，观察到有良好的综合效果。如对 67 名高温环境作业工人膳食能量供给为 13 251kJ，隔天补充维生素 B1 2.5mg、维生素 B2 5mg、维生素 C 100mg、维生素 PP 50mg、维生素 E 2.5mg、维生素 A 5000 国际单位、维生素 D 500 国际单位、铁 5mg、铜 0.5mg、钴 0.05mg、碘 0.075mg，达 6 个月。结果表明，使每 100mL 血液中血红蛋白含量增加 0.5g，劳动效率提高 4.4%，病假率减少 20%。此外，体重、身高和维生素含量也相关。关于维生素的补充方式，可采用含维生素高的食物、服用维生素片剂、饮用维生素饮料、进食维生素强化食品等。

（四）增加热能供给量

高温作业者的代谢率、体温、心率、肺通气量均有增加，热能需要量也增加。当环境温度在 30 ~ 40℃之间时，根据中国营养学会修订的每日膳食中营养素供给量标准所规定，热量供给量标准的基础上按环境温度每增加 1℃，增加热量 0.5% 作为高温作业者的热量供给量标准，故供给量以每日 14 648kJ 为宜。

(五)供给适量蛋白质

在热环境下,机体蛋白质代谢增加不明显,高温作业者的蛋白质供给量可稍高于常温条件下的供给量,但也不宜过高,以免加重肾脏负担,特别在饮水供应受限制的情况下更应注意,所以蛋白质的供应量可占总热量的12%。

脂肪供给量,以不超过总热量的30%为宜。碳水化合物占总热量的比率应不低于58%。所以,蛋白质可按中等量供给,每日以95g左右较为合适。只要在膳食中适当食用蛋白质含量高的食品,就可达到要求。

三、高温环境健康饮食的营养保证

由于高温环境可引起人体水盐代谢和各种营养素代谢的改变并使食欲减退,为保护高温作业者的健康,使有充沛的精力搞好工作,必须从以下几个方面做好营养素的供给及补充。

(一)安排好饮料供应

高温作业常因出汗而在短期内丢失大量的水和无机盐,应及时补充以预防因水盐丧失过多而出现中暑症状。为此应在高温作业岗位附近设置供应饮料的设施并提供充分的饮料,以便高温作业者及时饮用。现就高温作业中水和无机盐的补充,饮料的温度和饮用方式、饮料的选用、饮料的卫生管理等问题归纳如下。

1. 水的补充量

高温水的补充量应以保持人体水的平衡为原则,摄入的水过多或过少都是不利的。如摄入的水过多,超过出汗量,这超过部分的水不是以汗而是以尿的形式排出体外,这对人体散热和体温调节并无好处,反而增加心脏和肾脏的负担。如摄入的水过少,不能补偿因出汗而失去的水,则可引起不同程度的失水。问题是如何使摄水量适宜而能很好地保持人体水的平衡。通常人们多凭口渴饮水,口渴感是在人体失水量占体重的1%~2%时,细胞外液渗透压升高,刺激下丘脑视前区的渗透压感受器,产生兴奋而传至大脑皮层而引起的,在多数情况下它反映了生理的需要。但也有人认为,口渴常常不能准确反映人体真实缺水情况,认为凭口渴饮水会使摄水量高于失水量,因而主张限制饮水。而又有人认为凭口渴饮水会使饮水量低于出汗失水量,因为高温作业中的口渴感往往只需饮入水量的1/4~2/3即可解除,因而主张及时按出汗量饮水。

2. 无机盐的补充

由于汗中无机盐的成分主要为氯化钠,因此关于无机盐的补充首先应当考虑食盐的补充问题。什么时候需要补充食盐呢?高温作业中,如果出汗不太多,此时汗盐排出量虽然有所增加,但人体能通过肾上腺皮质醛分泌增加而使尿盐排出量减少,从而使氯化钠的排出总量维持在一个适宜的水平或仅稍有增加。这时就不需额外补充食盐。

如果出汗量很多而且汗盐排出过多时,尽管通过醛固酮的作用可使尿盐排出量有所减少,但由汗和尿排出的总盐量仍将显著增加,这就需要及时补充食盐。如果连续几天虽有大量出汗,但机体的调节机能能够产生适应性反应。此时不仅尿盐进一步减少,而且汗盐浓度在几天内也会显著降低,从而使盐的总排出量回降,此时即使不额外补充食盐或仅补充少量食盐,亦可保持人体氯化钠代谢的平衡。由此可见,特别需要补充食盐的时间主要是在刚进入高温环境的头几天,其他时间则可以少补充或甚至不补充。

以往对于高温作业中汗盐的损失总是强调多补充食盐,但近些年来发现过多钠对身体不利,可对心血管系统产生不良影响,甚至引起高血压。所以对于盐的补充采取了比以前谨慎的态度,强调不应过多地给盐。全面了解这些将能更合理地安排高温作业者食盐的补充。

3. 其他无机盐的补充

随汗流失的无机盐成分除钠外还有钾、钙、镁等以及一些阴离子,如氯、磷酸根等。

4. 饮料的温度和饮用方式

饮料不可过热,过热会增加出汗,但也不宜太冷,太冷的饮料对正在受热的机体是一种强烈的不良刺激。提倡以10℃左右为高温作业冷饮的最适温度。关于饮料的饮用方式,已经肯定高温作业中以少量多次饮用为好。其优点是可减少高温作业中身体的水债,减少直肠温度的升高,可避免因过量饮水而加重心脏和肾脏的负担。

5. 饮料的选用

为补充盐分可选用部分含盐饮料,而在此同时仍应备有不含盐饮料。含盐饮料可选用盐开水、盐汽水及盐茶,含盐浓度均以0.1%为宜。不含盐可选用白开水、茶水、柠檬酸水,或由酸梅浆、陈皮糖浆、山楂糖浆等配成饮料等。对市售各种饮料的选用,应当采取审慎的态度。白开水、盐开水虽不可口,但同样可以达到补充水盐的目的,均为基本的饮料。

茶水为我国人民传统的饮料,具有解渴生津提神的作用。如果需要也可按0.1%含盐量酿成盐茶。盐茶能减轻疲劳,改善体温、脉搏、血压和心率的变化。由酸梅糖浆、陈皮糖浆、山楂糖浆等配制的饮料,除能补充水分外,还能补充无机盐、维生素和糖分,具有饮用可口、止渴、加速热适应等优点。

市场上的饮料,从卫生保健角度看,或有不符合卫生要求者,或有无何益处者,因而对它们的选用应当采取审慎的态度。选用的标准应当是:由正式饮料厂生产,经政府卫生部门批准,卫生质量有保证的,由天然原料配制而成的,有合乎高温作业者身体需要的适量无机盐和水溶性维生素的。而对那些未经卫生部门严格检验、卫生质量没有保证的饮料,或纯系由糖精、香精和人造色素配制而成的所谓"三精水"式的饮料皆不宜选用。

6. 饮料供应的卫生管理

清凉饮料的卫生质量关系到广大高温作业者的健康;十分重要,应特别注意以下几点:①须指定专人配制和供应饮料,在他们从事本项工作前须进行体格检查(包括带菌检查),凡患有传染病的人员(痢疾、传染性肝炎、肺结核、化脓性和渗出性皮肤病)或肠道传染病带菌者均不应从事本项工作。饮料配制和供应工作人员每天工作前必须穿好干净的工作服,带好口罩,认真洗手,工作中避免直接用手接触原料和饮料。②凡接触饮料的一切设备(如沙滤器、冷却系统、冷饮箱)和配制饮料的一切器具,都必须认真消毒和清洗。消毒方法可采用漂白粉消毒液浸泡。漂白粉消毒液的配制方法为:每千克水加漂白粉精片一片或漂白粉精粉一平匙(微型塑料匙),配成含量为万分之二的消毒液;使用漂白粉精片时,应先捣碎研成粉状,用少量冷水调成糊状,然后倒入自来水中(忌用热水或温水配制),即可供消毒用。配制和供应饮料的场所环境清洁且容易彻底清洗,并要经常保持清洁。③所供应的饮料水应符合卫生标准,如以沙滤水配成,须经细菌检验,大肠杆菌指数不得超过3,每毫升水中杂质总数不得超过100个。

(二)采取促进食欲和消化液分泌的措施

如前所述,环境高温作用于机体后通过神经传导将高温刺激传给体温调节中枢,而后通过体温调节中枢与摄食中枢之间的联系,对摄食中枢产生抑制性影响。因此,要改善食欲,必须可能在就餐过程中解除高温刺激,下述办法可供选用:①为高温作业者安排凉爽的就餐环境。最好是给食堂安装空调设备。如经费条件不允许,则应多装一些风扇,多开一些窗户。食堂应尽量安排得宽敞一些,不要过于拥挤。②为高温作业者安排合适的沐浴场所,在离开高温环境进入食堂之前提供沐浴机会,冲去全身热汗,使之能凉爽舒适地进入食堂。③在进餐前饮用适量的冷饮也可以促进食欲,但量不宜过多,饮料温度不要低于10℃。

在西餐中配一些凉水稀饭和美味凉水汤,既可补充水盐又能促进食欲。在进餐前先喝点饮料或汤,能解除因饮水中枢的兴奋而引起的摄食中枢的抑制,菜汤、肉汤能促进消化液的分泌,有助于促进食欲。

由于高温环境会引起消化液分泌减少,故应在膳食中增加能促进消化液分泌的调料,如葱姜等各种辛香调味料,既可促进食欲又可促进消化。此外,增加维生素B1的摄入量也有促进食欲和促进消化的作用。食醋在炎热环境中具有刺激人体胃液分泌和改善食欲的作用。

(三)提供营养适宜的膳食

为高温作业者提供的膳食应当适应上述营养代谢特点。热能供应一般容易达到供给量标准,高温作业者热能摄入不足的原因往往是食欲下降。因此,改善伙食,增进食欲,是使高温作业者摄入适宜量热能的重要手段。膳食供应的蛋白质大体应占总热量的12%,并适当注意优质蛋白质的供应。瘦肉、鱼、蛋、牛奶、黄豆及豆制品等都是优质蛋白质的良好来源。脂肪占总热量的25%~30%即可,适量脂肪可增加菜肴香味、促进食欲,但不宜过多。

由于含盐饮料通常不很受欢迎,而通过膳食给予水盐比较容易接受,因此,在膳食供应中应当做出相应安排。例如把汤做得好些,既补充了水又补充了盐。当然,如果出汗量很大,全部依靠膳食来补充盐就不够时,这时仍能在进膳时间之间在高温现场及时给予含盐饮料。

膳食不仅提供氯化钠,而且还是其他各种无机盐的来源;如蔬菜含有丰富的钾和钙,谷米、豆类和肉类都含有丰富的钾和镁。这些食物对于因出汗而丢失了大量钾、钙、镁的高温作业者都是很适宜的。由于缺钾的可能是引起中毒的原因之一,因此,高温作业者的膳食中应多配一些含钾丰富的食品。

高温出汗丢失颇多铁锌等微量元素,对高温作业者的膳食应当注意微量元素的平衡,应按照前面"关于高温作业者营养素供给量"中提出的供应量供应充足的铁和锌。动物性食物如肝脏,瘦猪肉,牛羊肉不仅含铁丰富而且吸收率很高。植物性食物则以黄豆、鸡毛菜、毛豆等含铁较高,黄豆不仅含铁较高,且其铁的吸收率也较高,是铁的良好来源。用铁锅烹调食物可显著增加膳食中铁的含量,用铝锅和不锈钢锅取代铁锅则膳食中铁的含量就较少。

锌来源广泛,动物性食物含锌较丰富且吸收率高。每千克食物含锌量如牡蛎、鲱鱼都在1 000mg以上,肉类、肝脏、蛋类则在20~50mg。高温作业者维生素B1、B2、C和A的需要量增加,膳食中应多配含这些维生素较多的食物,含维生素B1较多的食物有小麦面(不宜太精白)、小米、豆类、瘦猪肉等;含维生素B2和A较多的食物有动物肝脏和蛋类;含维生素C和胡萝卜素较多的食物为各种蔬菜。由于膳食中有些蔬菜不易达到上面所提出的需要量，应根据可能适当给予维生素制剂或强化饮料，强化食品。

四、防治高温作业者中暑的饮食原则

合理、全面和充足的营养，可口的烹调，再配以清凉的解暑饮料，是预防中暑的重要条件。为了促进高温作业者的食欲，应注意饮食调配。饭菜要多样化，烹调应注意色、香、味；在保证饮食卫生的前提下，可适当食用凉拌菜；结合高温作业者的饮食习惯，可适当使用酸、辣调味品，以刺激食欲及消化液的分泌，有利于食物被更好地消化吸收和利用。应配合高温作业者的工作时间，改变进餐时间及三餐中的食物分配。应把最主要的一餐，安排在上班前或下班后经过充分休息后进食，并注意食堂环境的优美、通风和降温，使进食者心情愉快，从而有利于食物的消化和吸收。

因中暑患者全身衰竭，胃肠功能紊乱，于病程的极期应以静脉补液为主，随着病情的缓解，开始先给予流质，以后再过渡到半流质及普食。同时，可补充汤类或合适的饮食。高温作业时，由于出汗过多，体内水分减少，觉得口干舌燥，欲饮水自救，这是很平常的。但应特别注意，中暑时的病人饮水宜少量多次，每次饮水量以不超过 300mL 为宜，切忌过度狂饮。过量饮水会冲淡胃液影响消化功能，严重的可引起反射性排汗亢进，尤其在过量饮用热水时，更会大汗淋漓，易导致体内水和盐分进一步丢失，严重者会发生痉挛、抽搐，故饮用热水应适量。

此外，最好不单纯喝开水，可配制含盐的清凉饮料，或在饮食中添加一些菜汤，既增加了营养，又补充了适量的水和盐分。冰淇淋、雪糕、蛋筒、冰镇冷饮等生冷之品，虽有清凉消暑之功，但也不宜过量。在高温环境下，皮肤毛细血管扩张，胃肠道血流量相对减少，如过食生冷，常会损伤脾胃，引起腹痛、腹泻，妨碍消化吸收。特别在吃饭前后，更不宜多吃生冷。中暑病人应选择清淡而易消化的食物，少吃或不吃甘肥厚腻之物。过食肥腻，会增加胃肠道负担，使血液滞留于胃肠，大脑血清相对减少，会使人感到困倦、疲乏，还可引起营养吸收障碍等。注意饮食卫生，炎热的夏天，室内温度较高，细菌易繁殖，食物易腐败变质。中暑者更要注意饮食卫生，以预防胃肠炎等疾病。

五、预防高温作业者中暑的食疗方

莲叶梗 30g，柳叶 3g，薏米 15g，扁豆 15 ~ 20g。加水 3 碗，煎至 1 碗服用。每日 1 剂，1 次饮完，常用具有祛暑清热、健脾利湿的功用。

金银花 45g，乌梅 90g，白糖 100g，柠檬香精 5mL。先用开水浸泡乌梅 5min，倒入砂锅加水 1 000mL，用文火煎半小时，滤出头汁约 500mL。将头、二汁混合澄清过滤，置干净砂锅再次煮沸，缓缓加入白糖使之完全溶解，边加加搅，防止糊底。待冷却后，加入柠檬香精调匀，装消毒容器备用。本品具有清热解毒、消暑生津之功效，夏天常服，有预防中暑、感冒、疮疖等作用。

决明子 100g，白砂糖 100g，柠檬香精 5mL。决明子先用小火拌炒 10min，倒入砂锅，加开水 2 000mL，用武火煮开后，转文火煮半小时以上，滤药汁 1 000mL 左右。药汁转入砂锅，缓缓入白糖使之溶解，冷却后加入柠檬香精调匀即可。本品具有清肝益肾、祛风明目、润肠通便之功用，能防暑降温，增进食欲，治高血压、头晕等。

白茅根100g,白扁豆、白木耳各10g,水煎代茶饮,每日1剂,具有清热养阴、祛暑利湿、健脾之功效。金银花、绿豆各100g,水煎饮汤,每日1剂,有解暑清热、预防中暑的功效。冬瓜10g,莲叶1张,粳米60g。各味洗净,加水,共煮粥服用。每天1剂,可连用4~5剂,具有清热祛暑、益脾利湿的作用。冬瓜500g(切块),薏米30g,鸭1只。鸭去毛及内脏,洗净切块,与前二味一起加水煮成汤,每日或隔日服用,宜常服,有清热祛暑、利湿和胃的作用。绿豆100g,黄豆、白扁豆各30g。共入锅加水煮烂后,取浓汁服用,具有清热解毒、祛暑、和健脾之功用。

鲜杨梅500g,白糖50g。杨梅洗净晾干,置瓦罐中,加入白糖共捣烂,加盖(少留空隙通气),7d后用纱布绞汁,入锅中煮沸,待冷装瓶备用。常服用清热祛暑、止渴的作用。绿豆120g,白糖适量。绿豆加水煮烂,调白糖食用。每日1剂,夏天常服有清热解毒、利湿、和胃的作用。

绿豆100g,糯米200g。共加水煮至豆烂熟成粥服用。每日1剂,分2~3次服用,有清热解毒、祛暑、益脾和胃的作用。绿豆衣、白扁豆衣各5g,水煎代茶饮,每日1~2剂,有清热祛暑、利湿的作用。

第三节　低温环境作业健康饮食

长期以来,人们所关心的是如何保证寒区人员有高度的工作能力和良好的健康水平。当然,要解决这一问题,首先是改善保温措施,包括防寒服的使用、室内取暖和运输工具取暖等。与此同时,调整膳食中的营养素比例,也是提高人体耐寒能力的因素。所以,对低温环境下作业人员的饮食调养应高度重视。

一、低温作业对人体的影响

人在低温环境作业时,其生理功能会出现一系列变化,主要有以下数种:

1. 皮肤血管收缩

皮肤遇冷时血液由体表向体内各部位转移,内脏血流量增加;皮肤温度和皮下组织温度下降,使皮肤散热减少,散热量可减少1/6~1/3,这是人体自身的保护性反应。

2. 心血管反应

心率略有增加,收缩压和舒张压轻度上升,呼吸略加快。

3. 皮肤的竖毛反应

该反应俗称"鸡皮疙瘩"。

4. 内分泌增加

肾上腺髓质释放肾上腺素,甲状腺增加甲状腺素,促进蛋白质和其他物质代谢。

5. 寒战

寒战反应个体差异大,大多数人若着衣较少时,受冷刺激不久即发生寒战。据报道,20min寒战,机体产热约增加3~4倍,体温上升0.6~0.8℃。这时,肌肉中三磷酸腺苷(ATP)的使用量大增,食物营养成分氧化加速。也有少数人,因皮肤脂肪层较厚,即使穿衣较少,也不一定发生寒战。机体在寒冷环境中，经过一定时间后，就能逐渐适应。此时，由寒战产热转为非寒战产热。适应期非寒战产热时，去甲肾上腺素分泌量增加，机体对正肾上腺素的敏感性提高，能持久地产热，使总代谢率增加。

二、低温作业者对营养供给的要求

（一）热能消耗增加

人在寒冷条件下，体表皮肤与环境之间温差大，散热加快，故体热散失多。穿戴笨重的防寒服、鞋帽和手套，增加了机体的负荷，行动时能量消耗也随着增加。再者，穿戴笨重，在工作和生活过程中动作不自如、不协调，也会额外增加能量的消耗。一般讲，应较温带地区增加10%～15%。如虽在寒冷地区，而工作在温度适宜的室内或防寒服性能较好，人体基本上不接触寒冷，则不必增加较多热能的供给。实际上，只需补充因多穿防寒服所消耗的热能。据报道，此时，只要较温带地区同等劳动者高2%～5%即可。

（二）脂肪的摄入量增加

脂肪有增加人体耐寒作用。人或动物，未经寒冷适应而突然受冻时，显示出高脂肪饮食者比低脂肪饮食者耐寒力强。动物实验表明，两组大鼠的饲料热量相等而脂肪含量不等，一组为32%，另一组为12%。当两组大鼠突然在零下4℃受冻时，于受冷后第三天存活率分别为95%和50%，第七天为60%和10%，高脂肪组的存活率明显大于低脂肪组。

另有实验表明，自由取食动物，当进入寒冷环境时，选食脂肪量增加。人的饮食习惯也是冬季喜欢吃脂肪含量高的食物，而在夏天喜欢吃清淡的食物。因脂肪，特别是动物性饱和脂肪长期摄入过多，易患动脉粥样硬化症，所以，寒区工作者脂肪供给量应适宜。根据美国标准：在寒区中等劳动强度者，成人每日总热能供给量为13 765～16 108kJ时，脂肪应占饮食热能的36.5%，故脂肪供给量可为134～156g。

（三）糖代谢增强

糖也有提高机体耐低温的作用。实验证明，当动物接触寒冷时，肚脐和肌肉中糖原迅速减少甚至消失，而血糖上升，说明糖类被优先利用。另有实验表明，当动物给高糖饲料时，在短时间内低温耐力增高；而给高脂肪饲料时，要经过一段时间才能发挥耐寒作用。所以，糖与脂肪在增强耐寒力上是相互补充的。根据美国标准，在寒区中等强度劳动者，糖热能供给应占全日总热能的48.8%。这样，全日热能供给量为13 765～16 108kJ时，糖的供给量应为300～393g。

（四）蛋白质供给量

有人发现，动物在寒冷环境下，肾上腺素分泌增加，出现负氮平衡，说明蛋白质消耗量增加。根据美国标准，寒区中等强度劳动者，蛋白质热能供给应占全日总热能的14.4%。这样，全日热能供给量为13 755～16 108kJ时，蛋白质供给量应为120～140g。

（五）矿物质与微量元素需要量

寒冷地区人体矿物质和微量元素常感不足，应特别留意补给。其原因是，一为蔬菜、奶品不足，饮用冰雪水等；二为代谢需要增多，如钠泵产热、气候适应过程血钙、钠、镁、锌下降等；三为矿物质自机体排出量增加，如低温下多尿，氯化钠及其他矿物元素损失较多等。其中最为普遍，应引起严重注意的，主要是钙和钠。钙由于其来源不足，日照时间短、维生素D作用受限等，所以寒冷地区缺钙是普遍存在的营养问题，缺乏病如佝偻病发病率有明显地理气候特征。寒冷地区居民钠需要量增高，食盐摄取量多，人民谚语中也素有"南甜北咸"之称。

（六）维生素消耗量增加

低温作业者地寒冷气候下，各种维生素消耗量增加，据研究证明，维生素C能增强人体对寒冷环境的适应能力。人在寒冷中，交感神经兴奋，血中维生素C含量及尿中排出量均下降，表现出消耗量增加并出现缺乏症。

在寒区户外，如每人服用1 000mg维生素C，能明显地减轻感冒、鼻炎和喉痛症状，减少咳嗽病例。这说明，机体对寒冷的耐力与补充维生素C密切相关。据我国对东北地区人群进行维生素C饱和试验的结果表明，要使机体达到饱和所需的维生素C量，寒冷地区较温带地区为多。动物实验证明，在低温条件下，维生素C供给多者比少者的直肠温度下降少。说明前者对急性降温耐受性好、适应快。维生素A也可增强耐寒能力。动物实验证明，在环境温度为5℃时，为保持大白鼠长期存活，应补充维生素A 100μg；而当环境温度为25℃时，仅需5μg。维生素B1能预防在寒区所发生的不适应性生理功能紊乱。有人发现，寒区重体力劳动者尿中维生素B1排出量减少，而补足后，尿中排出量可恢复正常。维生素B6和维生素PP对高级神经活动中枢的调节作用有重要意义。大脑半球皮质的兴奋和抑制过程的协调，特别是内抑制过程的巩固对人体适应寒冷气候特别重要。所以，在寒冷地区工作的人，应增加维生素B6及维生素PP的供给量。

三、低温条件下的营养代谢

（一）热能消耗量增加

人体在环境低温下出现寒战和其他不随意运动，是人体不自主地抵御寒冷的生理现象，从而自然也是低温下人体热能需要量增高的一个原因。此外，在环境低温下，人们往往不得不穿着笨重的防寒服装，有时由此可使人体增加5～10kg的额外负担，而且由此还要造成人体活动受限制，行动笨重不协调，这些都要使人体多消耗热能。低温下甲状素分泌量增加，使体内物质氧化所释放的能量，不能以ATP形式储存，而以热的形式向体外散放，即发生氧化磷酸化解联现象。其结果自然是表现为机体热能消耗量增加。同时，体内三磷酸循环增强，涉及呼吸链的酶如琥珀酸脱氢酶和细胞色素氧化酶等酶的活力都增高，由此也必然使机体产热能力增强。在我国还普遍存在环境低温的北方地区比南方地区的人体发育水平高，其明显标志是平均体重与身高较大，因而热能需要量也增多。

（二）环境低温作用下机体代谢方式的某些改变

在环境低温作用下，机体代谢方式最具特征的改变，是由以碳水化合物供热为主，逐步转为以蛋白质脂肪供热为主。低温条件下的人群，其膳食结构也与之相应地改变为以蛋白质、脂肪为主的膳食构成。而这些适应低温环境的人群，尽管大量吃肉、吃高蛋白高脂肪膳、但其血清中总脂含量、胆固醇含量、低密度脂蛋白与极低密度脂蛋白含量，都比同一膳食条件下非低温环境下的人群为低。低温条件下，膳食蛋白质的供给量虽不要求过高，达到正常供给量的上限即可，但有些氨基酸对机体寒冷适应过程可能是有益的。在低温条件下，水电解代谢发生特殊改变。低温条件下人们的食盐摄取量应稍有增加，否则钠不足将使基础代谢水平降低，而不利于寒冷条件下机体的热平衡。寒冷条件下血中钙含量偏低。低温下人体内水溶性维生素的代谢变化较大，水溶性维生素的体内营养水平有夏季偏低、而冬季较高的现象。

（三）低温对人体健康与发育的影响

低温对人体健康的影响可能是多方面的，人们常将环境低温同某些常见病联系起来。首先是颇具特征的营养缺乏症。环境低温限制当地食物供应来源，特别是食品生产加工和贮存运输条件比较落后的发展中国家，低温地区经常出现蔬菜、水果不足，所以一些维生素和矿物质不足或缺乏比较常见。这种现象在我国北方一些地区，特别是冬季并不少见。东北、华北和西北等寒冷地区，居民蔬菜摄取量低，膳食中胡萝卜素、维生素 C 和钙、铁等摄入量低于我国中部和南部温暖地区，也反映出寒冷地区的人的营养水平低下和营养缺乏病发病率较高。此外，寒带居民血钙水平低，不仅与食物来源有关，如奶制品较少、蔬菜不足，而且与日光照射不充分，维生素 D 营养水平欠佳有关。因而影响儿童发育，化骨迟缓，佝偻病患病率高发，骨折病人不易恢复。寒地居民甲状腺肿多发。其原因一是机体热能消耗增加，甲状腺功能亢进；二是寒冷地区的内陆或边远地区，食物中碘含量不足。

四、低温作业者的营养保证

（一）平衡膳食的原则要求

人们处于低温环境下往往食欲增强，食量增加，并且对高脂肪高热能食物表现偏爱，口味嗜好偏咸。特别应增加动物性食物、谷类和植物油的供给。

低温下平衡膳食，应比同一人群常温下增加热能供给量至少 10% ~15%，调整蛋白质、脂肪和碳水化合物的比例，主要是提高脂质占膳食热度偏低的倾向。

（二）平衡膳食的食物供应

为满足寒地居民平衡膳食所需的食物，首先在品种和数量上要体现膳食结构的特点。主要是热能食物和油脂食物应较充分，如粮食、豆类、动物性食品和油脂等，油脂中应包括 25% ~50% 的植物油，以保证必需脂肪酸的来源；第二是注意解决好所需的蔬菜。如前所述，寒冷条件下人体既有维生素与矿物质的额外消耗，而作为这些营养素来源的蔬菜（水果也一样）又常感不足。我国北方居民一般靠入冬前大量贮存蔬菜解决这个需要，但实际上普遍存在所贮蔬菜数量不足、品种单调、方式原始、营养成分较少。对此，一是发展生产如温室种菜，二是合理贮存发展蔬菜冷冻技术，三是选育营养价值高的品种。采取各种措施供应更多鲜菜鲜果，保障寒地居民平衡膳食所需，克服寒地普遍存在的人体维生素、矿物质营养水平低，是解决低温营养总量的有效手段。另外，应尽量减少寒冷地区食物营养价值的损失。例如蔬菜长期窖藏，维生素 C 及胡萝卜素有 20% ~40% 的损失，高原性寒地由于气压偏低，沸点只有 80℃左右，食物难以煮透煮烂，所以往往因加热时间过长而使营养素遭受损失。

(三)对供膳与膳食制度的要求

低温条件下对人体的保护首先是保温取暖,这应当贯彻到各个保健领域,也包括供膳在内。进食冷饭、冷菜不利于人体健康。冷饭、冷菜不但使饭菜的色、香、味等感官性能变差,对胃肠道产生不良刺激,而且还可抑制消化系统酶的活性,使消化功能下降。热食是我国人民一个合理的传统饮食习惯,所以要求寒冷地区或季节要供应热食物。它是一个有意义的食品卫生措施,所以在低温条件下要提倡膳食保温,有必要的设备和措施供应热食。根据寒地居民热能需要量高,食量大的特点,也考虑劳动强度大,劳动时间长,应该每日安排四餐。

第四节　高原环境作业健康饮食

一、高原作业对人体的影响

我国高原地区辽阔,资源丰富,公路建设任务繁重,职业人群进入高原、开发高原是时代的需要。高原与平原地区相比较,气候因素有很大不同,大气压低、氧气不足、寒冷、干燥和阳光辐射强等。这种特殊环境因素,对人体的生理影响较大。

(一)引起机体缺氧

高原空气比较稀薄,大气压低,氧分压也低,从而使人血氧饱和度减低,血液运送氧能力下降,引起组织缺氧,发生高原反应。机体为了增加氧的摄取量,发生代偿性反应,包括呼吸频率加快、肺通气量增加、心输出量增加、红细胞和血红蛋白含量增加等。由于呼吸过快,二氧化碳呼出过多,造成血液酸碱平衡失调,发生血碱过多,甚至碱中毒。

(二)导致食欲不振

缺氧引起胃肠道反应,出现食欲减退、恶心、呕吐、腹痛、腹胀等症状,从而使进食量不足。据报道,高原缺氧条件下,摄食量最好的也只能满足机体需要量的65%;最差的只能达到35%。因此,膳食摄入量下降,会出现多种营养缺乏症,继而使人体健康状况变坏。

(三)人要承受寒冷、干燥及紫外线的照射

海拔越高,气温越低,寒冷对人体的影响越突出。空气中水蒸气含量随海拔增高而减少,使人显得干燥。高原空气稀薄,日照强,同时紫外线辐射也增强,可对人体产生多种有害作用。

二、高原作业对人体营养代谢的影响

(一)热能消耗增加

人从平原进入高原的初期,发生代偿性反应,使基础代谢消耗能量增加;一般性活动,能量消耗也增加。据报道,初进入高原,如果从事的劳动强度和海平面相等比已适应高原环境者能量消耗为多,第五天热能消耗量增加3%~5%,第九天增加17%~35%。并且随着劳动强度的增大,热能消耗也增加得越多。

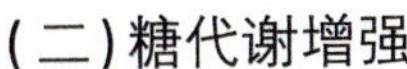

(二)糖代谢增强

研究发现,人进入高原时,糖原分解和异生作用加强,葡萄糖利用增加,这说明糖代谢增强。不论进入模拟高原环境或实际高原,人体进食高糖饮食都能提高缺氧耐力。将进入高原人员分为两组,一为高糖膳食,一为低糖膳食,两组比较,前者呼吸气体交换好,肺泡氧分压高,动脉血氧分压高,动脉血氧饱和度也高。从人体3种主要产热营养素效果看,也说明人在缺氧环境下,食入高糖比食入高脂肪、高蛋白质有利。人体通过消化系统摄入上述3种产热营养素,同时,通过呼吸系统吸入氧,然后在体内发生氧化反应,产生热能。消耗同体积的氧所释放的热能,糖高于脂肪和蛋白质,即糖氧热价最高。所以,高原工作人员摄取高糖能提高缺氧耐力。

(三)蛋白质分解增加

人在高原缺氧初期,一方面食欲不振,摄入食物总量大减,随之摄入蛋白质量也不足;另一方面,因高原条件使机体蛋白质分解增加,合成减少,出现负氮平衡。如果增加蛋白质摄入量,则负氮平衡可以得到纠正。机体在高原缺氧适应过程中,为了提高血氧饱和度,逐渐发生代偿性反应,表现为红细胞数增加、血红蛋白增加、血球容积增大及毛细血管增多。这些变化均说明,蛋白质营养在高原缺氧适应过程中的作用。

(四)维生素摄入不足和消耗量增加

由于高原作业者食欲减退,使维生素摄入不足,而代偿和适应反应又使维生素消耗量增加。所以,高原易发生维生素不足而使缺氧耐力下降。很多维生素对高原缺氧的适应均有利,如维生素A、B1、B2、C、PP、B6、B12、E及叶酸等。维生素B1在糖代谢中起作用。我们每天从谷类、豆类、水果、糖果、纯糖或淀粉等食物中得到了糖。这些糖被分解为葡萄糖,最后氧化成二氧化碳和水,释放出的能量可供机体使用。葡萄糖在体内的一系列氧化反应,有赖于具有生物活性的各种酶的存在,羧化酶就是其中之一。该酶的辅酶,为焦磷酸硫胺素。如果膳食中维生素B1供给不足,则焦磷酸硫胺素减少,羧化酶活性下降,引起氧化反应受阻,能量释放减少,进而导致体力下降,易感疲倦。因在高原缺氧条件下,人体需要较多的糖,也应补充较多的维生素B1。维生素B1在神经末梢兴奋传递上也有重要作用。焦磷酸硫胺素能促进神经递质乙酰胆碱的合成。如果维生素B1缺乏,则乙酰胆碱合成减少,神经传导障碍,使全身各系统也会受不同程度的影响。对消化系统的影响,表现为胃肠蠕动减慢、食物通过胃肠时间延长、消化酶分泌减少、消化功能减弱,引起食欲不振和消化不良等症状。所以,维生素B1缺乏,消化道的高原反应加重;如果增加维生素B1的供给,能提高食欲,增加胃肠蠕动,从而维持正常的消化功能。维生素E能提高人在高原体力活动的效率,维生素E为适应高原生活所必需的。

有的学者曾对海拔1 970m进行滑雪训练的运动员设计了3种口粮,其主要营养成分相同:蛋白质170g、脂肪140g、糖700g。在第一种口粮中减少蔬菜水果含量,所提供的热量只有628kJ(150kcal);第二种口粮中增加蔬菜水果含量,所提供的热量达到3 138kJ(750kcal);第三种口粮中,蔬菜、水果量与第二种相同,但额外补充了复合维生素(其中维生素C为50mg、维生素B1为20mg、维生素B2为10mg、维生素PP为3mg、维生素D为25mg和维生素E为

6mg)。结果表明:第一种口粮由于蔬菜、水果少,因而各种维生素摄入更少,对高原适应不好;第二种口粮,由于蔬菜、水果增多,使各种维生素摄入达中等,对高原适应有一定作用;第三种口粮,因补充了复合维生素,对高原适应能力明显提高。

三、高原作业者对营养供给的要求

(一)增加总热能供量

由于人进入高原时,热能消耗量增加,供给量也应增加。体重为60kg的人进驻海拔3 000m以上地区时,其每日热能供给量:在休整中应为13 389 ~ 15 471kJ,行进时则应为17 573 ~ 20 083kJ。

(二)糖供给量应高

根据高原工作人员的不同劳动强度,每日糖供给量以400 ~ 550g为宜,占全日总热能比应在50% ~ 55%。

(三)蛋白质供给量应高

根据高原作业者不同劳动强度,每日蛋白质供给量以100 ~ 130g为宜,占全日总热量比应在12% ~ 15%。

(四)脂肪供给量应适宜

虽然人在高原条件下,对饮食脂肪有较高的吸收率和利用率,对脂肪热能的利用可增加,但脂肪氧化不全产物(酮体)会在体内大量生成,使其在血和尿中含量增高。酮体在体内蓄积,会使机体在缺氧时耐力下降。所以,高原作业者,脂肪供给量应适宜,每日以100 ~ 130g较好,占全日总热能比应在25% ~ 30%。

(五)维生素供给量应增加

从实验结果看,在高原反应期,每日维生素B1的供给量,应高于平原的5倍左右,约5 ~ 10mg;反应期后改为2 ~ 2.5mg。为了满足高原作业者生理的需要,平时应每日供给维生素A 3 500 ~ 5 000国际单位,维生素B1为2.0 ~ 2.5mg,维生素B2为1.5 ~ 2.0mg,维生素C为75 ~ 100mg。

(六)应增加铁的供给量

铁的主要生理功能是参与氧的运输与交换,它是通过构成红细胞和血红蛋白来实现的。机体为了从高原缺氧环境中提高对氧的摄取量,以减轻组织缺氧状态,会出现代偿性反应,使作为运氧工具的红细胞数和血红蛋白含量增加。所以,高原作业者为了适应机体的需要,应增加铁的供给量,一般每日供给量为15 ~ 20mg,有利于发挥这种代偿作用。如果铁的供给量不足,就会出现代偿性贫血。

四、对高原一般营养情况的调查

(一)高原食物分析

有关学者对西藏地区食物营养成分进行了分析,对高原地区的野菜、野果中维生素含量进

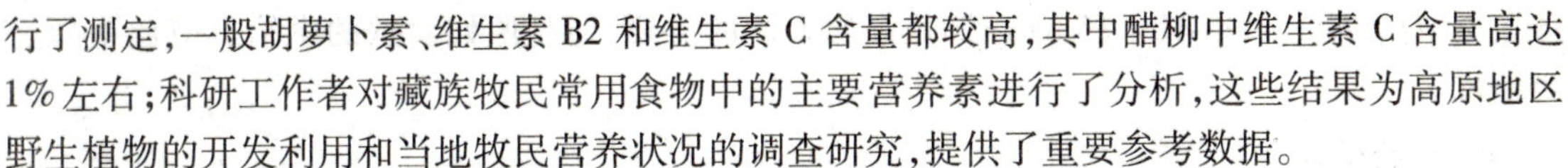

行了测定，一般胡萝卜素、维生素 B2 和维生素 C 含量都较高，其中醋柳中维生素 C 含量高达 1%左右；科研工作者对藏族牧民常用食物中的主要营养素进行了分析，这些结果为高原地区野生植物的开发利用和当地牧民营养状况的调查研究，提供了重要参考数据。

（二）营养调查

有关学者对拉萨（海拔 3 600m）的藏民进行了营养调查，藏民以酥油、糌粑、奶茶、牛羊肉等为主食，吃蔬菜少；对甘肃玛曲藏族牧民进行营养调查，结果表明其食物结构与拉萨藏民有所不同，食物有大米、全麦粉、青稞与豌豆糌粑、茶、牛羊肉、奶及奶制品、酥油等。从主要营养素摄取量来看，钙和维生素 A、维生素 B2 和维生素 C 都有不足；缺乏症的发病率较高，主要为维生素 A、维生素 B2 和维生素 C 的缺乏病。有关学者对居住在新疆和西藏高原 1 ~4 年约 2 000余名的男性青年进行了营养调查，当时所摄取的食物主要由平原运进高原供应，主食有大米和面粉；副食有肉类罐头，大豆，鸡蛋粉、干菜、咸菜等，缺少新鲜蔬菜、水果、鱼肉、蛋类等食品。新疆地区蛋白质、钙和维生素 B2 摄取量偏低、西藏地区能量、维生素 A、维生素 B2、维生素 C 的摄取量较少，不能满足需要。高原维生素 A、维生素 B2、维生素 C 缺乏病较多，其中西藏地区维生素 B2 缺乏病较为严重，舌黏膜脱落，饮食时灼痛，影响就餐。缺乏病发生的原因主要由于膳食中维生素供给的不足，如果供给维生素制剂或膳食改善，可以防治缺乏病的发生。

（三）营养需要量的研究

高原营养需要量国内外进行过许多调查研究，但看法尚不一致。有些作者认为高原低温缺氧对人体是一种紧张刺激，基础代谢增高，分解代谢加强，需要量增加；但有些作者在实验中得不到需要量应当增加的根据，这可能由于实验条件和实验对象的不同所致。

1. 能量和三大营养素比例

人体在高原地区，无论基础代谢，休息和运动时的能量消耗都高于平原，其原因有：一是气温每低 10℃（参考标准温度为 10℃）需增加能量 3% ~5%，才能维持热平衡；二是呼吸加快，失热增加，据估算，高原（4 540m）产热量的 21.0% 丢失，比平原（18.3%）丢失的多；三是基础代谢率增高，消耗能量增多；四是着装笨重，山路崎岖难行，重体力劳动时，能量消耗可增加 6.9% ~25.0%。动物实验的结果也表明，在缺氧环境，摄取足够的能量，对维持体重和氮平衡十分重要。

动物实验的结果表明，在低海拔时，高蛋白膳食的效能和体重增长均优于高碳水化合物和高脂肪膳食，而在高海拔地区，碳水化合物膳食则优于高蛋白和高脂肪膳食，这表明高原低氧环境对三大营养素的需要有所不同。

2. 维生素需要量

通过对 4 800m 高原进行了成年男子维生素需要量的研究，摄入维生素 A 需 3 500 ~5 000 国际单位，维生素 B1 需 2 ~2.5mg，维生素 B2 需 1.5 ~2mg，维生素 C 需 75 ~100mg 较为适宜。

3. 矿物质需要量

人体进入高原后，促红细胞生成素分泌增加，造血机能亢进，红细胞增加，有利于氧的运输和缺氧的适应。铁是血红蛋白的重要成分，所以铁的供给量应当充足，一般认为，如体内铁贮备正常，每日膳食供给 10 ~ 15mg 以满足高原人体的需要，但高原妇女铁的供给量应比平原适当增加。

4. 水的需要量

高原空气干燥，水的表面张力减小和肺的通气量增大，所以每日需水较多。据对珠穆朗玛峰登山者的观察，在 5 800m 高度时，每日水的出入量大于平原 30%。为保持尿排出量在 1 ~ 1.5L，使代谢产物排出体外，每日应饮水 3 ~ 4L，如维持体液平衡则需水约 5L。但初入高原，常无口渴感，不饮水，所以初期失水对人体是一种威胁，应引起重视。在剧烈登山运动中，每 4h 应饮水 1L。久居高原适应以后，饮水量则与平原相同。

五、高原营养的实际问题

(一)食物供应

高原有些地区气候严寒、干旱，时有风雪冰雹、植物和某些家畜生长受到影响，当地不能生产粮食、蔬菜、水果和某些肉蛋类食品，所以在这类地区主副食品一般要从平原或低海拔地区供应。因此，在采购和供应食物时应注意：①品种多样，便于烹调，有利调剂就餐人员饮食习惯和口味；②食物质量优良，富含营养素；③适当供给调味品和刺激食欲的食品，如辣椒、姜、葱、蒜、酱油粉、醋、味精等；④在凉爽干燥季节供应部分新鲜蔬菜和水果；⑤必要时可供应部分鸡、肉、鱼、蔬菜和水果罐头及脱水菜，严寒季节可供应冻鸡、鱼、肉类等；⑥有的地区易发生缺碘性甲状腺肿，应注意供应含碘多的食物；⑦高原运输线长，在运送食物时，夏季应注意预防霉烂变质，冬季应注意预防冻裂冻坏；⑧如有条件，可饲养家畜，生产蛋、肉、乳类食品，修建暖房，生产蔬菜，就地供应。

(二)食物烹调

人初入高原，食欲普遍下降，所以应十分注意和改进烹调方法，保证所需营养素的摄取。在初进高原途中，主副食品要多样化，如米饭、馒头、烙饼、稀饭；炒菜、汤菜、咸菜等，并可供给水果、糖果、点心和茶水等饮料，使就餐人员能得到足够的能量和液体。在进入高原后，要不断改换和增加膳食花样品种，满足各类就餐人员的口味和饮食习惯，增进食欲，保障就餐人员的良好营养状态，加速人体对高原环境的适应能力。在沸点低、食物不易煮烂的地区，要使用高压锅。在寒冷季节，要注意烹调后食品的保温。

(三)食物保存

在高原对供应的食品要注意保存。粮食、罐头、干菜、调味品等应放在库房(或屋内)或帐篷内贮存，并要注意防鼠虫害；切勿放在露天场所遭受风吹雨淋而霉烂变质，新鲜蔬菜水果在热天应放在阴凉通风处，可延缓霉烂；在冷天应放在温暖干燥处，以防受冻。

(四)食物的有效利用

在高原地区对供应的食物要做到有效利用。发挥其应有的营养价值。如绿豆、大豆可以生豆芽，增加维生素 C 的来源；大豆可做豆腐或豆浆，提高蛋白质的消化利用率。蔬菜易被丢弃部分如芹菜叶、萝卜缨等含维生素较高，都应食用。但在高原地区如做霉豆或霉豆腐时，要严防杂菌混入，否则极易食物中毒。如有效利用食物尚难保证维生素的需要时，应供应维生素（A、B、C）制剂，预防维生素缺乏症的发生。

（五）野生动植物的利用

在高原特殊地区，一时食物供应受阻或供应的食物过于单调，难以保证人体需要时，在能采集到野生植物的季节和地区，可以采摘野菜和野果食用，补充营养素的来源，但要辨别有毒和可食植物，防止中毒。在必需捕获野生动物食用时，要严防伤害国家保护的动物。有的河流有鱼，可供食用。在高寒或无人居住的地区，燃料不易获得，所以在出发时应注意携带。

高原营养的实际问题很多，虽经长期的研究得到许多有实用价值的资料，但有些问题如：高原营养需要量；营养与高原适应；高原食物（包括野生食物）营养价值和开发利用；营养与高原指甲凹陷症发生的关系；食品保鲜，食物生产等都需进一步研究解决。近世纪由于高原医学的发展，人们不断揭示高原缺氧对人体的影响和高原适应不全症发生的本质，提出了促进高原缺氧适应的综合措施，其中营养因素的作用，在实践中已被证实。所以应进一步加强高原营养的研究，以不断提高高原居民的体质和健康水平。

六、高原作业者饮食原则

（一）充足的热能

当然确定热能的供给量主要取决于劳动强度，而在同样的劳动强度条件下，生活在寒冷或高原地区的人供给的热能应较生活在平原或温暖地区的人增加约 10%。其中蛋白质供给量应占总热能 10% 以上，而且应含有优质蛋白质。寒冷地区应适当增加脂肪含量，并供给充足的维生素。

（二）调整餐次，增进食欲

高原反应的表现之一是食欲下降。为了改变这种状况，在饭菜制作上应尽量多样化，并讲究烹调技术，使色、香、味俱佳。同时，饭菜最好能符合食用者的饮食习惯。食欲好时，不可暴饮暴食，以免增加消化系统的负荷，使消化功能下降；食欲差时，可采用少量多餐的饮食制度，以保持总进食量不减。

（三）丰富的碳水化合物

我国的膳食中一般碳水化合物含量皆为总热能 60% 以上，适合高原地区人们的要求。在维生素的供给上，要特别注意供给充足的维生素 C，以促进铁的吸收，多供给含铁量多的食物。由于初进高原人的食欲下降，因此要注意调配膳食，保证供应热的饭菜，饭菜可口，特别注意提供可口的汤，避免油腻。有人发现胡萝卜与苹果等可以增加对高原缺氧的耐受力。

（四）增加酸性食物

机体在高原缺氧情况下，由于过度换气，二氧化碳呼出增多，使体液偏碱性，严重时可发生碱中毒。所以，增加酸性食物成分，能调节酸碱平衡，以利身体健康。酸性食物为含氯、碳、硫、磷、溴、碘等阴离子丰富的食物，它们在体内可形成盐酸、碳酸和磷酸等。酸性食物有畜肉、禽肉、鱼、蛋黄、奶油、干酪、谷类、花生和核桃仁等。

（五）烹调中注意食物的特殊性

高原大气压较低，水的沸点降低的，所以，各类食品加热时间延长，特别是大块肉、甘蓝和豆类等。据报道，肉、米饭和蔬菜的烹调时间，在海拔 1 000m 比海平面平均增加 10% ~15%；在海拔4 000m 高度时增加50% ~80%。所以，对于不易煮熟的食物，如肉类，在烹调前要将其切小、切碎；硬食品，如干豆、坚果、干菜和谷米类，应先进行浸泡，然后再进行制作。多选用罐头食品，如肉罐头、鱼罐头、蔬菜罐头，以及正餐罐头等，这是行之有效的简易措施，有的只需稍加热即可食用。当然，如果能使用高压锅制作饭菜更好。

饮食营养的调整是促进缺氧适应，提高缺氧耐力，减少高原（山）病的重要措施之一。美国、俄罗斯、印度、英国、日本等国对这方面的研究都很重视。我国自 20 世纪 50 年代中期起也大力开展这方面的研究。高原营养研究的内容十分广泛，主要有：一般营养研究，包括高原食物分析、营养调查、营养生理和营养素代谢、营养缺乏病的防治、营养需要量的研究等；营养提高缺氧耐力、减少高原病的发生等。

七、高原作业铁不足者的饮食原则

（一）补充含高铁量的食物

铁在畜禽类的肝、肾、蛋黄、奶油等；水产品，如鱼、虾、海带、紫菜、淡菜等；豆果类，如桂圆、芝麻、黄豆、黑豆、西瓜子、南瓜子、红枣等；蔬菜类，如油菜、空心菜、芹菜、荠菜、苋菜等；真菌类，如黑木耳、银耳、蘑菇等；谷类中的麦麸、面筋等；调味品中的咖喱粉、蜂蜜、红糖等，均有较高含量。

（二）进食含铜量高的食物

铜能促进人体铁的吸收和利用，故在补铁的同时应补铜。含铜量高的食物。食物中的磷酸盐和植酸盐可与铁形成不溶性的磷酸铁和植酸铁，影响铁的吸收和利用，补铁者不宜同时服用富含磷酸盐和植酸盐的食物。同样道理，茶叶中的鞣酸也易与铁结合成鞣酸铁沉淀，会严重影响铁的吸收和利用，也不宜喝浓茶。

（三）注意调配饮食中的维生素及钙

胃酸缺乏，常会影响铁的吸收，故胃酸过低者补铁时，可多食含维生素 C 的蔬菜、水果及食醋等，因为维生素 C 为酸性，可促进铁的吸收。另外，钙量过低，维生素 A、D 缺乏，也均会影响铁的吸收和利用。

（四）注意选用烹调用具及食物

高原作业者烹调食物时，宜采用铁锅。因为常用铁锅烹制饮食，可增加铁的吸收。选用促进食欲、帮助消化的食物，如山楂、藕粉、河鱼、豆腐制品、食醋、水果、蔬菜等。选用时新、清淡的食物，如早春的嫩笋、炎夏的西瓜、深秋的蘑菇、秋冬的萝卜等。

（五）饮食禁忌

饮食宜清淡，有条件者可采用少量多餐制，但要保证每天的总进食量。烹调宜精细，做到粗细搭配、色香味俱佳，每餐宜干稀搭配合适，对于羹、汁、粥等，既可提高食欲，又有利于消化吸收。忌肥腻，适当进食鸡、鸭、鱼肉，可起到滋补作用，若过度肥腻，不利于消化吸收，不仅达不到滋补的目的，反而会损伤脾胃，故食欲不振者忌食肥腻。忌过度进食，俗话说："吃饭留一口，活到九十九。"这是一条饮食规则，对食欲不振者更应遵守。已食欲不振者，如再饮食过量，更加重胃的负担，必然会进一步影响胃的消化吸收功能，使食欲更差，故忌过饱。忌过硬食物，如玉米、高粱、花生、瓜子等坚硬而难以消化的食物；有的食物虽不坚硬，但很有韧性，如粗纤维多的蔬菜等，胃不容易将它们磨碎和混合成糜状。它们会造成饮食不化、损伤胃壁等，故食欲不振者应忌用。忌生冷食物，过食生冷食物，会损伤脾胃阳气。脾胃阳气不振，使腐熟运化无力、饮食停滞难消，乃至饮食不思、食欲下降，故食欲不振者忌用各种冷饮及凉拌菜等。忌不洁食物，俗话说的"病从口入"，这个"病"主要是指腐败不洁的食物造成的。食欲不振者再进食腐败不洁的食物，更易发生胃肠疾病，故应忌食。

八、高原作业食欲不振者的食疗

糯米粉、米粉、白糖各 250g，茯苓、山药、芡实、莲子各 120g。后四味药焙干为末和匀，与前三味一起拌匀，做饼蒸熟服用。每日 1～2 次，空腹食用，以适量为宜，可补脾胃，用于脾胃功能减退引起的食欲不振。

鱼 300g，豆豉、陈皮各 6g，胡椒 1g，生姜 2 片。鲤鱼常规洗净，与其余几味一起做汤，待温服用。吃鱼肉喝汤，每日 1 剂，可温中健胃、解表除烦，用于胃寒性食欲不振。

羊肉 500g（切丁），豌豆 50g，萝卜 50g，苹果、生姜各 5g，香菜、胡椒粉、精盐、醋各适量。按常法炖汤，佐餐食用，可益气补中、温中暖胃，用于食积不消、食欲不振。

炒谷芽、陈皮各 10g，鸡内金 5g。水煎饮服，每次 1 剂，每日可用 1～2 剂，可健脾、和中、消积，用于食积引起的食欲不振。

鸭血 500g（切丁），豆腐 50g（切丁），青蒜 1 根，盐、味精、香油、黄酒、醋、胡椒粉、淀粉各适量。锅内放水煮沸，先入鸭血及豆腐丁，再入盐和黄酒，待水沸几次后，加入湿淀粉调匀，再煮沸后加入醋、胡椒粉、味精、香油等，最后拔苗助长上青蒜花，搅匀即成。每日 1 剂，作汤服用，可开胃消食，适用于消化不良、食欲不振。

白菜心、辣椒各 100g，醋 50g，盐、味精、白糖、香油、酱油、生姜各少许。白菜心洗净切丝，加少许盐腌渍，待出水后，用清水漂洗掉盐分，挤出水分装盘。辣椒洗净全部切丝，留下约 1 个辣椒的丝，将其余的皆均匀地撒在白菜上。醋、白糖、酱油调溶后，倒在白菜、辣椒上。香油入锅烧热，将留下的辣椒丝炸成老黄色，乘热浇于白菜、辣椒上，稍盖盖，使香辣味渗入到菜中，拌匀即成。佐餐食用，每日 1 剂，可开胃消食，适用于消化不良、食欲不振。

猪肚（切丝）、大米各 100g。加水适量。煮成稀稠粥食用。每日 1 剂，分次服完，可健脾和胃，适用于脾胃虚弱性食欲不振。椰子肉（切成小块）、鸡肉各 50～100g，放于有盖之瓦盅内隔水蒸熟后服用。每日 1 剂，分次服完，可强壮、补虚、益气，适用于脾气虚性食欲不振。干枣 500g，去核焙干为末，备用。每服 9g，每日 3 次，每次用生姜 5g 煎汤送服。本品可补脾益胃，适用于脾胃不良、食欲不振。

番茄汁 150mL，山楂汁 15mL。混匀服用，每日 1 剂，可健胃、消化，用于胃气不足性食欲不振。藕粉 2 汤匙，先用适量冷开水调匀，然后冲入开水，调成薄糊状即成。每服 1 剂，每日用

1～2剂，可养血、调中、开胃，适用于食欲不振。大蒜3～5瓣。去外皮，每日佐餐生吃，可健胃、消积，常食，对食欲不振有效。

第五节　粉尘作业健康饮食

一、粉尘作业者对营养供给的要求

（一）足量优质的蛋白质

对粉尘作业者及尘肺病人，首先应供给足量优质的蛋白质，以每天80～120g为宜，尘肺病人采用上限值。鱼、蛋、瘦肉、牛奶、豆制品等是优质蛋白质中良好来源。

（二）提高维生素摄入量

对于粉尘作业者和尘肺病人，应增加维生素供给量，每天维生素C需100mg，维生素B1需2mg，维生素B6需2.5mg，烟酸20mg。

（三）脂肪供给量宜少

多数研究证明，饮食脂肪过多，会增加肺尘蓄积，促进肺纤维化，对尘肺不利。所以，粉尘作业者，每天脂肪供给量以50～70g为宜，尘肺患者取低限值，且宜多用植物油。

二、粉尘作业者的饮食调养原则

采用高蛋白质饮食，并含有较多蛋氨酸和色氨酸，可改善血象和增强吞噬细胞活性。粉尘作业者增加饮食中蛋白质供给量，对防治尘肺的发生、发展有一定的作用。而且对蛋白质、脂肪、维生素以及组氨酸代谢中的某些酶活性保护有良好作用。

粉尘作业者饮食中，补充蛋氨酸和维生素C，可降低血液r-球蛋白的含量，减少尿中氨化不安全物质的含量，增加血液中胆固醇脂与胆固醇的比值，恢复肝功能和提高健康状况。另外，饮食中补充维生素B1和维生素B6，对防治尘肺也有一定的作用。目前对尘肺尚缺乏有效的治疗方法，如注意饮食调养，可提高病人的抵抗力，减轻临床症状，从而减轻病人的痛苦。原则如下：宜进食蛋白质及钙质含量高的食物。蛋白质供给量以每日1.2～1.5g/kg体重为宜，可多食瘦肉、牛奶、鸡蛋、鱼、排骨、豆制品等。

宜多吃新鲜蔬菜和水果，以补充各种维生素（A、B、C、D）的需要。宜多吃黑木耳、蘑菇、萝卜、菠菜、芹菜、白菜、荸荠等食物，这些食物具有吸附或促排矽尘的作用，有利于阻止肺纤维变性和坏死。应多选食具有清热、利尿、祛痰和有收敛作用的食物，如藕、莲子、百合、绿豆、鸭梨、西瓜、冬瓜等，尤其在出现咯血症状时，这些食物更应多吃。海带、牡蛎肉、淡菜、紫菜等，有消痰、软坚、散结等作用，有利于消除结节，应多吃。戒烟酒，忌食辣椒等辛辣刺激性食物。

三、尘肺病人食疗

尘肺属中医“胸痹”、“咳喘”、“肺痨”范畴。根据症状不同，可分为气虚伤津型、火燥伤阴

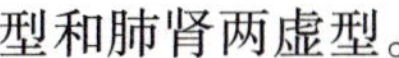

型和肺肾两虚型。

(一)气虚伤津型

可见咳嗽少痰或有稀痰,气短,轻度胸闷或胸痛,劳动后气短乏力,自汗甚,舌淡红少津、苔薄白,脉细缓或数等。治宜益气生津,祛淤散结。

(二)火燥伤阴型

可见干咳、咳少量黏痰或痰中带血,气短或咳嗽气促,胸紧闷痛,盗汗,咽干口渴,尿赤便秘,舌红少苔,脉弦数或细数。治宜养阴清肺、祛淤散结。

(三)肺肾两虚型

多为晚期较重病人,迁延日久,可见咳喘气急,动则更甚,面色灰暗,舌质淡苔少,脉沉细。治宜益肺温肾。怀山药30g,太子参、玉竹各15g,桔梗9g,红糖适量。前四味水煎取汁,以红糖调味服用。每日1剂,分早、晚2次服用,常服有益。冬虫夏草10~15g,百合15g,鲜胎盘半个(洗净切块),鲜藕50g。四味一起入砂锅,隔水炖熟。隔日1剂,连用10~15剂为1个疗程。夏枯草15~25g,沙参15g,猪瘦肉(切片)50g,盐、味精各少许。三味共煮汤,调味后吃肉喝汤,每日1剂,连用7日为1个疗程。鲜萝卜500g,白糖适量。萝卜洗净切碎绞汁,加白糖调溶后服用,每日1剂,常用。冬虫夏草、白及各15g,核桃仁20g,鲜萝卜500g(洗净切块片)。四味同下锅加水适量,煮熟,饮汤吃萝卜及核桃仁,每日或隔日1剂,连用20~30d为1个疗程。蛤蚧数只,蜂蜜30g,鲜萝卜适量。蛤蚧焙干为末,备用。每用蛤蚧粉6g,加蜂蜜和匀,以萝卜煎水冲服,每日1次,常服。黄芪、党参各10g,尖杏仁9g,鲤鱼1条(约750g),水发香菇、冬笋片、白糖各15g,花生油、猪油、料酒、食盐、葱、蒜、酱油、味精、姜汁各适量。鲤鱼去鳞及肠杂,鱼表面划十字刀花,香菇切丝待用;花生油入炒锅,用旺火加热至六成热时,下鱼炸成黄色,捞出沥油;猪油、白糖炒成枣红色,放入炸好的鱼、黄芪、党参及水适量,煮沸后再放入杏仁,以小火煨成浓汤,鱼肉熟透,捞出盛入盘中,去党参、黄芪及杏仁;锅内放入适量水、笋片、香菇及其他调料,烧开后用淀粉勾芡,倒在鱼上即成。每日或隔日1剂,佐餐服用。该品具有补虚益气功能,适用于尘肺久咳气喘、痰稀、面肿者。

当归、党参各15g,鳝鱼300g,料酒、葱、姜、蒜等调料各适量。鳝鱼从背脊剖开,去骨及内脏、头尾,切成丝待用;当归、党参装入纱布口袋内,并扎紧袋口;药袋、鳝丝、调料一同放入锅内,加水适量,大火煮沸,撇去浮沫,再用小火熬1h,捞出药袋,加少量料酒调味即可。每日或隔日1剂,佐餐服用,吃鱼喝汤,有益气养血作用,主治尘肺久病面色苍白、体瘦、气血不足者。

姜半夏末、象贝母各5g,鲜白萝卜250g,冰糖30g。萝卜洗净切片,与其余二味一起加水煮熟。每日1剂,饮汤吃萝卜,有清热止咳、消淤散结,对尘肺纤维化有控制作用。干红丝线30g,瘦猪肉150~200g(切肉丝),食油适量,葱、姜、盐少许。油烧至六成热时,投入肉丝、葱、姜稍煸炒,再放入红丝线并加水熬汤,以盐调味。每日1剂,吃肉喝汤,有宁咳止血、润燥功能,主治尘肺痰少质稠、痰中带血者。苡仁200g,猪胰1副。苡仁洗净,晾干为末;猪胰加水煮熟,切片,用猪胰片蘸苡仁末,随意服用,每2~3d 1剂,具有化痰排脓功能,主治尘肺咳嗽、咳脓痰或咯血者。

羊肺、羊肚、羊心、羊肾各1具,葱、姜、橘子皮各10g,猪油50g,胡椒5g,食盐、味精、料酒各适量,茴香少许。羊肺、心、肾去血洗净,切成2cm见方的小块,放入洗净的羊肚内,将茴香、橘子皮、胡椒、生姜、葱装入白布口袋内,扎紧袋口,放进羊肚内,羊肚用线缝合,入砂锅加水适量,再放入猪油及食盐。砂锅先在武火上煮开,再改为文火炖至肚肉烂熟。捞出羊肚,拆线去药袋,羊肚切成小块入中烧开,加少量淀粉出勾芡即可。每2~3日1剂,佐餐服用。该方具有祛寒强身、健补五脏功能,主治尘肺肺肾两虚者,但咯血者应慎用。鲜藕、豆油各500g,芝麻、白糖各25g,甜面酱50g,姜末、葱花各少许,其他调料适量。藕去皮洗净,切成硬币厚片待用;油烧至五六成热,投入藕片,当炸至呈黄色时捞出;锅内留油75g,放入甜面酱炒熟,加入少许鲜汤,制成浓汁,加白糖与其他调料和匀,煮至汁拱起,再放入炸好的藕片炒匀,拔苗助长入芝麻,翻炒几下即成。每日1剂,趁热服用。该品有润肺止咳、止血功能,主治尘肺咯血。鹌鹑2只,萝卜200g,菜油、姜、葱醋、食盐、料酒、味精各适量。鹌鹑入水淹死,去毛及肠杂洗净,切成1.5cm见方的块待用;萝卜洗净,切成长3cm、宽1.5cm块备用;锅置武火上烧热,入菜油烧至六七成热时,放入鹌鹑块煸炒至变色,再加萝卜块同炒,投入各味调料及加水少许,焖煮10min左右,待鹌鹑肉熟即成。每日1剂,佐餐服用,可补肾纳气,主治尘肺肺肾两虚者。鲜荸荠、鲜白萝卜各100g,冰糖适量。前二味洗净切碎捣汁,入冰糖隔水炖温热服用。每日1剂,有清热生津、化痰顺气功能,主治尘肺咳嗽、口咽干燥、咳痰不畅或痰中带血者。银耳10~15g,橘饼1~2个,冰糖适量。银耳水发洗净,橘饼剁烂,二味一起入锅加水炖煮至银耳烂熟,加入冰糖溶化即可。

每次服1剂,饮汤食银耳及橘饼,有滋阴润肺、止咳止血功能,主治尘肺咳嗽、咯血、胞闷咽干、午后潮热者。海带60g,海蜇30g,红糖适量。海带洗净,切丝,煮烂;海蜇洗净切丝,与海带拌和,再加入红糖拌匀服用。每日2~3剂,佐餐服用,有化痰开结功能,主治尘肺痰稠、肺有矽结节者。

四、尘肺并发肺结核的食疗

尘肺并发肺结核,因并发率较高、病情较重,故对病人威胁最大。尘肺并发肺结核后咳嗽、咯痰症状加重,痰量增多,严重时痰中带血丝或咯血,可伴有全身中毒症状,出现低热、盗汗、五心烦热、心悸等症状。茅根(切段)150g,生地60g,雪梨1个(云核切片),柿饼1个,红枣7枚,鲜藕一段(切片),荷叶蒂7个。各味洗净,加水煎汤。每日1剂,喝汤吃梨、枣、柿饼、藕片,分2次服用,连用7日为1个疗程。该方有滋阴润肺、清热解毒功能,用于尘肺并发肺虚燥热型肺结核。

甜杏仁15g,怀山药12g,百合、党参、百部各10g,未生蛋的小母鸡肉块120g。将六味加水炖熟,每日1剂,吃肉喝汤,有补气、润肺止咳功能,用于尘肺并发肺肾两虚型肺结核。川贝、百部各6g,百合15g,茅根10g,白鳝鱼肉(切段)450g。各味入砂锅加水炖熟,去药渣,加盐、味精调味即成。每日1剂,吃鳝饮汤,分2次服用,有补虚润肺、清热止咳功能,用于尘肺并发肺脾虚型肺结核。知母、贝母、银柴胡、甜杏仁各15g,甲鱼1只。甲鱼去肠杂洗净,与其余四味加水煎煮,至甲鱼肉烂熟,去药渣,加盐调味即成。每日或隔日1剂,食肉喝汤,分次服用。该方有滋阴清热、止咳敛汗功能,用于尘肺并发肺结核阴虚内热、咳嗽、盗汗者。绿茶1g,浮小麦200g,大枣30g,莲子25g,生甘草10g。后四味加水1 500mL,煮至浮小麦熟后,加入绿茶稍煮即可。每日1剂,代茶频饮,有清虚热、敛汗功能,用于尘肺并发肺结核低热、盗汗者。百合、白及、白蔹各60g,猪肺1具(洗净切块)。四味入砂锅加水炖烂熟即可。每日1剂,食肉喝汤,分3次于饭后1h服食,有补虚润肺、止血祛痰功能,用于尘肺并发肺结核咳嗽、咯血。川贝、白及各15g,珍珠粉0.3g,鲫鱼1条(约250g)。鲫鱼去鳞及肠杂洗净。将三味药塞入鱼腹中,加水炖熟即可。每3日1剂,吃鱼饮汤,有补气润肺、止咳止血功能,用于尘肺并发肺结核咳嗽、咯血。

百部、地骨皮、知母各9g,生地24g,甲鱼(鳖)250g。五味一起水煎至甲鱼肉熟烂即可。每日1剂,吃肉饮汤,分2次服用,有滋阴、润肺、清热功能,适用于尘肺并发肺结核阴虚内热者。

麦门冬15g,地骨皮12g,小麦30g,蛤蜊肉100g。四味共用水煎煮,至蛤蜊肉熟即可。每日1剂,吃肉饮汤,有滋阴、清热、敛汗功能,用于尘肺并发肺结核潮热、盗汗者。白及500g,百合、百部各240g,蜂蜜1 500g。前三味共为末和匀,加蜂蜜一起小火煎熬至呈膏状,贮瓶备用。每次用1~2匙,早、晚各服1次,有滋阴、润肺、止血功能,用于尘肺发肺结核低热、咳嗽、咯血者。

紫皮大蒜30g,小站米、白及粉各50g。大蒜去皮,入沸水中煮1~2min捞出;小站米入蒜水中煮粥,粥将成时,入大蒜和白及粉调匀,稍煮即成。每日1~2剂,分1~2交服用,可连用3个月,有补虚、杀菌、止血功能,可用于尘肺并发肺结核咯血者。

百合、百部各30g,粳米50~100g,冰糖适量。各味加水煮成稀稠粥备用。每日1剂,分1~2次服用,有杀菌、润肺、止咳功能,用于尘肺并发肺结核阴虚咳嗽者。莲子50g(云芯),百合30g,瘦猪肉250g(切片),盐少许。三味加水煲汤,加盐调味,每日1剂,分2次服用,有滋阴、清热、敛汗功能,用于尘肺并发肺结核潮热、盗汗者。冬虫夏草15g,怀山药50g,乌鸡肉100g(切块)。三味共炖汤,每日1剂,吃肉喝汤,常服可补肺健脾、止咳定喘,用于尘肺并发肺结核肺脾两虚者。

胎盘1~2具,红枣500~1 000g(去核),冰糖500g。胎盘洗净切碎,与后二味一起煎煮,熬炼成膏状备用。每日3次,每次1汤匙,可补虚和胃,用于尘肺并发肺结核体虚纳差者。猪肝粉、白及粉等量和匀备用。每服15g,每日3次,开水送服。该品具有补肺止血功能,用于尘肺并发肺结核肺虚咳嗽、咯血者。哈士蟆油、银耳、粳米各30g,冰糖适量。前二味冷水浸泡半天,用文火煎煮2h,再入粳米熬成粥,以冰糖调味。每日1剂,分2次服用,可补肾益精、润肺养阴,用于尘肺并发肺结核肺肾阴虚伴咳嗽、盗汗、低热、咯血者。

鳢鱼1条,生姜3片,红枣5枚。鳢鱼去鳞及肠杂洗净,红枣去核,与生姜一起入锅,加水2 000mL,煮至600mL。每周2~3剂,吃鱼饮汤,每剂分早、晚2次服用,有补虚健脾、和胃功能,用于尘肺并发肺结核肺脾两虚者。绿茶1g,甜瓜200g,莲藕100g,冰糖25g。莲藕、甜瓜洗净切片,与冰糖一起加水500mL,煮沸3min后,加绿茶稍煮即可。每日1剂,分3次空腹服用,有补虚滋肺、止咳功能,用于尘肺并发肺结核肺虚燥热者。鸡蛋5个,蜂蜜、香油各120g。后二味入锅中煎数沸,逐个打入鸡蛋煎熟服用。每日1剂,分3次分空腹服用,有补虚滋肺、止咳功能,用于尘肺并发肺结核肺脾两虚者。花生仁、甜杏仁、黄豆各15g,加水共研磨成浆,滤汁煮熟。每日1剂,分早、晚2次饮服,有补虚润肺、止咳,用于尘肺并发肺结核阴虚咳嗽者。韭菜150g(洗净切段),蛤蜊肉250g,盐、味精等调料各适量。前二味加水煮熟,调味备用。每日1剂,分2次服用,有补虚敛汗功能,用于尘肺并发肺结核体虚、盗汗者。白果仁100粒,鱼肝油适量。白果仁浸入鱼肝油中4~5个月后食用。每日3次,每次2粒,于饭前服用,有润肺止咳功能,用于尘肺并发肺结核肺虚燥热者。

猪肺1具,芭蕉花60g。猪肺洗净切块,与芭蕉花一起加水煮烂熟即成。每周2~3剂,吃肉喝汤,每日随量服用1次,可补虚、润肺、清热,用于尘肺并发肺结核内热咳嗽者。鲜马乳300mL,冰糖30g。先将马乳煮熟,后以冰糖调化即可。每日1剂,分1~2次饮用,有滋阴、清热、敛汗功能,用于尘肺并发肺结核潮热、盗汗者。蚕蛹500g,核桃仁100g。共入瓦锅内,加水适量,隔水炖熟备用。数日1剂,分次服用,有补肺肾功能,用于尘肺并发肺结核肺肾两虚者。秫米、燕麦各60g,共煮粥。每日1~2剂,分1~2次服用,有润肺、清热、敛汗功能,用于尘肺并发肺结核低热、盗汗者。

五、尘肺所致肺心病的食疗

晚期尘肺患者,因肺组织纤维化,肺部毛细血管床受到破坏,肺循环阻力增加,呈现肺动脉高压。由于肺气肿累及大量肺泡,引起慢性缺氧及肺动脉高,使以及负担加重,右心室肥大,可致慢性肺源性心脏病(简称肺心病)。早期患者,心功能代偿尚好时,多有胸闷、咳嗽、咯痰、气短等症状加重;当心功能代偿不全并发呼吸道感染时,气短、咳嗽更重,呼吸困难,发绀明显,还可出现肝脏肿大、腹水及全身水肿等,严重者可引起心力衰竭。本病的饮食调养方有以下一些:荆芥5~10g,薄荷3~5g(后下),淡豆豉5~10g,大米50~100g。前三味水煎取汁,待大米煮成稀稠粥后,入药汁再煮片刻即成。每日1剂,分2次温热服用,可宣肺散寒、祛痰平喘,用于肺肾气虚型肺心病急性发作并外感风寒者。芦根、石膏各30g,枇杷叶10g。大米50g。前三味水煎取汁,待大米煮成稀稠粥后,对入药汁和匀即成。每日1剂,分2次服用,有清化痰功能,用于肺肾气虚型肺心病急性发作并外感风热者。芡实、核桃仁、红枣肉各10g,大米50g。前三味为末和匀,大米煮成稀稠粥后,加入药末,共煮熟即成。每日1剂,分1~2次服用,有温阳利水、益气宁心功能,用于心脾肾阳虚水泛型肺心病急性发作者。石膏30~60g,滑石20~30g(布包),羚羊角末1克,大米100g。前二味先煎取汁,入大米煮粥,粥将成时调入羚羊角末,调匀稍煮即成。每日1剂,分2次服用,可清热豁痰、醒神开窍,用于热痰内闭型肺心病急性发作者。

生地黄、大米各50g,仙鹤草9g。二药水煎取汁,大米煮熟后,对入药汁,再煮絖稀稠粥即成。每日1剂,分1~2次服用,可清热凉血、化瘀止血,用于热郁伤络型肺心病急性发作者。生脉散(党参、麦冬、五味子)30g,酥油50g。生脉散水煎取汁,再调入酥油煮沸即成。以上为1次用量,每日2次,饭后趁热饮,可益气养阴、润肺生津,用于尘肺所致气阴两虚肺心病。沙参、玉竹各15g,猪心、猪肺各1具,葱25g,食盐3g。前二味洗净布包,将猪肺、心洗净切块,入锅加葱及水适量,先以武火煮沸,再改用文火炖煮1~2h,待心肺熟烂,以食盐调味备用。每周2~3剂,每剂分2~3次服完,食肉喝汤,可润肺止咳、养胃生津,可治尘肺所致阴虚型肺心病。桂心、茯苓各2g,桑白皮3g,粳米50g。前三味水煎取汁,与粳米一起加水煮粥,先以武火烧沸,再改用文火熬成稀稠粥即可。每日1~2剂,分1~2次服用,可温阳利水,用于肺肾阳虚型肺心病。

芡实、扁豆、苡仁、山药、桂圆、红枣、莲子、百合各6g,大米150g。将九味洗净,加水共煮为粥。每日1剂,分早、晚2次温热服用,可益肺补肾,用于肺肾气虚型肺心病缓解期。北芪30g,防风12g,白术10g,大枣10枚,大米50~100g。前三味水煎取汁,药汁与大米、大枣一起共煮成粥。每日1剂,分早、晚2次温热服用,可益肺健脾,用于肺脾气虚型肺心病缓解期。

党参、苡米各30g,怀山药15g,排骨200g。排骨洗净切块,与三药一起炖至烂熟。每日1剂,分1~2次服用,可健脾益肺、祛湿,用于肺肾气虚伴脾虚夹湿型肺心病缓解期。

人参10g,蛤蚧1对,大枣5枚,生姜5片,大米100g。前二味为末和匀,分成10份备用。后三味一起煮粥,将熟时,加入人参、蛤蚧末1份,调匀稍煮即可。每日1剂,分2次服用,可益气养阴,用于肺肾气虚兼阴虚型肺心病缓解期。生姜5大片,带须葱头7~8根,食醋半盅,糯米50g。姜、葱、糯米加水共煮成粥,再加醋和匀即成。每日1剂,趁热服用,可宣肺散寒、祛痰平喘,用于肺肾气虚型肺心病急性发作并外感风寒者。白萝卜250g,豆腐200g。饴糖适量。萝卜洗净切碎绞汁,与豆腐、饴糖一起煮半小时即成。每日1剂,分1~2次服用,可清热化痰,用于肺肾气虚型肺心病急性发作并外感风热者。

人参10g,乌骨鸡肉30g,母鸡肉、猪肘肉各50g,盐、姜调料各适量。母鸡、猪肘炖至五成熟,再加入乌骨鸡肉、人参,共炖至熟烂,加盐、姜调味即成。每日1剂,分2次服用,可温阳利水、益气宁心,用于心脾肾阳虚不乏型肺心病急性发作者。桂圆肉、莲子肉各15g,红枣5g,糯米50g,白糖少许。莲子去皮芯洗净,红枣去核,与桂圆肉、糯米、白糖一起加水煮成粥。每日1剂,分1~2次服用,可益气安神,用于尘肺所致心阳虚型肺心病。栗子肉10个,龙眼肉15g,粳米50g,白糖适量。前三味一起加水煮粥,先用武火煮沸,再改用文火熬成稠粥,加白糖调味即可。每日1剂,分1~2次服用,可益心安神,用于尘肺所致心气血虚型肺心病。黑鱼肉150g(切片),冬瓜肉100g(切块),粳米50~100g,料酒、盐等调味品各适量。前三味一起加水煮沸,对入酒、盐等调味品,煮至粥熟即成。每日1剂,分2次服用,可补肺、利水、和胃,用于尘肺致肺心病心力主,衰竭出现水肿者。鲤鱼1条,赤小豆30g,胡椒适量。鲤鱼去鳞及内脏洗净,赤小豆捣碎,与胡椒一起塞入鱼腹中,隔水蒸熟即成。每日1剂,分1~2次服食,可补脾健胃、利尿消肿、清热平喘,用于尘肺所致肺心病水肿者。茶叶5~10g,粳米50~100g,白糖适量。茶叶水煎,取汁100mL,入粳米、白糖,再加水400mL,煮为稀稠粥即成。每日1剂,分2次服食,可健脾益肺、祛湿,用于肺肾气虚伴脾虚夹湿型肺心病缓解期。鲜百合30g,鲜山药60g,连衣花生仁45g,大米100g,冰糖适量。前四味洗净加水煮粥,至粥熟时加入冰糖溶化即成。每日1剂,分2次服食,可益气养阴,用于肺肾气虚兼阴虚型肺心病缓解期。

第六节　振动和噪声作业健康饮食

一、振动作业对营养供给的要求

(一)供给足量优质蛋白质

增加优质蛋白质的摄入量,对防止振动损伤有利。动物实验表明,振动能使大白鼠生长受阻、摄入食物量减少、尿氮排出量增加、血红蛋白含量下降、人血白蛋白减少和出现负氮平衡。以上各种改变,在供给动物性酪蛋白组比供给大豆蛋白组为轻,供给高蛋白组比低蛋白组为轻。动物实验还表明,如膳食中热量、蛋白质食量和质量不同时,对受振大白鼠生长和代谢的影响也各异。高蛋白组大白鼠体重增加较其他组,特别是高蛋白、高脂肪组生长最快,未见代谢方面的不正常现象。由此证明,膳食中蛋白质量足、质优者可减轻振动对大白鼠的损害。膳食中高质量蛋白质能提高动物对振动、光照、寒冷三因素联合作用的耐受性。在两组大白鼠饲料中,应用蛋白质含量均为25%,而第一组为动物性蛋白质,第二组为植物性蛋白质,喂养18周后,给动物性蛋白质的大白鼠表现正常,给植物性蛋白质组的动物表现生长速率、氮平衡、氮利用率、血红蛋白和血清蛋白质含量下降。由此推荐,振动作业者每日膳食中含蛋白质应为110g,动物性蛋白质应占2/3以上;脂肪为80g左右,总热能应在16 740kJ以上。

(二)供给充足维生素

检查患振动病工人的血液时发现,其血液中自蛋白下降、球蛋白增加、白蛋白/球蛋白比例下降。脱离振动作业1~2年后血液指标恢复正常。振动所引起的血清蛋白质含量异常,常与中枢神经调节紊乱、血管壁对蛋白质通透性增加有关。因此,对振动病的预防措施,首先应调节高级神经活动和自主神经活动,改善血管通透性,提高血管抗力和调整代谢,应改善肝功能和网状内皮系统功能。补充维生素PP、B6及三磷酸腺苷有较好作用。有人调查,从事钢筋混凝土制品或轧压机生产的工人,承受全身振动时,血、尿中维生素C、维生素B1、维生素B2、维生素PP的含量均下降,振动频率和振幅越大,维生素代谢紊乱程度也越大。补充上述维生素,对预防振动损伤有益。动物实验证明,振动频率为10~12Hz/s,振幅为0.08mm,噪声78dB,每日受振动4~8h,连续受振动18日后,动物体中、胆固醇、脂蛋白含量均增高,体重增长减慢。若每日每千克体重补充维生素PP800μg和维生素B180μg,则有一定的预防作用。据此,振动作业者按极重体力劳动者供给能量,每日总热能16 740kJ(4 000kcal)、蛋白质110g、脂肪80g、维生素B1、维生素B2各2mg,维生素PP20mg,维生素C 60~100mg为宜。

二、噪声作业对营养供给的要求

在噪声操作条件下,机体对色氨酸、赖氨酸和组氨酸的消耗增加,血液中浓度降低。中枢神经系统在外界噪声刺激下,氨的生成增加,需要提供更多的谷氨酸与氨基结合解毒。人体在噪声作用下,血液中维生素B1、维生素B2、维生素B6和维生素PP的含量下降。维生素B1与神经冲动的传导相关,维生素B1和维生素B6能调节中枢神经系统的兴奋性,维生素PP与神经系统的内抑制有关。所以,噪声作业者,饮食中强化上述维生素,可减轻有害作用。

据研究指出,噪声工作者的早餐,供给热量5 164kJ、蛋白质34g、脂肪43g、糖175g,补充谷氨酸2g、维生素B1 4mg、维生素B2 4mg、维生素B6 4mg、维生素PP 20mg、维生素C 200mg,可以提高工作能力。

另有实验证明,人体在噪声作用前1~1.5h,供给维生素B6的拮抗剂环丝氨酸0.5~0.75g,可造成暂时的维生素B6缺乏,在噪声刺激下反应迟钝、工作质量降低、误差增多。说明补充维生素B6,不但可保持正常的劳动能力,而且可提高劳动效率。

三、振动和噪声作业者维生素B6缺乏时的饮食原则

维生素B6包括3种物质,即吡多醇、吡多醛和吡多胺。它参与构成多种酶的辅酶,与蛋白质、脂肪、糖代谢相关,对神经、皮肤及血液的活动极为重要。维生素B6缺乏,可发生皮炎、肢痛症、末梢神经炎、共济失调及神经过敏等症状。振动和噪声作业者,常可发生维生素B6缺

乏。正常人肠道合成的维生素 B6 很少，主要依靠食物提供，振动和噪声作业者防治维生素 B6 缺乏，应以饮食调养为主。

(一) 纠正偏食

一般情况下什么都吃，不会发生维生素 B6 缺乏，这对从事振动、噪声作业者特别重要。

(二) 给予额外补充

正常成人，维生素 B6 每日需要量为 2mg，从事振动和噪声作业者的需要量应增加 5 倍，即 10mg。故额外应补充不足部分。

(三) 选择含维生素 B6 多的食物

含维生素 B6 较多的植物性食物主要为谷类，有麦胚芽、燕麦、玉米、米糠、豌豆、酵母等；在动物性食物有肝、肾、瘦肉、蛋黄、奶类、鱼等。

四、振动和噪声作业者防治耳聋的饮食原则

噪声直接振动鼓膜影响听觉。振动通过骨骼传导影响中耳结构，均可造成听觉器官损伤。祖国医学早有“精脱者耳聋”、“肝气逆则头痛耳聋”、“肾开窍于耳”等论述，辩证时则属肝、肾两脏。耳聋又分虚实，实证属肝胆实热，虚证多为肝肾阴虚。饮食调养原则如下：

饮食宜清淡，忌油腻厚味和烟酒，特别是肝胆实热所致的耳聋，更应如此。宜多食用辛散作用食物，如葱、大蒜、姜、肉桂、月季花、茉莉花等，可助行气活血。

耳聋多为虚证，一方面饮食要多样化，多食用骨头汤、猪肾、瘦肉、鸡蛋、鱼等，以增强体质，提高听力；另一方面多食补肝、肾的食物，如枸杞子、桑葚、黄精、山药、核桃仁、黑豆、黑芝麻、黑木耳、蜂蜜、莲子、韭菜、芹菜等。

五、振动和噪声作业者防治耳聋的食疗方

人参 1g，防风 6g，猪肾 1 对，粳米 160g，葱白 2 根。猪肾剖开，切去筋膜洗净切片，与各味一起煮成稀稠粥。每日 1 剂，分 2 次服食，有益气补肾通阳功能，用于虚症者。

葛根、川芎、续断、柴胡各 15g，藕粉 50 ~ 100g。前四味水煎取汁，药汁煮沸后调藕粉即成。每日 1 剂，可连用 20 日为 1 疗程，有清肝泻火功能，用于肝胆热实者。

芡实粉 200g，带肉羊脊骨 1 副，姜汁 10mL。羊脊骨洗净切碎，煎熬取汁，加芡粉调制成羹。每日 2 次，早、晚空腹服用，每次加姜汁 5g 调匀食用，有益精气、强身体、利耳目功能，用于身体虚弱者。

莲子肉 30g，粳米 200 ~ 300g。莲子去皮、心煮烂熟捣细，与粳米一起煮成稀稠粥。每日 1 剂，分 2 次食用，有益肾固涩、养心安神功能，用于肾亏者。

枸杞子 15 ~ 20g，糯米 50 ~ 100g，白糖适量。入锅加水 500mL，煮成稀稠粥。每日 1 剂，分早晚 2 次温服，常用有养阴补血、益精明目功能，用于肝肾亏损、精血不足者。

生鱼肉 150g，水豆腐 300g，盐橄榄 4 个，共煮熟。每日 1 剂，分 1 ~ 2 次食用，有清热泻火功能，用于肝胆有实热者。鲜桑葚 2kg(洗净捣汁)，糯米 500 ~ 1 000g，酒适量。前二味共煮成干饭，放凉待用；加入冷却米饭中拌匀，装入瓷盆内加盖封好，旋转发酵数日，即成酒酿。每日

2 次，每次冲服 50g，有补血益肾、聪耳明目功能，用于阴血不足耳聋等。狗肉 300g（切块），黑豆 60g，共加水煮烂熟服用，每日 1 剂，有补肾功能，用于肾亏者。炒核桃仁、栗子肉（熟）等量，共捣烂后加白糖调味即成。每日 2 次，每次用 20 ~ 30g，常服有补肾气、健脾胃功能，用于脾肾虚者。

第七节　脑力劳动健康饮食

一、脑力劳动的种类及对人体的影响

从卫生学的角度出发，可将劳动分为体力劳动、脑力劳动及精神紧张性劳动三种形式。所谓脑力劳动，是指以思维、综合、分析活动为主要表现形式的劳动。成人的大脑重仅 1 300 ~ 1 500g，但它却含有 140 亿个神经细胞，而每个神经细胞又与 1 万多个各种细胞相联系，形成一个神经细胞网络。神经细胞的直径仅 4 ~ 10μm，每 1g 脑组织约有 1 亿个神经细胞。神经细胞的脉冲的传递速度，最快时可达到 10m/s。正是因为这个原因，大脑成了人体思维和意识的源泉。

大脑只占人体体重的 2.5% 左右，可是它的耗氧量却占人体总耗氧量的 25%。它之所以能保持旺盛的代谢，与指挥人体各种极为精细、复杂的调节功能有关，必须有足够的氧和能量的供应。假如脑细胞氧供中断 1min，人就会丧失知觉；如氧供中断 5min，生命就无法挽回。因此，人体为了维持大脑的正常功能，血氧和各种营养物质，必须源源不断地通过血管流向大脑，以供给脑活动的需要。脑组织中储存的糖含量很少，主要依靠血液输送的葡萄糖，通过氧化磷酸化的过程提供能量。所以说，脑组织对缺氧、缺血非常敏感，脑力劳动时，机体会发生什么样的生理改变呢？一般性脑力劳动时，常出现脉搏减慢；当进行较为紧张的脑力劳动时，可引起心脏舒张期缩短而使心跳加快、血压升高、呼吸稍加快、脑部充血等；在极度紧张的脑力劳动时，尿中的磷酸盐含量增加。长期从事较紧张的脑力劳动时，机体可出现脂肪代谢障碍，血清胆固醇含量升高，出现高脂血症或肥胖症。对这类工作人员的研究表明，血清胆固醇含量较常人为高。因此，脑力劳动是发生心血管系统疾病的因素之一。同时，还观察到从事脑力劳动的人对维生素 B1 和维生素 C 的代谢率增强。紧张的神经活动，使机体对烟酸、维生素 C 及维生素 B 族的需要量要提高 25% ~ 40%。

有相当一部分脑力劳动者，其体位长期以坐为主，躯干长期处于屈曲姿势，因而易出现血压升高促使腹腔静脉瘀血，从而导致消化不良、结肠炎、痔疮等；并可使骨盆肌肉弛缓，以致引起慢性便秘及一系列妇科疾病。

从事写作或要观察、辨别微细物体的作业人员，视功能常受影响，可出现视力下降、幻觉等。高度近视者，有时可发生黄斑性脉络膜视网膜炎。这些人员，在紧张工作之后，往往出现眼的急性症状，如眼胀痛感、头痛、流泪、眼睑水肿等。由此，不难看出脑力劳动者虽在整体能量消耗上，远不如体力劳动者，但在神经系统方面的变化却是多样的。因此，长期进行脑力劳动或紧张学习时，从全身的需要或从保健角度出发，或者从提高工作效率考虑，都应注意饮食的调整。

二、脑力劳动对代谢的影响及营养供给的要求

(一)多吃含不饱和脂肪酸的食物

对于整个机体来说,第一位的营养素应是蛋白质。但对脑来说,一些脂肪类物质,在一定程度上比蛋白质还重要。最近,一位英国专家报道,在一个为期6个月的试验中,给有记忆衰退症的人,每天服用25g卵磷脂,使部分人员记忆力得到改善,有的记忆衰退速度减慢。卵磷脂是构成神经组织和脑代谢的重要物质。因此,有人认为,每天吃2g卵磷脂,可以增强记忆力。对于脑力劳动者来说,供给含不饱和脂肪酸的食物,显得特别重要。脑力劳动者,总脂肪供给量,可按轻体力劳动者规定的量供给,但其中含不饱和脂肪酸的食物比重应尽量提高,至少要占每天供给量的2/3以上。不饱和脂肪酸含量高的食物,主要是一些植物性食物,尤其是一些干果和植物油,还有鱼类、虾、牡蛎等水产品,如黑芝麻中此类成分就占45%~55%。

(二)增加优质蛋白质的供给

构成脑的另一类主要成分是蛋白质。对于大脑来说,蛋白质是它的兴奋和抑制机构。正是依靠这种具有兴奋和抑制作用的机构,人类才能充分发挥记忆、思考、语言和运动等各种功能。脑组织在代谢中,需要大量的蛋白质来更新自体。实验证明,食入蛋白质含量不同的食物,对脑组织的活动有明显影响。当食物中的蛋白质,特别是优质蛋白质的含量充分时,可使大脑皮质处于较好的生理状态。蛋白质含有20多种氨基酸,其中有8种是人体必需的。脑力劳动者多食蛋白质,是解决食量小、持续工作时间长而导致能量不足的好办法。

对脑力劳动者,每天蛋白质的推荐供给量,可按略高于轻度体力劳动者的需要量给予,即男性大于80g,女性大于70g。但必须提高优质蛋白质的比例,最好是提供含8种必需氨基酸的完全蛋白质(或称优质蛋白质)食物。含优质蛋白质丰富的食物有野生禽类(如野鸭、野鸡、鹌鹑等)、牛奶、鸡蛋、动物肝、鱼、瘦肉、兔肉、黄豆及其制品等。

(三)多吃含单糖类的食物

脑力劳动者的劳动是持续的,不受时间、地点、空间的限制。有人甚至走路、吃饭时,都在思考问题,“开夜车”更是常事。因此,大脑的活动频繁和消耗特别旺盛,需要有充足的能量供给。蛋白质、脂肪、糖,同是人体三大产热营养素,但对大脑来说,只能利用葡萄糖。脑组织有较好的血脑屏障,对能源的选择非常严格,只有葡萄糖才能通过。糖在机体内被分解成葡萄糖后,随血循环供给脑细胞,成为脑组织活动的能源。据观察,在进行长时间复杂的脑力劳动后,即使嘴里只含一块水果糖,也有提高脑力劳动效率的作用。脑力劳动时,脑组织对能量的消耗非常大,每天大脑约需116~145g糖。但就整个机体来说,脑力劳动时,能量的消耗并非很高。因此,选择含单糖类的食物为宜。葡萄糖主要来源于米、面、小米、玉米、谷类等;枣、桂圆、蜂蜜、蔗糖、甜菜及水果糖等,也可提供部分葡萄糖。

(四)应增加维生素的供给

脑组织的营养补给是靠血液输送的,其中主要的营养成分是氧和葡萄糖,二者的新陈

代谢便构成了脑活动的能量来源。当葡萄糖代谢时，维生素 B1 可起到补充氧的作用，并能促进糖的代谢，而且维生素 B1 还具有营养和保护神经的作用；烟酰胺是构成辅酶Ⅰ、Ⅱ的成分，也是糖代谢时不可缺少的物质；维生素 B6、B1、B2 均有保护及镇定神经的作用。

另外，维生素 C 是蛋白质及热能代谢的必要物质；维生素 A 对脑力劳动者的视力有较好作用；常量元素钙、磷也有营养神经的作用。这些营养成分，对脑组织的活动显然是不可缺少的。

对于脑力劳动者，以上成分可以额外补充，如维生素 B1 和维生素 B6 每日各 2mg，烟酸每日 20mg，维生素 C 每日 100mg。也可从食物中大量补充，含有 B 族维生素的健脑食物有核桃、芝麻，香菇、鳝鱼、蔬菜及水果等。

三、脑力劳动者视力减退时饮食调养原则

(一)补充丰富的蛋白质

如果蛋白质长期供给不足，则会使眼组织衰老，功能减退，视力下降。所以，为了防治脑力劳动者视力减退，应供给丰富的蛋白质饮食，每天蛋白质供给量应在 80g 以上，要以蛋类、乳类、肉类、鱼类、豆制品等食物为主。

(二)补充钙和维生素 D

缺钙，可使眼睛巩膜的弹力减退，晶状体内压力上升，眼球前后径拉长，再加上角膜、睫状肌也可发生细微变化，故易造成视力减退或近视。为了防治脑力劳动者视力减退，应供给含钙及维生素 D 丰富的饮食。同时，供给维生素 D，有利于钙更好地吸收。乳类、豆类、菌类、干果类及海产品类食物中含有丰富的钙，鱼肝油、动物的肝脏、乳制品及蛋黄中，均含有丰富的维生素 D，二者可搭配食用。

(三)补充微量元素硒、锌、铬

有人发现，人体注射硒或食用含硒多的食物后，能提高视力。视网膜、脉络膜中含锌量最高，它参与视网膜内维生素 A 还原酶的组成后发挥作用，该酶与维生素 A 的合成有关，而维生素 A 又直接影响到视力。研究证实，铬与造成视力减退和近视有一定关系。含硒多的食物有动物肝脏、蛋、鱼、贝类、大豆、蘑菇、芦笋、荠菜、胡萝卜等；含锌多的食物有动物睾丸、前列腺、肝、肾，还有乳类、鱼类、谷类、豆类、硬果类等，在麸皮中含量最多；含铬较多的食物有牛肉、黑胡椒、糙米、玉米、小米、粗面粉、红糖、葡萄汁、菌类等。为了防治脑力劳动者视力减退，注意搭配上述食物。

(四)多吃含维生素 A、维生素 C、维生素 B2 的食物

维生素 A 缺乏，不仅角膜易于干燥，而且严重的还会出现角膜软化，不但视力减退，甚至可致失明。当维生素 C 缺乏时，可使晶状体变得混浊，视力减退。如缺乏维生素 B2，眼睛就会怕光、流泪、发红、发痒、易疲劳，视力逐渐减退，甚至会失明。含维生素 A 丰富的食物有鱼肝油、动物肝脏、奶类、蛋黄等；维生素 C 含量丰富的食物，主要是各种新鲜蔬菜和水果；维生素

B2 含量丰富的食物有动物内脏（肝、心、肾）、黄豆及其制品、硬果类（花生、葵花籽、核桃仁等）、蘑菇、粗粮等。为了防治脑力劳动者视力减退，注意补充以上食物。

四、治疗脑力劳动者视力减退时的食疗方

北五味子（炒焦）4g，绿茶 1g，蜂蜜 25g。水煎服，每日 1 剂，有清肝明目功能，可用于视力减退等。盐炒枸杞子 10g，白菊花 10g，红茶 1 克。沸水冲泡，代茶频饮，每日 1 剂，有滋补肝肾、清肝明目功能，可用于视力减退、夜盲症等。

枸杞子 15 ~ 30g，红枣 6 ~ 8 枚，鸡蛋 2 个。三味共炖煮，蛋熟后去壳再稍煮即可。每日或隔日 1 剂，分 1 ~ 2 次食用，有滋阴养血功能，可用于视力减退。菟丝子 10g（为末），鸡蛋 1 枚。菟丝子末调鸡蛋，煎服，每日 1 剂，有滋补肝肾功能，可用于视力减退等。猪肝 150 ~ 200g，鸡蛋 2 个，葱白 4 ~ 5 根，盐、味精、黄酒等调料各适量。猪肝片加水煲汤，打入鸡蛋与葱白段，再煮片刻，加入调料调味即可。每日 1 剂，佐餐食用，有养血功能，可用于肝血不足性视力减退等。鸡蛋 1 个，牛奶 1 杯，蜂蜜 1 匙。牛奶煮沸，打入搅散鸡蛋，再煮沸后调入蜂蜜即可。每日 1 剂，常食有养肝补血功能，可用于防治视力减退等。

五、脑力劳动者记忆力减退时的饮食调养原则

（一）摄入足够的营养素

应多进食蛋白质、维生素、微量元素含量高的食物。蛋白质含量丰富的食物，如奶类、蛋类、鱼类、动物内脏和豆制品等；含维生素丰富的食物，如粗糙谷物、蔬菜、水果等；含微量元素较多的食物，如动物肝脏、血液、瘦肉、硬果类等。

（二）根据中医辨证选择合适的食物

如心肾不交型，要选择补心肾的食物，如用猪蹄、兔肉、鸭肉、鸡鸭蛋、龟鳖肉、牛奶、蜂蜜、桑葚、黑豆、白木耳等。心脾两虚型，选择平补气血类食物，以补心脾、如糯米、粟米、扁豆、莲子、大枣、龙眼肉、葡萄、胡萝卜、牛肉、鲫鱼、鳝鱼、泥鳅等。痰郁阻痹型，或选择祛痰通痹食物，如用萝卜、海带、蜇、紫菜、橘子等。

（三）多吃含胆碱的食物

乙酰胆碱能防止衰老，可增强各种年龄人的记忆力，治疗记忆力衰退症。多吃含胆碱的食物，能提高脑组织的乙酰胆碱水平，故对脑力劳动者防治记忆力减退是十分重要的。含胆碱多的食物有鱼、肉、大豆、动物肝脏和蛋黄等，其中鱼和蛋黄是胆碱的主要来源。蛋黄中的卵磷脂，在胃肠内被消化液中的酶消化后，可释放出胆碱，它直接进入脑子后，可与醋酸结合成乙酰胆碱。所以，脑力劳动者如想保持好的记忆力，应常吃鸡蛋，一般每天只要吃 1 ~ 2 个就足够了。但对于有高脂血症者，不宜用鸡蛋，可用豆浆等豆制品代替。

（四）纠正不良饮食习惯

如偏食、暴饮暴食、喜吃过冷过热、肥甘厚味和辛辣刺激性食物，或过量饮用浓茶、咖啡、可可等。戒除不良嗜好如吸烟、酗酒等。

六、脑力劳动者记忆力减退时的食疗方

五味子、冬虫夏草各9g，龙眼肉、枸杞子各15g，鸽蛋2个（去壳），白糖适量。前五味入砂锅，加水蒸熟，白糖调味即可。每日1剂，有补心益肾功能，可用于心肾不交型记忆力减退者。怀山药30g，枸杞子10g，猪脑1个。同入砂锅，加水炖熟即可。每日1剂，分2次食用，有补心益肾功能，可用于心肾不交型记忆力减退者。黄芪15g，黄鳝（去内脏）1条，瘦猪肉100g（切片）。共煮熟服用，每日1剂，有补心脾、气血功能，可用于心脾两虚型记忆力减退者。川芎15g，天麻9g，羊脑1个，共加水煎煮，用文火煮2h。每日或隔日1剂，羊脑分早、晚2次服完，汤分3次服用，有祛痰化瘀功能，可用于痰郁阻痹型记忆力减退者。桑叶、核桃仁、黑芝麻各30g。同捣如泥作丸，备用。每日2次，每次9g，温开水送服，有补肾功能，可用于神衰型记忆力减退者。桑葚、首乌各30g。水煎服，每日1剂，可连用1个月，有补心益肾功能，可用于心肾不交型记忆力减退者。益智仁、远志各10g，龙眼肉15g。水煎服，每日1剂，有益髓补脑功能，可用于心肾不交型记忆力减退者。龙眼肉10g，酸枣仁6g。水煎服，每晚睡前1剂，有健脑安神功能，可用于心血不足型记忆力减退者。桂圆肉15g，红枣5枚，粳米100g，白糖适量。前三味煮粥，白糖调味食用，每日1剂，有补心脾气血功能，可用于心脾两虚型记忆力减退者。鹌鹑蛋12个（煮熟去壳），枸杞10g，核桃仁15g，白糖适量。前三味一起加水炖煮，熟后白糖调味备用。隔日1剂，每剂分2次食用，有补肾、健脑功能，可用于肾虚性记忆力减退者。绿茶3克，山楂15g，白砂糖适量。开水冲泡，代茶饮，每日1剂，有提神健脑、消食散瘀功能，可用于脾胃不足性记忆力减退者。葡萄糖30g，味精3～6g。开水冲化饮用，每日1剂，有健脑解毒功能，可用于一般记忆力减退。注意味精用量不宜过大，体重在50kg的成人，每天不能超过6g，以免产生副作用。日本川崎爱义教授创造了“健脑五法”。提出“川崎式”五大健脑食品为牛奶、沙丁鱼、菠菜、胡萝卜、橘子，其每天用法用量如下：牛奶1～2瓶（200～400mL）；新鲜、中等大小的沙丁鱼1条（50g左右），清蒸佐餐食用；菠菜50g，洗净用开水焯一下服用；胡萝卜50g，切片，也可与菠菜一起炒后服用；橘子50～80g，作水果食用。

第十四章　公路行业职业健康素质评估

健康是人全面发展的基础，是经济社会发展的必要保障和重要目标，也是人民群众生活质量改善的重要标志。近年来，我国在全面建设小康社会和构建社会主义和谐社会的进程中，高度重视提高全民健康素质，坚持以人为本和为人民健康服务的根本宗旨，大力开展健康教育与健康促进工作，在传播健康知识的同时，更加关注人民群众维护健康的内在动力和基本能力，注重发挥人民群众促进健康的潜能，引进健康素养的概念，围绕当前主要健康问题，积极研究探索健康素养对健康相关知识、态度和生活方式的影响，努力提高人民群众应对健康问题的能力，并开始以健康素养监测和评价个体、群体的健康状况，取得了积极成效。

第一节　健康素质概念

我国把明显提高全民族健康素质确定为国家到2020年全面建设小康社会的奋斗目标。明显提高全民族健康素质，无疑成为新时期我国健康事业的基本奋斗目标。健康素质成为发展我国健康事业的核心概念。那么，什么是健康素质？健康素质与过去广泛使用的体质、身体素质概念是什么关系？能否搞清楚这些基本问题，关系到全面建设小康社会奋斗目标的实现，关系到健康事业发展的走向。

一、体质、身体素质、健康素质

长期以来，人们一直使用体质和身体素质两个语词，并且把身体素质作为体质的下位概念。突出表现在《宪法》中两次使用体质这个语词。但是我们发现，20世纪90年代中期以来，在国家法律及其他重要文献中出现了体质、身体素质、健康素质三个语词混用的情况。从“体质”、“身体素质”和“健康素质”这三个语词出现的语言环境分析，这三个语词都是指人的思想道德素质和科学文化素质以外的那一部分素质。这反映出在人们的认识当中，“体质”、“身体素质”和“健康素质”三个语词的含义是相同或相似的。说明人们在使用“身体素质”这个语词时，并不是像专业学术界定义的那样，“指力量、速度、耐久力、灵敏性、柔韧性、协调性和平衡性等能力”；在使用“体质”这个语词时，也不认为体质包括身体素质，身体素质是体质的一部分。在人们看来，体质、身体素质、健康素质三个语词的内涵是相同的，只是称谓不同。但实际是，这三个语词均有各自的内涵，并不像“公斤”和“千克”一样，指的是一回事。

二、健康素质语词的准确性

作为思想道德素质和科学文化素质以外的那一部分素质，是称“体质”、“身体素质”、“健康素质”，还是称“身心素质”、“心理素质”、“体能素质”，学术界存在争议。围绕“心理素质”这四个字展开了讨论。有的主张用“体能素质”，有的认为应改用“心理健康”，有的建议用“身体健康”。经过反复比较,用“健康素质”这一表述较为合适。可见,对于人的思想道德素质和科学文化素质以外的那一部分素质,究竟作何称谓,仍有推敲余地。相对于“不健康素质”,独立使用“健康素质”一词是可以的。这里指的是作为思想道德素质和科学文化素质以外的那一部分素质称健康素质是否准确。判断健康素质这个语词是否准确,关键在于判断健康与素质两个概念使用是否得当。在《现代汉语词典》中,“素质”是指“事物本来的性质”。在《辞海》中,“素质”是指“人或事物在某些方面的本来特点和原有基础”。而“健康”,按照世界卫生组织(WHO)的定义,则是“指一种身体、心理和社会的完美状态,而不仅仅是没有疾病和不虚弱”。将这两个概念的含义综合在一起,健康素质的含义就是指人的“身体、心理和社会”方面的“本来的性质”或“本来特点和原有基础”的“完美状态”。

三、健康素质的内涵和外延

关于“健康素质”的定义,学者们仁者见仁,智者见智。有人提出,体能可分为二大类:与健康有关的体能和与技能有关的体能。与健康有关的体能也称健康素质。即健康素质就是体能。也有人提出,狭义的健康素质就应当是指良好的稳定的身体功能状态,包括身体素质、心理素质和卫生素质。即健康素质就是身体功能状态。健康素质从微观上讲是个体身体和心理的社会适应能力。即健康素质就是社会适应能力。具有代表性的观点认为,健康素质是一个国家或地区人群健康状况的综合反映。即健康素质就是健康状况。将健康等同于健康素质,这从众多学者在讨论健康素质时不给出健康素质的定义而从健康的角度来讨论健康素质的现实中得到证明。可见,究竟什么是健康素质,众说纷纭,莫衷一是。

健康素质是一个新语词,《现代汉语词典》、《辞海》中都没有健康素质这个语词。在国外也没有相对应的语词,可以说是一个具有中国特色的语词。出现对健康素质不同的定义,实质是人们对“素质”和“健康”的理解存在差异。如前所述,健康素质作为人在“身体、心理和社会”方面的“本来的性质”或“本来特点和原有基础”的“完美状态”,应该不仅仅表现在“体能”,或者“身体功能”,或者“社会适应能力”或者“保健能力”,也不应该是“调控智能的效果,水平或势态”,当然更不应是“健康”。如果健康素质等同于健康,这在逻辑上不通。众多学者对健康素质认识给我们的启示是:在人们的认识中,健康素质与健康、与身体的各种能力有着紧密的关系。人们所以认为健康素质就是健康,是因为人们看到了健康素质和与健康所包含的躯体、心理、社会要素之间存在关系。但是,究竟什么是健康素质,只有从人的现实表现中才能找到答案。当人除去思想道德和科学文化素质之后,作为人的“本来的性质”或“本来特点和原有基础”还剩下什么呢?人之所以称为人,首先需要有一个人的躯壳,人的形体。否则如何表现人的存在,如何区别其他动物;否则思想道德和科学文化素质如何表达,如何体现。

躯体是人的物质载体,物质基础,是第一性的东西。其次,人作为高等智慧动物,在对外部环境产生反应时,表现出比普通动物高级复杂得多的心理活动。人不只是一个躯壳。当人只剩下一个躯壳,像植物人一样生存时,人将不能称其为人。可见心理活动也是人的必不可少的“本来的性质”。人所以称其为人,正如先人所讲,“‘特殊’的人格的本质不是人的胡子、血液、抽象的肉体的本性,而是人的社会特质……”,“人的本质不是单个人所固有的抽象物,在其现实性上,它是一切社会关系的总和”。因此,人的“本来的性质”必然表现在人的社会性之中,表现在个体与他人的关系之中。在从最简单的事实中可以看出,一个人要成为现实的人,首先要由母亲生产，而母亲要生产，则必须有父亲；而人要生存（特别是孩子），就要有满足生存的物品，而要得到满足生存的物品，就要有人生产这些物品，就要能够获得这些物品。在人类最初级的活动中就已表现了一个社会人的人际关系、社会角色和社会参与等诸多社会性品质。人的生存离不开这些社会性品质，这是人作为社会性动物自然选择的结果。躯体、心理、社会等方面的品质或特征是人的基础或初级的品质或特征，是维持人的生存的品质或特征。而思想道德和科学文化的品质或特征，则是建筑在这个基础品质或特征之上。可以认为，健康素质就是人在躯体、心理、社会方面的素质，即表现在人的身体、心理和社会方面的本来具有或后天形成的综合的相对稳定的品质或特征。健康素质包括躯体素质、心理素质、社会素质和综合素质。躯体素质是指人作为具有自然属性的个体在肉体方面所具有的品质或特征，包括躯体的形态、机能和活动能力。形态包括躯体的体形、姿态和生长发育水平等。机能是指躯体各个器官系统结构和功能方面的品质或特征。活动能力是指人在躯体活动中表现出来的品质或特征。比如，走、跑、跳跃、投掷、攀爬等能力，以及速度、力量、耐力、灵敏、柔韧等能力。心理素质是指人作为具有自然与社会双重属性的个体在精神方面所具有的品质或特征。除去感知、思维、情感、意志等，还包括智力、人格等。社会素质是指人作为具有社会属性的个体在与社会交往方面具有的品质或特征。包括人际关系、社会角色、社会参与等。综合素质是指由躯体、心理和社会三方面素质综合发挥作用所表现出的品质或特征。这是人对外部环境影响产生反应的必然结果。人作为高等智慧动物，在其生存和发展过程中，必然要调动、动员自身的各种品质应付来自自然与社会的刺激，以适应外部环境变化，求得生存和发展，久而久之自然便形成了综合素质。它包括应变力，即对自然和社会的变化产生反应，做出正确应对的能力；适应力，即对自然环境和社会环境的适应能力；抵抗力，对影响健康的不良刺激（自然与社会因素）抵御和抗争的能力。

第二节 健康素养特征表现

《中国公民健康素养基本知识与技能（试行）》为我们提供了把握健康素养基本内容的范本。我们要充分了解和利用这个范本，有助于指导和帮助群众在日常生产生活中正确处理经常遇到的生理、心理和环境等问题，养成健康的行为习惯和生活方式，促进通过提高健康素养自觉地维护自身的健康。我们在实施健康教育与健康促进规划纲要、开展亿万农民健康促进行动和相约健康社区行活动、加强城乡基层健康教育等工作中，应当把推行公民健康素养基本知识与技能作为一条主线，结合实际认真抓好落实。各级医疗卫生人员在日常疾病预防和医疗服务工作中，应当肩负起向群众宣传推广健康素养基本知识与技能的责任，加强咨询指导；同时，进一步调整服务策略，加强医患沟通，提高服务质量，使之成为转变医疗卫生服务模式的一项重要任务，成为各级医疗卫生人员的常规工作。

一、健康素养基本知识和理念

1.健康不仅是没有疾病或虚弱，而且是身体、心理和社会适应的完好状态

载于世界卫生组织（WHO）宪章的这个定义，提示人们健康不仅仅是无疾病、不虚弱，它还

涉及身体、心理和社会适应三个方面。身体健康表现为体格健壮，人体各器官功能良好。心理健康指能正确评价自己，应对处理生活中的压力，能正常工作，对社会做出自己的贡献。社会适应的完好状态，是指通过自我调节保持个人与环境、社会及在人际交往中的均衡与协调。

2. 每个人都有维护自身和他人健康的责任，健康的生活方式能够维护和促进自身健康

每个人都有获取自身健康的权利，也有不损害和(或)维护自身及他人健康的责任。每个人都可以通过采取并坚持健康生活方式，获取健康，提高生活质量。预防为主越早越好，选择健康的生活方式是最好的人生投资。提高每个公民健康水平，需要国家和社会全体成员共同努力，营造一个有利于健康的支持性环境。

3. 健康生活方式

主要包括合理膳食、适量运动、戒烟限酒、心理平衡四个方面。健康生活方式，是指有益于健康的习惯化的行为方式。主要表现为生活有规律，没有不良嗜好，讲求个人卫生、环境卫生、饮食卫生，讲科学、不迷信，平时注意保健、生病及时就医，积极参加健康有益的文体活动和社会活动等等。合理膳食指能提供全面、均衡营养的膳食。食物多样，才能满足人体各种营养需求，达到合理营养，促进健康的目的。卫生部发布的《中国居民膳食指南》为合理膳食提供了权威的指导。适宜运动指运动方式和运动量适合个人的身体状况，动则有益，贵在坚持。运动应适度量力，选择适合自己的运动方式、强度和运动量。健康人可以根据运动时的心率来控制运动强度，一般应达到每分钟 150 ~ 170 次减去年龄为宜，每周至少运动 3 次。戒烟的人，不论吸烟多久，都应该戒烟。戒烟越早越好，任何时候戒烟对身体都有好处，都能够改善生活质量。过量饮酒，会增加患某些疾病的风险，并可导致交通事故及暴力事件的增加。建议成年男性一天饮用的酒精量不超过 25g，女性不超过 15g。心理平衡，是指一种良好的心理状态，即能够恰当地评价自己，应对日常生活中的压力，有效率地工作和学习，对家庭和社会有所贡献的良好状态。乐观、开朗、豁达的生活态度，将目标定在自己能力所及的范围内，建立良好的人际关系，积极参加社会活动等均有助于个体保持自身的心理平衡状态。

4. 劳逸结合

每天保证 7 ~ 8h 睡眠。任何生命活动都有其内在节律性。生活有规律，对健康十分重要。要注意劳逸结合、起居有则。工作、学习、娱乐、休息、睡眠都要按作息规律进行。一般成人每天要保证 7 ~ 8 小时睡眠，睡眠时间不足不利于健康。

5. 吸烟和被动吸烟

吸烟和被动吸烟会导致癌症、心血管疾病、呼吸系统疾病等多种疾病。烟草烟雾含有 4 000 余种化学物质，包括几十种致癌物以及一氧化碳等有害物质。吸烟损害体内几乎所有器官，可引发癌症、冠心病、慢性阻塞性肺病、白内障、性功能勃起障碍、骨质疏松等多种疾病。与非吸烟者相比，吸烟者死于肺癌的风险提高 6 ~ 13 倍，死于冠心病的风险提高 2 倍，死于慢性阻塞性肺病的风险提高 12 ~ 13 倍。烟草烟雾不仅损害吸烟者的健康，也威胁着暴露于二手烟环境的非吸烟者；被动吸烟导致患肺癌的风险升高约 20%，患冠心病的风险升高约 30%。据统计，我国每年死于吸烟相关疾病的人数超过 100 万，占死亡总人数的 12%。吸烟导致的多

种慢性疾病给整个社会带来了沉重的负担。

6. 戒烟越早越好

吸烟者戒烟越早越好，任何时候戒烟都不晚，只要有戒烟的动机并掌握一定的技巧，都能做到彻底戒烟。35 岁以前戒烟，因吸烟引起心脏病的机会可降低 90%，59 岁以前戒烟，在 15 年内死亡的可能性仅为继续吸烟者的一半，即使年过 60 岁戒烟，其肺癌死亡率仍大大低于继续吸烟者。

7. 保健食品不能代替药品

保健食品指具有特定保健功能，适宜于特定人群食用，具有调节机体功能，不以治疗疾病为目的的食品。卫生行政部门对审查合格的保健食品发给《保健食品批准证书》，获得《保健食品批准证书》的食品准许使用保健食品标志。保健食品标签和说明书必须符合国家有关标准和要求。

8. 环境与健康息息相关，保护环境促进健康

人类所患的许多疾病都与环境污染有很大的关系。无节制地消耗资源和污染环境是造成环境恶化的根源。每个人都有爱护环境卫生，保护环境不受污染的责任。要遵守保护环境的法律法规，遵守讲求卫生的社会公德，自觉养成节约资源、不污染环境的良好习惯，努力营造清洁、舒适、安静、优美的环境，保护和促进人类健康。

9. 献血助人利己，提倡无偿献血

献血救人是人类文明的表现，无偿献血利国、利己、利家人。适量献血是安全、无害的。健康的成年人，每次采集的血液量一般为 200 ~ 400mL，两次采集间隔期不少于 6 个月。《中华人民共和国献血法》规定，“国家提倡十八周岁至五十五周岁的健康公民自愿献血”，“对献血者，发给国务院卫生行政部门制作的无偿献血证书，有关单位可以给予适当补贴。”血站是采集、提供临床用血的机构，一定要到国家批准采血的血站献血。

10. 维护正常血压、体温和脉搏

成人的正常血压为收缩压低于 140mmHg，舒张压低于 90mmHg；腋下体温 36 ~ 37℃；平静呼吸 16 ~ 20 次/min；脉搏 60 ~ 100 次/min。《中国高血压防治指南》提出：高血压诊断标准为收缩压≥140mmHg 或舒张压≥90mmHg。收缩压达到 120 ~ 139mmHg 或舒张压达到 80 ~ 89mmHg 时，称血压正常高值，应当向医生咨询。情绪激动、紧张、运动等许多因素对血压都有影响，诊断、治疗高血压必须由医生进行。

成人的正常腋下体温为 36 ~ 37℃，早晨略低，下午略高，24h 内波动不超过 1℃；老年人体温略低，月经期前或妊娠期妇女体温略高；运动或进食后体温略高。体温高于正常范围称为发热，见于感染、创伤、恶性肿瘤、脑血管意外及各种体腔内出血等。体温低于正常范围称为体温过低，见于休克、严重营养不良、甲状腺功能低下及过久暴露于低温条件下等。

正常成人安静状态下，呼吸频率为 16 ~ 20 次/min，随着年龄的增长逐渐减慢。呼吸频率超过 24 次/min 称为呼吸过速，见于发热、疼痛、贫血、甲状腺功能亢进及心力衰竭等。呼吸频率低于 12 次/min 称为呼吸过缓，见于颅内高压、麻醉药过量等。

成人正常脉搏为 60 ~ 100 次/min，女性稍快；儿童平均为 90 次/min，婴幼儿可达 130 次/

min;老年人较慢,为55~60次/min。脉搏的快慢受年龄、性别、运动和情绪等因素的影响。

11. 避免不必要的注射和输液,注射时必须做到一人一针一管

注射和输液等医疗操作都有一定传播疾病的风险,因此在治疗疾病时应做到:遵从医嘱,能吃药就不打针,能打针就不输液。与他人共用注射器可传播乙型肝炎、丙型肝炎、艾滋病等疾病。必须注射或者输液时,应做到“一人一针一管”,即每一个人每次注射时都必须单独使用一次性注射器或经过消毒的注射针管、针头,不能只换针头不换针管。

12. 从事有毒有害工种的劳动者享有职业保护的权利

《职业病防治法》明确规定,劳动者依法享有职业卫生保护的权利。保护劳动者免受不良工作环境对健康的危害,是用人单位的责任。用人单位应当为劳动者创造符合国家职业卫生标准和卫生要求的工作环境和条件,并采取措施保障劳动者获得职业卫生保护。主要保障措施包括:用人单位必须和劳动者签订劳动合同,合同中必须告知劳动者其工作岗位可能存在的职业危害;必须按照设计要求配备符合要求的职业病危害防护设施和个人防护用品;必须对作业场所职业病危害的程度进行监测、评价与管理;必须按照职业健康监护标准对劳动者进行健康检查并建立劳动者健康监护档案;对由于工作造成的健康损害和患职业病的劳动者应予积极治疗和妥善安置,并给予工伤待遇。劳动者要知晓用法律手段保护自己应有的健康权益。

13. 接种疫苗是预防一些传染病最有效、最经济的措施

疫苗指为预防、控制传染病的发生、流行,用于人体预防接种的预防性生物制品。相对于患病后的治疗和护理,接种疫苗所花费的钱是很少的。接种疫苗是预防传染病最有效、最经济的手段。疫苗分为两类。一类疫苗,指政府免费向公民提供,公民应当依照规定受种的疫苗;二类疫苗,指由公民自费并且自愿受种的疫苗。预防接种效果与接种起始时间、接种间隔、接种途径、接种剂量等均有密切关系,需要按照一定的免疫程序进行,因故错过接种的要尽快补种。

14. 肺结核主要通过病人咳嗽、打喷嚏、大声说话等产生的飞沫传播

肺结核病是由结核杆菌(结核菌)引起的呼吸道传染病。痰中有结核菌的病人有传染性,具有传染性的病人咳嗽、打喷嚏、大声说话时,结核菌会通过喷出的飞沫传播到空气中。健康人吸入带有结核菌飞沫的空气,结核菌就会进入体内。如果此时抵抗力低或结核菌毒力强就可能得结核病。为了预防结核病,儿童出生后应及时接种卡介苗。平时要经常锻炼身体,增强体质。工作、生活场所要注意通风。具有传染性的肺结核病人应当积极治疗,尽量少去公共场所,必须外出时应佩戴口罩。在咳嗽、打喷嚏时要用纸或手绢捂住口鼻。

15. 出现咳嗽、咳痰2周以上,或痰中带血,应及时检查是否得了肺结核

早期诊断肺结核病可以提高治愈率,减少传播他人的可能性。连续2周以上咳嗽、咳痰,通常是肺结核的一个首要症状;如果经过抗感冒治疗2周以上无效,或同时痰中带有血丝,就有可能是得了肺结核病。其他常见的症状还有低热、盗汗、乏力、体重减轻等。

16. 坚持正规治疗,绝大部分肺结核病人能够治愈

目前,我国对肺结核病人实行免费检查和免费抗结核药物治疗。病人可到所在地的结核病防治机构接受免费检查和治疗。对肺结核病人采取为期6~8个月直接督导下的短程化疗

(DOTS),是当前治疗结核病的最主要方法,其他治疗均为辅助治疗。正规治疗2~3周后,肺结核病人的传染性就会大大降低。得了肺结核病并不可怕,只要坚持正规治疗,绝大多数病人是可以治愈的。按照医生要求,坚持全程、按时、按量服药是治愈的最重要条件,否则会转化为难以治疗的耐药结核病。

17. 艾滋病、乙肝和丙肝通过性接触、血液和母婴三种途径传播,日常生活和工作接触不会传播

艾滋病、乙肝和丙肝病毒主要通过血液、性接触和母婴途径传播,不会借助空气、水或食物传播。日常工作和生活中与艾滋病、乙肝、丙肝病人或感染者的一般接触不会被感染。艾滋病和乙肝、丙肝一般不会经马桶圈、电话机、餐饮具、卧具、游泳池或公共浴池等公共设施传播,不会通过一般社交上的接吻、拥抱传播,也不会通过咳嗽、蚊虫叮咬等方式传播。

18. 蚊子、苍蝇、老鼠、蟑螂等会传播疾病

蚊子可以传播疟疾、乙脑、登革热等疾病。要搞好环境卫生,消除蚊子滋生地。根据情况选用纱门、纱窗、蚊帐、蚊香、杀虫剂等防蚊灭蚊用品,防止蚊子叮咬。苍蝇可以传播霍乱、痢疾、伤寒等疾病。要使用卫生厕所,管理好垃圾、粪便、污物,使苍蝇无处滋生。要注意保管好食物,防止苍蝇叮爬。杀灭苍蝇可以使用苍蝇拍、灭蝇灯等。老鼠可以传播鼠疫、流行性出血热、钩端螺旋体病等多种疾病。要搞好环境卫生,减少老鼠的藏身之地;收藏好食品,减少老鼠对食物的污染。捕捉、杀灭老鼠可以用鼠夹、鼠笼等灭鼠工具,也可以利用蛇、猫、猫头鹰等老鼠的天敌灭鼠,还可以使用安全、高效的药物灭鼠。要注意灭鼠药的保管和使用方法,防止人畜中毒。蟑螂可以传播痢疾、伤寒等多种疾病。要搞好室内外卫生,减少蟑螂藏身的场所。还可以使用药物杀灭蟑螂。

19. 异常肿块、腔肠出血、体重减轻是癌症重要的早期报警信号

重视癌症早期危险信号有利于及早发现、及时治疗。癌症早期危险信号有:乳腺、颈部、皮肤和舌等身体浅表部位出现经久不消或逐渐增大的肿块;体表黑痣和疣等在短期内色泽加深或变浅、迅速增大、脱毛、瘙痒、渗液、溃烂等;吞咽食物有哽咽感、胸骨后闷胀不适、疼痛、食管内异物感;皮肤或黏膜经久不愈的溃疡,有鳞屑、脓苔覆盖、出血和结痂等;持续性消化不良和食欲减退;便秘、腹泻交替出现,大便变形、带血或黏液;持久性声音嘶哑,干咳,痰中带血;耳鸣,听力减退;鼻血、鼻咽分泌物带血和头痛;月经期外或绝经后阴道不规则出血,特别是接触性出血;无痛性血尿,排尿不畅;不明原因的发热、乏力、进行性体重减轻等。改变不良生活习惯可以预防某些癌症的发生。如戒烟可使您远离肺癌等多种癌症,合理饮食可以减少结肠癌、乳腺癌、食管癌、肝癌和胃癌的发生,积极预防和治疗乙型肝炎病毒、幽门螺杆菌等感染,可以减少相关癌症发生。“早发现、早诊断、早治疗”是提高癌症治愈水平的关键。癌症综合康复治疗可以有效提高癌症患者的生存时间和生命质量。

20. 遇到呼吸、心搏骤停,可通过人工呼吸和胸外心脏按压急救

心肺复苏(CPR)可以在第一时间恢复病人呼吸、心跳,挽救伤病员生命,主要用于心脏性猝死等危重急症以及触电、淹溺、急性中毒、创伤等意外事件造成的心跳、呼吸骤停。方法是:以心前区叩击、自动体外心脏除颤器及胸外心脏按压等方法来恢复心跳;以开放气道、口对口

吹气人工呼吸等来恢复呼吸。

21. 应该重视和维护心理健康，遇到心理问题时应主动寻求帮助

每个人一生中都会遇到各种心理卫生问题，重视和维护心理健康非常必要。心理卫生问题能够通过调节自身情绪和行为、寻求情感交流和心理援助等方法解决。采取乐观、开朗、豁达的生活态度，把目标定在自己能力所及的范围内，调适对社会和他人的期望值，建立良好人际关系，培养健康生活习惯和兴趣爱好，积极参加社会活动等，均有助于保持和促进心理健康。如果怀疑有明显心理行为问题或精神疾病，要及早去精神专科医院或综合医院的心理科或精神科咨询、检查和诊治。精神疾病是可以预防和治疗的。被确诊患有精神疾病者，应及时接受正规治疗，遵照医嘱全程、不间断、按时按量服药。积极向医生反馈治疗情况，主动执行治疗方案。通过规范治疗，多数患者病情可以得到控制，减少对正常生活的不良影响。

22. 每个人都应当关爱、帮助、不歧视病残人员

艾滋病、乙肝等传染病病原携带者和病人、精神疾病患者、残疾人都应得到人们的理解、关爱和帮助，这不仅是预防、控制疾病流行的重要措施，也是人类文明的表现，更是经济、社会发展的需要。在生活、工作、学习中，要接纳艾滋病、乙肝等传染病病原携带者和病人，不要让他们感受到任何歧视。要鼓励他们和疾病做斗争，积极参与疾病的防治工作。对精神疾病患者，要帮助他们回归家庭、社区和社会；病人的家庭成员要积极帮助他们接受治疗和康复训练，担负起照料和监护责任。对残疾人和康复后的精神疾病患者，单位和学校应该理解、关心和接纳他们，为他们提供适当的工作和学习条件。

23. 在流感流行季节前接种流感疫苗可减少患流感的机会或减轻流感的症状

流行性感冒（流感）不同于普通感冒，是一种严重的呼吸道传染病，在我国多发生在冬春季节。在流感流行季节前接种和流感病毒匹配的流感疫苗可预防流感。儿童、老人、体弱者等容易感染流感的人群，应在医生指导下接种流感疫苗。

24. 妥善存放农药和药品等有毒物品，谨防儿童接触

家中存放的农药、杀虫剂和药品，应当分别妥善存放于橱柜或容器中，并在外面加锁。有毒物品不能与粮油、蔬菜等同室存放；特别要防止小孩接触，以免发生误服中毒事故。已失效的农药和药品不可乱丢乱放，防止误服或污染食物、水源。

25. 发生创伤性出血，尤其是大出血时，应立即包扎止血；对骨折的伤员不应轻易搬动

受伤出血时，应立即止血，以免出血过多损害健康甚至危及生命。小的伤口只要简单包扎即可止血。对较大、较深的伤口，可以压迫出血处上方（在四肢靠近心脏一侧）血管止血，例如指压止血、加压包扎及止血带止血等。在对骨折伤员进行急救时，在搬移前应当先固定骨折部位，以免刺伤血管、神经，不要在现场进行复位。如果伤势严重，应当在进行现场急救的同时，拨打急救电话。

二、健康生活方式与行为

1. 勤洗手、常洗澡，不共用毛巾和洗漱用具

用正确的方法洗手能有效地防止感染及传播疾病。每个人都应养成勤洗手的习惯，特别

是制备食物前要洗手、饭前便后要洗手、外出回家后先洗手。用清洁的流动水和肥皂洗手。勤洗头、理发,勤洗澡、换衣,能及时清除毛发中、皮肤表面、毛孔中的皮脂、皮屑等新陈代谢产物以及灰尘、细菌;同时还能起到维护皮肤调节体温等功能,防止皮肤发炎、长癣。洗头、洗澡和擦手的毛巾,必须干净,并且做到一人一盆一巾,不与他人共用毛巾和洗漱用具,防止沙眼、急性流行性结膜炎(俗称红眼病)等接触性传染病传播;也不要与他人共用浴巾洗澡,防止感染皮肤病和性传播疾病。

2. 每天刷牙,饭后漱口

提倡每天早、晚刷牙。如一天仅刷一次,应选择睡前。用正确方法刷牙,不共用牙刷。牙刷要保持清洁,最好每3个月更换一次牙刷。吃东西后要漱口,以便清除口腔内食物残渣,保持口腔卫生。

3. 咳嗽、打喷嚏时遮掩口鼻,不随地吐痰

肺结核病、流行性感冒、流行性脑脊髓膜炎、麻疹等常见呼吸道传染病的病原体可随患者咳嗽、打喷嚏、大声说话、随地吐痰时产生的飞沫进入空气,传播给他人。所以不要随地吐痰,咳嗽、打喷嚏时要注意遮掩口鼻。这也是当今社会文明素养的表现。

4. 不在公共场所吸烟,尊重不吸烟者免于被动吸烟的权利

WHO《烟草控制框架公约》指出,接触二手烟雾(被动吸烟)会造成疾病、功能丧失或死亡。被动吸烟不存在所谓的“安全暴露”水平。在同一建筑物内,划分吸烟区和非吸烟区将吸烟者和非吸烟者分开、净化空气或装置通风设备等,都不能够消除二手烟雾对非吸烟者的危害。如吸烟区设立在同一建筑物内,二手烟雾会通过暖气、通风、空调系统传送到整个建筑物中的每个角落。即使吸烟人数再少,房间面积再大,也不能依靠通风技术来消除二手烟雾的危害。只有完全无烟环境才能真正有效地保护不吸烟者的健康。室内公共场所和工作场所完全禁止吸烟是保护人们免受被动吸烟危害的最有效措施,也是对不吸烟者权利的尊重。每一位吸烟者,当吸烟成瘾尚不能戒烟时,请不要当着你的家人、朋友和同事吸烟。吸烟请到室外。

5. 少饮酒,不酗酒

白酒基本上是纯能量食物,不含其他营养素。经常过量饮酒,会使食欲下降,食物摄入量减少,从而导致多种营养素缺乏、急慢性酒精中毒、酒精性脂肪肝等,严重时还会造成酒精性肝硬化。过量饮酒还会增加患高血压、脑卒中(中风)等疾病的风险,并可导致交通事故及暴力事件的增加,对个人健康和社会安定都是有害的。应该严禁酗酒。尽可能饮用低度酒,建议成年男性一天饮用酒的酒精量不超过25g,成年女性不超过15g。孕妇和儿童、青少年不应饮酒。

6. 不滥用镇静催眠药和镇痛剂等成瘾性药物

长时间或者不当服用镇静催眠和镇痛等药物可以上瘾。药物上瘾会损害健康,严重时会改变人的心境、情绪、意识和行为,引起人格改变和各种精神障碍,甚至出现急性中毒乃至死亡。服用镇静催眠药和镇痛药等成瘾性药物一定要在医生的指导下进行,不能滥用。

7. 拒绝毒品

《中华人民共和国刑法》所称的毒品,包括鸦片、海洛因、甲基苯丙胺(冰毒)、吗啡、大麻、可卡因以及国家规定管制的其他能够使人形成瘾癖的麻醉药品和精神药品。吸毒非常容易成

瘾，有的人只吸一支含有毒品的烟就会上瘾。成瘾者应尽快戒毒。毒品严重危害健康，吸毒危害自己、危害家庭、危害社会。预防毒品危害，应当严格要求自己，绝对不要尝试毒品。

8. 使用卫生厕所，管理好人畜粪便

卫生厕所是指有墙、有顶，厕坑及贮粪池，无渗漏，环境卫生，无蝇蛆，基本无臭味，粪便经无害化处理并及时清洁的厕所。使用卫生厕所，管理好人畜粪便，可以防止蚊蝇滋生，减少肠道传染病与某些寄生虫病传播流行。推广使用卫生厕所。家禽、家畜应当圈养，禽畜粪便要妥善处理。

9. 讲究饮水卫生，注意饮水安全

生活饮用水受污染可以传播肠道传染病等疾病，还可能引起中毒。保护健康，要注意生活饮用水安全。保障生活饮用水安全卫生，首先要保护好饮用水源。提倡使用自来水。受污染水源必须净化或消毒处理后，才能用做生活饮用水。

10. 经常开窗通风

阳光和新鲜的空气是维护健康不可缺少的。阳光中的紫外线，能杀死多种致病微生物。让阳光经常照进屋内，可以保持室内干燥，减少细菌、霉菌繁殖的机会。接受阳光照射能提高人体对钙的吸收能力。通风不好的屋子，会增加病菌、病毒在室内传播的机会。勤开窗通风，保持屋里空气流通，就可以避免呼吸污浊、有毒的空气，预防呼吸道传染病发生，维护健康。

11. 膳食应以谷类为主，多吃蔬菜水果和薯类，注意荤素搭配

谷类食物是我国居民传统膳食的主体，是人类最好的基础食物，也是最经济的能量来源。以谷类为主的膳食既可提供充足的能量，又可避免摄入过多的脂肪，对预防心脑血管疾病、糖尿病和癌症有益。《中国居民膳食指南》指出成年人每天应摄入 250 ~ 400g 的谷类食物。蔬菜水果是维生素、矿物质、膳食纤维和植物化学物质的重要来源，薯类含有丰富的淀粉、膳食纤维以及多种维生素和矿物质。蔬菜、水果和薯类对保持身体健康，保持肠道正常功能，提高免疫力，降低罹患肥胖、糖尿病、高血压等慢性疾病风险具有重要作用。《中国居民膳食指南》指出，成年人每天吃蔬菜 300 ~ 500g，水果 200 ~ 400g。食物可以分为谷类（米、面、杂粮等）和薯类，动物性食物（肉、禽、鱼、奶、蛋等），豆类和坚果（大豆、其他干豆类、花生、核桃等），蔬菜、水果，纯能量食物（动植物油、淀粉、糖、酒等）等五类。各种食物所含的营养成分不完全相同，每种食物都至少可提供一种营养物质，任何一种天然食物都不能提供人体所需的全部营养。多种食物组成的膳食，才能满足人体各种营养需求，达到合理营养、促进健康的目的。

12. 经常食用奶类、豆类及其制品

奶类食品营养成分齐全，营养组成比例适宜，容易消化吸收，是膳食钙质的极好来源。儿童青少年饮奶有利于其生长发育和骨骼健康，从而推迟其成年后发生骨质疏松的年龄；中老年人饮奶可以减少其骨质丢失，有利于骨健康。建议每人每天饮奶 300g 或相当量的奶制品，对于高血脂和超重肥胖倾向者应选择减脂、低脂、脱脂奶及其制品。大豆含丰富的优质蛋白质、必需脂肪酸、维生素 B 族、维生素 E 和膳食纤维等营养素，且含有磷脂、低聚糖以及异黄酮、植物固醇等多种人体需要的植物化学物质。适当多吃大豆及其制品可以增加优质蛋白质的摄入量，也可防止过多食用肉类带来的不利影响。建议每人每天摄入 30 ~ 50g 大豆或相当量的豆

制品。

13. 膳食要清淡少盐

食用油和食盐摄入过多是我国城乡居民共同存在的膳食问题。盐的摄入量过高与高血压的患病率密切相关。脂肪是人体能量的重要来源之一，但是脂肪摄入过多可以增加患肥胖、高血脂、动脉粥样硬化等多种慢性疾病的危险。应养成吃清淡少盐膳食的习惯，即膳食不要太油腻，不要太咸，不要摄食过多的动物性食物和油炸、烟熏、腌制食物。建议每人每天烹调油用量不超过25g；食盐摄入量不超过6g（包括酱油、酱菜、酱中的含盐量）。

14. 保持正常体重，避免超重与肥胖

体重是否正常可用体质指数（BMI）来判断。成人的正常体重是指体质指数在18.5～23.9kg/m^2之间。计算公式为：BMI＝体重（kg）/身高（m^2）。超重和肥胖是心血管疾病、糖尿病和某些肿瘤患病率增加的主要原因之一。进食量和运动是保持健康体重的两个主要因素，食物提供人体能量，运动消耗能量。如果进食量过大而运动量不足，多余的能量就在体内以脂肪形式积存下来，增加体重，造成超重或肥胖；相反若食量不足，可由于能量不足引起体重过低或消瘦。体重过高和过低都是不健康的表现，易患多种疾病，缩短寿命。所以，应保持进食量和运动量的平衡，使摄入的各种食物所提供的能量能满足机体需要，而又不造成体内能量过剩，使体重维持在适宜范围。

15. 生病后要及时就诊，配合医生治疗，按照医嘱用药

生病后要及时就诊，早诊断、早治疗，避免延误治疗的最佳时机，这样既可以减少疾病危害，还可以节约看病的花费。在疾病治疗、康复的过程中，必须严格按照医生的治疗方案，积极配合医生治疗。要遵从医嘱按时按量用药，按照医生的要求调配饮食、确定活动量、改善自己的行为。不要乱求医，使用几个方案同时治疗，更不能凭一知半解、道听途说自行买药治疗。

16. 不滥用抗生素

滥用抗生素指不规范地使用、不必要的情况下使用、超时超量使用或用量不足或疗程不足等。滥用抗生素容易引发致病微生物的耐药性，导致抗生素逐渐失去原有的功效，起不到治疗疾病的作用。滥用某些抗生素还可能导致耳聋（特别是儿童）和人体内菌群失调等，严重时还可能威胁生命。抗生素是处方药，只能在医生的指导下合理使用。

17. 饭菜要做熟，生吃蔬菜水果要洗净

饭菜要烧熟煮透再吃。吃冰箱里的剩饭菜，应重新彻底加热再吃。碗筷等餐具应定期煮沸消毒。生的蔬菜、水果可能沾染致病菌、寄生虫卵、有毒有害化学物质。生吃前，应浸泡10min，再用干净的水彻底洗净。

18. 生、熟食品要分开存放和加工

在食品加工、贮存过程中，如果不注意把生、熟食品分开，例如用切过生食品的刀再切熟食品，盛过生食品的容器再盛放熟食品，熟食品就可能被生食品上的细菌、寄生虫卵等污染，危害人体健康。因此，生熟食品要分开放置和加工，避免生熟食品直接或间接接触。

19. 不吃变质、超过保质期的食品

食品保质期，指在食品标签上标注的条件下，保持食品质量（品质）的期限。在此期限内，

食品质量符合标签上或产品标准中的规定。任何食品都有储藏期限,储存时间过长或者储存不当就会受污染或者变质。受污染或者变质的食品不能食用。食物在冰箱里放久了,也会变质;用冰箱保存食物时,要注意生熟分开,熟食品要加盖储存。不要吃过期食物。不要吃标识上没有确切生产厂家名称、地址、生产日期和保质期的食品。

20. 妇女怀孕后及时去医院体检,孕期体检至少5次,住院分娩

妇女在确定妊娠后应当及时去医院检查,建立"母子保健手册"。在孕期至少进行5次产前检查,孕早期1次,孕中期1次,孕晚期3次(其中1次在第36周进行)。检查的目的是要了解孕妇怀孕期间生理、心理的变化和胎儿生长发育情况,给予孕期保健指导。对高危孕妇及其胎儿应增加检查次数,早期诊断,及时治疗或转诊。孕妇要到有助产技术服务资格的医疗保健机构住院分娩,特别是高危孕妇必须提前住院。医院可以提供科学规范的助产服务技术和诊治抢救条件,最大限度地保障母婴安全。

21. 孩子出生后应尽早开始母乳喂养,6个月合理添加辅食

孩子出生后1h内就应开始母乳喂养。母乳是婴儿最理想的天然食品,含有婴儿所需的全部营养,有助于婴儿发育,含有大量的抗体,增强婴儿的免疫能力,预防感染。同时母乳喂养能增进母子间的情感,促进母亲的健康恢复。应坚持母乳喂养至2岁或2岁以上。婴儿6个月以后,母乳不能完全满足孩子营养需要,坚持母乳喂养的同时应适时、适量添加辅食。添加辅食的原则是由一种到多种,由少到多,由细到粗。先添加一种,一般是蛋黄或米粉,婴儿习惯后再添加第二种。从少量开始,逐渐增加。开始添加的辅食形态应为泥糊状,逐步过渡到固体食物。要观察婴儿大便是否正常,婴儿生病期间不应添加新的食物。添加的食物品种应多样化,预防偏食和厌食。

22. 儿童青少年应培养良好的用眼习惯,预防近视的发生和发展

儿童青少年需要从小养成良好的用眼习惯,预防近视的发生和发展。读书写字姿势要端正,眼与书本距离不小于30cm;连续读写或者看电视、使用电脑一小时要休息片刻,休息时尽可能向远处眺望;不在光线太强或太暗的环境中看书,不躺在床上看书,不边走路边看书,不在行进的车厢里看书。每天做眼保健操、合理膳食、多到户外体育活动、每天睡眠时间不少于7h,对预防近视眼的发生有积极作用。已经近视或有其他屈光缺陷者,应该坚持佩带屈光度准确的眼镜。

23. 劳动者要了解工作岗位存在的危害因素,遵守操作规程,注意个人防护,养成良好习惯

劳动是每个人的基本需要,但劳动者必须知道许多工作对自己的健康是有影响的甚至可能造成疾病。工作岗位可能存在有毒有害的化学物质,如粉尘、铅、苯、汞等,也可能存在有害的物理因素,如噪声、振动、高低气压、电离辐射等,劳动者过量暴露于上述有害因素,会对健康造成损害,严重时会引起职业病,如矽肺、煤工尘肺、铅中毒、苯中毒等。工作中过量接触放射性物质则会引起放射病。劳动者必须具有自我保护的意识和知识,要知道自己的工作岗位有什么有害因素,会引起什么样的健康损害,要知道如何预防这些危害。要知道许多职业中毒是由于生产事故使有害物质大量泄漏而引起的,因此劳动者必须严格遵守各项劳动操作规程,掌

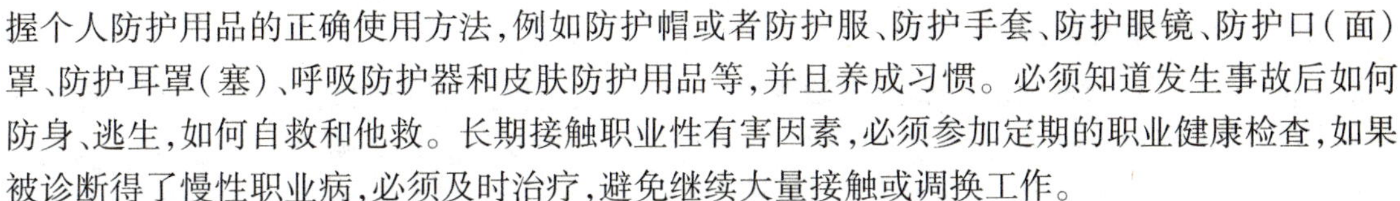

握个人防护用品的正确使用方法,例如防护帽或者防护服、防护手套、防护眼镜、防护口(面)罩、防护耳罩(塞)、呼吸防护器和皮肤防护用品等,并且养成习惯。必须知道发生事故后如何防身、逃生,如何自救和他救。长期接触职业性有害因素,必须参加定期的职业健康检查,如果被诊断得了慢性职业病,必须及时治疗,避免继续大量接触或调换工作。

24. 孩子出生后要按照计划免疫程序进行预防接种

预防接种是每个儿童的基本卫生权利。为了保护儿童健康,根据疾病的流行特征和疫苗的免疫效果,我国制订了国家免疫规划和国家免疫规划疫苗的免疫程序,对计划接种疫苗的种类、接种起始时间、接种间隔、接种途径、接种剂量等作了明确规定。我国规定,免费为儿童提供国家免疫规划疫苗。包括口服脊髓灰质炎疫苗,卡介苗,百日咳、白喉、破伤风联合疫苗,麻疹、风疹、腮腺炎联合疫苗,乙肝疫苗,甲肝疫苗,乙脑疫苗,流脑疫苗 8 种。预防 12 种传染病。孩子出生后必须严格按照国家免疫规划疫苗的免疫程序进行预防接种。每个家长都应该按照国家免疫规划疫苗的免疫程序按时带孩子接种疫苗。

25. 正确使用安全套,可以减少感染艾滋病、性病的危险

在性接触中正确使用安全套,可以减少艾滋病、乙肝和大多数性传播疾病的危险。不要重复使用安全套,每次使用后应打结后丢弃。

26. 发现病死禽畜要报告,不加工、不食用病死禽畜

许多疾病可以通过动物传播。例如鼠疫、狂犬病、非典、高致病性禽流感等等。预防动物把疾病传播给人,要做到:尽量不与病畜、病禽等患病的动物接触;不加工、不食用病死禽畜;不加工、不食用不明原因死亡的禽畜;不吃生的或未煮熟煮透的猪、牛、羊、鸡、鸭、兔及其他肉类食品;不吃生的或者未煮熟煮透的淡水鱼、虾、螺、蟹、蛙等食物;接触禽、畜后要洗手;发现病死禽、畜要及时向畜牧部门报告;病死禽畜按照畜牧部门的要求妥善处理。

27. 家养犬应接种狂犬病疫苗、人被犬、猫抓伤、咬伤后,应立即冲洗伤口,并尽快注射抗血清和狂犬病疫苗

狂犬病发作后不能治愈,但却是可以预防的。人一旦被犬、猫抓伤、咬伤(或破损伤口被舔),要立刻用肥皂水和流动清水及时彻底地冲洗伤口,然后用酒精消毒;并尽快到医院或疾病预防控制中心就医,对伤口作进一步处理,并且接种狂犬病疫苗。狂犬病疫苗的接种一定要按照程序按时全程足量注射;如果伤口出血,还要注射抗狂犬病血清或免疫球蛋白。为控制狂犬病传播,养狗者要为狗接种兽用疫苗,防止狗发生狂犬病继而传播给人。带狗外出时,一定要使用狗链,或给狗戴上笼嘴,防止咬伤他人。

28. 在血吸虫病疫区,应尽量避免接触疫水;接触疫水后,应及时预防性服药

血吸虫病是严重危害健康的寄生虫病,人和家畜接触了含有血吸虫尾蚴的水(简称"疫水"),就可能感染此病。血吸虫病感染主要发生在每年的 4 ~ 10 月。为预防血吸虫病,不要在有钉螺(血吸虫的生存繁殖离不开钉螺)的湖水、河塘、水渠里游泳、戏水、打草、捕鱼、捞虾、洗衣、洗菜或进行其他活动。因生产、生活和防汛需要接触疫水时,要采取涂抹防护油膏,穿戴防护用品等措施。接触疫水后要及时到当地医院或血吸虫病防治机构检查或接受预防性治疗。

29. 食用合格碘盐，预防碘缺乏病

碘缺乏病是自然环境缺碘导致人体碘摄入量不足引起的。缺碘对人的最大危害是影响智力发育。严重缺碘会造成生长发育不良、身材矮小、痴呆等。孕妇缺碘会影响胎儿大脑的发育，还会引起早产、流产、胎儿畸形。坚持食用碘盐能有效预防碘缺乏病。孕妇、哺乳妇女、学龄前儿童还应多吃海带等含碘多的食物。自然环境碘含量高的地区的居民、甲状腺功能亢进病人、甲状腺炎病人等少数人群不宜食用碘盐。

30. 每年做 1 次健康体检

定期进行健康体检，可以了解身体健康状况，及早发现健康问题和疾病，以便有针对性地改变不良的行为习惯，减少健康危险因素；对检查中发现的健康问题和疾病，要抓住最佳时机及时采取措施。

31. 系安全带（或戴头盔）、不超速、不酒后驾车能有效减少道路交通伤害

在道路交通碰撞中，安全带可以降低 40% ~50% 的伤害危险以及 40% ~60% 的致命伤害危险，佩戴摩托车头盔可将头部伤害及其严重程度降低约 70%。血液酒精含量每增加 2%，发生危及生命的道路碰撞事故危险就增加 100 倍。为了对自己的健康负责，对社会、对家庭负责，开车（或者乘车）时，一定要按照交通法规系安全带（或戴头盔）、不超速、不疲劳驾驶、不酒后驾车。

32. 避免儿童接近危险水域，预防溺水

溺水是我国 1 ~14 岁儿童意外伤害死亡的第一位原因。要加强对儿童游泳的监管。儿童少年游泳要有人带领或有组织地进行，不要单独下水。游泳的场所，最好是管理状况好的游泳池。在天然水域游泳，要选择水质清洁、无污染，水底地面较平坦，无杂草，无有害动物的水域。不能到情况不明的水域游泳。风浪较大或下雨时，不要在天然水域游泳。下水前，要认真做准备活动，以免下水后发生肌肉痉挛等问题。游泳时还应注意不要打闹、不要在天然水域跳水。

33. 安全存放农药，依照说明书使用农药

农药可经口、鼻、皮肤等多种途径进入人体，使人中毒。购买农药要使用专门的器具，特别是不能把农药放在菜篮子或米箩里。保管敌敌畏、乐果等易挥发失效的农药时，一定要把瓶盖拧紧。施用农药时，要严格按照说明书并且遵守操作规程，注意个人防护。严禁对收获期的粮食、蔬菜、水果施用农药。严防农药污染水源。对误服农药中毒者，如果患者清醒，要立即设法催吐。经皮肤中毒者要立即冲洗污染处皮肤。经呼吸道中毒者，要尽快脱离引起中毒的环境。中毒较重者要立即送医院抢救。

34. 冬季取暖注意通风，谨防煤气中毒

冬季使用煤炉、煤气炉或液化气炉取暖时，由于通风不良，供氧不充分或气体泄漏，可产生大量一氧化碳蓄积在室内，造成人员中毒。预防煤气中毒要做到：尽量避免在室内使用炭火盆取暖，使用炉灶时要注意通风，保证充足的氧气供应；要安装风斗和烟筒，出风口不能朝向风口，定期清理烟筒，保持通畅；在使用液化气时也要注意通风换气，经常查看煤气、液化气管道、阀门，如有泄漏应及时请专业人员维修；在煤气、液化气灶上烧水、做饭时，要注意看管，防止水溢火灭导致煤气泄漏。如发生泄漏，要立即关闭阀门、打开门窗，使室内空气流通。煤气中毒

后，轻者感到头晕、头痛、四肢无力、恶心、呕吐；重者可出现昏迷、体温降低、呼吸短促、皮肤青紫、唇色樱红、大小便失禁。抢救不及时，会危及生命。有人中毒，应当立即把中毒者移到室外通风处，解开衣领，保持呼吸顺畅。中毒较重者应立即呼叫送医院抢救。

三、健康素质基本技能

1. 需要紧急医疗救助时拨打 120 急救电话

需要紧急医疗救助时，拨打 120 急救电话求助。电话接通后应当简要说明需要救护者的病情、人数、所在地址以及伤病者姓名、性别、年龄、联系电话以及报告人的电话号码与姓名。

2. 能看懂食品、药品、化妆品、保健品的标签和说明书

定型包装食品和食品添加剂，必须在包装标识或者产品说明书上标出品名、产地、厂名、生产日期、批号或者代号、规格、配方或者主要成分、保质期限、食用或者使用方法等。不得有夸大或者虚假的宣传内容。在国内市场销售的食品，必须有中文标识。药品标签或者说明书上必须注明药品的通用名称、成分、规格、生产企业、批准文号、产品批号、生产日期、有效期、适应证、禁忌证或者功能主治、用法、用量、不良反应和注意事项。麻醉药品、精神药品、医疗用毒性药品、放射性药品、外用药品和非处方药的标签，必须印有规定的标志。非处方药标签印有红色或绿色“OTC”字样，可以按照说明书使用；其他药物必须在医生指导下使用。化妆品标签上应当注明产品名称、厂名、生产企业卫生许可证编号；小包装或者说明书上应当注明生产日期和有效使用期限。特殊用途的化妆品，还应当注明批准文号。对可能引起不良反应的化妆品，说明书上应当注明使用方法、注意事项。进口化妆品必须有中文标签。化妆品标签、小包装或者说明书上不得注有适应征，不得宣传疗效，不得使用医疗术语。保健食品标签和说明书不得有明示或者暗示治疗作用以及夸大功能作用的文字，不得宣传疗效作用。必须标明主要原（辅）料，功效成分或标志性成分及其含量，保健作用和适宜人群、不适宜人群，食用方法和适宜的食用量、规格、保质期、贮藏方法和注意事项、保健食品批准文号、卫生许可证文号、保健食品标志等。

3. 会测量腋下体温

腋下体温测量方法：先将体温计度数甩到 35℃ 以下，再将体温计水银端放在腋下最顶端后夹紧，10min 后取出读数。

4. 会测量脉搏

脉搏测量方法：将食指、中指和无名指指腹平放于手腕桡动脉搏动处，计一分钟搏动次数。

5. 会识别常见的危险标识，如高压、易燃、易爆、剧毒、放射性、生物安全等，远离危险物

为了减少伤害，应该远离高压、易燃、易爆、剧毒、放射性、具有生物危害等危险物。识别常见的危险标识是保护自身安全的关键。危险标识是由安全色，几何图形和图形符号构成，用以表达特定的危险信息。使用危险标识的目的是提醒人们对周围环境引起注意，以避免可能发生的危险，防止事故的发生，起到保障安全的作用。但要注意，危险标识只起提醒和警告的作用，它本身不能消除任何危险，也不能取代预防事故的相应设施。

6. 抢救触电者时,不直接接触触电者身体,会首先切断电源

发现有人触电,要立即关闭电源,也可以用不导电的物体将触电者与电源分开。千万不要直接接触触电者的身体,防止救助者发生触电。触电者触电后应当尽可能自救,可以一边呼救,一边奋力跳起,使流经身体的电流断开,并抓住电线的绝缘处用力拉出,摆脱电源。如果引起触电的电器是固定在墙上,可以用脚猛力蹬墙,同时身体后仰摆脱电源。

7. 发生火灾时,会隔离烟雾、用湿毛巾捂住口鼻、低姿逃生;会拨打火警电话 119

突遇火灾时,如果无力灭火,应当不顾及财产,迅速逃生。由于火灾会引发有毒烟雾产生,所以在逃生时,应当用潮湿的毛巾或者衣襟等捂住口鼻,用尽可能低的姿势,有秩序地撤离灾害现场。到陌生场所应先熟悉安全通道。发现火灾,应立即拨打 119 火警电话报警。

第十五章　工伤事故的处理与管理

第一节　工伤鉴定与管理

一、工伤的概念

工伤是“工业社会最先发生的社会问题”。究其原因，工伤是劳动者在劳动过程中所遭受的损害，而劳动过程的产生又源于劳动关系的存在，此种具有从属性的劳动关系成为社会大多数人和家庭赖以生存的依据。由于劳动者遭受伤害后往往中断或丧失维持生存的来源，导致其及家庭陷入困境，进而波及整个社会安定与和谐。因此，该问题成为近代社会不容忽视的问题。

工伤即职业伤害，是伴随着现代化的工业生产而来的。“工伤”一词比较规范的说法是在1921年国际劳工大会上通过的公约中提及的，即由于工作直接或间接引起的事故为工伤。国际劳工组织于1964年通过的《工伤事故和职业病津贴公约》及其建议书又将职业病和上下班交通事故纳入到工伤的范围之内，这是目前对工伤规定最为全面的国际公约。我国《工伤保险条例》未对工伤进行定义，仅采用列举的形式规定的认定为工伤或者视同工伤的情形。

二、工伤认定标准

认定劳动者遭受的伤害是工伤是劳动者能够享受工伤保险赔偿的前提，如果该伤害没有认定为工伤，则劳动者自然不能享受工伤保险的待遇。根据我国《工伤保险条例》，我国目前立法中规定的工伤标准可以概括为以下三个方面：

（一）要素标准

要素标准是工作时间、工作地点、工作原因三个方面。符合这三个要素是构成工伤的基本条件，《工伤保险条例》规定体现了这一认定要求，并将工作时间拓展到工作时间前后在工作场所内，从事与工作有关的预备性或者收尾性工作受到事故伤害的；在工作时间和工作场所内，因履行工作职责受到暴力等意外伤害的；因工外出期间，由于工作原因受到伤害或者发生事故下落不明的等。

（二）视同标准

这种标准本质上可能无法确定是否是因工受伤，或者根本不是因工受伤，而是出于政策性考虑将之纳入工伤保险补偿范围。例如条例规定，在工作时间和工作岗位，突发疾病死亡或者在48h之内经抢救无效死亡的属于工伤。并规定了政策性条件，即将“在抢险救灾等维护国家利益、公共利益活动中受到伤害的；职工原在军队服役，因战、因公负伤致残，已取得革命伤残军人证，到用人单位后旧伤复发的”纳入工伤社会保险的范围。

（三）排除标准

在满足前两项规定时，仍有一些情况是要被排除出工伤情形的。即条例规定的职工有下列情形之一的，不得认定为工伤或者视同工伤：①故意犯罪的。②醉酒导致伤亡的。③自残或者自杀的。

三、工伤的责任承担方式

随着时代、经济、社会的发展，随着社会保障的日益完善，劳动者在劳动的过程中受到伤害的责任承担者是不同的，经历了由自己责任发展到社会责任，由过错责任发展到无过错责任的演变，最终形成的由社会保险法调整，着重劳动者保护的工伤保险制度。

（一）自己责任——劳动者自己承担损害后果

在工业化时代早期，工伤是由劳动者自己承担责任的。18 世纪 60 年代，英国率先开始了机器化生产，随即这种有组织的大规模劳动开始大范围的蔓延。在这种劳动模式的带动下，劳动分工越来越细化，传统的带有身份属性和阶级属性的雇佣关系遭到解构，封建社会形成的主仆关系转变成劳动者提供劳务，雇主支付报酬的契约劳动关系。既然是一方提供劳务，一方支付报酬，那么雇主的责任仅限于支付报酬，劳动者在生产过程中的危险和伤害都由自己负责。支持这种归责原则的理论基础是“危险自任说”。

（二）侵权责任——按照侵权责任的归责原则确定责任承担者

伴随着工业化的进一步加深，近代工业社会出现了越来越多的工伤事故。雇主对这些伤害不管不顾，完全由劳动者自己承担后果，引发了严重的社会问题，“自己责任”原则丧失了其合理性，逐渐被“过错责任”原则取而代之。

1. 过错责任

过错责任是侵权法中重要的责任承担方式，过错责任的基本含义是：过错是责任人承担侵权责任的基础，之所以让其承担责任，是因为其主观上存在可以归责的事由（故意或者过失）；如果责任人在主观上没有过错，就当然不承担责任。在劳动者遭受伤害后，如果劳动者能够证明伤害是因为雇主的故意或者过失而造成的，雇主就应该对劳动者承担赔偿责任；如果劳动者不能证明伤害是由雇主的原因造成或引起的，只能说明劳动者在劳动的过程中没有保护好自己，则由劳动者自己负责，雇主不承担任何责任。例如，1871 年德国颁布的《责任保险法》就规定，“雇主对其因过失而给雇员造成的损害承担民事赔偿责任”。伴随着机器化工业的发展，过错责任原则逐渐取代了劳动者自己责任，成为工伤损害赔偿责任的主要承担方式。过错责任较之劳动者自己责任，为劳动者提供了更多的保障，使得雇主不得不加大对劳动者的保护，提高劳动的安全性。但另一方面，由于机器化生产中生产工具、生产流程都比较复杂，一旦发生损害事故，很难说明具体是哪一部机器、哪一个环节甚至哪一个零件所致。因此，在劳动者受到伤害的情况下，能够证明雇主有过错并非易事，也就导致劳动者不能得到有效的补偿。面对多样化、复杂化的工作环境和机器设备，即使立法设置了由雇主承担责任的过错责任制度，在现实中也难以追究其责。

2. 无过错责任

随着近代机器化大工业的迅猛发展，更多的危险性行业和大量的工业事故频现，上述的过错责任愈发不能解决劳动者的工伤问题，使其损害难以得到弥补，造成社会不公，因而引入了“过错责任主义的扩大”理论。但是，仅仅是“扩大”尚不能解决职业伤害事故的归责和责任问题，在劳动者仍需举证证明雇主有过错的前提下，在举证责任仍需由劳动者承担的前提下，雇主仍可能因为劳动者举证不力而免责，导致劳动者依旧无法获得救济。为了避免这一现象，更好的稳固社会经济发展，侵权法衍生出了更好的填补工伤的归责原则——无过错责任原则，也称危险责任原则。

遭受的伤害有没有过错，都要承担责任，而责任保险就可以分担雇主的责任，将雇主的赔偿责任转移给保险公司，使劳动者损害责任分担社会化，避免雇主因劳动者的伤害而遭受毁灭性的打击。雇主责任保险在无过错责任原则的归责原则下，减轻了雇主的负担，保障了劳动者的利益，达成了公平与效率的统一。雇主责任保险在对社会产生积极作用，造福广大雇主和劳动者的同时，也有一些消极作用，主要表现在：

(1)雇主责任较侵权责任来说，没有实现民事责任制度对不法行为的遏制和预防的功能。雇主除向保险公司支付保费外，对劳动者发生的损害并不承担责任，雇主保险责任已使雇主民事责任名存实亡。

(2)雇主责任保险作为一种商业保险，其本身受商业风险和市场的影响，保险公司的盈利模式决定其不会为雇主提供对其不利的保险模式，寄希望于保险公司来弥补劳动者遭受的损害的目的难以实现。另外，商业保险不能强制雇主都参与保险，而雇主处于经济和侥幸的考虑认为对保险的态度是能省则省，这样雇主责任保险就不能发挥出应有的作用。前文提到过，雇主责任保险虽然有利于劳动者快速的获得补偿，但其也削弱了侵权行为中民事责任的惩戒和预防作用。正如霍斯顿和钱伯斯指出，“损害赔偿判决之第一目的，在于补救受害人所受损失，以便尽可能地使之恢复到不法行为人之发生之前的原有状态。然而损害赔偿还有另外一个目的：通过使不法行为人根据损害赔偿的判决而承担责任，法院力图遏制其他人犯类似的侵权过错。责任保险削弱了损害赔偿的第二目的，但同时又附带地保证了第一个目的的更为经常的实现”。

由此可见，责任保险制度诞生于民事责任基础之上，但又对传统的民事责任制度带来了严重的冲击。但是，民事责任（雇主责任）仍是基础性的，保险责任产生于民事责任之上，具有寄生性。

在雇主责任未得到证明之前，任何保险金均不支付，即雇主责任保，关于保险责任和侵权责任的关系，理论界有两种不同的看法：一种看法即本文采用的“寄生说”，认为保险责任产生于侵权责任，其以侵权行为法为前提，只是责任承担方式的一种，没有侵权行为法就没有责任保险，危险责任究其本质而言是一种无过错责任原则，即没有过错也要承担责任。因为无论劳动者参与劳动还是发生职业伤害，其源头皆出于雇主的安排，是雇主的行为才使劳动者置身于此种风险之下；另一方面，劳动者在风险下的劳动，使得雇主从中获利。所以，对于劳动者在劳动过程中遭受的损害，雇主是不能作壁上观的，应该为劳动者的伤害“埋单”。至此，职业伤害中的无过错责任正式确定下来，后面发展出来的保险责任仅是责任承担方式的社会化，其归责的核心还是无过错责任。

（三）保险责任——责任承担社会化

时至现代社会，现代科学技术高度发达，劳动者面对的机器设备越来越复杂，操作流程越来越精准，劳动意外造成的损害越来越严重。以工资为生活支撑的劳动者，面对无处不在的工伤威胁，很可能一时不幸，就无法继续劳动，从而使自己和家庭的生活陷入困境。这不仅是劳动者个人生存以及家庭生活遭遇严重威胁，同时劳动力的减损会影响整个经济的发展和社会的稳定，故而，对劳动者的保护，尤其是在劳动者遭受伤害后给予其保障成了一个社会问题。虽然引入了无过错责任的归责原则，但这远远不能满足解决问题的需要，反而可能激化矛盾的产生，将责任转嫁到雇主身上，雇主会因为对劳动者的赔偿而导致自己陷入危机甚至破产。面对这样一个普遍的社会问题，整个社会享受了经济发展的利益，却让劳动者自己通过诉讼程序得到救济，让雇主单独承担责任，这实质上是不公平的，也是不能解决根本问题的。责任保险就是以此为契机，进入到了承担工伤赔偿责任的领域。所谓责任保险，是指"保险人与被保险人对第三人应负赔偿责任而受赔偿请求时而承担赔偿责任的一种保险"。责任保险虽为私法的一部分，而且对保险人而言，仍旧有由自己出资承担责任的意味，但由于其设计以具有由大多数人共同分担危险、消化损失的意义，在性质上被视为损害填补的重要机制。

1. 雇主责任保险

早期的保险是商业保险，是雇主自愿参与并缴费的保险模式，主要是雇主责任保险。"雇主责任保险为责任保险的险种之一，是以雇主对劳动者在工作过程中发生的人身伤害而承担保险责任的保险制度"。无过错责任原则的确立推动了雇主责任保险的发展，因为面对工伤，无须再寻求加害人，无论雇主对于劳动者所险只能在雇主责任得以确定的基础上承担；同时，雇主责任保险仅在限额内对劳动者承担责任，并不能完全弥补劳动者遭受的损失，因此，民事责任制度在很大限度内仍发挥着弥补劳动者损害的功能。雇主责任保险从形式上来看，是应由个人承担的责任已转化为社会责任。但是，凭借这一制度，使劳动者损害得到合理弥补的前提是侵权责任，没有侵权责任也就没有保险责任，而不问加害人均有社会承担的理想状态是难以达到的。

在商业保险市场上，雇主责任保险的缺陷不可能通过其自身来完善，所以雇主责任保险也不能完全为劳动者提供合理的补偿，而职业伤害越演越烈，使各国不得不采用公权力介入的手段来处理。

2. 社会责任保险（社会保障）

工业化的发展要求为劳动力的生存与再生产提供社会化的保障机制。就雇主而言，雇主责任保险虽然可以分担雇主的赔偿责任，但是远不能满足损害赔偿社会化的要求，雇主仍然处在生产安全的危机当中，不利于经济发展；就劳动者而言，作为劳动力的提供者，此时已是整个生产要素的组成部分，而不是孤立的个人，其在生产中受到的伤害当然应得到社会的保障，以维持劳动力的生存和再生产。所以，在大生产发展的过程中，在把劳动力也当社会成生产要素的基础上，在更注重社会公平和谐思想的影响下，由社会承担劳动者工伤的制度应运而生。1884 年德国颁布的《劳工伤害保险法》是世界上第一部工伤保险法，首次将职业伤害赔偿从民事侵权赔偿中分离出来，该法令规定，"劳动者伤害保险的保险费完全由雇主承担；该保险由雇主、社团组织和政府共同办理；劳动者在工作中发生事故可通过保险获得抚恤金”。至此，工伤赔偿正式成为社会保险的一项重要内容。

工伤保险制度以商业保险制度为基础，由利害关系人和国家共同出资，考虑的是社会总体安全，目的是平衡各利益主体间的利害得失。因此，工伤保险制度虽然以商业保险为基础，其中也包含商业保险中的一些基本概念，但其根本出发点是为了保障社会安全，国家亦以出资加以推动，其本质已与商业保险大相径庭。

因此，这种保险本质上是寄生的，在投保人侵权行为责任得到证明之前，任何赔偿都不得支付；另一种看法是“并存说”，认为保险责任和侵权责任分别归属于不同的损害赔偿制度，侵权责任原则上不因其他补偿制度的存在而受影响，保险责任则属于无过错补偿制度体系，在所谓的“损害赔偿体系”中除了侵权行为法和无过失补偿体系外还有社会安全保障，在同一损害中，可能会出现多种赔偿制度并存或竞合，于是由此又衍生出了侵权行为法和无过失赔偿制度选择适用的问题，台湾王泽鉴先生就持此观点。从以上工伤责任的承担方式的演变可以看出，在劳动者遭受职业伤害后，其需求保护的制度越来越向劳动者倾斜，归责原则逐渐客观化、社会化；赔偿制度也开始强调护劳动者的利益，对加害人的责任追究已经退居相对次要的地位。现代社会的工伤具有严重性、不可避免性和非个人性的特征，已经不再是独立的只包括加害人和受害人的侵权事件，而涉及了广泛的环境和社会因素，所以单纯追究某个人或者某个组织的责任是不合理的。社会保障突破了侵权责任的范围，给予受害人更广泛的补偿，而不考虑损害的原因和侵权责任。所以，工伤便于一般的侵权区分开来，不考虑加害人，不考虑主观过错，将劳动者遭受的风险社会化，具有了独特的特性。工伤保险的特性直接导致了工伤的构成也具有了自身的特点。

第二节　工伤事故及处理

工伤事故是指职工在工作时间内因意外事件或因职业病造成人身伤亡事故的总称，它随着现代工业的产生而产生，随着工业化的进程而发展。对于劳动者个人而言，因公负伤意味着劳动能力或永久或暂时的全部丧失或部分丧失，甚者要付出生命的代价。因此，工伤事故作为劳动者面临的普遍风险，是工业化社会的一大重要社会问题，它使国家或政府为解决这一社会问题而不得不建立起强制性的工伤社会保险制度。我国现行的工伤保险制度，是在传统的企业保障制度的基础上，通过社会统筹的改革而逐步发展起来的。对于我国工伤事故处理的规定，散见于各式各样的法规、条例和司法解释，并没有制定一部统一、权威的法律、法规来进行规范。工伤事故处理程序从法律范畴的归属来讲，属于社会法的范畴。需要强调的是，尽管按照现行《工伤保险条例》的规定，即用人单位没有加入工伤保险，没有替劳动者缴付工伤保险费用，发生工伤时也应当参照《工伤保险条例》的规定进行处理和相关工伤保险待遇的赔付。但实际中，很多受工伤劳动者因为各种原因，比如工伤处理程序的烦琐复杂让人无法忍受，或者是受工伤劳动者所在单位没有签订劳动合同、没有加入工伤保险等，还是经常存在把工伤事故处理当作其他民事侵权案件处理的事实。

一、工伤事故处理程序

(一)工伤事故范围界定

为了更准确地对工伤事故的范围进行界定,最终实现工伤事故责任的归结,保障当事人的合法权益,我们有必要进一步对工伤事故的范围进行界定,来更准确地把握工伤事故的概念和特征。

从性质上看,因工而伤残所享受的待遇,是对工伤职工损失的赔偿(或补偿),同时也具有一定物质奖励的意义。而非因工伤残是劳动者在职业以外发生的不幸事故或不测事故致使器官或生理功能遭到的损害,其所享受的社会保险待遇属于物质帮助,带有福利和救济性质。区分是工伤还是不是工伤可以从事故发生的场所是否在工作场所、发生的时间是否在工作时间、发生的原因是否是因工作原因等几个大的方面来把握。例如:职工在下班途中抓小偷负伤,或者从事抢险、救灾、救人等而负伤、致残、死亡的,虽不是发生在法定的工作时间内,但是,为了维护国家、社会和公众利益,应按因公处理。再如,有职工是在法定上班时间内负伤致残,但其若是为朋友干私活与企业生产无关,则不能认定为工伤。再比如,某单位职工因奖金分配问题与领导发生争执,就于晚上值班时服用大剂量安眠药而死亡,这就是故意行为造成的,它的结果是可以预料的,因此也不属于非本意,不能抗拒的,不属于工伤。

(二)工伤事故处理程序及概念

劳动者在发生工伤事故后,应该怎么去处理,劳动者该怎么做才能维护自己的合法权益呢,这就是涉及工伤事故的处理程序的问题。工伤事故处理程序,顾名思义,就是对发生的工伤事故进行处理的一系列程序。一般说来,工伤事故发生后,从狭义的角度来讲,其后续流程包括工伤认定、劳动能力鉴定、确定工伤保险待遇三步。在此过程中,如果涉及纠纷,就还存在一个纠纷解决的问题。从广义角度来讲,工伤事故处理程序在上述所讲程序之外,还应该包括工伤预防和工伤康复的过程。我国现行的对工伤事故处理的做法,是属于上述狭义的范围。

工伤认定是由劳动保障行政部门对发生的伤害、疾病、死亡,做出是否属于工伤的结论。属于工伤或视同工伤的,就可以根据劳动能力鉴定标准进行伤残评定,也就是劳动能力鉴定,然后根据劳动能力鉴定结论享受相应的工伤保险待遇。工伤认定结论属于非工伤的,不能按照劳动能力鉴定标准进行评残,也就不能享受工伤保险待遇。因此,工伤认定既是劳动能力鉴定的基础,也是享受工伤保险待遇的基础。工伤认定决定一经做出,并送达给行政相对人,就具有行政行为所包括的效力内容,即公定力、确定力和执行力,其非经法定程序不得撤销。行政主体和行政相对人均应遵守、执行。

劳动能力鉴定,又称工伤评残,是指劳动者因公或非因公负伤以及患病后,劳动鉴定机构根据一定的标准,运用有关技术、方法和手段,来确定劳动者受伤残的程度的一种评定制度。

工伤保险待遇是对职工因公发生暂时或永久人身健康或生命损害的一种补救和补偿,其作用是使伤残者的医疗、生活有保障,使工亡者的遗属的基本生活得到保障。为保障工伤职工及时得到医疗救治和获得必要的经济补偿,《工伤保险条例》和《安全生产法》等法律法规强制性规定用人单位为职工参加工伤保险。经过工伤认定,劳动能力鉴定委员会确定伤残级别之后,工伤赔偿的项目最终确定,工伤职工即可得到工伤保险。在上述过程中,如果涉及纠纷,因工伤争议案件属于劳动争议案件,现行劳动争议处理体制是“协商、调解、一裁两审”,协商是解决劳动争议的非必经程序,完全是建立在双方自愿的基础上,任何一方或第三方都不得强迫另一方进行协商。对不愿协商、协商不成或达成协议后不履行的,另一方当事人可以向调解组织申请调解,也可以直接向劳动争议仲裁委员会申请劳动仲裁。调解是指在劳动调解组织的主持下,在争议双方自愿的基础上,通过宣传法律、法规、规章和政策,劝导双方化解矛盾,自愿就争议事项达成协议,使劳动争议及时得到解决的一种活动。虽然调解并非解决劳动争议的必经程序,但调解组织依据法律、法规、规章和政策进行调解,与争议双方自己协商相比,增加了工伤赔偿纠纷解决的透明性和合法性,可以有效地避免由于协商解决赔偿数额显失公平导致的赔偿协议无效的情形,尤其是对于希望仍在原单位工作的职工来说,通过协商调解解决劳动争议应当成为首选。劳动争议仲裁是当事人请求劳动争议仲裁委员会来居中仲裁、裁判的一种制度,经劳动仲裁裁决或者调解后出具的仲裁裁决书发生法律的效力后,具有强制执行力。

劳动诉讼是指当事人不服仲裁而在一定的期限内向法院诉讼。行政复议简单来说就是上级机关对下级机关做出的行政行为进行复查并做出裁决。

(三)工伤事故处理程序的意义

正当程序作为一种法治观念产生于13世纪的英国。作为普通法的基本要求,法庭在对任何一件争端或纠纷做出裁决时应遵“自然正义”原则。这个原则包含两项具体要求:第一,任何人均不得担任自己诉讼案件的法官;第二,法官在制作裁判时应充分听取双方当事人的陈述。可以说,自然正义的两项要求均与程序有关,是判断有关法律程序本身正当性和合理性的标准。“正当程序”通常又被称为“法律的正当程序”或“正当法律程序”,是一种重要的法治观念,同时又是一条极为重要的宪法原则,是在“维护人权”的过程中成长起来的。当今任何一个追求文明与进步的民族,都应该有他们自己的正当程序。事实上,程序对实体的保障作用是相当明显的。正当的程序可以有效保证法院正确认定案情事实和正确适用法律,这即是说,按照诉讼活动的正常规律,根据各类案件的一般情况,程序公正可以也应该可以促使实体公平下,即平常人们经常说的,程序正义是对实体正义的有效保障。俗话说得好,“皮之不存,毛将焉附”,其实拿来形容程序与实体之间的关系是最恰当的。再好的法律,如果没有正当的程序也是无法发挥其应该有的作用的,有时甚至人们会希望用正当的程序去实现看起来较差的法律,而不希望用瑕疵的程序来实现看起来较好的法律。人们会觉得后者是更加不公平的,而前者至少看起来较差的法律却平等公正地适用于全体公民,再用正义的程序去实现它,自然渐渐也会弥补实体法上存在的缺陷。

工伤事故处理程序设计的是否合理,直接关系到工伤劳动者能否得到合理的补偿,其程序的正义性不仅是保证程序公正性的屏障,而且是促进并保障实体的公正的有力武器,并促使最终达到过程和结果的双重正义,来促进法律公正的实现。这就是说,法律公正是可以通过程序的正义来得以实现的。

(四)工伤救济程序及有效途径

所谓工伤救济程序,即是指"协商、调解、一裁两审"制度。如果一件工伤事故的处理能够顺利地进行,经过工伤认定、劳动能力鉴定、确定工伤保险待遇后,工伤劳动者或者家属能够圆满地得到相关的补偿待遇,该工伤事故的处理就得以解决和完结,自然是不存在后面的工伤救济程序的开展。

然而,自改革开放以来,企业逐步走向市场,政府与企业之间的脐带被剪断后,企业逐步转变为独立经营的市场主体,工伤纠纷也越来越多,不仅新发生工伤的职工难以从企业尽快落实工伤待遇,部分效益较差的企业,原有工伤职工的待遇也出现了危机。工伤纠纷的大量出现不仅是制度转轨过程中个人利益、企业利益和国家利益冲突的结果,也是工伤职工维护自身权益的具体体现。

自工伤保险制度改革以来,尤其是工伤保险法律制度试行以来,处理工伤保险争议的程序制度也开始逐步发生转变,工伤当事人不再依赖信访制度解决彼此之间的纠纷,使工伤纠纷逐步纳入法制轨道,形成了目前依靠行政复议、行政诉讼、劳动争议调解、仲裁和诉讼等救济当事人权利的工伤救济程序格局。

工伤救济程序格局的逐步形成为纠纷的解决提供了有效的途径,发挥了重大的作用。以劳动争议仲裁程序为例,截至目前,职工发生工伤后,如权益得不到维护,即向劳动争议仲裁机构提出申诉。《工伤保险条例》规定,职工与用人单位发生工伤待遇方面的争议,按照处理劳动争议的有关规定处理。这一规定旨在弥补工伤保险制度中"非保险"因素的缺陷,适用劳动争议处理程序解决"非保险"争议。如现行工伤保险法律制度对用人单位虽然有承担相关工伤待遇的规定,但是这并不就意味着用人单位与受工伤劳动者因条例已经有了规定而不起纠纷,相反,正是这种"似保险而非保险"的规定将引发大量争议。这类争议适用劳动仲裁程序进行处理,很大程度上为工伤职工的救济补偿创造了一个有效的途径。如若对仲裁结果不服,还可以再通过法院诉讼来进一步保障工伤职工相关权益的获得。

(五)正当程序对诉讼效率的作用

关于诉讼效率的含义,我国学者们的观点不尽统一。有学者认为,诉讼效率是一定的司法资源处理案件的数量。诉讼效率所要描述的应当是司法活动的快慢程度,解决纠纷数量的多少,以及在司法过程中人们对各种资源的利用程度和节省程度。作为一个理论分析工具,其强调的是要尽可能地快速解决、多解决纠纷,尽可能地节省和充分利用各种司法资源。所谓诉讼效率,就是以一定司法资源的投入来获取最大程度的诉讼效益,也就是说,用最少的诉讼成本的投入来获得尽可能多的诉讼收益,或者以同样的诉讼成本的消耗来获得最可能多的诉讼收益,以实现司法资源的最优化配置和使用到最好处。从广义上来说,诉讼效率应该还包括诉讼活动的进行对推动社会的经济、文化等方面的发展所产生的效益,这也正是诉讼活动所孜孜追求的最终目标。以我国来说,长期以来的诉讼效率都是不尽如人意。当然,这是由于多种因素的影响和制约所造成的,多数的现实情况就是司法机关的工作效率长年累月的处于低效率甚至是无效率的状态。

提高诉讼效率要求必须有公正的程序。就我国司法制度发展的基本方向来看,先应当强调的是建立一套公正司法的程序机制,然后才能在司法公正的前提下追求司法效率。而在出现价值冲突时,公正优先和兼顾效率应当是我国改革司法制度、建立现代程序法治的适当价值取向。没有公平公正的程序,会造成裁判和调解的结果的不确定性增大的后果,同时也会造成上诉、重审的案件增多,事必耗费更多的诉讼成本,这样就很不利于提高诉讼效率。而相反,公平公正的程序自然可以有效地消除当事人的逆反心理,从而调动当事人的积极性,当然就增加了裁判结果的可接受性,进而保证了整个诉讼活动的高效益。可见,公平公正的程序是诉讼效率的基础与保障,完善的诉讼机制必然有利于诉讼效率的提高。认识到程序公正和诉讼效率的统一关系,我们应该将其并列作为司法活动的目标,只有把程序公正和诉讼效率两手一起抓,才能保障其相互促进和共同发展,从而有效地推进我国司法改革的进程。当务之急,我们必须重视程序制度的建设,根据效率原则的要求来改革和完善程序规定的相关制度,使程序更加公正,更能体现正义的价值。同时,在完善程序公平公正的时候,客观上也必须要求我们的司法人员不断增强诉讼效率的意识,在办理案件的过程中,能够做到尽快地查明案件事实和及时地终结案件,从而避免一些无谓的浪费,更好地维护当事人的合法权益,维护国家法律的尊严。任何一方对认定结论不服的,可以提出行政复议和行政诉讼,行政复议是提起行政诉讼的前置程序。因而,案件可能进入到行政复议程序。

(六)我国工伤事故处理程序规范的现状

综合我国实行的《工伤保险条例》等法律法规的相关规定和现行的诉讼制度,一件工伤赔偿纠纷案件可能经过的解决程序如下。

1. 工伤报告程序

用人单位为劳动者在工伤保险机构投了工伤保险的,单位应当自工伤事故发生之日或者职业病确诊之日起15d内,向当地劳动保障行政部门提出工伤报告。

2. 工伤认定程序

如果劳动保障行政部门受理了申请并做出了工伤认定结论,则案件可进入工伤认定不服的行政复议程序。假如劳动保障行政部门做出不受理的决定,那么案件就要进入行政复议或者行政诉讼程序。

3. 对不受理工伤认定不服的行政诉讼程序

受工伤劳动者可以在知道不受理工伤认定后提出行政复议,或者直接向人民法院提出行政诉讼。

4. 确认劳动关系的仲裁程序

劳动保障行政部门受理工伤认定后,如果单位提出和劳动者之间不存在劳动关系,案件将进入确认劳动关系的仲裁程序。劳动者申请仲裁后,对做出的裁决不服的,任何一方都可以向人民法院提起诉讼。

5. 确认劳动关系的诉讼程序

(1)任何一方不服仲裁裁决,可以在收到仲裁裁决书之日起15d内向人民法院起诉。劳动争议一审的审判期限为6个月。

(2)任何一方对一审判决不服,可以提起上诉,二审的审判期限为3个月。二审的判决结果可能是认定双方存在劳动关系,也可能是认定双方不存在劳动关系。假如人民法院认定不构成劳动关系，劳动者的工伤维权程序就此结束（除非提起申诉）。假如劳动者胜诉，即判决确认双方存在劳动关系，劳动者可以凭该判决要求劳动保障部门恢复工伤认定程序，案件再次进入恢复工伤认定程序。

6. 对工伤认定结果不服的行政复议程序

工伤认定复议机关在收到申请书后，应当在两个月内做出复议决定。不服复议决定的，可以在收到复议决定书之日起十五日内向人民法院提起诉讼。因此案件可能又进入到行政诉讼程序。

7. 对工伤认定不服的行政诉讼程序

（1）申请人对行政复议结果不服，可以在收到复议决定书后十五日内向人民法院提起行政诉讼，要求人民法院判决撤销复议决定或者工伤认定结论，或者判决劳动保障行政部门重新做出工伤认定结论。一审的审判期限为3个月。按照法律规定人民法院不能直接判决构成工伤或者不构成工伤。

（2）任何一方对一审判决不服，可以在收到一审判决之日起十五日内提起上诉。二审审判期限为2个月。二审的判决结果，可能有三种情况：第一，维持属于工伤的认定结论；第二，维持不属于工伤的认定结论；第三，撤销属于工伤或者不属于工伤的认定结论，并责令劳动保障行政部门重新做出工伤认定结论。假如是上述第一种情形，下一步将进入工伤赔偿程序；假如是上述第二种情形，职工的工伤维权程序结束；假如是第三种情形，案子将再次进入由劳动保障行政部门重新做出工伤认定的程序，当事人对该结论还可以继续提起行政复议、行政诉讼（包括一审、二审）等，这时将出现一个程序上的大循环。假设人民法院最终维持了劳动保障行政部门认为构成工伤的认定结论，下一步将进入到工伤赔偿程序。

8. 劳动能力鉴定的程序

即劳动鉴定机构根据一定的标准，运用有关技术、方法和手段，来确定劳动者受伤残的程度。

9. 工伤赔偿劳动仲裁的程序

如果单位对已经认定工伤的劳动者不实行赔付，受工伤劳动者可以依法申请劳动仲裁。劳动争议仲裁委员会受理后，应当在组成仲裁庭后六十日内做出仲裁判决。当事人对仲裁判决不服的，可以在收到仲裁裁决之日起十五日内起诉到人民法院。于是案件又进入到工伤赔偿的诉讼程序。

10. 工伤赔偿诉讼程序

当事人不服劳动仲裁判决，向一审法院起诉，一审法院的审判期限为6个月。当事人对一审判决不服的，可以在收到一审判决之日起十五日内向二审法院上诉，二审法院的审判期限为3个月。二审判决的结果可能是支持或者部分支持职工的诉讼请求，也可能是驳回职工的诉讼请求。如果二审法院的判决驳回了职工的诉讼请求，那么职工的工伤赔偿程序结束。这里假设二审法院的最终结果是判决职工胜诉，支持了职工要求单位支付工伤保险待遇的请求，那么案件进入执行程序。

11. 工伤赔偿执行程序

如果单位不主动履行人民法院的生效判决，职工必须在1年内向人民法院申请强制执行。

而执行的期限和能否得到执行则由人民法院决定。为了能够尽量涉及工伤赔偿纠纷中可能会遇到的每种情况和可能会经历的每种程序，对上面找到的案例进行分析时有很多很多假设，实际中未必每一项工伤赔偿案件都会经历上述所有程序。

（七）现行工伤事故处理程序中存在的问题

1. 工伤认定中存在不合理的问题

工伤认定程序当中存在的问题有三个：一是工伤认定的程序设置上存在程序循环问题；二是工伤认定的机构设置在法理上存在障碍；三是工伤认定的举证制度存在缺陷。首先，劳动保障行政部门认定工伤，其行为当然属于行政行为，当该行政行为出现差错或者有人不服的情况时，矫正行政行为不当的程序是行政复议和行政诉讼。这时将出现一个有意思的现象：假如受工伤劳动者对行政复议结果不服，可以向人民法院提起行政诉讼，人民法院如不认可劳动保障行政部门的工伤认定结论，基于行政诉讼法中规定的人民法院仅享有有限的司法变更权，只能做出是否撤销劳动保障行政部门决定的判决，而不能做出变更工伤认定的判决。假如劳动保障行政部门拒不执行生效判决，依然对同一事项以相同或相似理由做出不认定工伤的决定，则会产生"不认定工伤—行政复议维持—提起行政诉讼"。法院判决撤销劳动保障行政部门工伤认定结论，责令重新做出结论—劳动保障行政部门再次不认定工伤—再复议—再撤销的循环。其次，《工伤保险条例》规定的工伤认定机构是劳动保障行政部门，即是行政机构。工伤认定主要应为事实认定，相关事实的证明材料应源自职业安全和卫生等相关机构及劳动鉴定、医疗机构的调查和鉴定结论，工伤认定绝不是一个机构或当事人自己的事情。工伤认定机构为行政机构，如同运动场上的裁判员和运动员合二为一，规则的制定者与规则的执行者合二为一，势必让人费解。最后，在发生工伤认定方面的争议时，是由用人单位承担举证责任。劳动行政部门在用人单位举证不能时，便会做出工伤成立的结论。但《行政诉讼法》规定行政机关对具体行政行为承担举证责任，因而在工伤行政诉讼中承担举证责任的主体变成劳动行政部门。在举证不能时，法院就会做出非属工伤的判决。特别在工伤事实真伪不明的时候，法官常常会以证据不足为由撤销工伤行政认定。表面上劳动行政部门败诉了，但实质上是劳动者得不到工伤救济。《工伤保险条例》规定举证责任倒置以保护弱势的劳动者，但这一目的在工伤救济程序中却可能落空。

2. 劳动能力鉴定存在不合理的问题

根据《工伤保险条例》规定，劳动能力鉴定委员会在受理用人单位或者职工本人（或其直系亲属）提出的劳动能力鉴定申请后，从建立的医疗卫生专家库中随机抽取 3 名或者 5 名相关专家组成专家组，对工伤职工的劳动能力进行鉴定，根据专家组的鉴定意见，确定伤残职工的。劳动功能障碍程度和生活程度，做出劳动能力鉴定结论。因此认为，随机抽取并不一定能够显示公平，随机抽取的专家可能恰好是当事人的亲属或者有利害关系的人，此时，随机概率选择专家的模式可能会产生畸轻畸重的鉴定结论。同时，随机抽取的专家并不一定是该领域的专家。这种由相关机构随机抽取专家名单的模式实质上是机构主义，而不是当事人主义，形式上是不偏不倚，内容上可能显失公允。

3. 仲裁程序前置存在不合理的问题

劳动争议仲裁是劳动争议案件进入诉讼程序的必经前置程序。受工伤劳动者不能未经劳动争议仲裁直接向人民法院提起诉讼。未经仲裁而直接起诉的,人民法院将不予受理。事实上人民法院是司法机关,而劳动仲裁委员会是行政机关,所以人民法院对于劳动仲裁委员会的裁决无法改判也无法发回重新裁决。因此,劳动仲裁委员会只能在当事人服从裁决并且不向人民法院起诉的情况下才能显示其存在的必要性,一旦进入了司法程序,劳动争议仲裁委员会所做的工作就失去了意义,变得没有任何价值。根据目前的司法实践来看,当事人对仲裁裁决不服的比例远远超过了服从裁决的比例,劳动争议案件能通过协商、调解或者仲裁程序就真正解决问题的很少,大多数案件最后都是要通过法院的诉讼程序来终结。人民法院必须根据民事诉讼法的相关规定对劳动争议案件来进行重新的审理,而要重新查清楚案件的事实,人民法院多半是要再重复一次仲裁机构所做过的工作,毫无疑问这是一种资源的浪费;但如果人民法院不重复做这样的工作,就直接认定仲裁机构已经确定的事实证据,又势必会导致法院的诉讼程序流于形式。可见,仲裁程序并不能有效地解决问题,并且很多时候都是被雇主利用来当成推脱责任、转移财产等争取时间的工具,并不利于受工伤劳动者有效的维护自己的权益。

4. 立法上程序设置不统一

近年来,各地工伤认定引起的行政复议和行政诉讼案件数量居高不下。劳动行政部门往往根据劳动保障部的一些复函和行政文件做出裁决,而人民法院则往往认为劳动行政部门处理案件的法律依据不明确、证据不足,做出的判决和劳动行政部门往往南辕北辙。比如,工伤范围是劳动保障行政部门和人民法院认定是否是工伤的法律准则。我国采取否定罗列的立法模式对工伤范围做出了规定,《工伤保险条例》规定了应当认定为工伤的几种情形,其中最后一种情形是“法律、行政法规规定应当认定为工伤的其他情形”,至于什么是工伤的其他情形,由于没有统一明确的规定,各地劳动行政部门和司法机关在判定工伤认定时就会造成认定不统一的结果。至于对事实劳动关系进行认定的标准更是各种各样。另外,因为我国没有规定统一的劳动能力鉴定程序,劳动能力鉴定程序由各省、市根据各自情况决定,实际上,各地相关政府部门在制定劳动能力鉴定程序的时候,标准不统一,彼此差距很大,工伤认定标准的不统一将很不利于各地的劳动行政部门和司法部门开展工伤处理的相关工作,势必造成一定的冤判错判,也给受工伤劳动者带来很大的困扰。

5. 工伤事故处理法条竞合时相关程序空白

这里所指的法条竞合,特指工伤事故与民事侵权相竞合。我国法律对于民事侵权赔偿与工伤保险的标准歧异,立法上没有定论,处在工伤保险给付额度小于一般人身侵权损害赔偿标准的现状下,受害人是否能主张用人单位依据人身侵权损害赔偿的标准来加以赔偿,国家法律并无明确的统一规定。关于赔偿责任竞合时如何处理的问题,世界上有多种的法律模式可供选择。一般情况下在用人单位内部由于用人单位本身所从事的高危生产作业活动或者正常的作业活动中因为劳动安全保障措施失当从而导致员工出现工伤事故的发生或职业病,则受害人有权向用人单位主张享受工伤保险待遇是不容置疑的。但受害人在获得工伤保险待遇之后,是否仍然可以工伤侵权为由追究用人单位的侵权责任,则存在多种争议。有学者认为受害人不能享受两个不同的请求权,有的则认为可以。对此,我国法律虽然采取了类似于补偿模式的做法,但却未能在立法例上完全明确的加以确定。换言之,法律虽然规定了受害人能够在先主张工伤保险待遇之后仍可就工伤保险待遇与一般人身损害赔偿的差额部分再向用人单位要求补足，但是此种规定较为笼统，并未明确建立全国统一、规范化的处理赔偿责任竞合的程序，这就导致在实践中可能出现各地做法不一的局限。

（八）完善我国工伤事故处理程序的理论依据

“程序”一词在现代汉语中，通常被解释为“事情进行的先后次序”，或“按时间先后或依次安排的工作步骤”，如工作程序、试验程序等等。程序法则是纳入法律调整范围的程序，即对人们进行法律行为所必须遵循的法定方式、步骤、顺序和时限要求的规定。正当程序作为一种法治观念产生于13世纪的英国，是一种重要的法治观念，同时又是一条极为重要的宪法原则，是在“维护人权”的过程中成长起来的。正当程序的判断标准应该包括：程序法定，也称程序法制原则，是指必须建立一整套的关于程序的法律，不能给司法人员过大的权力；程序透明，司法活动的过程应该是公开和透明的，明确任何人都不得搞暗箱操作；程序的及时性，指程序应当及时终结，不能一拖再拖，遥遥无期，一旦时间太久，正义也会变了味道，迟来的正义就是非正义。这些标准可以构成判断不同法律程序规则正当性的基本依据。当然，由于社会条件不同，它有不同的表现形式，如“裁判者中立”，意味着裁判者独立于其他的机构和个人，在西方是司法独立，在我国则被称为人民法院独立行使审判权。

（九）严格、科学的工伤认定、职业病鉴定标准

工伤保险待遇应当按照一定的原则和标准公平给付，即根据伤残和职业病等级而分类确定的。各国在制定工伤保险制度时，都制定了伤残和职业病等级，并通过专门的鉴定机构和人员，对受伤职工的受伤害程度予以确认，区别不同的状况，从而给予不同的待遇。因此，工伤保险需要建立严格科学的认定、鉴定标准。工伤保险仅对因工发生的伤、病、残、亡进行补偿和提供保障待遇。所以，工伤保险制度需要通过立法，严格、合理地区分因工和非因工发生的伤、病、残、亡和职业病。

二、我国工伤事故处理程序的完善与建议

（一）明确基本原则

1. 坚持效率原则

随着工业化的发展，工伤事故的发生率是越来越高，工伤纠纷也越来越多。而工伤纠纷的及时解决对于受工伤劳动者有着重要的意义，他们需要及时得到工伤待遇的补偿来保障他们的权益甚至生命的抢救。而我国现行的工伤事故处理程序又相当烦琐，行政复议前置、先裁后审等程序的设置，以及法院诉讼本身的程序多、费用高、诉讼效率低等问题，严重影响了工伤纠纷解决的效率，一般工伤案件处理完毕在程序上都需要数月到数年不等，受工伤劳动者在这过程中被拖疲拖垮的现象大量存在，其权益经常是难以得到及时和有效的维护。现在，本身就工伤事故处理程序而言，对于简易高效低成本的追求更甚于其他案件，受工伤劳动者一般来说本就是处于弱势地位，或者说是处于困境之中，更需要使用简单易行、高效率、低成本的程序，来保障受工伤劳动者的权益的有效维护。因而，简易高效低成本必然是工伤事故处理程序中应当坚持的原则之一。

2. 保护弱势群体原则

所谓保护弱势群体原则，其直接渊源来自劳动法中保护劳动者权益的优先保护原则。优先保护原则，即指在特定条件下，当对劳动者利益的保护与对用人单位利益的保护发生冲突时，劳动法应优先保护劳动者利益。例如，在劳动过程中，当安全与生产发生冲突时，应当坚持安全重于生产的原则，即使生产受影响，也必须采取措施以确保安全。又如，在企业出现困难或经济不景气的情况下，为保障充分就业，控制失业率，就应当对企业裁员行为实行严格控制，甚至在某一定时期有必要要求企业对冗员以内部消化为主。而具体到工伤事故的处理程序的设置上来说，就是保护弱势群体原则。在工伤事故的处理中应当追求的是实质上的正义，而不仅仅是形式上的含义。因为工伤事故处理的问题是针对受工伤的劳动者，仅仅是形式上的程序正义并没有意义，要保障受工伤劳动者的合法合理的权益得到有效妥善的解决和处理。而受工伤劳动者在面对用人单位或者是行政机关的时候，都是处于一种弱势地位，这时就有必要在程序的设置上倾斜于对受工伤劳动者的保护，现行工伤认定程序中的举证责任倒置就体现了保护弱势群体的原则。在整个工伤事故处理的程序设置上，或者接受用人单位显失公平的条件。有时可能会激化社会矛盾，有的可能采取极端的手段，酿成悲剧。因而，适用部分裁决或者先予执行的制度有其迫切性和必要性，在一定程度上能缓解劳动者的困境，从而维护社会的和谐和稳定。部分裁决或者先予执行制度对于及时维护工伤劳动者具有重大意义，特别是烦琐、周期漫长的工伤救济程序在短期无法改变的情况下，适用这两项制度具有很大的必要性，但在劳动争议仲裁委员会的调研中发现，仲裁庭做出部分裁决或者先予执行之案例少之又少，有的劳动争议仲裁委员会根本没有裁决过部分裁决或者先予执行，他们有其顾虑。主要原因在于目前和这两项制度相配套的制度未完善：部分裁决或者先予执行制度是在案件没有完全查清或者部分清楚的情况下进行的，因而，一旦等案情完全查清的情况下，可能发生错判或者错误执行，而当前对于这两类案件原则上不能提供担保，无法执行回转，仲裁机构也可能要承担国家赔偿责任，给劳动争议仲裁委员会徒增很多麻烦。因而，劳动仲裁委员会尽量不适用这项制度。对于先予执行案件更是烦琐，劳动争议仲裁委员会不能自己采取先予执行措施，还要申请人民法院执行，这时法院和劳动争议仲裁委员会在先予执行上职权和责任的划分，但如果市劳动争议仲裁委员会做出先予执行，当事人是向法院还是劳动争议仲裁委员会申请复议，在实践中存在诸多的类似问题急待解决。

在司法实践中，劳动争议仲裁委员会要适用这两项制度解决劳动者的燃眉之急，使他们能得到及时的救治，也防止矛盾的激化，维护社会的稳定和和谐。同时，有关部门也要出台或者修改相关规律、法规，实现和现行部分裁决和先予执行制度相衔接和配套。对于先予执行的相关程序问题，人民法院暂时可以比照民商事仲裁委员会申请法院证据保全、财产保全等相关制度办理；特别是在工伤赔偿案件中，要放宽对劳动仲裁委员会国家赔偿的适用，对国家赔偿适用的条件做出合理的规定，使劳动争议仲裁委员会便于也敢于运用制度，使部分裁决和先予执行在维护劳动者合法权益，构建社会主义和谐社会中发挥其应有的作用。

3. 坚持公平正义原则

公平、正义既是处理工伤事故的意义之一所在，也是在设置工伤事故处理程序时所要坚持的原则之一。首先应该是程序法制原则、程序合法性原则，这是指必须预先有一整套已经设置好的程序法律来保障程序的实施，使当事人能够预见到每一步该如何走，不得有任何个人或者部门在程序当中横加干涉、插入一些不当的程序或者手段。然后是程序透明，即所有的程序都是公开的、透明的，让人看得见、摸得着，而非如同空中楼阁一般虚无缥缈或者暗箱操作让人无法坦然接受。最后是程序的平等性，也即"法律面前人人平等"，平等是一种反映人们普遍的追求和理想的价值目标，程序的平等性意味着程序要保障受工伤劳动者在整个工伤事故处理程序中能够平等地参与每一步程序，享有平等的参与和诉讼的权利。

4. 工伤补偿与康复相结合原则

工伤补偿与工伤康复是密切相连的。及时地对受伤害者进行医学康复及职业康复，使其尽可能地恢复劳动能力，或是恢复部分劳动能力；尽可能地具备从事某种职业的能力；尽可能地自食其力，尽可能地减少或避免人力资源的浪费。这已引起各国政府和工伤保险机构的高度重视。在许多西方发达国家，已经建立起比较完善的工伤康复的相关制度。

5. 工伤保险补偿与社会救助相结合原则

工伤保险部局限于以受害人的人身伤害为救助对象，它对受伤者实施全面补偿，宗旨在于维护受告人及其亲属的基本生活部受影响。工伤保险待遇既包括一次性经济补偿，也包括长期待遇，体现了人文关怀，是将经济补偿和社会救助有机结合的法律制度。同时工伤保险待遇与疾病津贴或养老金在时间上可能发生冲突或者衔接；工伤保险待遇与医疗待遇常常交叉发生。所以，很多国家工伤保险法律制度属于社会法范畴。

工伤保险制度的创建，改变了工伤保险法的法律属性，工伤保险法将传统私法和现代公法有机地结合在一起。工伤补偿制度的目的从单纯赔偿受害人，逐步演化为救治、补偿和救助三位一体的社会保障制度。社会保障程序法律制度之所以区别于传统功法程序或传统私法程序，是基于社会保障关系的形成与传统"公域"关系和"私域"关系的差异。如社会保险经办机构与用人单位之间的关系、社会保险经办机构与劳动者之间的关系不能定性为纯粹的"私域"关系，原因是，社会保险实业由国家举办，社会保险经办机构属于国家授权经办社会保险事业的组织，该组织具有公利属性。但机构又非行政机构，不属于国家机关，与用人单位或劳动者之间的关系亦非"公域"关系。社会保险经办机构性质的特殊性决定了社会保险关系的属性，它不是完全的私人之间的经济往来，社会保险经办机构与用人举位、劳动者之间的费用缴纳、待遇享受不是契约关系，也非侵权损害赔偿关系；既非物权关系，也非债权关系。同样，社会保险关系也不属于行政机关与私人之间的行政管理与被管理的关系。社会保险经办机构属性上它不是行政机构，不是社会团体，它是法定的经办社会保险事业的业务性机构。社会保险经办机构目前是国务院有关部门授权经办保险的专门机构，将来《社会保险法》出台之后，其法律地位一经明确，它不应成为行政机构的附属物，也不应成为行政机构的授权组织。因此，社会保险经办机构的作为或不作为不应定性为行政争议，目前将这类纷争定性为行政争议一定程度上是权宜之计。总之，社会法领域存在的社会关系具有特殊性，工伤保险法律制度在法律属性上突破了传统公法和私法的界限，成为兼具公法与私法属性的社会法。实体法属性的转变必然带动程序法制度的变迁，与工伤保险实体法律直接相关的是制度设计者无法回避的工伤事故处理程序的设置问题。

(二)完善具体制度

1. 进行机构改革简化处理程序

从回归社会法的范畴的角度来说,我国应设立脱离行政部门的、社会化的专门的工伤认定机构和劳动能力鉴定机构,并且建议在人民法院内部设立社会保障独立审判庭。众所周知,德国司法体制中社会法院自成体系,专门审理类似工伤保险纠纷案件,将社会法程序法从传统民事诉讼中分离出来,使工伤保险机构与受害人之间的工伤处理中的分歧或冲突提升到司法审判领域,使工伤救济本身具有了准司法性质。我国现行的工伤认定机构是劳动保障行政部门,行政部门认定工伤当然是属于行政行为,纠正行政行为不当的程序法应该是行政程序法,在工伤事故处理程序中即是行政复议。行政程序法已经远离了工伤保险法律制度的社会法范畴,工伤认定机构的社会化是理性和未来的选择。

2. 推行部分裁决和先予执行制度

我国现行工伤赔偿机制的缺陷迫切需要使用部分裁决。如果受伤职工不能同用人单位达成协议,等待他们的是漫漫的维权之路,这条路的终点是他们所无法预期的,道路上的种种风险更是他们无所预料的。一般而言,要历经复杂而漫长的程序,而工伤职工的医疗费、生活费等又是其救命钱,如果这些费用不能及时给付,可能给工伤职工带来诸多的不便,工伤职工甚至就会陷入困境、绝境。而不少用人单位为了逃避工伤赔偿的责任,往往都利用工伤救济程序的烦琐漫长来拖延时间,从而达到拖垮受工伤劳动者的目的,一个普通的工伤案件可能会耗几年,到最后,劳动者及其家属可能是精疲力竭,不得不放弃。救济业和资质的技术人员,给予其组织独立、中立的法律地位,取消由政府行政部门进行工伤认定,但是可以由行政部门联合社会保障行业协会等组织对新建立的社会工伤认定组织进行监督。如此一来,凡对工伤认定结果不满,可以采取适用劳动争议解决办法的"一裁二审"的处理办法,免去了中间行政部门进行认定的设置,也免去了行政复议和行政诉讼等环节,大大缩减了工伤事故处理程序的环节,同时从法理上也还原了工伤保险法的社会法属性。同样的道理,对于劳动能力鉴定机构的设置,应该把劳动能力鉴定的工作由现行的劳动保障部门负责转变为建立新的社会化的劳动能力鉴定专门机构。劳动能力鉴定机构的性质和作用决定了这个机构必须是一个中立的、稳定的、专业的组织机构,而现行劳动能力鉴定组织的设置并不符合这一点,它设置在劳动保障行政部门内,与劳动保障行政部门是两块牌子一套人马,其认定的结果相当程度上可以受到行政长官或者行政机构的直接影响,并不符合劳动能力鉴定结果客观、中立、科学的原则。建议设置社会化的劳动能力鉴定机构,该机构的组成人员必须是医学相关专业上取得资质的专业人员,由行政部门联合相关行业协会予以监督。对劳动能力鉴定结果不满,可以到其他区域的劳动能力鉴定机构申请重新鉴定。

第十六章　职业压力与健康

第一节　职业压力概念

职业压力在其他领域还可称为职业紧张、紧张刺激、紧张反应、紧张状态等。职业压力给人类社会带来积极的促进作用，也给人们的健康带来负面影响。职业压力其实是一系列有关因素相互作用的过程或系统。心理压力的社会因素在人类健康和疾病中的作用已变得日益突出，职业压力既可影响人的生理功能又可影响人的心理活动，同样一个人的生理和心理健康状况也会影响心理压力的反应强度和对压力的耐受力。当心理压力超过人的适应能力就会损害人的健康。心理压力在社会心理因素与疾病的联系中作为十分重要的中间环节，在疾病发生发展中所起的作用已逐步引起医学界的重视。人类要充分认识职业压力所产生的后果，包括对家庭、工作、特别是个人的健康影响，探讨职业压力的控制与干预措施。

一、职业压力概念的由来

近二十年来，职业压力作为心理社会因素对疾病的发生发展病因学的研究正在更深层次进行。压力是一个多学科研究的课题，近半个世纪来不同领域的学者都曾从不同角度探讨过压力的概念。有的学者提出了压力学说，这个问题引起了医学、心理学、生理学、社会学、人类学以及其他学科的广泛重视，并展开了广泛的研究。由于研究的领域、侧重点及目的不同，导致不同时期和不同领域的结果对压力的概念有较大的差别。

（一）早期的压力概念

20 世纪前半叶，医学界关于病因学的研究，还集中在对生理病理过程的一对一关系的探讨上。塞里通过对病人的观察发现，许多处于不同疾病状态下的个体，都出现食欲减退、体重下降、无力、萎靡不振等全身不适和病态表现，并通过动物实验看到，处于失血、感染、中毒等有害理化刺激作用下以及其他紧急状态下的个体，都可出现肾上腺增大和颜色变深，胸腺、脾及淋巴结缩小，胃肠道溃疡、出血等现象。塞里认为，每一种疾病或有害刺激都有这种相同特征性的和涉及全身的生理生化反应过程。他将其称作“一般适应综合征”（GAS），认为 GAS 与刺激的类型无关，而是机体通过兴奋腺垂体——肾上腺皮质轴（后来发展为下丘脑—垂体—肾上腺轴）所引起的生理变化，是机体对有害刺激所作出防御反应的普遍形式。但除了非特异性反应内容方面的局限外，塞里学说忽略了压力的心理成分。如 20 世纪 60 年代，Mason JW 通过研究证明塞里所提出的所有压力源其实都包括不同程度的情绪反应、不适或疼痛等心理成分。Lazarus R 等在同期则提出认知评价在压力中的重要性，此后 Folkman S 和 Lazarus 在此认识基础上更是形成了所谓的认知压力作用理论。

(二)压力的研究途径

自20世纪30年代以来主要有三种压力研究途径:

(1)压力是引起机体发生压力反应的刺激物,是一种令人产生某些负面反应的刺激性事件。所指的压力源的范围相当广泛,远不是塞里所强调的躯体性压力源,还包括心理的、社会的和文化性的压力源。

(2)压力是机体对有害刺激的反应,是一种因某些事件让人们产生负面的反应状态。是指个体生理或心理上感受到一种压力状态。此种压力状态能使人在情绪上产生不愉快甚至是痛苦的感受。研究所强调心理反应和行为变化,以及生理反应和心理反应之间的相互作用。

(3)压力是压力源和压力反应的中间变量。探讨环境事件发生后,人们是否会造成压力,压力下会产生何种反应,取决于个人对环境事件的认知程度、应对方式、社会支持、个人经历和个性特征等。压力反应包括生理的、情绪的、认知的和行为的改变,特别是认知评价被认为是压力的关键性因素。研究这些因素在压力到压力反应过程中的相互关系和作用。

二、心理压力模式

心理压力是一个不断发展的概念。虽然不同学术领域对压力的认识仍不统一,但关于压力是一种多变量概念的认识已被广泛接受。近年来国内已将心理压力看作是以认知因素为核心的一种多因素相互影响过程。对于压力所涉及的生活事件、认知评价、应对方式、社会支持、个性特征和心身症状等有关因素,可看成从“接触有害刺激物”到发生“心身疾病反应”的过程。从“压力源”(刺激物)→通过“中间”影响因素→到“压力反应”过程中,中间影响因素可按其在压力的作用分为内部资源(如认知、应对、个性等)和外部资源(如社会支持等)。

实际上,各种所涉及的因素之间都存在交互关系,例如不同质的生活事件,人们会做出不同的认知评价,不同的评价结果又趋向于采用不同的应对方式,从而也会有不同的反应结果,并反过来影响生活事件本身。在病因学研究中,需要综合研究这些因素之间的关系以及单独或整体对健康和疾病的影响。压力不仅是一种多因素的作用过程,而且是作用系统。因此,认为心理压力是个体在察觉需求与满足需求的能力不平衡时,倾向于通过整体心理和生理反应,所表现出来的多因素作用的适应过程。也是个体对环境威胁和挑战的一种适应和应对过程,其结果可以是适应的和不适应的;压力源可以是生物的、心理的、社会的和文化的;压力反应可以是生理的、心理的和行为的;压力过程受个体多种内外因素的影响;认知评价在压力作用过程中起关键性的作用。

第二节 压力源的种类

压力源是指能引发压力反应的刺激或环境需求。并不是所有客观的刺激都是压力源。引起人们压力感的外界压力就是压力因子,压力是由压力因子引起一系列的机体感觉和机体反应。对于一种外来因子来说,如果机体没有觉察到其压力性,就不会引起压力反应,也就不能称之为压力因子。如期末考试不看电视和过马路时红灯停,在正常情况下,这些事件都不是压力源。但如果期末考试没有及格,认识到就要留级或退学,或者当你急赴飞机场赶飞机遇到红灯时，却没有办法应付，在这种情况下，相同的事件就会引起压力反应，这时的事件就是压力源，而认识和应付活动显然是这一中介过程的重要因素。

一、压力源的属性分类

1. 躯体性压力源

指直接作用于躯体而产生的生物学刺激物，如高低温度、湿度、噪声、振动、毒物、感染、外伤、睡眠障碍、各类寄生虫及感染等。

2. 心理性压力源

指各种心理冲突和挫折所导致的焦虑、恐惧和抑郁等各种消极情绪。如不愉快的压力状态，太多的工作、太少的收入等。

3. 社会性压力源

这是现代人类所遭遇的压力源，分为两类：①重大的不可避免的各种自然灾害和社会动荡，如地震、水灾、战争、动乱、政治经济制度变革等。②日常生活困扰。此外，社会生活事件对不同年龄阶段所引起心理压力也各不相同：青年人主要是学习、婚姻恋爱、人际关系、工作与经济问题；中年人主要是夫妻关系和家庭关系；而老年人主要是健康问题和经济问题。

4. 文化性压力源

指一个人从熟悉的生活方式、语言环境和风俗习惯迁移到陌生环境中所面临的各种文化冲突和挑战。如迁居异国他乡；语言环境改变引起的“文化性迁移”等刺激。

二、压力源的现象分类

1. 工作问题

很多现代化的工作环境或工作的本身就是压力源，如长期从事高温、低温、噪声等工作。

2. 恋爱、婚姻和家庭问题

包括觅配偶、失恋、夫妻不和、分居、外遇和离婚；亲人亡故、患病、外伤、手术和分娩；子女管教困难、老人需要照料、住房拥挤以及家庭成员关系压力等。

3. 人际关系问题

个人与领导、同事、邻里、朋友间意见分歧和矛盾冲突。

4. 经济问题

个人经济上的困难或变故，包括负债、失窃、亏损和失业等。

5. 个人健康问题

指疾病或健康变故给个人造成的心理威胁，如疾病诊断、健康恶化、心身不适等。

6. 自我实现和自尊方面问题

指个人在事业和学业上的失败或挫折，以及涉及案件、被审查、被判罚等。

7. 喜庆事件

指结婚、再婚、立功受奖、晋升晋级等,也需要个体做出相应的心理调整。

三、压力源的影响分类

1. 正性生活事件

指个人感到有非常高兴的事情发生,具有明显积极意义从而产生积极的体验,如晋升、提级、立功、受奖等。

2. 负性生活事件

指个人感觉到有非常不愉快的事情发生,具有对自己产生消极作用的事件。这些事件都具有明显的厌恶性质或带给人痛苦悲哀心境,如亲人死亡、患急重病等。

大量的研究证明,负性生活事件与心身健康相关性明显高于正性生活事件。因为负性生活事件对人具有威胁性,会造成较明显或较持久的消极情绪体验,而导致机体出现病态或疾病。

四、生活事件的量化及与健康和疾病的关系

生活事件是最早被注意的影响健康的心理压力因素之一。精神病学专家 1967 年首次以定量的方法研究了生活事件与健康的关系,将日常生活的变故编制成社会再适应量表,并以生活变化单位定量,用以检测事件对个体的心理刺激强度。通过研究发现一年内 LCU 的总和超过 300,预计今后两年内将有可能患重大疾病;若一年 LCU 不超过 150,则预计来年可能是健康平安;LCU 为 150~300,则来年有 50% 的可能性患病;LCU 超过 300,说明第二年患病的概率达 70%,个体的健康受到影响的可能性增大。

第三节　压力反应与疾病

压力反应是随着生物的进化而产生的一种保护性反应。面对所有外来威胁,个体只能通过躯体反应加以克服和防御。短暂且轻度的压力反应是有益机体健康的,它可以引起轻微的心身兴奋效应,有助于机体参与到创造性活动中去。相反,如果绝对没有压力,人们就会产生一种无聊厌倦感,从而也可导致一种不健康水平。但是,一个人经常性地、长时间地处于一种高水平的压力反应状态时,其心理和身体的健康状况将会遭受损害。

一、压力生理变化

压力的生理反应以及最终影响心身健康的心身中介机制涉及神经系统、内分泌系统和免疫系统等。这些中介途径其实是一个整体,而且其中有关细节问题正是目前深入研究的领域。压力的生理变化模式为"一般适应综合征"(GAS),即由许多有害因素产生的一种综合征。

当人遇到压力源,即进入警觉阶段:机体为了应对有害环境刺激而唤起体内的整体防御能

力，将会分泌肾上腺素和皮质醇，大量的葡萄糖和氧气进入大脑、骨骼肌和心脏。这些生理变化产生多种生理现象：①加速心跳和心肌收缩的强度。②皮肤和内脏器官的血管收缩，骨骼肌和脑部血管扩张。③在加快血液循环下减少出汗，协助维持体温。④增加呼吸频率以充分供应身体氧气。⑤降低消化能力。

上述生理现象使整个机体（包括大脑）参与到抵御压力因子的反应中去，故也称动员阶段，此时常见的症状有发烧、头痛、没有食欲和疲劳等。在正常情况下，只要压力源一旦消失，前述的生理现象随即恢复正常。

阻抗阶段：如果有害刺激持续存在，机体将迅速确认这一外来威胁，并激活相应的排斥反应机制，在这一阶段肾上腺素和皮质醇的分泌减少，警觉反应的生理现象消失，取而代之是各类腺体的分泌增加，机体通过相应的器官和系统来抵御压力因子；随着抵抗力的下降，产生“适应性疾病”。也称为排斥期。这一阶段常见的症状有压力引起的胃溃疡和高血压。有迹象表明这一阶段，个体对原先的压力源抵抗力加强了，然而对其他压力源的抵抗力相对降低了。

衰竭阶段：如果阻抗期的压力持续存在，机体继续处于有害刺激之下或有害刺激过强，具体参与抵御压力因子的器官或系统的功能将耗尽，于是机体就会“派遣”其他器官和系统参加“战斗”，从而引起肾上腺素和皮质醇分泌的又一次高潮。由于没有能量抗拒下去，机体会丧失所获得的抵抗能力而转入衰竭阶段。警觉反应的生理症状再度出现，甚至会生命垂危或死亡。

随着上述变化的发生，特别是压力反应长期存在的情况下，各种疾病将随之而来。对于压力反应有关的心身疾病，目前已经成为世界性的、严重威胁人类健康的、造成人们死亡的主要原因之一。另外，研究还发现，慢性压力可以延缓躯体外伤后的康复过程。对于同样严重程度的皮肤伤口，高度压力状态下的患者其完全愈合时间为49d，而没有压力影响的患者，仅需要39d即可愈合。不仅躯体会遭受压力反应的损害，大脑也同样会受侵害。在压力反应的“衰竭阶段”，大脑学习能力和注意力都将急剧下降，这一结果部分归因于皮质醇的破坏作用。

二、压力心理行为变化

人的心理活动与生理功能是相互影响和作用的。人的心理活动总是以一定的生理过程为基础，心理状态的急剧变化总会导致某些生理反应，反之，生理功能的紊乱也会改变人的心理状态。

压力的心理反应可以涉及心理和行为的各个方面，如压力可使人出现认识偏差、情绪激动、行动刻板，甚至可以涉及个性的深层部分，如影响到自信心等。与健康和疾病关系最直接的压力心理反应首先是情绪反应，由于受个体的差异的影响，情绪反应的强度也不同。

（一）常见的情绪反应

1. 焦虑

焦虑是压力反应中最常出现的情绪反应，是人预期将要发生危险或不良后果的事物时，所表现出的压力、恐惧和担心等情绪状态。在心理压力条件下，适度的焦虑可提高人的警觉水平，伴随焦虑产生的交感神经系统的被激活，可提高人对环境的适应和应对能力，是一种保护性反应。但如果焦虑过度或不适当,就是有害的心理反应。主要是状态焦虑和特质焦虑。

2. 恐惧

恐惧是一种企图摆脱已经明确的、有特定危险的、会受到伤害或生命受威胁时的情绪状态。恐惧伴有交感神经兴奋,肾上腺髓质分泌增加,无信心和能力战胜危险,只有回避或逃跑,过度或持久的恐惧会对人产生不利影响。

3. 抑郁

抑郁表现为悲哀、寂寞、孤独、丧失感和厌世感等消极情绪状态,伴有失眠、食欲减退、性欲降低等。抑郁常由亲人丧亡、失恋、失学、失业,遭受重大挫折和长期病痛等原因引起。这里指的是外源性抑郁,还有一种内源性抑郁,与人的素质有关,如中年以后,事业无成者更易发生抑郁。抑郁有时还能导致自杀,故对有这种情绪反应的人应该深入了解有无消极厌世情绪,并采取适当措施加以防范。

4. 愤怒

愤怒是与挫折和威胁有关的情绪状态,由于目标受到阻碍,自尊心受到打击,为排除阻碍或恢复自尊,常可激起愤怒。愤怒时交感神经兴奋,肾上腺分泌增加,因而心率加快,心脏输出量增加,血液重新分配,支气管扩张,并多伴有攻击性行为。病人的愤怒情绪往往成为医患关系压力的原因。

上述压力的负性情绪反应,对个体其他心理功能和行为活动也可产生相互影响,如使认知能力和自我意识变狭窄、注意力不集中,判断能力和社会适应能力下降并影响人的行为。

(二)常见的压力行为反应

压力的行为反应伴随于压力的心理反应,机体在外表行为上也会发生改变,这是机体为缓冲压力对个体自身的影响,摆脱心身压力状态而采取的应对行为策略,以顺应环境的需要。

1. 逃避与回避

逃避是指已经接触到压力源后而采取的远离压力源的行动;回避是指知道压力源将要出现,在未接触压力源之前就采取行动远离压力源。两者的目的都是为了摆脱压力,排除烦恼。

2. 退化与依赖

退化是当人受到挫折或遭遇压力时,放弃成年人应对方式而使用幼儿时期的方式应付环境变化或满足自己的欲望。退化行为主要是为了获得别人的同情支持和照顾,以减轻心理上的压力和痛苦。退化行为必然会伴随产生依赖心理和行为,即事事处处依靠别人关心照顾,而不是自己去努力完成本应自己去做的事情。退化与依赖多见于病情危重经抢救脱险后的病人以及慢性病人之中。

3. 敌对与攻击

其共同的心理基础是愤怒。敌对是内心有攻击的欲望但表现出来的是不友好、谩骂、憎恨或羞辱别人。攻击是在压力刺激下个体以进攻方式做出反应,攻击对象可以是人或物,可以针对别人也可以针对自己。例如临床上某些病人表现不肯服药或拒绝接受治疗,甚至表现为自损自伤行为,包括自己拔掉引流管、输液管等。

4. 无助与自怜

无助是一种无能为力、无所适从、听天由命、被动挨打的行为状态，通常是在经过反复应对不能奏效，对压力情境无法控制时产生，其心理基础包含了一定的抑郁成分。无助使人不能主动摆脱不利的情境，从而对个体造成伤害性影响，故必须加以引导和矫正。自怜即自己可怜自己，对自己怜悯惋惜，其心理基础包含对自身的焦虑和消极评价等成分。自怜多见于独居或对外界环境缺乏兴趣者，当他们遭遇压力时常独自哀叹、缺乏安全感和自尊心。倾听他们的申诉并提供适当的社会支持可改善自怜行为。

5. 物质滥用

某些人在心理冲突或压力情况下，会以习惯性的饮酒、吸烟或服用某些药物的行为方式，来转换自己对压力的行为反应方式。尽管这些物质滥用对身体没有益处，但这些不良行为能达到暂时麻痹自己，摆脱自我烦恼和困境之目的。

第四节　压力干预措施

应对策略与压力过程的关系中，强调应对活动涉及压力作用的全过程，即应对实际上发生于生活事件、认知评价、社会支持和心身反应各个环节。另外，压力具有两方面的功能：其一是改变现存的人与环境的关系，如改变个体的认知观念或改变环境来对抗压力源，针对问题制定出具体的行动与努力计划，尽可能直接解决问题，对认知的再评价以改变事件的意义等。其二就是情绪关注应对，个体试图控制和减弱压力源带来的负性情感（如愤怒、受挫感和恐惧），以降低烦恼并维持一个适当的内部状态以便较好地处理各种信息。可见，所谓压力干预，很大程度上就是如何充分调动和利用上述各种积极的应对途径、措施、手段和方法的问题。

一、提高自我控制能力

在减轻工作压力方面，自我控制能力是特别重要的。决定工作压力最重要的一个因素，在于人们对工作局势的掌握控制程度。如果一个人在工作中可以很容易、很随意地做出决定，那么他的压力水平就会很低。相反，如果一个人在作决定之前必须不时地遵从别人的意见，那么他的压力水平就比较高。因此，具有高度领导性和权威性的工作，实际上是比较轻松的。这也正说明了一个现象：在医院里，做护士的要比做医生的压力大。

有许多人意识不到自己实际上“处在一种驾驭者的位置”，尽管他们能够控制许多事情，但是他们仍然感觉自己对各种事情失去控制，于是就激活机体的压力反应，如果上述感觉长期存在，最终就可导致严重的全身适应综合征。

二、改善认知水平

通常情况下，心理的紊乱，总是以对现实的歪曲理解为基础。从一个片面的或极端的角度去判断现实与推断未来，就会导致社会适应不良，人们持有这种态度主要与一些不良的思维方式有关，需要改善认知水平。

第一，人们经常产生一些错误的、消极的结论。许多人总是感觉自己的工作、生活中存在着一系列的问题，可事实并非如此。他们可能会想："老板要求这么严格，他肯定不喜欢我。"这种想法可引起他们的悲观态度，而悲观主义正是一种可怕的慢性压力因子。

第二，不良思维方式就是过分地以偏概全。许多人经常有这样一种思维方式："我对身边发生的事情一无所知，这完全是因为周围的所有人都对我保密，故意隐瞒我"，或者"我至今仍然没有找到女朋友，所以我想我将再也不会找到了"。在实际生活中，我们应该知之为知之，消灭一切错误的、消极的结论。

第三，有些人为了能与别人友好相处而不致发生冲突，总是认为自己必须掩饰或放弃对局势的控制力。他们总想做"老好人"，只是一味地迁就别人，凡事都随波逐流。事实上，对别人友好并不是一件错误的事情。但是，人们如果总是习惯性地压抑自己的欲望和想法，以适应别人或顺从别人，那就会变成一棵"墙头草"，成为自己的牺牲品。我们不要害怕说出自己的需要和想法，如果自己的想法或要求不合理的话，人们自然会告诉你的。

第四，既然要拥有控制力就必须全部控制。这种想法实际上是不现实的，我们不可能，也没有必要完全控制所有细节。一种绝对控制的生活终将变成一种毫无刺激、毫无挑战的生活。

有一种非常有效的方法可以使人们产生一种压力控制的感觉，那就是要有这样一种想法：我们不可能控制发生在自己身上的所有事情，但能够控制如何对这些事情做出反应。这一道理听起来非常简单，但它却是至关重要的，因为这样做的结果就是我们能够防止压力因子变为压力。成功的压力控制，其关键在于仅仅控制自己的生活，而不应试图控制别人的生活。实际上，那些试图去控制别人生活的人们，恰恰正是那些没有压力控制感觉的人，他们总感觉自己的生活失去了控制。如果人们能够意识到这一点，那将对大脑、对躯体非常有意义。

三、提供社会支持系统

在心理压力控制方面，社会支持系统是第二大重要因素。个体如果拥有一个强大的社会支持系统（来自朋友、家庭和同事等等），那么就可以承受强烈的压力因子而不至于变成压力。另外，如果压力因子击败了个体从而产生了压力反应，强大的社会支持系统仍然可以帮助其使压力反应降至最低限度。

缺少社会支持系统而"孤军奋战"的人易遭到压力破坏。历时5年，共涉及1 350名冠心病患者的研究发现，缺少社会支持系统的患者（丧失配偶或没有亲密朋友）的死亡率，是拥有社会支持系统的患者的3倍。

所谓的社会支持系统，并不完全都是绝对信任的关系（如配偶或密友）。只要是朋友关系或者具有良好的沟通关系，都会对压力控制发挥很大的帮助作用。情感性支持不仅可以来自于周围的人。而且还可以来自于宠物。大量研究表明，拥有宠物的人们相对不易出现压力反应，而且也不易罹患一些压力相关性疾病。国外研究表明，在心脏病患者中，养有宠物者的死亡率与不养宠物者相比显著为低。养有宠物的单身心脏病患者，其存活率甚至比配偶健在者还要高。

四、压力释放

压力释放是压力控制的第三大重要因素。当人们不能阻止压力因子变为压力时，最好的方法就是释放压力。

经常处在压力状态而没有释放压力的人很容易罹患一些压力相关性疾病。有人分别对几种慢性疾病,如风湿性关节炎、溃疡性结肠炎和癌症进行研究,结果发现大多数病人都存在一种常见的优势因子,即他们不能有效地表达其愤怒。说明愤怒可以引起这类疾病和缺乏感情释放可以加重退行性疾病。

主要的压力释放方法有四种:①躯体反应,如体育锻炼或重体力劳动;②语言释放,即通过谈话、哭喊、呻吟或其他方式来表达内心的痛苦、失意和挫折感;③压力转移或替换,通过某种具体的切合实际的环境来达到压力释放的目的;④松弛训练,通过特定的训练方法达到心身放松的目的。

(一)躯体反应

机体的压力反应,如心跳加快、血压升高、消化减缓,与躯体运动所需要的各种生理变化吻合得非常完美。因此,体育锻炼可以使那些本为有害的压力反应变为一种正常的、放松的、休闲的生理状态。

有位患者非常想进行体育锻炼,但是苦于工作压力没有时间而只好作罢。后来,他在办公室里安置了一台跨步机。这样,在锻炼的间隙不会耽误准备工作报告、接听电话以及其他事务的处理。通过压力工作与合理锻炼的有机结合,他很快就出现了一种情感性释放的快感。他的工作是非常压力的,但是通过锻炼,他可以立即就将压力释放出来,从而在工作时注意力很集中,精力很充沛,同时心情又很放松。

另外,轻柔、节律性的运动的锻炼更为有效,如踢毽子、引体向上或做俯卧撑。参加重体力劳动也是一种特别有效的压力释放方法。进行重体力劳动时,机体可以将所有压力全部集中于个别的剧烈动作中,从而达到释放压力的目的。同时,与体育锻炼(如跑步)不同的是,体力劳动是一种具有创造性的躯体活动,可以给人一种自我满足的感觉。

躯体运动时,人们不仅可以释放业已存在的压力,而且还有助于机体对将来可能出现的压力产生一定的抵抗力。另外,运动所产生的放松效应,在运动后仍然可以持续很长一段时间。而且,经常坚持运动可以使心率减慢,而相对较慢的心率,有助于预防压力反应的启动。

(二)语言释放

语言释放是最常见的一种释放压力的方法。通过与人交谈、哭喊、呻吟及其他言语发泄方式来释放压力。通常情况下,将自己内心的痛苦、失意和挫折感直接发泄到别人身上是不明智、欠友好的,这样就有可能引发冲突,从而导致更为强烈的压力。

在语言释放中,哭喊是一种简单而自然的方式。哭喊可以使人们将精力直接集中于压力的来源,并且“发自内心地倾诉一切”。哭喊可以宣泄“受伤的感情”,可以放松压力时压力的肌肉,可以缓解压力。

哭有助于释放压力,笑也同样具有这一作用。许多实验发现,笑这一动作有助于灭活压力性激素,并且可以增加免疫系统中抗体的产生。

幽默感似乎也具有一定的帮助作用。例如,具有良好幽默感的人,其创造力和解决问题的能力相对较高。幽默还有助于人们之间的相处。

其他方式的语言性情感释放也已被证明有助于减轻压力。人们如果能够把心中的苦恼与问题讲出来——即使是“对牛弹琴”，便可达到压力释放的目的。在诉说时，人们就会把注意力集中于真正困扰他们的那些事情，并将之释放出来。即使我们得不到任何建议和帮助，只要能够说出自己的感受，那就会感觉好多了。

另外还有一条非常有趣的规律：语言表达得越生动，感情宣泄就会越彻底。如果我们能够放开对情感的抑制作用，就可以做到大哭大喊、乱踢乱打（当然不是打人了）。对于这种反应，人们可能会感觉有点过分。但是，我们如果能够做到这一点，内心就会感觉好多了。当然，这是一种“不光彩”的行为，所以人们在发泄时，一般都是“单独行动”。

（三）压力转移

针对某些物体来发泄愤怒与苦恼。如果你的汽车轮胎突然没气了，结果导致心情非常烦躁和气愤，这时你就可以用脚踢它，用嘴“骂它”，之后心情自然就会好多了。当人们遇到很强烈的压力时，可有意识地把注意力转移到一件困难相对较小的问题上，这样也可起到压力转移的作用。这听起来似乎有点自欺欺人，但是其有效性是非常之高的。例如，当病重中的女儿使你感到非常担惊受怕时，你可以将注意力转移到为女儿寻找最好治疗方法的过程中去，这样不仅降低了压力水平，而且还可以把你的压力“引流”到一个比较通畅的“出口”，从而达到释放压力的目的。

（四）放松训练

为了对付压力引起人们在精神上、生理和心理的变化，鼓励人们尽量放松。放松训练被普遍认为是人所希望的和愉悦的状态，大量的证据表明，许多人生病的原因就在于不能放松。放松可以治疗和缓解偏头疼、高血压、失眠、压力性头疼、考试焦虑、工作焦虑等。由于放松对身体和精神健康的作用，花费时间进行放松的价值逐渐被人们所认识，帮助人们放松的技术有：逐步放松法、入静法和生物反馈法等。

具有针对性地使用各种放松技术，对抗由于长期压力作用所造成的心身症状、心身障碍和心身疾病。积极的放松体验为精神上提供支持。随着练习的继续，控制唤起的能力提供更多的积极反馈。而且，个体从感官和认识上认识到放松和压力的不同。认知结构出现，使个体能够说出和表明伴随放松的变化。同时，个体放弃妨碍放松的非理智或不正确的认知结构，达到改善认知水平。

应该注意的是放松训练不只是学习如何放松。它包括学会看到精神上和身体上压力的信号并把这些信号与环境中的状态联系起来。最终，它还包括学会有选择地将这一技能应用到各种情景中。当自己的工作、学习、生活和压力使无法忍受、压力的同时，要学会放松，深呼吸5～10min，就可以摆脱压力感，重新回到工作任务的状态中。

第十七章　公路职业有关疾病

第一节　疾病与健康

一、疾病的概念

疾病是身体功能失调引起的一种躯体状况。是指由于身体的组织器官出现了机械性的损伤、自身系统（如免疫系统）功能的失调或某些外部的毒素和微生物对身体的侵入，导致身体组织的改变以致出现可观察性症状。而生病是指人们承受疾病的一种状态。

症状是疾病最先可视的征兆。当它出现后，个体会为此做出一系列的反应。这个评估症状、获取医疗帮助和得到家庭支持的过程称之为生病行为。Foster 等曾指出“医生通常希望治愈疾病，但是他们是治疗生病，因为生病通常是功能的损害而非疾病引起我们去寻求帮助”。因此，专家们这样理解，疾病是指躯体的有病状态，而生病行为则是病人和其治疗人员的一种社会角色的期望。

二、亚健康状态

亚健康是指人的机体虽然无明显的疾病，但呈现出活力降低，适应力呈不同程度减退的一种生理状态，是由机体各系统的生理功能和代谢过程低下所导致，是介于健康与疾病之间的一种生理功能降低的状态，亦称“第三状态”或“灰色状态”。认定亚健康状态的范畴相当广泛，躯体上、心理上的不适应感觉，在相当长时期内难以确诊是哪种病症，均可概括在其中。从预防医学、临床医学，尤其是精神及心理医学的临床实际工作中发现，处于这种状态的人群数量是相当多的。衰老、疲劳综合征、神经衰弱、更年期综合征，均属于亚健康状态范畴。

亚健康状态产生的原因是多方面的，既有衰老和社会因素的影响，又有不良生活方式以及周围环境等的不良作用。而其中社会因素的影响占主要因素。调查显示：处于亚健康状态的人群集中在 20～45 岁之间，而且多数是白领阶层及事业成功人士。这些人每天都处于紧张的工作状态中，要协调多种社会关系，更要照顾好家庭，必须付出超负荷的努力才能协调好各种压力，所以很容易导致亚健康状态。主要表现在人体脏器功能下降，患者仅感到身体或精神上的不适，如疲乏无力，精神不安、头痛、胸闷、失眠、饮食欠佳等，但无阳性体征。“亚健康”状态极有可能发展成为多种疾病。随着社会的发展，亚健康状态的产生也越来越频繁，对人类健康的威胁也越来越大，所以有必要采取切实有效的措施，来预防亚健康状态的产生。心理调节是首要的预防措施。保持平和的心态、调整生活节奏、提倡健康的休闲文化。其次，提倡健康的生活方式，不吸烟、不酗酒、提倡科学的饮食结构、进行适当的体育运动。

第二节　疾病的认识模式

随着现代科学技术的飞速发展，对于疾病的认识也有了长足的发展。从唯心的解释到生物医学解释，从心理学深入到医学领域而导致的生物心理社会医学模式，随着环境因素对疾病的影响向整体医学模式，对疾病的探索也一直没有间断过。

一、超自然/魔法的认识模式

在人类文明不发达的时候，人们对许多现象和疾病都不认识，不能给予合理的解释，由此就产生了对于疾病超自然的、唯心的解释，认为人类的生命与健康是上帝神灵所赐，疾病和灾祸是天谴神罚。认为疾病看不见摸不着原因的是魔鬼幽灵或逝者游魂的侵入，这就是超自然/魔法的医学模式。因此，人们对健康的保护和疾病的防治主要依赖求神问卜，祈祷神灵的宽恕与保佑。但也采用一些自然界中有效的植物和矿物作为药物使用，但大多为催吐或导泄等猛烈的方法，主导思想仍然是驱除瘟神疫鬼。

环钻术是一种古老的医学方法，它曾在印度、埃及、欧洲以及中南美阿滋特克人和印加人地区被广泛使用。用现在的解释，我们认为环钻术是减轻了颅内压力，避免血肿对大脑的影响而起作用的，但是用当时盛行的超自然/魔法理论解释，环钻术的原理很简单：患者被恶魔控制了，在颅骨上打眼是为了让恶魔跑出来。手术后，患者的行为表现正常了。既然治疗成功了，那么这种治疗方法就得到了广泛的应用。

二、自然哲学的认识模式

宗教是对自然力的屈服，并将其神秘化的结果；医学则是对自然力的征服，并将其明朗化的过程。随着生产力的提高，人类终于从主客浑然一体的自然界中脱颖而出，产生了自我意识，成为能认识客体的自主体。

古希腊兴盛的哲学思想与当时医学对人之本体及疾病本原的认识是相一致的。那时的哲学家常常也是医生。西医学鼻祖希波克拉底提出了万物之源的水、火、土、气的元素和人体的黏液、血液、黑胆汁和黄胆汁相对应。人的健康、疾病和性格是四种体液混合比例变化的结果。人类可通过恰当的饮食方式和生活方式保持机体的平衡，包括锻炼、休息和自我节制。当任何原因干扰或破坏了这种自然平衡，人体就会产生疾病。这些自然哲学思想和理论，起到驱逐神灵医学，发挥启蒙医学科学的作用。

中医学通常被认为是以儒学、道学的认识论和方法学为基础构筑起来的医学，而“易”为医理之母。无论古希腊医学，还是中医学说，都是把健康、疾病与人类生活的自然环境与社会环境联系起来观察与思考，从而产生朴素、辩证、整体的医学观念，称为自然哲学医学模式。

三、生物医学认识模式

15 世纪以来，欧洲文艺复兴推动了自然科学技术的进步，医学开始进入实证医学阶段，生物医学得到蓬勃发展，人体生命的奥秘和疾病的过程、原因乃至机理逐步被揭示出来，这一阶段的医学模式被人们称为生物医学模式,对疾病的认识也就相应地称为生物认识模式。

(一)器官病理学

在人类智慧与神秘的疾病不断斗争的过程中,越来越需要更多的解剖知识。波兰学者哥白尼出版了《天体运行论》,使自然科学从神学中解放出来,使世界科技史掀开了崭新的一页。受这种思想的影响,人们开始探索客观世界并认识自己,也开始研究人体的构造。受古代的宗教和习俗,解剖人体是被严格禁止的,维萨利医生偷运尸体进行解剖,并于1543年出版了第一部人体解剖学专著《人体纲要》(也称为《人体之构造》)。这部共七卷的著作成为现代生物学和医学的基石,他本人亦被称为人体解剖学的鼻祖。Vesalius的成就宣布了解剖病理学的诞生,同时也使疾病的认识有了解剖学上的定位。

在这基础上,意大利的莫干尼根据640例尸体解剖结果分析,出版了《论疾病的位置和原因》。这是第一部病理解剖学,他把疾病看作是局部器官的损伤,脏器的改变引起不同疾病症状的出现。从此,出现了临床症状的新概念"病灶"。

基于这个时期解剖学和生理学上的成就,医学上对于疾病的认识有了一个新的定位,即疾病源于器官的病变。

(二)细胞病理学

17世纪,荷兰人雷文赫克制造了显微镜,对器官的构造有了更深刻的认识。19世纪中叶,德国病理学家魏尔啸于1859年出版了《细胞病理学》,把疾病的原因分析为细胞形式和构造的改变。他提出,细胞是基本自主的生命单位,机体是细胞的总和,一切病理都是细胞病理。由此,认为疾病就是细胞的病理过程,是细胞对异常刺激的反应。在这种反应中,细胞可能发生功能异常、营养异常或形态异常,甚至细胞的死亡。应该肯定地说,细胞理论一直是现代的疾病观点的重要部分。

(三)细菌理论

19世纪,巴斯德发现了细菌,奠定了微生物学的基础。1873年发现了牛炭疽菌等。随后的十几年中,许多危害人类的病原体、微生物陆续被发现。医学研究者认为,许多存活者和减轻了病痛的人们都可以证明细菌理论的存在是合理的。各种不同的疾病是由不同的病原体、微生物侵害人体所造成的。同时他们也认识到,细菌理论在很大程度上是一种单因果模式的疾病病因学理论,对于疾病的认识存在着一定的局限性。也就是说,并不是只要辨别出疾病的病原体,就可以揭示疾病的一切本质。

(四)基因与分子生物学

进入20世纪,基础医学的研究发展到了分子水平。1949年,Pauling首先指出镰状细胞贫血是一种血红蛋白异常的"分子病"。它这种遗传上的异常,体现出一种新的疾病模式,即没有外在细菌对机体的侵入,由于分子水平上出现了内在的故障,从而造成了一种疾病。1958年Sutherland发现环磷酸腺苷,1965年提出了"第二信使学说"推动了分子内分泌学的发展,对疾病的认识进一步深入到生物膜和蛋白质、酶和核酸的结构与功能的分子水平上,出现了分子病理学。

与此同时,医学家们也认识到,疾病理论模式不能单独限定在病原体或其他的单一的模式中,生物医学同其他的学科一样,不可能脱离一切而独立发展的,它必须适合社会的发展需要。

四、生物—心理—社会医学认识模式

随着人类文明的进步和现代科技的发展,生物医学模式已不能适应现代医学的发展,日渐显露出它内在的消极性和局限性。一些心理、社会因素密切相关的疾病如恶性肿瘤、心脑血管疾病、意外伤害等的发病率和死亡率明显增高,人们在患病和治疗过程中的心理问题与社会环境因素的影响日益突出,因此就提出了新的"生物—心理—社会医学模式"以及疾病的"生物—心理—社会认识模式"。

恩格尔最早提出生物—心理—社会模式(BPS 模式)。根据 BPS 模式,对健康和疾病的了解不仅包括对疾病的生物医学认识,还包括了解病人(心理因素)、了解病人所处的环境(社会因素)和帮助治疗疾病的医疗保健体系(社会体系)。中外医学史中,均记载了关于精神和情感致病的事例。我国传统医学中很早就提出了情感致病的学说。理论的核心就是精神因素与人类的疾病和健康有着重要的联系。

1. 安慰剂的使用与启示

一位英国医生曾经讲述了一个故事:一位医生在行医过程中曾治疗了一位患腿部表面溃疡的中年妇女。据她所说,她的疼痛是非常剧烈的,然而,医生却没发现其身体疼痛的症状,服用了一些轻度和重度的止痛药后无效,只好求教于他的导师。导师在病人的面前用一把大钳子捏着一片巨大的药片,神情严肃十分夸张地把药片放入水中,并告诫病人应在嘶嘶声停止后把药水慢慢地喝掉。这种完全不同的治疗方式立即有效地制止了疼痛。然而,病人并不知道,她吃的只是一个大的维生素 E 胶囊。这种安慰剂的作用说明,有的时候"人们对药物的看法所起的治疗作用要比化学药物本身还要大"。

进一步研究显示,安慰剂治疗疾病的机制并不简单:①它可激活人体内的相关元素使疾病愈合。②病人与医生对治疗方法的坚定信念促成疾病的痊愈。③治愈疾病的过程揭示了一个事实:人的心身是不可分割的有机整体。

2. 免疫系统与紧张

免疫系统是机体抵抗外来伤害和战胜疾病的自身防御系统,是一个自主系统。它主要可分为两种,即体液免疫和细胞免疫。免疫活动是指免疫系统在任何时候都具有保护机体的能力。它可以是高度激活而有效的,也可以因压抑而低效。系统功能的有效性取决于个体目前的健康状态、个人潜能、感染因素及持续存在的时间等因素。研究表明,严重慢性紧张的存在是导致免疫活性低下的心理社会因素。

Robert 曾提出,免疫系统是和其他的生理系统相互整合的,在机体的生物平衡状态下,对大脑的调解或调控十分敏感。证据证明,条件反射可以影响免疫功能,生活紧张因素可以改变机体的免疫活性。Rabin 等在对大量有关中枢神经系统与免疫系统之间相互作用的资料进行总结和研究后,也得出肯定的结论:中枢神经系统可以改变免疫功能。

心理紧张是个体在实际上或认识上的要求(或需要)与满足这种要求的能力不平衡时倾向通过心理和生理反应表现出来的作用过程。即紧张是个体对环境威胁和挑战的一种适应和应对过程。

心理紧张与人类的健康关系密切。在人类社会生活中，它随时都可能发生。由于心理紧张影响到人的生理功能和心理活动，当它超出人的适应能力时，就会导致各种疾病的发生。Pelieter 于 20 世纪 70 年代就提出，“现代人类疾病一半以上与紧张有关”。现代人类死亡的主要疾病是心脑血管疾病、癌症及意外死亡，这些疾病的发生与现代人类生活中的不良行为方式密切相关。而吸烟、酗酒、多食、肥胖以及对社会压力的不良反应等因素，往往是紧张的直接后果。社会竞争和人际关系的日益激烈和复杂化，都使心理紧张在人类疾病的病因学中占据重要位置。

大量的研究证明，紧张与免疫系统之间有着密切的联系。紧张刺激的强弱、持续时间的长短、个体承受压力的能力等，都可能影响到机体免疫系统的活性，使其降低或抑制，最终导致疾病的发生。

大量研究资料证实，疾病的发生是诸多不同因素共同作用的结果。单一的生物模式下形成的对疾病的认识观念，已不能满足当今人类对疾病实质的认识和探索。生物心理社会医学模式，从生物、心理、社会的多学科、多层次、多角度出发，运用当前高科技手段，对疾病的病因、病理机制、严重程度以及发展趋势重新进行了全面的审视，为人类在这领域的研究，开辟了更为广阔的空间。

第三节　医疗过程对健康的影响

医疗过程是一种特殊的社会活动，它不仅涉及专业的学科和技术，同时还要涉及特定的人际关系。医生与病人之间存在一种复杂的人际关系，它直接关联到医生和病人本身的特点以及所在社会对他们的期待和要求。因此，医患之间是否能够保持相互信任、协调、合作的良好关系，寻求相对最佳的治疗方式和手段，都将影响到整个医疗过程，进而影响到治疗的成效和健康的恢复。

一、病人及病人角色对健康的影响

1. 病人

生物医学模式把有求医行为的或正处在医疗中的人称为病人。患病通常使人采取求医行为，但并非所有患者都有求医行为而成为病人，也非所有有求医行为者一定是医学上的病人。随着医学模式的更新，对“病人”的界定也有了新的解释。社会经济文化的不断发展，使人类的自然寿命和疾病谱都发生了很大的变化。特别是随着生物心理社会医学模式的逐步确立，过去多不被传统医学模式确定为有病的人，如普通人群中出现的许多患有心理障碍的人，现在已被心理医生断定是患有心理疾病并给予相应的治疗。今天，在患有心理疾病的人群中，因医学心理学知识的匮乏、经济条件的限制或各种社会因素的压力等原因没有求医行为的人，也应是事实上的病人。

所以，对病人概念的较为全面的理解应该是：患有各种躯体疾病、心身疾病或心理障碍、神经精神性疾病的人，不论其是否有求医行为，统称为病人。

2. 病人角色

病人角色又称病人身份，它是以社会角色为基础的。是由美国著名社会学家于1951年在其《社会制度》一书中首先提出来的。他认为，当人患病时将出现一些特定的行为表象，或者说它将扮演一种特定的、为人们所预料到的社会角色，这个社会角色就是病人角色。作为这个角色，它就具有了特定的权利和义务。概括为：

(1)免除或部分免除其以往社会角色所承担义务。经检查确认某人患有某种疾病时，就应该注意休息，开始接受治疗、护理。免除其以往的责任和活动是暂时的、是重新获得健康所必须的条件。不过，免除角色义务与病种和严重程度有关。疾病越严重，被免除的责任和活动就越多，这需要医生的认可。

(2)有责任要求康复。病人有康复的义务。大多数病人都是迫切要求恢复健康的。

(3)有权取得医疗技术的帮助。患病不是人们期望发生的，一个健康人成为病人，说明其生命已受到了威胁。正因为病人有康复的义务，所以也有进一步寻求医疗技术帮助的义务，这也是一个病人最起码的权利。而医务人员有帮助病人的责任和义务。

(4)积极配合治疗和护理。在要求医务人员帮助的同时，病人也应主动配合一切必需的治疗、护理、检查手段。即使某些手段会给病人带来暂时的痛苦或某种牺牲，也应维护这种合作。配合是康复的首要条件，没有这种积极的配合，医疗技术的帮助就不会起到应有的作用。

(5)有保守个人秘密的权利。许多病人不愿意把自己的内心感受、个人隐私向他人袒露，医护人员应尊重病人，不猜测、不打听探问。有些病人愿意将自己的隐私告诉医护人员，这时病人有权利要求医护人员给予保密。这也是对每一个医护人员的医德要求。

(6)有知情同意的权利。在医疗护理过程中，病人有获得关于自己的病因、危害程度、治疗护理措施、预后等情况的权利。医护人员在不影响治疗效果和不引起病人心理不良反应的前提下，对病人讲实话，病人了解病情后，有权同意或拒绝某种医疗护理措施，有权选择医生。当病人认为某些诊疗措施对自己有害无益而拒绝配合时，医护人员要耐心解释，争取病人知情同意配合治疗护理。

3. 病人角色适应问题

有些病人并不能按照病人角色模式来要求自己，这说明从社会常态角色转为病人角色的过程，是一个需要尽快适应新的角色的过程，其中不免存在着许多适应不良，通称为病人角色适应问题。

(1)角色行为缺如。缺如就是没有的意思。没有意识到自己有病、不承认自己有病或虽然承认自己有病但未认识到疾病的严重性，因而没有求医行为，或虽有求医行为但又拒绝某些治疗、护理和检查。致使病情恶化。多见于平时健壮的年轻人。

(2)角色行为强化。过分关心自己的病情、过分依赖医院环境和医护人员，不愿意从病人角色中转入社会常态角色，意志消退，想长期地保持病人角色。表现为多疑、自信心减退、依赖心增强，安心于已适应的病人角色。

(3)角色行为消退。这种情况与病人角色强化相反，而在程度上接近于病人角色缺如。疾病还未痊愈，病人却从病人角色中过早地回到社会常态角色中。多发生在疾病的中期，对疾病的进一步治疗和康复不利。

(4)角色行为恐惧。缺乏对疾病的认识,而过度担心、惧怕、抑郁,对康复持悲观态度。或者乱投医,或者认为无指望而拒绝治疗护理。这种情形严重时可发生自杀。

(5)角色行为假冒。由于种种原因,如为了摆脱某种社会责任和义务、获得某种利益和社会给予病人的特权,而希望患病,得到休息和照顾。所以并无疾病而出现诈病行为。

(6)角色行为认同差异。只是一味地强调应该享有病人的权利,而忽略了病人的义务。如被动地配合治疗和护理、对恢复健康的态度消极、不能够进行自我护理等。

(7)角色行为冲突。每一个人都同时承担着多种社会角色,患病后就需要从其他角色转化为病人角色,而病人还存在着对其他角色的迫切需要,一时难以适应角色的转化,在对其他角色需要的强度超过求医动机时,病人就会出现严重的心理冲突,表现为无所适从、难以取舍,从而使病情加重。

病人角色的转变和适应,受许多因素的影响,其中社会文化、社会支持、受到的社会心理性刺激以及人的个性特征等都起着很大的作用。许多学者发现,那些自信心强认为应当掌握自己命运的人多不愿意扮演病人角色,因此在角色转换过程中多呈现角色行为冲突激烈或角色行为减退,而缺乏自信又高度重视自己健康的人则较常求医并坚持扮演病人角色,这种人可能多呈现出角色行为强化的倾向。在医疗过程中,前者不易与医生合作,影响治疗的效果,延误病情;后者则会自理能力减退,导致其他社会角色的丧失。因此,医生在治疗过程中应分辨患者不同的心理特质,帮助他们调整好角色的转变,使其进退有度。注意在治疗的同时,使他们的心身同步康复。

二、医(护)患关系对健康的影响

(一)医患关系的含义

医患关系是指医务人员与患者之间在临床医疗过程中形成和建立的一种关系。这种联系主要体现在医患间信息和情感的交流方面。他实际上是一种特定的人际关系,是人际关系在医疗情境中的具体化的形式,是医疗关系的重要组成部分。医患关系有狭义和广义之分。

1. 狭义的医患关系

是指在某一具体的医疗过程中,有某一特定的医务人员(与患者直接接触的医务人员),与某一特定的患者之间所构成的特定的医治关系。即在医疗过程中,医生、护士与病人相互之间特定的医患关系。

2. 广义的医患关系

是指以医生为主体的人群与以病人为中心的人群的关系。医方常常是指包括医生、护士、医技人员、医院行政管理人员和后勤人员及相关的社会人士等在内的全体人员,还应包括医院以外的其他一些与卫生保健有关的人士。患者是指包括患者本人以及他们的亲属或监护人,或其所在单位的有关人士等在内的群体。患者家庭成员(如配偶、姐妹、兄弟、父母、子女以及其部分近亲),部分同事以及那些与患者享受医疗服务有重要关联的人们。广义的医患关系,不仅具有经济关系、工作关系以及其他种种社会关系的属性,而且这种关系本身也是重要的社会伦理关系,一种较为独特的医德关系。

(二)医患关系的模式

医患关系可根据医生和病人地位、主动性大小,分为三种类型或模式:

1. 主动—被动模式

决策权和双方关系的决定权全在医护人员一方,病人是被动的,在互动过程中基本不起作用。医护人员完全主动,其权威性不会受到病人的怀疑、不会提出任何异议。常见于昏迷、休克、全瘫、全麻未醒者、有严重损伤的病人,他们因危重或意识丧失而完全失去了表述意见的可能,完全听从医护人员的诊治、护理。

2. 指导—合作模式

医护人员是主动的,病人也有一定的主动性。医生的权威得到病人的承认,但病人可以提出疑问并寻求解释。常见于急性疾病和一般感染性疾病,如流行性感冒、麻疹等病人,他们是清醒的,但由于他们对疾病了解甚少,再加上病情紧急,只有听从医护人员的决定,依靠诊断、治疗和护理。因此能比较忠实地接受和执行医护人员的劝告。

3. 共同参与模式

医护人员和病人具有同等的主动性,相互依存,共同参与医疗护理措施的决定和实施。用于多数慢性病如糖尿病、甲状腺功能亢进、心脏病等病人的治疗、护理和管理之中,他们不仅清醒,而且有时间、有能力了解自身疾病的知识。一般是由病人通过调整饮食、加强锻炼、戒烟、控制饮酒等方法来修正自己的生活方式,调整人际关系,并根据规定日程进行定期检查、按时服药。因此,在诊疗、护理过程中,医护人员须与病人共同协商、讨论预防、治疗、护理的措施,以及自我管理的方法。

(三)医护人员对健康的影响

医患关系是医疗过程中最为关键的关系,它直接影响到医疗的质量和病人的康复。有些医护人员高人一等、不负责任的态度,低劣的医术,收红包、吃请等腐败行为,以及不良的心理品质必将对患者的经济、心理方面造成很大的负担,严重影响患者的康复。作为这种关系的主导者,医务人员承担着重要的责任。

首先,医生在不断提高医疗水平的同时,应努力完善自身的人格,以便在患者心中建立起强有力的人格魅力,使自身的角色行为与患者心中理想满意的期望角色相吻合,产生信任感、安全感,增加彼此的人际吸引,为创造一个良好和谐的人际关系奠定基础。医疗实践证明,一个良好的医生形象,可缩短医患之间的距离,接近性增加,使治疗反应良好,病人康复较快。反之,患者对医生的角色行为不满,引起反感和疏远,致使医患之间关系紧张,治疗效果甚微。

其次,医生应努力克服在人际知觉中形成的偏见和错觉,以免影响医患交往的质量。应把握好自身角色的位置,尽量缩小自我人际知觉与客观事实之间的差距,尊重每一位患者的人格,耐心倾听他们的诉说,满足他们心理上的需求。同时应努力提高自身的交际技巧,应用医疗活动中特殊的语言、行为去影响患者的认知功能,调动患者自身对医疗过程的积极性,使医患关系不断改善,医疗方案顺利实施。

再次,医生应善于掌握不同患者对病人角色的扮演程度,针对不同的患者采取不同的劝导方式和医患模式,尽力的包容、理解病人的心理需要,使他们尽快地适应自身角色,适时的调整

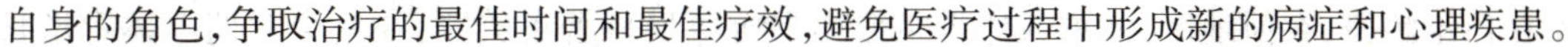

自身的角色,争取治疗的最佳时间和最佳疗效,避免医疗过程中形成新的病症和心理疾患。

三、医疗过程中医学模式对健康的影响

人类社会的进步和科学技术的发展,为医学的研究提供了更加广阔的平台。同时经济、文化的高度发展,也使人类的疾病谱发生了很大的变化。新型的医学模式的诞生,应运了时代的需要,逐渐地被人们所接受,并正在医疗过程中产生着巨大的作用。

1. 诊断

在疾病的诊断上,可运用多学科的相关理论,掌握多种因素共同致病的特点,从表象中判断出疾病的发病实质(肌体是否有生物学上的器质性和功能性的病变、是否存有心理上的不健康行为、心身疾病的主要致病因素、社会环境对疾病的影响等),以及疾病的预后。

2. 治疗

诊断的正确避免了许多治疗上的错误,降低了医源性疾病的发生率,减轻了病人的痛苦和不必要的经济负担,缩短了医疗过程的时间,使患者得以尽快地恢复健康。

第四节　常见的职业有关疾病

一、高血压

高血压病是最常见的心血管疾病,它可引起动脉粥样硬化,这使动脉管腔狭窄而阻碍血液流通,是冠心病和脑血管病的主要危险因素。这些心脑血管疾病在全世界每年导致多万人死亡,远远高于其他任何一种疾病。高血压病早期阶段没有症状,许多高血压病患者可以一直无不适感,直至发生临床危象——心脏病发作,脑血管破裂(中风),所以,高血压被称为“无情杀手”。尽管如此,仍有不少的高血压患者不知道自己已经患上了这种严重的疾病,他们照样忙碌,疯狂地工作和娱乐。正因为它难以被察觉,所以高血压往往隐藏着极大的危险,它使职工不知不觉地走向衰老,并且可能直接导致死亡。

(一)高血压发病原因

导致高血压的发病因素有多种,如遗传、体重、膳食、社会职业、精神心理等。

1. 遗传因素

遗传因素在高血压病发中的作用已被公认。遗传因素和环境因素总是共同起作用。有专家认为遗传因素引起高血压的方式是多基因遗传,而且嗜盐、肥胖等与高血压发病有关的因素,也与遗传有关。

2. 体重因素

与高血压有关的体重因素主要是体重或体重与身高的比例。目前最常用的是体重指数,其优点是避免了身高对体重的影响,其计算公式是:体重指数身高(m)。体重(kg)肥胖是遗传、饮食与运动等因素共同作用的结果。研究表明超重或肥胖是血压升高的重要危险因素。

无论在何年龄段，在何地区，体重或体重指数均与血压呈显著正关联；在一个时期内体重增长快的个体其血压增高也快。

3. 膳食因素

膳食与血压之间也有密切的关系。食物所含某些成分有升高血压作用，而有些营养素则能对抗遗传或环境对血压的有害作用。摄入过多的食盐和中性脂肪可使血压升高，而膳食中充足的钾、钙、优质蛋白质及丰富的维生素和纤维素则可防止血压升高。饮酒也会使血压升高。研究证明，经常饮酒超过一定限度者可致血压升高。因此，减少饮酒或戒酒已列为预防高血压的措施之一。

4. 心理因素

精神、心理因素也是导致高血压的一个重要因素。研究表明，职业人群高血压患病率显著高于一般人群，这可能与生活的紧张、工作的压力、人际关系的复杂等有关。

（二）高血压的症状

许多人虽然经血压测定后被诊断患有高血压，但却从未有任何障碍或任何自觉症状发生，然而，这只是一种错觉。高血压患者大多数都会有头痛的症状发生。然而，这种头痛有时会被误认为是过度疲劳或感冒所引起，而不被注意，自然就不能早期发现高血压了。因此，初期高血压虽不明显，但总会伴有某些症状，只是往往因为暂时性或症状轻微而被忽略了，故勿以无自觉症状而麻痹大意。像这种无自觉症状的情况经过数年后，高血压可能已逐渐恶化，可能会突发高血压脑症等严重疾病。可见虽然无自觉症状而血压偏高时，仍应依照医师指示，设法将血压降低。高血压的自觉症状归纳起来有以下几点：

1. 头痛、头重

感到头痛、头重并不能肯定就是高血压或脑出血的前兆，因为头痛的原因相当多，诸如感冒、睡眠不足、饮酒过量或吸入二氧化碳等。然而，高血压引起头痛的情形颇为常见，同时也是显示高血压进展程度的重要症状。高血压所引起的头痛，多半是在后脑部有疼痛感，有时还会感到恶心、想吐。所以患高血压的人若有这些症状，应尽快治疗。此外，若频频感到头痛或头痛十分厉害，就应特别注意。因为这是良性高血压转化为恶性高血压时特有的症状。遇到这种情形时，还会感到恶心，并引起呕吐。高血压引起的晕眩，多发生于女性，当然也可出现在男性高血压患者身上。然而，不论男女，因高血压而感到晕眩时，还不至于严重到使身体失去平衡感。当身体失去平衡感时，引起步行困难或感到天旋地转，可能会有脑出血的情形发生。

2. 晕眩

高血压有时虽为轻度晕眩，却失去平衡感，这种症状若发生在老年人身上并频频出现时，就要特别加以注意。因为这种症状可能是脑中风的前兆。

3. 耳鸣

高血压所引起的症状之一便是耳鸣。不过，其他原因也能引起耳鸣，如中耳炎、脑动脉硬化、贫血、过度疲劳、睡眠不足、酗酒等。由中耳炎等耳疾所引起的耳鸣，仅发生于单耳。所以若双耳都有耳鸣时，再考虑其他因素。因高血压或脑动脉硬化等引起的耳鸣，便是发生于双耳的耳鸣。而原本就有高血压的人，因过度劳累或睡眠不足而引起耳鸣的情况也屡见不鲜。若耳鸣的原因是由于精神上的疲劳、睡眠不足或过分劳累,就不必太过于担心。但如果耳鸣十分严重,而且持续时间很长,就应提高警惕。

4. 腰酸背痛

高血压患者有的会出现腰酸背痛的现象。一般人到了中年也会出现腰酸背痛的现象。至于年轻人则比较少,如果有的话,大概是同一姿势维持太久而引起的。此外,牙齿、喉咙、鼻、脑、脖子等部位发生疾病也会有此现象。有时候,晚上睡眠时肌肉没有得到充分放松也会发生此现象。又如肩部的血液循环不好,或是患有风湿性的炎症,或是肌腱发炎也会发生腰酸肩痛的症状。

5. 心悸

所谓心悸就是感觉到心脏跳动的情形和平常不同,且伴随有气喘情形发生。心悸和气喘的主因是心脏的功能障碍、肺功能弱或血管异常及血液出现问题等。由高血压所引起的心脏肥大、心扩张、心动能不全,或由冠状动脉硬化所引起的狭心症、心肌梗死等,都会使心脏的功能异常。若心脏、血管或血液发生障碍时,稍稍做运动便会有心悸和气喘发生。此外,抽烟或饮酒过度也会有这种症状。

6. 肢体麻痹

高血压患者有手尖、脚尖麻痹的现象。所以,有的人在早上醒来或是偶尔有这种现象,就会担心自己是否罹患了高血压。其实,能引起这种症状的,并不只是高血压。所以不能因此就断定是患有高血压。这种手脚麻痹的现象,只是短暂的生理现象而已。因高血压而引起的手脚麻痹并不是单纯的手脚麻痹,大半的运动系统也会发生麻痹,当然也会出现轻微的知觉麻痹,但绝非是暂时性的。所以,短时间内症状不会消失,到最后导致半身不遂。像这种情形也只能做程度上的治疗,而不能完全康复。

(三)高血压的治疗方法

1. 药物治疗

确诊为高血压的病人应该长期坚持药物治疗,治疗目的不仅使血压控制在正常或接近正常水平,而且保护心、脑、肾等重要脏器。常用西药有:利尿剂、血管扩张剂、强化剂等。血管是血液流通的管道,人的年纪愈大,血管就愈老化。管壁的弹性减弱,血脂质会沉淀在管壁四周,阻塞血流的顺畅,导致高血压。这就是动脉硬化与高血压的合并病态。在这种情形下,血管会产生严重的阻塞,甚至有破裂的危险。动脉硬化之后,就无法恢复以往的健康情形。当人的年纪愈大,动脉就愈硬化,高血压也随之而起,对身体造成极大的损害。对动脉硬化和高血压的治疗,只是设法停止或是使其发展缓慢,延长人的寿命。

2. 中医治理

在中医药治疗方面高血压属于中医学的“头痛”、“眩晕”等病症范畴,并与“心悸”、“中风”有一定关系。中医学认为体质的阴阳偏盛或偏虚,为本病发病的内因,长期过度的精神紧张或强烈的精神刺激,则为发病的外因。由于这些原因导致肝肾阴阳失去绝对平衡,或肝阳亢而伤阴,或肾阴虚而阳亢,表现为标实、本虚的病理变化。素体阳盛,再加上精神因素,使心肝气郁而致阳亢,进一步化火动风,出现风阳上扰的症候;如火炼津液成痰,则出现痰火内炽的病症。阳亢日久阴液耗伤，或年老、素体肝肾阴虚者，每易引起虚阳上亢，甚则阴伤及阳，而致阴阳两虚。一般病在早期偏于阳亢为多，中期多属阴虚阳亢，后期则又多为阴阳两虚，或以阳虚为主。对本病的治疗，必须首先辨清症候的虚实。实症多为风阳痰火，治疗应平肝熄风、清火化痰。虚症则当分别阴阳，肝肾阴虚者，予以滋养肝肾；兼心阴虚者，则配以养心；阴虚及阳者，又当兼以助阴。卧床往往虚实并见，必须酌情兼顾处理。饮食疗法：高血压病除用药物防治外，饮食疗法也是很重要的。

(四)高血压的预防

研究证明超重或肥胖是血压升高的重要危险因素，在各项危险因素中，体重指数与血压的相关性最强。仅超重一个因素就可使患病率增加近3倍，因此，应该提倡保持理想的体重。减重的措施首先是限制过量的饮食，其次是增加运动量，限制饮食应当注意平衡膳食，控制总热量，膳食因素对高血压病的发病有十分重要的作用，它对血压有双重影响。已被证实的引发高血压的因素有高钠摄入、大量饮酒、膳食中过多的脂肪，对抗血压升高的因素有膳食中充足的钾、钙、优质蛋白质。脂肪的摄入应限制在总热量的20%以下。少吃多餐，有助减肥。在低热量饮食的同时，应增加活动，如步行、太极拳、健美操等。长期坚持，定会收到很好的减肥效果。

1.合理膳食

(1)减少钠盐摄入。膳食中过多的钠盐可使血压升高。高血压的患病率与平均食盐摄入量几乎呈线性相关。据报告，理想的盐量减少5g，能使舒张压平均下降4mmHg，理想的摄钠标准应为每日5g食盐，尤其是北方至少须将每日食盐减到8g以下。在减少烹调用盐的同时，提倡多吃新鲜蔬菜，鱼、到肉，减少含盐高的腌制食品。低钠高钾盐是一种较好的保健食盐，值得推广食用。

(2)增加钾。钾与高血压之间呈明显的负相关。我国营养学会建议每人每月吃蔬菜12kg(相当于每日400g)，水果每月1kg(相当于每天33g)。以保证钾的摄入量，新鲜蔬菜中的绿叶菜如菠菜、苋菜、雪里蕻、油菜，豆类中的毛豆、豌豆、蚕豆，根茎类的甜薯、马铃薯等都是含钾较多的食品。水果中的香蕉、杏、梅等含钾均较高。此外，蘑菇、紫菜、海带也是钾的来源。

(3)增加钙。膳食中低钙与高血压有关。我国人群钙摄入量普遍不足，营养学会建议每日的供给量标准为800mg、豆类如黄豆、小豆、绿豆，豆制品如豆腐等含钙量较高；新鲜蔬菜中油菜、芹菜、萝卜缨中含钙较高；蘑菇、木耳、虾皮、紫菜等用以配菜也可补充钙质。

2.减少膳食脂肪

补充优质蛋白质。营养学会建议成人每人每月摄入谷类合理量为14kg，薯类3kg，蛋类1g，肉1.5kg，鱼类500g。

3.提倡少喝酒

有研究表明酒精是独立的高血压病危险因素。一般少量饮酒对高血压发病率并无影响，但大量饮酒(每日饮酒超过30ml、葡萄酒200ml或白酒50ml或啤酒600ml)肯定促使血压上升，饮酒者高血压病发病的相对危险度比不饮酒者高40%。因此，为预防高血压，最好不饮酒，或减少饮酒量。

4.体育锻炼

合理的体育活动可保持理想体重，预防和控制高血压。为取得运动训练的良好效果，要确定运动的方式、强度、时间和频度。运动的方式有两种:一种是有氧活动,另一种是无氧运动。而对高血压有利的是有氧运动,又称耐力性运动,这类运动主要影响血流动力学改变的大肌群运动,如快走、跑步、骑自行车、游泳、滑雪等,这种运动具有降压作用。

二、冠心病

由于进食过多的动物性脂肪和含胆固醇的食物,使血脂升高。血脂沉积在血管内壁,使血管发生粥样硬化,失去弹性,管腔变得狭窄或闭塞不通,从而造成心肌供血不足。由此而引起心绞痛、心肌梗死、心肌梗死及萎缩等心脏疾病。这就叫"冠状动脉粥样硬化性心脏病",简称冠心病。冠心病形成的最根本原因很大程度上是由于不良生活习惯造成的。正如中医古籍《素问上古天真论》所云:"以酒为浆,以妄为常,醉以入房,以欲竭其精,以耗散其真,不知持满,不时御神,务快其心,逆于生乐,起居无节。"随着职工生活水平普遍提高,这种不良生活习惯也随之蔓延,由此造成本病的发生率与病死率直线上升。而且发病年龄也越来越趋于年轻化,从中显而易见的是:对本病的预防,首先也在于人类自身,必须让广大职工充分认识本病的危害性,从而自觉地克服不良生活习惯,增强自我防护的意识,才能防病于未然。据有关调查材料显示,脑力劳动者冠心病患病率高于体力劳动者,办公室工作人员患冠心病的危险比一般人高2~5倍。这表明从事脑力劳动及精神高度紧张职业群体中发生冠心病的比较多。

(一)主要发病原因

冠心病是由诸多因素造成的疾病,根据有关研究,证实有些因素与冠心病的发病密切相关,称为冠心病的危险因素。下面分别加以叙述:

1. 年龄与性别

冠心病的患病率与病变程度均随年龄增加而逐渐增长与加重,主要发生于中、老年。年龄因素对冠心病形成的影响是一个复杂的问题。一般而言,随着年龄的增长,动脉粥样硬化形成因素的作用机会也增多,机体对物质代谢和血管功能的相应调节功能减弱,易患高血压、高脂血症、糖尿病等。这些因素在一定程度上导致了冠心病的发生与发展。另外,冠心病患者具有显著的性别差异,男女之比约为2:1。而男女患冠心病的差异主要表现在50岁以前。50岁以前的冠状动脉粥样硬化病变中,女性较男性轻,进展也较缓慢,但在50岁以后,由于女性在更年期之后失去女性激素的保护作用使得女性发病率迅速上升超过男性。

2. 高脂血症

高脂血症是指病人血浆脂质浓度增高,因其在血管内膜中的沉积增多,促进了动脉粥样硬化的发生与发展。所以它在冠心病的形成与发展中起着重要的作用。

3. 高血压

现代研究认为,高血压是冠心病发病的独立危险因素,且不依赖于其他已知的危险因素。在任何年龄的男女中,无论是不稳定或固定的高血压,收缩期或舒张期的高血压,都是冠心病的最常见的促进因素。收缩压或舒张压升高,会促使血浆中的脂质渗入血管内膜细胞,尤其是在血脂升高时。过高的血压在通过动脉中的一些特殊高压部位时,可能会对内皮细胞产生直接的损伤,导致动脉粥样硬化的形成。高血压是动脉粥样硬化的常见危险因素,而动脉粥样硬化的并发症则是导致患者死亡的最常见因素。

4. 吸烟

吸烟是冠心病的重要危险因素之一。烟草中含有许多致病的化学物质,其中能激发和加重冠心病的主要成分是尼古丁和一氧化碳,它们能影响人体的血流动力学凝血机制,诱发冠状动脉痉挛,促使心肌缺氧,并能使高密度脂蛋白下降,加速冠状动脉粥样硬化的形成与发展,从而加速冠心病的发作。吸烟会诱发心律失常,而且是冠状动脉病变患者猝死的一个因素。

5. 糖尿病

糖尿病易引起心血管疾病已是被公认的事实。成年糖尿病患者的无症状性高血糖是一种独立于或附加于高血压和高血脂的冠心病危险因素。

6. 肥胖

体重超过正常体重20%者,称为肥胖。肥胖有增加冠心病发病的趋势。有研究表明,女性体重指数增大时,心绞痛发病增加,男性则表现为冠心病猝死。肥胖者往往由于摄取过多的热量,在体重增加的同时,使血胆固醇增加,并伴随血压的升高,使动脉粥样硬化病加重;此外,肥胖者氧耗量比正常人大,这就必然加重心脏的负担,使心肌氧耗量亦大为增加;肥胖者体力活动减少,当冠状动脉斑块形成后不易形成侧支循环。这些对冠心病的形成与发展都会造成很不利的影响。

7. 遗传因素

冠心病患者有明显的遗传倾向。已患冠心病或正在发生冠心病的人们,都集中在少数家庭,而不是偶然的分布在各家庭。心肌梗死幸存者的直系亲属中,发生心肌梗死危险性是无心肌梗死者直系亲属的2倍。

8. 心绞痛

心绞痛是由于心肌暂时而反复缺血缺氧所引起的一组临床综合征。它是由于冠状动脉发生病变,不能为心肌细胞提供足量的血液,导致心肌缺血缺氧而产生的症状。

(二)临床表现

心绞痛的典型症状是胸骨后或前胸发生剧烈的疼痛,可向左肩背及左上肢、颈部辐射,并可伴有呼吸困难,全身乏力,汗出,焦虑不安,窒息感或濒死的恐怖感等全身症状。心绞痛发作具有如下特点:

1. 疼痛部位

多位于胸部正中的较大范围,可包括心前区,胸骨下部,有些可连及中上腹部。疼痛可辐射到下颌、颈部、左肩、左臂内侧,左手尺侧直到无名指和小指。轻微者可仅有胸部压迫感,或仅有感到"牙痛"或"背痛"。

2. 疼痛性质

表现为压榨、缩紧性疼痛,或有重物压迫胸部的感觉,也有表现为烧灼样感觉或其他难以表达的不适感觉。有少数表现为刺痛或撕裂性痛。

3. 疼痛时间

一般较短暂，不超过10～15min，多数在5min以内。心绞痛发作后，经休息或去除诱因，一般都会迅速消失。

4. 发作特点

诱发因素：最常见的是体力活动，其次为情绪激动。此外，寒冷、饱餐、吹风、贫血、血压升高、心动过速、高原环境、吸入氧气不足的空气等，都可引起心绞痛发作。

5. 发作时间

任何时间都可以发作，但有些发生于夜间，常使患者从睡梦中醒来，迫使坐起以求缓解，称之为"夜间心绞痛"。

6. 劳力型心绞痛

劳动、体力活动时发作，当病人立定或静坐休息时心绞痛迅速消失。但当重新活动时，可以又发生较前剧烈的疼痛，有些也可以不再发生疼痛。

7. 变异型心绞痛

又称冠状动脉痉挛，与劳力型心绞痛相反，变异型心绞痛多发生在休息时，有时活动可使之缓解，昼夜均可发生，常伴有心律失常或传导障碍。

三、心肌梗死

心肌梗死是指因持久而严重的心肌急性缺血所致的部分心肌坏死。常并发心律失常、心力衰竭、休克等，是心脏猝死的主要原因。

起病突然，以剧烈胸痛为主要表现，其次是急性左心衰竭或休克的临床症状，也有以出现心律失常或胃肠症状，或其他并发症为主要表现者。

1. 疼痛

以胸部突然剧痛为特征，是心肌梗死最常见与最早出现的最突出的症状，大约有70%左右的病例发病表现出此特征。但是也有一些病例表现为一些不典型部位的疼痛，如牙痛、背痛、下颌痛、颈项痛等，持续数十分钟不缓解，而又不能用相应局部的疾病解释。心肌梗死的胸痛性质与心绞痛相似，但也有不同之处：较常发生在休息时，无明显的激发因素；疼痛范围更广泛，可辐射到下颌、牙齿、颈项、左肩、上背、后上胸部及左上肢背侧直至尺神经支配的手指；疼痛的时间比心绞痛更长，多数达2～3h，呈持续性，甚至数天；痛也多呈压榨性，但比心绞痛更为严重与剧烈，休息与含服硝酸甘油无效，往往需用镇痛药才能止痛；常伴烦躁不安、出冷汗、恐惧，甚至濒死感，常为寻求一个舒适体位而移动不安，与劳力型心绞痛呆木不动明显不同。但也有1/3～1/4的急性心肌梗死病人无疼痛发生，多发生于老年体弱及糖尿病、高血压患者，常被漏诊或误诊，并发症与病死率较高，故必须引起重视。凡发现老年人突然出现持续而频繁的胸闷憋气，原因不明的上腹不适、恶心、呕吐、出冷汗、面色苍白，突然出现气促、血压下降、心律失常，意识障碍、晕厥或休克等，均应警惕或不排除无痛性心肌梗死的可能，及时作心电图与血清酶测定，必要时予以监护观察。

2. 心力衰竭与休克

是急性心肌梗死的主要临床表现。有资料显示,年龄越高的患者,起病时以心衰、休克为主要表现的比例也越增高。急性心肌梗死时由于心肌收缩力降低,心室收缩动作失调,造成左心衰竭与心源性休克。左心衰主要表现为突然出现呼吸困难,心率增快,两肺底有对称性湿啰音或哮鸣音,并可闻及舒张期或收缩前期奔马律。若梗死区扩大,可发生肺水肿,表现为气急、发绀、咯吐粉红色泡沫样痰、烦躁不安,并可伴有低血压。少数病人可在出现左心衰数天或数周后进一步导致右心衰,从而出现发绀、颈静脉怒张、肝大、下肢浮肿等。个别右心室梗死的病例,则有右心衰的临床表现。如左心室梗死面积较大,心排血量急剧减少,或有剧痛、心律失常等,则可导致心源性休克,表现为面色苍白、大汗淋漓、烦躁不安、血压下降、发绀、皮肤湿冷、尿量减少等。常在发病早期伴发恶心、呕吐、腹泻或腹胀、腹痛、呃逆等胃肠道症状。易被误诊为急性胃肠炎、消化不良或其他胃肠疾病。常在发病早期伴发恶心、呕吐、腹泻或腹胀、腹痛、呃逆等胃肠道症状。易被误诊为急性胃肠炎、消化不良或其他胃肠疾病。

四、胃病

因饮食没有规律,其胃病的发病率也呈上升的趋势。胃病的范围很广,既包括急性胃炎、急性胃扩张、上消化道出血等急性病,又包括慢性胃炎、消化性溃疡、胃下垂等慢性病。它们有的表现为剧烈疼痛,有的症状反复无常,有的可能会转变为恶性肿瘤,有的甚至可以直接危及生命,无论哪一种情况都会严重影响职工及家属的生活和工作。胃病的发生与职工自身的不良生活、饮食习惯有密切关系。

(一)急性胃炎

1. 发病原因

急性胃炎是指由于各种原因引起的胃黏膜急性炎症,是临床常见疾病之一。急性胃炎的病因很多,目前已知的病因有以下几个方面:

(1)药物。例如激素、非甾体类抗炎药等。

(2)紧张因素。紧张指的是在机体受到强烈刺激后发生的一种神经体液的非特异性反应,紧张因素通常包括大手术、严重外伤、大面积烧伤、颅内大量出血、心肺功能衰竭等;酒精刺激;感染性因素,例如进食变质的食物,又称为食物中毒;由于心功能衰竭、肾脏功能衰竭等原因引起的胃黏膜缺血缺氧;饮食粗糙或不良饮食习惯,如暴饮暴食;进食腐蚀行化学物,如强酸、强碱引起的直接损伤等。

2. 临床表现

不同原因引起的急性胃炎在临床表现上可以各有侧重。由于药物和紧张因素引起的急性胃炎,常常仅表现为呕吐或黑便,出血量大时,可以出现呕血、休克等急重情况。食物中毒引起的急性胃炎常常与急性肠炎同时存在,表现为在胃痛呕吐基础上出现腹泻。胃痛常表现为阵发性的剧烈疼痛。腐蚀性胃炎和化脓性胃炎的特点是上腹部剧烈疼痛、30%的患者并不出现任频繁呕吐、发热、畏寒,甚至寒战。

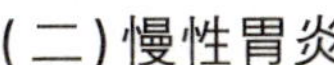

(二)慢性胃炎

1. 发病原因

慢性胃炎是由于多种原因引起的胃黏膜的慢性炎症性病变,发病率随着年龄增大而增加,是一种常见病,成年人80%以上都具有不同程度的慢性胃炎。引起慢性胃炎的原因也很多,比如饮酒、吸烟、非甾体类药物刺激、幽门螺杆菌感染,十二指肠液(主要指胆汁)反流到胃内以及饮食等因素都可以引起慢性胃炎。

2. 临床表现

慢性浅表性胃炎大多表现为上腹部隐痛、钝痛或灼痛,疼痛多数在餐后出现,可因为情绪激动、劳累过度、气候变化或饮食不慎等因素加重。上腹部疼痛剧烈时可引起恶心、呕吐、大便不正常等胃肠症状。也有部分病人表现为溃疡病样症状、胃癌样症状、幽门梗阻样症状,也可合并出血引起呕血、黑便、头晕、心悸、出冷汗等症状。慢性萎缩性胃炎主要表现为上腹部饱胀感,终日胃部饱胀而与是否进食关系不大,食欲不振,食量减少,对蛋白质、脂肪较多的食物尤其难消化,容易引起腹泻,大便内常常有没消化的脂肪粒、肌纤维、菜渣等。多伴有面色苍白、身体消瘦、体倦乏力、头晕失眠等症状。胆汁反流性胃炎主要表现为上腹部疼痛,多为持续性疼痛,在餐后加重,服用抗酸药与解痉药不能缓解。呕吐常见,呕吐物往往伴有胆汁,呈苦涩味。病程较长者可见体重下降和贫血症状。患糜烂性胃炎者多感觉上腹部疼痛,其性质也与溃疡病相似,还伴有食欲不振、恶心呕吐、体重减轻等症状,也可合并出血。

(三)消化性溃疡

1. 发病原因

消化性溃疡通常发生于胃和十二指肠,是一种常见的胃肠疾病,简称为溃疡病。溃疡病的病因主要有幽门螺杆菌感染、服用非甾体类抗炎药、胃酸和胃蛋白酶分泌过多等,此外还可能与遗传、吸烟、精神紧张等因素有关。吸烟容易使溃疡病复发,这是因为烟叶中的尼古丁能够损伤胃黏膜,并且能加强酒精和药物对胃黏膜的损伤。咖啡、浓茶可以使胃酸分泌增多而引起溃疡病或使溃疡复发。精神紧张时人体胃酸分泌增加,同时胃黏膜的血液供应减少,所以当工作劳累或情绪紧张时溃疡病容易发作。幽门螺杆菌是通过降低胃黏膜的保护屏障作用引起溃疡病的。幽门螺杆菌可以通过唾液、饮食传染,因此幽门螺杆菌阳性的病人应该进行根除幽门螺杆菌的治疗,以免将胃病传染给他人。

2. 临床表现

上腹部疼痛是溃疡病最常见的主要症状,其疼痛有以下特点:

(1)慢性周期性发作。由于溃疡愈合以后容易复发,故而胃痛有长期时轻时重的慢性经过,一般可长达数年甚至数十年。胃痛发作持续数日到数月,继以一定的缓解期。常常在秋冬或冬夏之际发作。病情加重可有发作频繁、发作时间延长而缓解期缩短的表现。

(2)疼痛节律性。多与进食有明显关系。十二指肠球部溃疡特点是空腹或者夜间疼痛,甚至痛醒,进食或者服用制酸剂可以缓解疼痛,这种饿痛是十二指肠球部溃疡疼痛的特点。胃溃缓解进食1h左右疼痛,持续1~2h以后疡多在进食以后半小时至1h疼痛减轻,下次进食以后再次疼痛,故而表现为进食缓解的规律性。

(3)疼痛部位与性质。胃溃疡疼痛多在上腹部正中或偏左,十二指肠球部溃疡疼痛多在上腹部正中或偏右,后壁溃疡疼痛可以放射到背部,疼痛一般为钝痛或灼痛,也可以表现为刺痛或绞痛。疼痛一般持续1~2h或更长。

3. 诱发与缓解因素

寒冷天气、饮食不节、精神紧张或精神刺激都可以诱发胃痛。进食、服用碱性药物、休息、保暖或压迫疼痛部位都可以减轻或缓解疼痛。可以有嗳气,泛酸,胃灼热感,恶心呕吐,食量减少,体重减轻,大便不正常等症状。少数病人还可以伴有失眠、烦躁、出汗多等。

部分病人进行体格检查不能发现异常,若是溃疡活动期上腹部可以有局限性压痛,胃溃疡多在上腹部正中或偏左,十二指肠球部溃疡常在上腹部正中或偏右。

(四)肝脏病

肝脏,是人体内主要器官之一,是负责各种物质代谢的重要角色,故被喻为体内的“化学工厂”。现代的医学技术以及医药的发达,治愈了不少疑难杂症,造福了人类。但就肝病的治疗而言,时至今日,却还没有发现什么特效药。尤以肝炎,十分肆虐猖獗,危害人类的生存,造成人们无穷的恐惧。通常,肝脏得病时,并没有什么特别明显的症状,因为,肝脏和体内的所有器官具有密切关系,一旦得病,反而看不出特别的征候。肝脏的疾病,若不是相当的严重,往往它的症状没有特殊的征兆。因此,“预防胜于治疗”就显得尤为重要。

引起肝病的原因很多,大致可分为下列数种:

(1)病毒的感染。引起肝病的原因很多,其中以滤过性病毒感染最引人注目。A型滤过性病毒肝炎与B型滤过性病毒肝炎,是相类似而无法很明显区分的肝炎,但这两种滤过性病毒,有着不同的性质。A型肝炎的病毒,是一种不怕强酸的病毒,所以病毒进入体内后,体内分泌的胃酸无法发挥杀菌功能,只好让它顺利由肠壁吸收而送达肝细胞,然后肆无忌惮在肝细胞中繁衍生殖。A型肝炎的主要特性就是“流行”。它的传染途径除了病人的粪便和用过的东西外,井水也是最大的传染媒介,其次为食物,再其次是自来水等等。

由于B型肝炎病毒可由血液、唾液或精液检查中确认出来,因此我们肯定,B型肝炎的感染途径包括输血、血清注射以及性行为等。

(2)酒精的危害。过去一般人认为酒与肝脏具有密切的关系。事实上,因为饮酒过量而引起的肝病确实不少。酒精对肝脏有毒性作用,而且会直接地伤害到肝细胞。但是饮酒伤肝的问题,不在酒精的本身,而在饮酒的方法、酒量的多寡及饮酒的历史(饮酒的时间长短)等几种不同的原因,这些原因足以影响肝脏障碍的类型。酒精致使肝脏产生障碍,是因为在短时间内喝下大量的酒,而引起急性酒精性肝炎;这种急性的酒精中毒,使得肝细胞被破坏而发生死灭状态(坏死)。若饮下过量的酒,而没有急性肝炎的症状发生,那就会不断地引起肝细胞的反复破坏,经年累月下来,肝脏中的纤维会逐渐增加,而形成慢性肝炎的状态。

(3)药物性引发。进入体内的药物及其他化学物质,大部分都在肝脏经过代谢或被解毒,由于肝脏对药物及其他化学物质具有代谢的功能,因此常受到毒性物质影响。引起肝脏损害的药物大约可分为以下两种,一种是本身对肝脏毒性的障碍性过敏的反应,另一种是特异体质所引起过敏反应的现象。前者称为中毒性肝损害,后者则称为药剂起因性肝损害。由于目前天天有各种新的药物面世，因此药物引起性肝损害不但没有减少，反而有增加的趋势。所以平日服用药物应慎重，并严格遵守服用量及服用时间，合用药品时，应先查明会不会引起副作用。食物及化学合成物的污染空气、水和土壤等的污染，致使细菌附着于食物中成为有毒的物质，由于生物浓缩和食物链等自然结构，是使有害物质积存于人体内，且有日益增加的趋势。像这种因有害物质带来的器官障碍问题，可分成急性的和慢性的两种。即使是同一物质，也会引起急性疾病和慢性疾病。化学合成物也会引起肝脏障碍，有很多食品添加物和食品污染物，会引起肝脏障碍。防腐剂用的硼酸，因为有慢性毒性也会引起肝脏障碍。根据研究发现，食物中的色料，有发生癌细胞的危险，故被禁止加添于食物中。此外，还有许多关于有害物质的问题，尚待研究解决。

参考文献

[1] 中华人民共和国卫生部. GBZ 1—2010　工业企业设计卫生标准[S]. 北京:人民卫生出版社,2010.

[2] 中华人民共和国卫生部. GBZ 2.1—2007　工作场所有害因素职业接触限值　第1部分:化学有害因素[S]. 北京:人民卫生出版社,2007.

[3] 中华人民共和国卫生部. GBZ 2.2—2007　工作场所有害因素职业接触限值　第2部分:物理因素[S]. 北京:人民卫生出版社,2007.

[4] 国家卫生和计划生育委员会. GBZ 188—2014　职业健康监护技术规范[S]. 北京:中国标准出版社,2014.

[5] 国家安全生产监督管理总局. GB/T 11651—2008　个体防护装备选用规范[S]. 北京:中国标准出版社,2009.

[6] 中华人民共和国国家质量监督检验检疫总局. GB/T 18664—2002　呼吸防护用品的选择、使用与维护[S]. 北京:中国标准出版社,2004.